龙江医派现代中医临床思路与方法丛书

总主编 姜德友 李建民

针灸辨治思路与方法

主编 刘 征 张 淼

科学出版社

北 京

内 容 简 介

本书是"龙江医派现代中医临床思路与方法丛书"之一,是对龙江医派中医文化的重要传承与发展,书中内容翔实、结构清晰,详述了临床常见病、多发病的针灸辨治思路与治疗方法,并较为全面地整理了龙江医家针灸治病的理念和临床经验,着重突出了针灸疗法在疾病治疗方面的特色与优势,旨在帮助临床医生尤其是年轻医生建立中医思维方式,迅速地掌握临床常见病、多发病的辨证要点与针灸治疗方法,进而提高临床疗效,具有广泛而深远的现实意义。

本书适用于中医针灸科研、临床工作者,中医院校学生及广大中医爱好者学习。

图书在版编目(CIP)数据

针灸辨治思路与方法 / 刘征,张淼主编. —北京:科学出版社,2023.3
(龙江医派现代中医临床思路与方法丛书 / 姜德友,李建民总主编)

ISBN 978-7-03-075189-8

Ⅰ.①针… Ⅱ.①刘… ②张… Ⅲ.①针灸疗法 Ⅳ.①R245

中国国家版本馆 CIP 数据核字(2023)第 046675 号

责任编辑:鲍 燕 李 媛 / 责任校对:刘 芳
责任印制:徐晓晨 / 封面设计:北京图阅盛世文化传媒有限公司

科 学 出 版 社 出版
北京东黄城根北街 16 号
邮政编码:100717
http://www.sciencep.com
北京虎彩文化传播有限公司 印刷
科学出版社发行 各地新华书店经销
*
2023 年 3 月第 一 版 开本:787×1092 1/16
2023 年 3 月第一次印刷 印张:22 1/2
字数:55 000
定价:128.00 元
(如有印刷质量问题,我社负责调换)

龙江医派现代中医临床思路与方法丛书

总编委会

总 主 编
姜德友　李建民

副总主编
周亚滨　邹　伟　刘松江　张铁林　王丽芹

总 编 委
（按姓氏笔画排序）

于学平	马　建	王　军	王　珏	王　珑	王　海
王　颖	王东梅	王建伟	王玲姝	王树人	王桂媛
王宽宇	方东军	尹　艳	艾　民	宁式颖	冯晓玲
刘　莉	刘朝霞	安立文	孙　凤	孙　秋	孙丽华
严　斌	李　妍	李　晶	李竹英	李泽光	李晓南
李晓陵	杨素清	时国臣	吴效科	宋爱英	张　弘
张　伟	张　旭	张　茗	张丹琦	张传方	陈　波
陈英华	武桂娟	苑程鲲	周　凌	赵　军	赵　钢
赵　楠	姜益常	姚　靖	耿乃志	聂　宏	聂浩劫
徐京育	栾金红	梁　群	葛明富	韩凤娟	程为平
程永志	程丽敏	蔡宏波	阚丽君		

学 术 秘 书
谢春郁　孙许涛　田　伟

总　序

　　龙江医派群贤毕至，少长咸集，探鸿蒙之秘，汇古今之验，受三坟五典，承金匮玉函，利济苍生，疗民之夭厄，独树北疆，引吭而高歌。

　　昔亘古洪荒，有肃慎油脂涂体，至渤海金元，医官设立，汇地产药材朝贡贸易，明清立法纪医馆林立，民国已成汇通、龙沙、松滨、呼兰、宁古塔、三大山六大支系，后高仲山负笈南渡，学成而还，问道于岐黄，沉潜力研，访学于各地，汇名家于一体，广纳龙江才俊，探讨交流，披荆斩棘，开班传学，筚路蓝缕。至于现代，西学东渐，人才辈出，中西汇通，互参互用，承前辈实践经验，融现代诊疗技艺，参地域气候特点，合北疆人群体质，拼搏进取，承前启后，自成一派，独树北疆。

　　本丛书集前辈之经验，付梓出版，用心良苦。本丛书承先贤之技艺，汇古通今，蔚为大观，二者相辅相成，互为经纬，一者以名家个人经验为体系，集史实资料，有前辈幼承庭训、兼济苍生之道途，有铁肩担道、开派传学之事迹；又有临证心得、个人经验之荟萃；另者以临床分科为纲领，汇中西之论，有疾病认识源流、历代论述之归纳，有辨证识病、处方用药之思路，又有地产药材、龙江经验之心悟，二者相得益彰，发皇古义，探求新知，集龙江之学，传之于世。

　　本丛书收罗宏博，取舍谨严，付梓出版，实为龙江中医之幸事，其间论述，溯本求源，博采众长，述前人之所未逮；提纲挈领，珠玉琳琅，成入室之津梁，临证思考跃然纸上，嘉惠后学功德无量。

　　忆往昔命途多舛，军阀迫害，日伪压迫，国医几近消亡，吾辈仗义执言，上书言志；新中国成立，国泰民安，大力扶持，蒸蒸日上；时至今朝，民族自豪，欣欣向荣，百花齐放，虽已年近期颐，逢此盛世，亦欢欣鼓舞，然中医之发展任重道远，望中医后学，补苴前贤，推陈出新，承前启后，再接再厉！

　　爰志数语，略表心忱，以为弁言！

张琪

2017 年 10 月

总 前 言

中医药学源远流长，中华版图幅员辽阔，南北气候不同，地理环境有别，风俗习性各异，加之先贤探索发挥，观点异彩纷呈，各抒己见、百花齐放，逐渐形成了风格各异的诊疗特色和学术思想，共同开创了流派林立的学术盛况，中医学术流派的形成和发展是中医学的个体化治疗特点、师承学习的结果，是中医学理论和实践完善到一定程度的产物，同时也是中医学世代相传、得以维系的重要手段。

龙江医派作为我国北疆独树一帜的中医学术流派，受到北方寒地气候特点、多民族融合、饮食风俗习惯等多种因素的影响，加之北疆地产药材、少数民族医药观念与经验汇聚，结合中医三因制宜、辨证施治等理念，共同酝酿了学术思想鲜明、诊疗风格独特的北疆中医学术流派——龙江医派，针对外因寒燥、内伤痰热，气血不畅等病机，积累了以温润、清化、调畅气血为常法的诊疗经验和独具特色的中医预防养生方式，体现了中医学术流派的地域性、学术性、传承性、辐射性、群体性等诸多特点。

回首龙江医派的发展，由荆棘变通途，凝聚了无数人的汗水和努力，在前辈先贤筚路蓝缕、披荆斩棘、皓首穷经、沉潜力研等龙医精神的感召下，当代龙江中医人系统传承前辈学术经验，结合现代医学临床应用，立足黑土文化特色，荟萃龙江中医学术，付梓出版"龙江医派现代中医临床思路与方法"丛书，本集作为"龙江医派"丛书的姊妹篇，从现代医学疾病分科的角度，对龙江中医临床诊治的经验进行系统的总结与荟萃，覆盖内、外、妇、儿等各科常见疾病，并囊括针灸、推拿、护理等专业，共分25册，遴选黑龙江省在相关领域具有较高学术影响力的专家担任主编，由临床一线的骨干医生进行编写，丛书广泛收集并论述黑龙江省对于常见病、疑难病的治疗思路，吸纳国内当代中医名家的学术精华，系统整理中医在各科疾病治疗中的先进理念，承前辈经验，启后学医悟，博采众长，汇古通今。

在编撰过程中，丛书不拘泥于教材论述，更加注重对学术经验的总结提炼，强调对龙江地域特色学术观点的应用，开阔思路，传递中医临床思维，重视对龙江地区常见病、多发病的诊疗思路，在对患者的辨证处方过程中，在对疾病的分型治疗等方面，着重体现北方人群体质特点与疾病的关系，在养生防病的论述中也突出北疆寒地养生防病特征，在用药经验中更是强调道地药材、独创中成药和中医特色诊疗技术的应用，着力体现龙江人群的体质特点和处方用药的独到之处。

中医药学博大精深，龙江医派前辈先贤拼搏进取的精神鼓舞着一代代龙江中医人前赴后继、砥砺前行，在丛书出版之际，向为龙江中医前辈经验传承和编撰本部丛书付出辛劳、做出贡献的各位同仁致以谢意，同时感谢科学出版社对本部丛书出版的大力支持。

由于水平所限，时间仓促，虽几易其稿，然疏漏之处在所难免，且龙江中医广博深邃，编撰论述难免挂一漏万，希望广大读者在阅读过程中多提宝贵意见，以便修订完善。

丛书总编委会

2017 年 9 月

前　言

　　针灸是一种通过经络、腧穴的传导作用，配合应用一定的操作来治疗全身疾病的"内病外治"的医术。针灸疗法可广泛应用于内、外、妇、儿、五官科等多种疾病的治疗和预防，且治疗疾病的效果比较迅速和显著，特别是具有良好的兴奋身体机能，提高抗病能力和镇静、镇痛等作用，操作方法简便易行，蕴含着中华民族特有的精神、思维和文化精华，包含着大量的实践观察、知识体系和技术技艺，凝聚着中华民族强大的生命力与创造力，是中华民族智慧的结晶，也是全人类的文明瑰宝。

　　作为龙江医派的重要组成部分，黑龙江中医药大学针灸推拿学科团队有着悠久的历史和独到的见解。该学科从1972年孙申田教授将中医针灸学科与神经病学相结合创立了第一所针灸神经科病房起，逐步有了明确的研究方向，进而逐步规范了针灸诊疗体系，将黑龙江针灸学科纳入蓬勃发展的轨道上来，经历了多年的传承与发展，在学科带头人的带领与优秀杰出青年人才的共同努力下，形成了具有龙江医派鲜明特色的针灸体系。随后，以独特头针疗法为基础，结合神经定位诊断学，各位学科负责人不断实践创新使得该学科在全国针灸防治神经系统疾病研究领域具有突出的学术特色，承担了一批国家级科研任务，特别是在项针治疗延髓麻痹、针刺对神经损伤再生修复、针刺治疗中风临床与基础研究方面在国内具有一定优势，并在国际上有一定影响。

　　本书作为"龙江医派现代中医临床思路与方法丛书"之分册，主要由黑龙江省从事针灸专业的专家承担编写任务，以临床常见病、多发病、针灸治疗优势病种为切入点，围绕明辨临床诊断要点与鉴别诊断、审析病因病机、明确辨证要点、确立治疗方略、梳理辨证论治思路、简析中医特色技术、枚举各家发挥等方面展开详细的论述，较为系统地阐述了包括内科病证、骨伤科病证、皮肤科病证、妇科及儿科病证、五官科病证在内的40种疾病的针灸辨治思路与治疗方法，并较为全面地整理了龙江医家针灸治疗相应疾病的理念和临床经验。本书对构建医生中医临床辨病辨治思维方式、迅速掌握针灸辨治思路与治疗方法大有裨益，为黑龙江省及全国的中医药文化繁荣与发展不断提升助力，对提高龙江中医的学术影响力具有广泛而深远的现实意义。

《针灸辨治思路与方法》编委会

2022 年 5 月

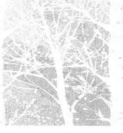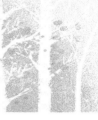

目　录

第一章 绪 论

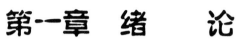

第一节 龙江医派针灸发展简史

历史长河漫漫，中医药 5000 多年的发展史，也可谓是各类地方流派不断出现又不断撷取交融，进而推动中医理论日臻完善、实践不断发展的历史。龙江医派即是根植于黑龙江省独特的历史、人文、地理、气候、民俗土壤之中，所逐渐形成的我国北疆中医学术流派，具有鲜明的地域性和黑土文化烙印。在发展过程中，龙江诸医家谨遵岐黄，秉承经典，精研技法，务实求效，于北疆独特的人文、地理环境下，在师承与现代中医教育结合中，薪火相传，继往开来，形成了独树一帜、自成一体的学术特色和临证风格，涌现出以高仲山、马骥、韩百灵、张琪为代表的大批龙江杰出医家。

值此中华盛世，"中医药"风靡全球，此乃中医之幸，更是中华民族之幸，乃至于世界人民之幸。龙江医派作为传承发展中国传统医学之流派，于 2016 年年初入选"黑龙江省非物质文化遗产名录"，因此，切实做好非物质文化遗产的保护、传承和管理工作，梳理龙江医学发展历史脉络，总结龙江医派学术经验和成就，对于传承弘扬中医传统文化，促进龙江医派之繁荣定有裨益。

针灸医学，是祖国医学的宝贵遗产之一，具有悠久历史。作为中医的重要组成部分，是一种广、效、便、廉的治疗方法，在解除人类疾病痛苦上，做出了杰出贡献，深受广大人民欢迎。众多龙江医派医家也善用针灸，围绕传统针灸理论及技法，让经典回归临床，守正创新，笃行致远，形成了别具一格的龙江医派针灸流派，学术特色鲜明，临床收效显著，特色优势明显。

近百余年来，面对西方医学的钳制，广大龙江针灸从业者发皇古义，融汇新知，躬耕实践，推陈出新，在长达一个多世纪的历史发展传承过程中，形成了独特而完整的龙江医派针灸流派学术体系。龙江医派针灸流派萌芽阶段始于高仲山，形成于张尔多、刘瑞丰、张玉璞、姜淑明等，在张缙、于致顺、于耀才、孙申田、高维滨等的深入研究、不断推动下逐渐走向成熟，更有孙远征、程为平、孙忠人、盛国滨、王顺、邹伟等后起之秀传承和发扬，当代龙江医派针灸流派之繁荣，可见一斑。

一、萌芽阶段

龙江医派针灸之萌芽散记于医史文献，兹撷要记述如下。

辽太祖时，"帝患心痛"，迭里特对其进行诊治，认为"必针而后愈"，最后"呕出瘀血，痛止"。此外，辽代医官也负责为辽代贵族、官僚治疗，如陈国公主，开泰七年患疾，"诏太医以选灵方，服良药而绝神效"，后"薨于行宫北之私第"，辽代宫廷医官除从事治疗活动之外，亦从事医书的撰述和医学知识的普及活动。吐谷浑人直鲁齿，"太宗时，以太医给侍。尝撰《脉诀》《针灸书》，行于世"。

北宋末年，宋金战争时期，攻破宋朝都城的金人以索取针灸铜人作为一项议和条件。由此王惟一所铸的教学用具针灸铜人之一于 1127 年被金人带到东北，成为金朝的战利品，在金代医学教育中发挥作用，涌现出众多金代医学大家。

明代建立之初，黑龙江西部蒙古族医学获得进一步发展，在继承元代先进的汉医汉药基础上，又与藏医藏药相结合，从而在正骨术、针刺术、麻醉术等方面呈现出较高的医疗技术水平。

嘉庆年间的武诩、吕景儒为移鼎者。吕景儒，字淇园，系江浙名医吕留良后裔，师事章汝南习文，承武诩习医。武诩原系山西商人，懂医药，善针灸，流寓卜奎后常施药济人而不计利。

三大山派串雅于东北三省，该派重偏方奇招而轻医理，除惯用膏药外，多习针灸，并以刺络泄血手技称绝。如暴发火眼时，以毫针点刺睛明穴，要有一丝血线急速射出，立见功效。

二、形成阶段

群贤毕至，初见锋芒。随着近现代东北地区的开发，作为龙江医派的重要组成部分，针灸团队发展壮大，针灸人才迅速集中，在这些前辈的不断努力下，龙江医派针灸流派已初见雏形。兹胪列本阶段金梁如下。

张尔多，生于 1893 年，其父为张作霖的军医官，1913 年到齐齐哈尔从事针灸活动，颇有名气，曾被授予"针法国手""针灸之家"牌匾。1934 年在齐齐哈尔创建针灸诊所，于 1950 年并入齐齐哈尔市第五中医诊所。1956 年进入医院工作。张尔多熟读《针灸大成》《针灸甲乙经》等针灸扛鼎之作，对针灸手法有独到见解，临床上善用"毛刺法""烧山火""透天凉"等 15 种手法。所独创的用垫板或手击打治疗"筋包"之法，屡试屡验。

刘瑞丰，生于 1896 年，河北省昌黎县人。自幼熟读《针灸大成》《医学三字经》《温病条辨》等医书。1941～1951 年在齐齐哈尔市先后挂"济民针灸社""瑞丰诊所"牌匾行医。1952年加入黑龙江省联合中医院成为针灸医生。1962 年医院成立针灸所，刘瑞丰与张尔多、李子清等共同出诊。他运用针灸治疗小儿麻痹后遗症、肠痈等疾病疗效显著。先后培养了徒弟刘英敏、刘化民等。

张玉璞，生于 1921 年，河北交河县（现为沧州市泊头市交河镇）人，三代从医。在这样的家庭环境下，张玉璞先生自幼耳濡目染，17 岁开始随叔父学医，勤奋刻苦，攻读《黄帝内经》《伤寒论》《金匮要略》《傅青主女科》《针灸大成》等医学著作。1947 年出师行医，擅长内科、妇科，善用针灸。1953 年迁至牡丹江市中医医院工作，1958 年担任牡丹江市中医医院讲师、卫生协会委员、针灸学会副主任。在学术上他主张勤求古训，博采众长，多年来探索针灸技法，发明了膝四穴治疗急性单纯性阑尾炎，疗效卓著，独具特色。

姜淑明，天津人，1927 年生于黑龙江省哈尔滨市。姜氏 13 岁时开始随师学习针灸医术，熟记针灸之择要，首识针灸之纲领；次习针灸之问答，以释针灸之疑难；并考针灸之医案，以广针灸之实践。于1942年随师应诊于哈尔滨大成祥针灸诊所。余后数载，姜氏为提高医疗技术，奋发进取，孜孜不倦，先后在哈尔滨市中医讲习所和哈尔滨市中医进修学校学习。在1957年进入哈尔滨市中医二院针灸科，于中医二院工作27年，除临床治疗外，兼事教学。多年来，他多次为针灸带徒班、针灸师资班、针灸研究班级及针灸研究生班等讲授针灸专业课。其于讲课时，公开针技，热心传教于人。晚年期间，姜淑明受到黑龙江省祖国医药研究所（即今黑龙江省中医药科学院）领导重视，在暮年仍躬耕力行，积极投身所里工作，为祖国四化做出了卓越贡献。

三、发展、成熟阶段

中华人民共和国成立后，高仲山等先后创建黑龙江省中医进修学校、黑龙江省祖国医药研究所等，在此基础上于1959年创建黑龙江中医学院（即今黑龙江中医药大学），汇聚龙江各地中医精英入校任教，培养了一大批龙江中医俊才，中医教育的规范化也使得针灸学科别开生面，重获生机，为龙江医派针灸流派的发展奠定了坚实的基础。

师古不泥，精研其道。张缙、于致顺、于耀才、孙申田、高维滨等在继承传统针灸技法的基础上，踔厉奋发，笃行不怠，锐意创新，卓有成效，为龙江医派针灸流派的发展与成熟做出突出贡献。兹将本阶段之垂范列举如下。

张缙，1930年出生于辽宁省黑山县半拉门镇。联合国教科文组织人类非物质文化遗产代表作名录"中国针灸"代表性传承人，国家级非物质文化遗产项目代表性传承人，世界针灸学会联合会"中国针灸"传承导师，黑龙江省中医药科学院首席科学家，黑龙江省首批老中医药专家学术经验继承工作指导老师，享受国务院政府特殊津贴专家。21岁时毕业于中国医科大学，毕业后被分配在卫生部第26后方医院。时值抗美援朝战争爆发，他随医疗队赶赴前线，救治伤员。因感于中医学之博大精深，立志继承和发扬针灸医术，1955年，在卫生部全国高等医学院校针灸师资班结业。1956~1983年，在黑龙江省祖国医药研究所工作。1986年成为博士研究生导师，在黑龙江中医药大学带教博士研究生。张缙教授学术特色主要体现在针灸文献研究、针刺手法研究、经络循经感传研究等方面，耄耋之年仍笔耕不辍，研究针灸学相关问题，出版《针灸大成校释》《针灸大成研究》等著作，系统梳理了其针灸理论及实践学术思想；规范了"烧山火"和"透天凉"的操作，提出了"徐疾""动推"等操作手法；根据循经感传规律性的研究，提出了"连动激发经气"的手法，提高了飞经走气法的成功率。此外，其提出的针灸学术分科，被认为是针灸学术发展的一个历史里程碑，有利于"学院派"教育；另提出新的医学模式、第四医学新概念，即长寿保健医学。张缙教授从事针灸研究及教学工作60余年，治学严谨、教书育人、治病救人，业峻鸿绩，对中医针灸国内发展及海外传播起到了巨大的推动作用。

于致顺，1931年出生于辽宁省大连市。1950年毕业于大连医学院（现大连医科大学）。1956~1959年于天津中医研究院第一届西学中班学习。此后在黑龙江中医药大学从事中医医疗、教学和科研工作。1991年享受国务院政府特殊津贴。先后担任针灸系主任、副主任，针灸研究所所长，附属医院副院长等职务。社会兼职有国务院学位委员会第三届学科评议组成员，中国针灸学会第一、二届理事，中国针灸学会针法灸法分会常务理事，中国针灸学会头穴组长，黑龙江省学位委员会委员，黑龙江省针灸学会副会长，《世界针灸杂志（英文版）》常务编委等。自1983年开始带教研究生以来，先后指导硕士研究生14名，博士研究生12

名。先后出版专著 8 部，参与编写教材、专著 8 部，在各级杂志发表论文 60 余篇，获黑龙江省科技进步二、三等奖和黑龙江省中医药科技进步二、三等奖 10 余次。他的手法研究"针刺家兔足三里捻转强度对小肠运动的影响"被评为 1979 年黑龙江省卫生厅三等成果，"头部腧穴治疗脑血管病偏瘫及穴位特异性的研究"获 1984 年黑龙江省优秀科技成果三等奖，"头穴治疗中风的临床研究"获 1988 年黑龙江省中医管理局三等科技进步奖，硕果累累，不胜枚举。于老在学术上一丝不苟，对事业精益求精，在其近 50 载之临床、教学和科研生涯中，以传承弘扬针灸为己任，成就斐然，为龙江的针灸事业之发展做出了卓越贡献。

于耀才，生于 1938 年，黑龙江省庆安人，针灸专家，1961 年毕业于黑龙江中医学院医疗系并留校，后历任附属医院针灸教研室主任、副院长、院长。于耀才有着丰富的临床经验，对针灸治疗脑中风、腰骶神经根炎、运动损伤、神经衰弱等有独到之处。他与同行共同研究完成了"百会透曲鬓治疗脑血管性偏瘫的临床与实践"的研究，1984 年获黑龙江省政府科技成果三等奖。他领衔的项目"针刺治疗脑血管疾病特异性研究""针刺补泻手法的动物实验研究"，分别获黑龙江省卫生厅、黑龙江省高校教育局奖励。先后撰写 15 篇论文，发表于省内外医学杂志，著有《针灸学》《运动与健美》《刺灸学》等。同时还担任全国针灸临床研究中心理事、黑龙江省针灸学会常务理事。

孙申田，1939 年出生，国医大师、全国名老中医专家、著名针灸教授，针灸学专业最早的博士生导师之一，全国老中医药专家学术经验继承工作指导老师，全国首批名中医，全国优秀教师，享受国务院政府特殊津贴专家。1961 年，作为黑龙江中医学院第一批优秀毕业生，孙申田留校任教，被分配到针灸教研室，从事教学与临床带教工作。孙老医技精湛，融会中西，从医数十载，精于神经系统疑难杂症的针灸治疗，尤其重视头针疗法在临床中的应用。于 20 世纪 80 年代将针灸学与西医神经病学、神经定位诊断学、神经解剖学紧密联合，确立了以治疗神经系统疾病为主的黑龙江中医药大学针灸学科发展方向，为针灸学科的发展创造了新的模式，也为现代神经病治疗学增添了新内容，开创了现代医学临床治疗的新途径。在学术上，孙申田教授博览群书，学识渊博，对针灸学经典理论研用颇彰，精辨证，循经远取，动静结合；重手法，一针为率，气至有效，针药结合。独创"提拉滞针法"治疗面瘫，"经颅重复针刺刺激疗法"治疗中风等"孙氏针法"，临床收效显著。孙申田将这些成果加以整理，发表学术论文逾百篇，出版学术专著 10 余部。先后获得国家科技进步二等奖，全国高校科技进步二等奖，黑龙江省科技进步二、三等奖，黑龙江中医药大学科技进步一等奖，累计获得黑龙江省厅局级以上科学技术奖 20 余项。孙氏针法研究成果有口皆碑，驰名中外，为中国乃至世界的针灸事业做出了巨大贡献。

高维滨，1944 年出生于哈尔滨，1970 年毕业于黑龙江中医学院，曾任黑龙江中医药大学附属第二医院神经内科（针灸科）主任、主任医师、教授、博士生导师，为全国老中医药专家学术经验继承工作指导老师。荣获黑龙江省优秀中青年专家、黑龙江省名中医称号，享受国务院政府特殊津贴专家，并被评为国家级名老中医药专家。高氏不断总结临床经验，先后出版独著 9 部，撰写 40 余篇论文，分别发表于国内外医学杂志。先后荣获 2004 年度国家科技进步二等奖，黑龙江省科技进步二等奖 3 次、三等奖 1 次。医、教、研生涯近 50 年，潜心于神经疑难杂症的针灸学研究，系统地掌握了神经病的诊治方法。学术上主张运用现代科学技术方法来研究针刺方法，取穴参考腧穴解剖及神经肌肉起止点，其针刺方法简单易学，取穴少而精，创立新穴位、针刺手法，尤其是在治疗延髓麻痹这一世界性难题上，临床疗效卓越，结束了真性延髓麻痹无法治愈的历史。高教授主张辨病分析，医理大道至简、举一反三，异病同治，不断地探索总结中医针刺治疗神经系统疾病的有效方法，极大地推动了中医药事业的进步。

四、繁荣阶段

赓续前行，奋楫争先。龙江医派针灸流派，是针灸实践发展与理论创新的土壤，也是针灸学术传承的阵地、人才培养的摇篮。孙远征、程为平、孙忠人、盛国滨、王顺、邹伟等针灸人才涌现，百家争鸣，百花齐放，后起之秀亦层出不穷，此皆标志其进入了繁荣发展的阶段。

孙远征，1957 年出生，主任医师、教授、黑龙江省名中医、博士生导师，从事针灸临床工作 40 余载，现担任黑龙江中医药大学附属第二医院针灸临床教研室主任，第一届中国针灸学会脑病科学专业委员会常务委员，黑龙江省络病学会第一届理事会常务理事，黑龙江省医师协会针灸临床专业委员会第一届委员会主任委员等职。学术上潜心钻研，先后在《中国针灸》《上海中医药杂志》《世界针灸杂志》等刊物及全国针灸学术会议上发表论文 150 余篇。主编及参编著作 10 余部。曾多次获得黑龙江省科学技术委员会科技进步二、三等奖，获黑龙江省中医管理局科技进步三等奖 2 次、一等奖 1 次；课题"于氏头穴丛刺针法的创立及治疗中风病的临床应用研究"获黑龙江省科学技术进步一等奖。根据多年的临床经验，提出治疗中风应注重系统化与个体化相结合的治疗原则，尤其对中风及其后遗症（中风后肢体功能障碍、语言障碍、抑郁、尿便障碍等）的治疗颇有独到见解；提出宜积极干预和治疗中风后抑郁、神经衰弱；应用循经远取法治疗肩周炎、腰扭伤等痛证，临床疗效颇佳；擅长针药结合治疗神经系统疾病，对脑血管病后遗症、周围神经病、外伤性截瘫、延髓麻痹、脊髓空洞症、颈椎病、肩周炎、面神经炎、偏头痛、神经衰弱等的治疗亦均有独到之处。因学术地位受到肯定，于 2014 年 8 月经国家批准成立"孙远征全国名老中医药专家传承工作室"。

程为平，1958 年出生，留日医学博士，教授、硕博士生导师，第三批国家优秀中医临床人才，黑龙江省名中医。现担任世界中医药学会联合会内科专业委员会常务委员，中国中西医结合学会脑心同治专业委员会常务委员，黑龙江省医学会癫痫专业委员会主任委员，黑龙江省针灸学会常务理事，黑龙江省康复医学会常务理事，黑龙江省络病学会副理事长等职。在学术上潜精研思，发表论文 160 余篇，主编或参与编纂著作 10 余部；主持完成科研课题 20 余项，获得省、市级多项奖励。在临床上求真务实，留日期间多次讲学，在中西医结合治疗神经系统疾病方面有很深的造诣，汲取国内外先进技术，形成了一系列有中医特色的疗法，如头项分区针法治疗脑系疾病，穴位注射法治疗肋间神经痛，补肾填髓法治疗小儿抽动秽语综合征，补髓健脑法治疗帕金森病，养心安神法治疗神经症，均取得满意疗效，受到广大患者好评。先后赴美国、英国、奥地利、匈牙利、日本、俄罗斯等国家讲授针灸及中医药，进一步弘扬了中国针灸针法和扩大了中国针灸的国际影响。

孙忠人，1960 年出生，黑龙江省名中医，享受国务院政府特殊津贴专家，国家中医药管理局重点学科针灸推拿学学科带头人，教授，主任医师，医学博士后，博士研究生导师，黑龙江省首批特聘教授，第五、六批全国老中医药专家学术经验继承工作指导老师，曾任黑龙江中医药大学校长。学术成果丰硕，撰写教材、著作 10 余部，发表学术论文 200 余篇。先后获得国家级科技进步二等奖，中国高校科技进步二等奖，中国中医药研究促进会科技进步一等奖，黑龙江省科技进步一、二、三等奖 15 项，黑龙江省厅局级以上科学技术奖 10 余项。

孙忠人教授师承国医大师孙申田教授，从医 30 余载，拥有丰富的临床经验、临床疗效确切，对针刺手法及腧穴特性等方面都有深刻研究，擅长运用针刺治疗各种神经系统疾病，如脑病、脊髓病、头晕头痛、耳鸣耳聋、肢麻瘫痪、多动颤证、饮水呛咳、吞咽困难、精神障碍、痛症等。

盛国滨，1961 年出生，主任医师，教授，硕士生导师，博士生导师组成员，高维滨教授的学术继承人，黑龙江省高级中青年中医临床人才培养对象，国家局级重点专科（针灸学科）秘书，黑龙江中医药学会神经内科专业委员会委员兼秘书。自 1985 年从黑龙江中医学院毕业以来，即从事针灸的医疗、教学和科研工作，30 余年坚守临床一线，银针济世，治病救人，多年来，立足中医经典，结合现代医学，从基础研究入手，探求治病机理，研究新的治疗方法，在多种常见病、多发病、疑难病的治疗上，取得了突破性成就，挽救了无数生命。由其参与的科研项目"颈部取穴治疗真性延髓麻痹的临床研究"使这一医学难题得到攻克，让众多的患者得到新生，因其方法独特、疗效显著，荣获 2005 年国家科技进步二等奖。

王顺，1965 年出生，岐黄学者，首届"龙江名医"，黑龙江省名中医，二级教授，博士生导师，享受国务院政府特殊津贴专家，主任医师。现任黑龙江中医药大学副校长、国家临床重点专科和国家中医药重点学科带头人。先后荣获"黑龙江省跨世纪拔尖人才""黑龙江省青年科技奖""黑龙江省优秀中青年专家""黑龙江省五四青年奖章"等荣誉称号。共主持完成省级以上科研课题 15 项，获黑龙江省科技进步二等奖 5 项、三等奖 1 项，黑龙江省中医药科技进步二等奖 8 项，国家发明专利 1 项，出版学术专著 5 部，发表学术论文 60 余篇。王顺教授勤学古训，博采众长，研习传承国家名老中医张缙的学术思想，并结合自己的临床经验与科研成果，形成自己独具特色的针刺手法体系，善用透穴刺法、通经接气法和烧山火、透天凉等手法，在针刺手法规律性研究、经穴特异性与临床效应性研究、针药结合治疗临床疑难疾病研究等方面颇有见地。其科研成果"透穴刺法治疗中风后小脑共济失调的临床研究与评价"已成为国家中医药管理局百项诊疗技术推广项目，并制作成教学光盘在国内外公开发行；"毫针技术操作规范""锃针技术操作规范"也已制作成国家标准公开发行。王顺教授已为国家培养博士、硕士研究生 80 多名，同时还培养了多名来自韩国、匈牙利、瑞士等国的留学生，为中医针灸的国际化做出了积极贡献。

邹伟，1965 年出生，医学博士，博士后，一级主任医师，二级教授，博士研究生导师，博士后指导老师，享受国务院政府特殊津贴专家，龙江学者特聘教授，黑龙江中医药大学附属第一医院副院长，黑龙江中医药大学针灸教研室主任，黑龙江省重点学科一级学科中西医结合学科带头人。邹伟教授从事中西医结合神经内科专业的教学、医疗及科研工作 30 余年，目前主持国家自然科学基金项目 10 余项，其主持及参与的研究多次获国家、省级科技进步奖，在国内外的权威医学杂志上发表论文近 200 篇，出版著作 10 余部，国家级教材 2 部（《神志病中西医结合治疗学》主编、《针灸学》副主编）。其诊疗技术精湛，倡导的"头穴透刺治疗急性脑出血"理论，对中医药治疗急性脑出血疾病的疗效及预后具有重要意义，这一观点已得到针灸界、神经内科同仁的公认及高度重视；"调神通阳法"针刺治疗痿证、痹证等多种疾病，临床疗效显著。此外，邹教授尚潜心针技，尤其擅长将针灸中极难掌握针刺手法如"烧山火""透天凉""飞经走气""控制感传"等应用于神经系统疾病的治疗中，常能起到事半功倍的神奇效果。

五、结语

回顾龙江医派针灸流派发展简史，纵览龙江针灸事业近百年来不畏艰苦、自强不息的发展历程及取得的辉煌成果，以张缙、孙申田等为领衔的龙江医派针灸流派医家群体，其学术思想及经验，对现代中医临床和科研工作具有重要的实用价值和指导意义，同时后备学术梯队也在此基础上不断发展，形成了诸多临床有效方案，使得针灸事业在龙江蒸蒸日上，欣欣向荣。相信龙江医派针灸流派理论与实践自洽性所绽放的光芒，必将指引后学前行的方向。

（刘　征）

第二节　龙江医派针灸流派学术思想

龙江医派是近代我国北疆新崛起的中医学术流派，在其百余年的发展过程中，惟实励新，精进臻善，弦歌不辍，薪火相传，形成了鲜明的学术特色和临证风格。龙江医家在各自临证领域中不断总结独具匠心的学术思想和理论，并有大量著作传世。龙江医派中的针灸流派更是群星璀璨中熠熠生辉的一颗，朝乾夕惕，功不唐捐，伴随着龙江医派不断地发展壮大，在这近百年的时光中也从萌芽发展到如今的枝繁叶茂。现对龙江医派针灸流派的学术思想精华作一简要介绍。

龙江医派针灸流派在百余年的发展过程中，传承经典，精研针法，务实求效，造福于民，著书立说，誉满中华。行稳致远，进而有为，重手法之研究与实践，以"随气用巧"为手法精髓；倡防病治病先调其神，认为调神是针灸治病的核心与要义；探头针及项针的分区应用以提高疗效，可谓针灸临证之典范；崇经而不泥古，锐意创新，首创将针灸学与神经解剖学、神经定位诊断学、神经病学等学科进行交叉融合，极大地推动了针灸学科的发展。

一、潜精研思，颇重手法

针刺手法作为是否能够取得临床疗效的关键，是衡量每一位针灸医生技术水平的标志，也是针灸这一中华文化瑰宝中最熠熠发光的明珠，体现着针灸文化之神奇，承载着针灸文化之灵魂。龙江针灸流派的手法研究源出《黄帝内经》《难经》，脱胎自元、明，潜精研思，守正创新，在许多方面都达到了权威高度，受到国内外针灸界的重视。

龙江医派针灸流派在手法研究上贯古通今，荟萃各家之长。其中，张缙教授尤以精于针刺手法而称著。其从古代手法中分类按韵厘定出二十四式单式手法，又予以定性、定序和术式流程，并拟定了各法之操作标准，具体为揣、爪、循、摄（穴上经上）；摇、盘、捻、搓（左右动作）；进、退、提、插（上下动作）；刮、弹、飞、摩（针柄上）；动、推、颤、弩（针身上）；按、扪、搜、拔（进出针后穴位上）。临床上施用手法时，经气不足用揣、爪、循、摄之法，捻转、提插分层候气，震、颤、捻、转催气，刮、摇、循、摄、动亦可，按法守气，提插捻转行气，合而用之为联动激发经气之法。对复式手法烧山火、透天凉、青龙摆尾、白虎摇头、苍龟探穴、赤凤迎源等通经接气和各种调气法，亦有系统之阐发，提出了"徐疾""动推"的操作手法，通过研究"分层的问题"，强化"基础针感"和"针灸基本功"。以上逐项均厘定了术式，点明了操作要领和技术关键，与当代各家共肇针刺手法发展之新高峰。

此外，龙江医派针灸流派讲求最佳针刺手法，这就要求针刺医生必须做到因人而异和随变调气，而不是固守某一种术式。强调任何一个动作都要有目的而不能盲目，任何一个术式都要有所依而又有所变，任何一个手法都要组合有方、搭配得法。具体操作则应"意随针入、力伴针行、意力合一、以意领气"，动作要"小而有力、巧而圆通、精而不乱"。

二、调神为要，立起沉疴

中医学认为神是生命的主宰，在防治疾病、诊断疾病及疾病的预后中占有极其重要的地位。早在《黄帝内经》时期即有"粗守形，上守神"之说，《灵枢·九针十二原》中亦有："治不调神，乃医之过失。"因此，龙江医派针灸流派在临床治疗中依据"凡刺之法，先必本于神""用针之要，勿忘其神"的理论，倡导防病治病应先调神，提出应用"调神益智法"以凝心安神，效如桴鼓，立起沉疴。

龙江医派针灸流派所用之调神法，是在针刺具有调神功效的头部穴位的同时，结合大脑皮质功能定位和腹脑学说，应用特殊针刺手法一并调节具有调神功效的特定腧穴和穴区，以治疗精神、神经类疾病的一种综合针刺疗法。此法安神解郁、宁神定志，临床疗效颇佳，并且对其他疾病所伴随的神经、精神症状亦有一定的治疗作用。

具体而言，调神法主穴选用百会、情感区（位于印堂穴直上 2cm 处，以及目内眦直上平行于该穴两旁各一穴，共 3 穴）及腹一区（位于剑突下 0.5 寸及左右旁开 1 寸，共 3 穴），同时配合辨证配穴。主穴百会为手足三阳经与督脉之会，可扶正祛邪、安神定志，为调神之要穴。情感区位于大脑额叶的额前区，对焦虑、抑郁及各种认知功能障碍均疗效显著，腹一区相当于大脑额叶的额前区，与头部的情感区功能相似，二者联合应用可以更好地调节精神意识及思维活动，以达安神定志、调神健脑之功。这也体现了神经定位诊断学和神经解剖学在针刺治疗中的理论指导意义，为龙江医派针灸流派的一大特色。

三、头针为重，量效结合

头针疗法于 20 世纪 50 年代作为独立的体系被提出，虽发展时间不长，但由于龙江地处高寒地区，中风、癫痫等脑源性疾病高发，故头针疗法在龙江得到了高度重视及广泛应用，通过龙江医派针灸流派医家数十年的砥志研思，不断探索，最终形成了别具一格的头针理论。其作为龙江医派针灸流派最具特色的学术精华，在头针临床治疗及科学研究领域贡献甚宏，在全国乃至世界都有举足轻重的地位。

在头针疗法提出后，龙江医派针灸流派医家钻坚研微，聚力笃行。20 世纪 80 年代，于致顺教授首先在超声波作用原理的基础上提出了"针场"假说，根据这一假说，将头部腧穴划分为七区，并且形成了采用头穴丛刺、透刺、间断捻转、长留针治疗脑源性疾病的特色疗法。其认为"针场"是针具刺入人体后，针具本身、针具与组织间的作用、组织被破坏等所产生的物理和化学等变化，可以直接作用于大脑皮质及有关部位，改善这些部位的病理变化。这个"场"不是一个点，也不是一个线，而是一个面，因此它不只作用于针具直下的组织，也作用于其周围。所以龙江医派针灸流派之头针疗法是选用脑的体表及其邻近的腧穴或治疗区治疗疾病的，通过针刺产生的"场"达到调节脑，尤其是大脑皮质功能的功效，从而改善脑的病理状态。其极具创见，使龙江医派针灸流派治疗脑源性疾病的理论真谛尽显，疗效显著，实能开后世之茅塞，造福罹病之众生。

具体而言，于氏头穴七区，包括顶区、顶前区、额区、枕区、枕下区、项区、颞区。①顶区：从百会至前顶（或前顶至百会）及其左右两侧各 1～2 寸的平行线；主治：感觉、运动障碍等。②顶前区：从前顶至囟会（或囟会至前顶）及其左右两侧各 1～2 寸的平行线；主治：运动障碍、肌张力异常等。③额区：从囟会至神庭（或神庭至囟会）及其左右两侧各 1～2 寸的平行线；主治：精神、神志症状。④枕区：从强间至脑户及其左右两侧各 1 寸的平行线；主治：视力障碍及眼病。⑤枕下区：从脑户至风府及从玉枕至天柱；主治：小脑病变引起的共济失调。⑥项区：风府、风池及二穴之间；主治：语言、吞咽障碍等。⑦颞区：头维下方 0.5 寸（向下刺 1～1.5 寸），顶骨结节前下 0.5 寸（向下刺 1～1.5 寸）及二者之间的区域；主治：语言障碍、眩晕症等。龙江医派针灸流派医家临证根据不同症状，采用间断捻转的手法对相应穴区进行头穴丛刺，通过补虚泻实以和利阴阳，阴阳和合则机体已发之疾得愈，未发之疾得防。

除头针丛刺以外，经颅重复针刺刺激疗法也是龙江医派针灸流派特色头针疗法的另一张王牌。孙申田教授革故鼎新，探索不止，基于"气出于脑""脑主神明"等传统头针理论，结合现代大脑皮质功能定位，并经过大量的临床实践及科学研究探索总结出经颅重复针刺刺激疗法。即在头皮特定投射区进行针刺后，施以捻转手法达到一定的刺激量，使产生的刺激信号穿过颅骨而作用于相应的大脑皮质功能区，调节大脑功能从而产生治疗作用的一种针刺方法，该疗法对现有焦氏头针头穴分区进行了进一步的优化、对头针操作手法要素提出了新的要求。其新情感区和脑干区的提出，更加完善了大脑皮质功能区的分区，弥补了脑干病变针刺刺激点缺失的空白，提高了临床治疗脑干损害及后循环缺血病变的疗效。经颅重复针刺刺激疗法的提出，是孙申田教授对传统头针疗法的独创性发展，是对头针疗法作用机制的直接阐述，体现了龙江医派针灸流派医家作为中医人师古不泥、锐意创新的精神。

四、妙法项针，别出机杼

理论的创新与进步可以指导技术的革新，进而形成优势与特色，推动中医药事业的发展。龙江医派针灸流派认为，只有不断领悟创新，才能妙法心生，活而不滞。故其在临床上攻坚克难，敢为人先，不断探索总结，创立新穴位、针刺手法，最终排除万难，破解了延髓麻痹这一世界性难题，并为神经根型颈椎病及一些顽固性神经系统疾病提供了切实有效的治疗方法，为针灸乃至中医药事业的发展做出了突出贡献。

高维滨教授在多年的临床实践中不断探索，提出用项针疗法来治疗曾令医学界束手无策的延髓麻痹（又称球麻痹），并依据神经解剖学知识确立了"供血""吞咽1""吞咽2""治呛""治反流""提咽""发音"等新穴，疗效显著而迅速，名闻遐迩，被誉为"针灸绝招"。此外，高维滨教授等在运用针刺治疗神经系统疾病过程中发现，电针疗法的疗效远远优于普通针刺，即针刺腧穴后通以脉冲电刺激代替行针，这可能与神经系统传导生物电流有关，外界电流刺激恰好作用其中，增加了对神经的刺激，故电针疗法的效果更加立竿见影。针刺时根据患者机体功能状态，调节不同的频率和电流量刺激针刺腧穴，使得气更强，增强针刺的治疗作用，调整患者机体功能，使之恢复到平衡状态。

由项针治疗延髓麻痹获得成功作为开端，龙江医派针灸流派敢冒风险，不怕失败，锲而不舍的创新精神引领其利用现代科技的金钥匙，打开中医药宝库的大门，从而捧出一颗颗璀璨耀眼的明珠，在临床上获得了一个又一个成功。在治疗颈椎病方面，其亦有独到的见解，中医学认为颈椎病的发生责之气血不足，龙江医派针灸流派认为夹脊电项针治疗颈椎病是中医学"气行则血行"理论现代化应用的一个具体体现。夹脊电项针疗法可行气活血：行气，即电针的机械刺激使肌肉节律性舒缩牵拉；活血，即肌肉舒缩挤压血管使局部血供增加。此外，龙江医派针灸流派在治疗一些顽固性神经系统疾病时也常常应用夹脊电项针。例如，通过取颈部夹脊穴深刺得气后通以脉冲电流刺激以治疗中风后呃逆这一重症脑血管病并发症，可影响呃逆的神经反射，降低其兴奋性，达到解除膈肌痉挛之目的，往往一次见效，针数天后呃逆停止，疗效显著，立竿见影。

五、结语

"追风赶月莫停留，平芜尽处是春山"，作为新时代龙江医派针灸流派的传承者，我们应该继承先人的智慧，踵事而增华，踔厉而奋发。星霜荏苒，居诸不息，随着祖国中医药事业的蓬勃发展，龙江医派针灸流派也必将迎来更加灿烂炳焕的未来。

（王玉琳）

第三节　经络辨证思路与方法

一、经络辨证及其理论渊源

辨证施治是祖国医学中的精华部分，在数千年的发展过程中，祖国医学形成了许多独特的辨证方法，如八纲辨证、脏腑辨证、卫气营血辨证、三焦辨证、六经辨证、经络辨证等。不同的辨证方法，其适用范围也有一定差异。八纲辨证即阴阳、表里、寒热、虚实，主要用于外感疾病；脏腑辨证即五脏六腑之辨证，被人们称为中医理论的核心部分，主要用于内脏疾病等的辨证；卫气营血辨证主要用于温病辨证；三焦、六经辨证主要用于热病的辨证；而经络辨证是指以经络学说为理论基础，根据经络的循行分布、所联系的脏腑和病理生理特点，通过望、闻、问、切四诊信息的采集，全面剖析患者的病况及表现，确定疾病所在经络、病位的深浅、寒热虚实等病性，最终明确疾病的病因病机，并加以治疗的一种辨证方法，是针灸临床辨证论治体系的核心和主体。

这种辨证方法以经络理论作为核心，最早记载经络理论的专著是马王堆帛书《足臂十一脉灸经》和《阴阳十一脉灸经》，这两部早期专著记载了十一条经脉，并指出经络走行多数为向心性，在治疗上无论寒热虚实皆采用灸法，虽有一定局限性，但可以说是经络辨证理论的雏形。至西汉中晚期，《黄帝内经》较为系统全面地记载了经络理论和辨证方法，明确表明经络诊察和治疗疾病的重要意义，如《灵枢·经脉》曰："经脉者，所以决死生，处百病，调虚实，不可不通。"此外，是动病与所生病和经脉脏腑之间形成了较强的对应关系，所以通过它们可以实现疾病的归经诊断。《难经》对经脉的长度、流注次序、奇经八脉、十五络脉及其有关病证、十二经脉与别络的关系、经脉气绝的症状与预后等作了详细叙述。东汉末年张仲景

《伤寒杂病论》的成书标志着中医辨证论治体系的形成，张仲景在经络学说的基础之上将疾病的发展传变与所属脏腑相联系，在《黄帝内经》的基础上将手足六经的辨证方法发扬光大，并与理、法、方、药相结合，开创了把经络辨证理论应用于诊断治疗之中、与临床实践密切结合的先河。晋、隋、唐、宋时代，是经络辨证临床应用发展的重要阶段。魏晋南北朝时期皇甫谧的《针灸甲乙经》，不仅包含中医基础理论和针灸理论、使用禁忌，还涉及内、外、妇、儿的选穴诊治。王叔和的《脉经》则在《难经》基础上完善了奇经八脉的循行分布和主治功效，丰富了经络理论，对经络辨证有了新的发挥。隋代巢元方的《诸病源候论》，通过脏腑经络学说的方法对病证发病原因和机制进行详尽描述，清楚指出经脉病、脏腑病，进一步促进了经络辨证的发展。金元时期百家争鸣，张元素提出药物归经理论，朱丹溪补充了十二经脉病候，滑寿所著《十四经发挥》将任督二脉补充到十四正经中，进一步充实了经络辨证的内容。至明清时期，经络理论日趋完善，杨继洲的《针灸大成》总结了 16 世纪以前的针灸经验，是针灸史上的一次大总结，在前人的基础上收集针灸歌赋和医案，方便后世学习和应用。李时珍的《奇经八脉考》完善了奇经八脉理论，包括循行、腧穴及病候理论等，通过文图结合的方式首创"气口九道脉图"。清代叶天士对奇经八脉辨证结合临床经验进行了发挥，提出"久病入络"学说，其书《临证指南医案》中的络脉理论源于《黄帝内经》，集之前各家之所长，将脏腑、十二正经、奇经八脉等理论相结合，开创络脉辨证体系。

纵观经典所论的各经是动病，鲜有重叠交叉之处，亦可看出其诊断的特异性。经络辨证在这些典籍中翔实而具体的脏腑经脉络属、循行路线、功能特性和证候描述并不是主观臆想出来的，是基于漫长的实践过程积累总结出来的，其历史经验极其丰富。

现如今多种科学技术与中医理论相结合，产生了许多中医诊疗仪器，如经络穴位诊断仪器、红外热成像仪、经络发光特异性检测仪等，通过大量临床和实验表明，其从宏观上体现了经络的存在及经络和疾病的相关性，为疾病的辨证论治、观察病情提供了依据。由此可见，经络辨证作为最早的辨证法之一，在《黄帝内经》和《难经》的基础上不断发展和完善，经现代医学的证明，经络辨证对疾病的诊治有着不可替代的作用。

二、构建经络辨证体系的意义

1. 实现经络与病机的有机结合

通过患者临床症状及体征出现的部位及其对应的病候表现，参照经络的循行分布、生理特点、病理特征、所属脏腑等，分析疾病的病因、病位和病性，判断疾病病机，指导临床审证定法、辨证求经、循经论治，能够实现经络理论与病机理论的有机结合。

2. 沟通经络与脏腑的关联融通

经络辨证和脏腑辨证皆起源于《黄帝内经》，在中医学的发展和运用中一直是相辅相成、不可分割的。学者在对脏腑辨证进行描述时，亦常常将脏腑所属经脉及其证候表现一并列出，人体是一个有机的整体，其上下内外脏腑经络相互关联，《灵枢·海论》言："夫十二经脉者，内属于腑脏，外络于肢节。"然则脏腑病证侧重于阐述脏腑功能失调所出现的各种症状，而经络病证侧重于论述经脉循行部位出现的异常反应，两者互为补充，《金匮要略》更是以脏腑经络理论为核心，形成在病因、病机、诊断、治疗等方面辨治内伤杂病的完整辨证体系。

3. 指导针灸与用药的合理并用

目前，由于中医的分科使得经络辨证越来越局限于针灸推拿方向，加之中医诊断中对于经络辨证缺乏深入研究与应用，导致很多医家忽视经络辨证，认为其仅能指导针灸临床，经络辨证尚能指导循经用药等多种治疗方法，如对于阳明经头痛的治疗，不仅可选用合谷、内庭，尚可使用白芷、葛根等引经药；对于厥阴经头痛的治疗，不仅可选用至阴、太冲，尚可使用吴茱萸上达巅顶。将经络辨证合理地运用在配穴选药上，将是实现真正针药并用的基础。

4. 探究时间与空间的精准治疗

在时间上，经络循行自手太阴肺经始，足厥阴肝经止，从寅时到丑时周流不息，如环无端，阴阳相贯；在空间上，经络、经筋、经别等联系机体内外上下，分布于机体一定部位，以点带面，联系相应脏腑。当机体出现病变时，在时间和空间上往往表现出相应的病理证候特点，如咳嗽病常好发于寅时手太阴肺经当令之时，因此，熟悉经络循行的"空间性"和"时间性"，有助于精准诊断，探究个体状态，实现精准治疗。

三、经络辨证的思路与方法

《灵枢·本脏》云："经脉者，所以行血气而营阴阳。"《灵枢·经脉》载："经脉者，所以能决死生，处百病，调虚实。"《黄帝内经》明言经络对机体的重要意义，在生理状态下，经络能够运行气血、联络脏腑、抗御病邪和保护机体，使人体内部的脏腑和外部各组织器官，通过经气的联系与调节，成为一个有机的整体，从而保持人体健康；在病理状态下，气血运行不畅，经络运行异常则疾病发生，导致病邪通过经络传入体表甚至内传脏腑，影响脏腑的生理功能，同样，内在脏腑的病变也可通过经络反映于体表。因此，从病因、病位、病性三方面辨识经络状态，有助于临床体悟和运用经络辨证方法。

1. 辨识病变原因

一切疾病的发生，都是某种致病因素影响和作用于机体的结果，由于病因性质和致病特点不同，以及机体对致病因素的反应各异，所以表现出的症状和体征也不尽相同。通过分析疾病的症状来推求导致经络状态发病的原因，揭示致病因素和病理变化之间的因果关系，就可以为进一步实施经络辨证方法提供理论依据。如当寒邪侵袭经络，因寒为阴邪，其性凝滞，会引起经络挛缩或拘急牵引；其次寒邪会导致气血凝涩，不通则痛，故其经络病变常以疼痛为主要临床表现，因此在进行治疗时，可配合穴位施加灸法，疼痛常可迅速缓解或减轻。

2. 辨识病变经脉

"经脉所过，主治所及"，当经络及其所联系脏腑发生病变时，在经络循行所过的路线上必然会出现相应的病理变化，机体也会出现一系列特有的症状和体征。其中经脉、络脉、经别、经筋和奇经八脉均各有其相对独立的循行路线，亦有交叉、会合、并行等情况，因此在辨识病变经脉时，不可只着眼于正经，而忽略他经。且每一经脉的内脏病候并不是只联系单一脏腑，而是反映了和它所络属的及有循行联系的其他脏腑的证候特征，如《灵枢·经脉》："肺手太阴之脉……是主肺所生病者，咳，上气喘渴，烦心，胸满，臑臂内前廉痛厥，掌中热。"其中咳喘乃肺经本病，而烦心、胸满则为肺经在循行过程中"行少阴心主之前"所致。

3. 辨识经络状态

（1）经络的气血状态

经络"内属于腑脏，外络于肢节"，是人体气血运行的通道，其内可运行经络气血，经络气血的分布及多寡对外常表现出虚实寒热的变化，展现了经脉的运动功能和整体的生命功能，因此，分析经络的气血状态是经络辨证的重要部分。

经脉气血起源于中焦。《灵枢·营卫生会》谓："人受气于谷，谷入于胃，以传于肺，五脏六腑皆以受气。"经络作为人体气血运行的通道，按照一定顺序在经脉中循环流注，不仅"和调于五脏、洒陈于六腑"，而且充盛于肌表、散布于全身，周而复始地发挥着营养、温煦、防卫、固护的生理作用。

经脉气血各经分布不同。《灵枢·九针论》言："阳明多血多气，太阳多血少气，少阳多气少血；太阴多血少气，厥阴多血少气，少阴多气少血。"十二经脉气血的分布有多有少，这种差异反映了经脉气血多少是一个动态概念，保持着动态平衡，它的发生与经脉生理功能有密切联系，也同时会影响相应脏腑的功能变化。

（2）经络的虚实状态

诊察经络的虚实状态，可通过以下方式来进行辨别。

1）从人迎寸口脉辨别：据《灵枢·经脉》可知，人迎脉大三倍于寸口脉，是阳明经实，小三倍于寸口脉是阳明经虚；大两倍于寸口脉是太阳经实，小两倍于寸口脉是太阳经虚；大一倍于寸口脉是少阳经实，小一倍于寸口脉是少阳经虚。寸口脉大三倍于人迎脉是太阴经实，小三倍于人迎脉是太阴经虚；寸口脉大两倍于人迎脉是少阴经实，小两倍于人迎脉是少阴经虚；寸口脉大一倍于人迎脉是厥阴经实，小一倍于人迎脉是厥阴经虚。

2）从经脉病候辨别：据《灵枢·经脉》"气有余""气盛""气盛有余""气虚""气不足""实则""虚则"等表述可辨别经脉之虚实证候，如"手阳明之脉……气有余则当脉所过者热肿，虚则寒栗不复""手阳明之别……实则龋聋；虚则齿寒痹隔"。

3）从望诊切诊辨别：《灵枢·经脉》谓"经脉者，常不可见也，其虚实也，以气口知之"。言明寸口脉及各经动脉可辨虚实，如诊太溪脉可候足少阴肾经虚实。"凡十五络者，实则必见，虚则必下，视之不见，求之上下"。表明从望诊现或不现，突起或陷下，可知络脉的虚实。《素问·缪刺论》有云："凡刺之数，先视其经脉，切而从之，审其虚实而调之。"提示可从经络本身的望诊和经脉的切按等综合判断经脉的虚实。

4）从经络穴位辨别：若被按压穴位处出现强烈压痛或酸胀感、肌肉紧张、抵抗力强，多为实证；如被按压穴位处出现肌肉松弛无力，穴位下陷，多为虚证。

5）从经穴测定辨别：十二经脉在致病因素作用下，同一经脉的左右平衡可遭破坏，造成一侧经脉实、另一侧经脉虚的状况，临床上借助经穴电测定法和知热感度测定法，可以客观地了解同一经脉的左右虚实失衡情况，并制定相应的针灸治疗措施加以调整。

（3）经络的寒热状态

经络的寒热证候特点与经络循行、生理功能密切相关。以《素问·热论》为例，从寒热特点而言，邪在三阳经以热证、实证多见，如太阳经以发热恶寒为特点；阳明经以但热不寒、热势鸱张为特点；少阳经以寒热往来为特点。从寒热兼证来看，经脉所过处可出现相应症状，如太阳经的头项痛、腰脊强；少阳经的胸胁痛、耳聋；阳明经的目痛、鼻干等。

4. 辨证配穴选药

运用经络辨证配穴选药主要体现在以下两方面。

（1）配穴法

1）循经取穴法：按经络的分布循行选取穴位，《标幽赋》指出："既论脏腑虚实，须向经寻。"又指出："宁失其穴，勿失其经。"足见循经取穴的重要价值，历代医籍中有关本经经穴主治本经病候的记载很多，如《针灸大成》中记载属于手太阴肺经的少商穴，即可治疗"喘咳""咽痛喉肿"等肺系病证。

2）据经络状态取穴：根据经络的气血、虚实、寒热等病性判断穴位选择，如足少阳胆经病变，实证加阳辅行泻法，虚证加侠溪行补法；手少阳经病变，实证加天井行泻法，虚证主穴中渚、外关顺经而刺行补法。

3）其他取穴法：根据经络之循行与疾病关系进行选穴、配方，包括本经取穴法；表里经取穴法；同名经取穴法；循经与病变局部配穴法；病在左者取之右，病在右者取之左；病在前者取之后，病在后者取之前；病在上者取之下，病在下者取之上。

（2）选药法

经络辨证的应用不局限于针灸临证，将药物归经与经络辨证结合起来，能够指导循经用药或者采用其他治法，可大幅提高临床疗效。如九味羌活汤中细辛善治少阴头痛，白芷善治阳明头痛，川芎善治少阳、厥阴头痛，此三味与羌活、苍术合用，体现了"分经论治"的基本结构。此外，只要是运用经络辨证思维，无论是针灸、用药，还是推拿、艾灸、拔罐，都是经络辨证法的灵活运用，勿要局限思维。

总之，运用经络辨证临证，内容丰富，其中以经脉辨证最为主要，经脉辨证又以循经辨证为基础，配合十二经脉所特有的辨"是动所生病""是主所生病"。而络脉辨证、奇经八脉辨证和经筋经别辨证等可以辅助经脉辨证，又各有其特点，可重点运用于一些特定疾病中。然而经络辨证本身存在着注重定位诊断而轻视定性诊断的问题，临床上应和脏腑辨证合用。唯有分析疾病的病因、病性、病位，灵活运用经络辨证分析方法，不局限思维，方能提高临床诊疗水平。

（孟　璐）

第四节　针灸辨治方法

中医学的精华和特色在于辨证论治，辨证论治在针灸临床中具有一定的特殊形式，总体是以脏腑、气血论治为基础，八纲论治为纲领，经络论治为核心。辨证论治在针灸临床中的方法主要有八纲证治、脏腑证治、气血证治、经络证治等。经络证治思路与方法已在本章第三节中提明，篇幅所限，在此节不再赘述。其他几种针灸辨治方法兹述要如下。

一、八纲证治

八纲即表里、寒热、虚实、阴阳，是从不同方面反映病变过程的八类证候。八纲证治是医者通过望、闻、问、切四诊合参获得临床诊疗资料进而施予中医治疗的一种方法，是各种辨证论治的总纲。

八纲之间既有区别，又有联系，由于个体感受病邪性质和受病部位的不同，加之正邪盛衰的差异，因而临床上八纲所属证候往往是相兼出现的，而不是单独存在的。因此在临证中当仔细辨证，针灸并用，补泻兼施，不失偏颇。

1. 表里证治

表里是指病变部位的内外深浅和病情传变、转化的趋势。《素问·刺要论》曰："病有浮沉，刺有浅深。"说明辨别疾病的表里，直接关系到针刺的深浅和留针时间的长短。

一般病在经络、皮肉，病位较浅，病势较轻，病程较短，症状反映在外的称为表证；病在脏腑、筋骨，病位较深，病势较重，病程较长，症状表现在内的称为里证。表证转为里证，预示病情加重；里证转为表证，说明病情好转。

治疗上表证治宜通经活络、疏散表邪。常用的穴位有大椎、合谷、曲池、列缺、风池、风门、外关、肺俞等。依据表寒、表热、表虚、表实的不同，决定针灸及补泻手法。一般对于表热、表实者只针刺不灸，宜采用泻法，浅刺疾出，以清热解表、祛邪泻实；而表寒、表虚者，可针灸并用，补泻兼施；表寒者宜留针，表虚者多以灸为主，奏散寒解表、固表补虚之效。

里证治宜通调脏腑、行气活血。常用的穴位有天枢、中脘、大横、丰隆、气海、关元、足三里、三阴交、上巨虚、下巨虚等。依据里寒、里热、里虚、里实的不同，决定针灸及补泻手法。一般对于里实、里热证，宜针不宜灸，可深刺，宜用泻法，以清热泻火，通调腑气；而里虚、里寒证，可针灸并用，里虚者需轻刺，手法适用补法，宜重用灸法；而里寒证宜深刺久留，最适宜温针，以温中散寒。

2. 寒热证治

寒热为就疾病性质而言，阴气过盛或阳气不足，无力抵御阴邪而导致的病证即为寒证，外感、内伤均可致病；阳气过盛或阴气不足而导致的病证为热证，有表热、里热、虚热、实热之分。

寒证治宜温通经络、助阳散寒，针灸并用，补泻兼施。对于表寒证，灸法最为适宜，也可选用皮肤针或火罐。对于里寒证，针刺宜深，且久留针，温针最宜。如脾胃虚寒者，可取中脘、脾俞、胃俞、足三里等穴，针灸并用，针刺宜补法，重用灸法，以温中补虚、助阳散寒。

热证治宜泻法，浅刺疾出，少留或不留针。如邪在表的风热感冒，可取大椎、曲池、合谷等清热解表，可浅刺不留针。伴有咽喉肿痛者，可选少商、鱼际点刺出血。对于热闭清窍、高热抽搐、神昏谵语者，可取水沟、十宣、十二井、大椎、合谷等急刺、重刺或点刺出血，以奏清泻热毒、醒神开窍之效。热邪在里者取合谷、曲池、支沟、丰隆、足三里、上巨虚、下巨虚，清泻里热，通调腑气。里热证也可以深刺久留针。

3. 虚实证治

虚实指机体正气的盛衰和病邪的消长变化而言。虚即为正气不足，泛指机体脏腑、经络、卫气营血的不足及阴阳偏衰的一系列病证；实即为邪气有余，或正气不衰而与病邪抗争的表现及阴阳偏盛的一系列病证。

虚证的治疗原则为"虚则补之""陷下则灸之"。对于虚者，可针灸并用，针采用补法，重灸，以益气养血、鼓舞正气，强壮脏腑、经络的功能。常选用腧穴有气海、关元、神阙、百会、足三里、三阴交、血海、太溪、膏肓，以及特定穴中的原穴、背俞穴等。

正气不虚的情况下，实证的治疗原则为"实则泻之""菀陈则除之"。具体操作时一般只针不灸，采用泻法或点刺出血即可，以奏泻实祛邪、镇惊宁神、消肿止痛之效。常选用腧穴有水沟、十宣、十二井、合谷、太冲、曲泽、委中，以及特定穴中的募穴、郄穴、下合穴等。

就针刺、艾灸的相对治疗作用而言，针刺法偏于泻实，艾灸法偏于补虚。因此在临证中对于实证、热证、阳证、表证采用针刺治疗效果较佳；而虚证、寒证、阴证、里证则多选用艾灸法。

4. 阴阳证治

阴阳是指病证类别而言，为八纲证治的总纲，其他六纲可以用阴阳两纲加以概括，即表证、热证、实证为阳证，里证、寒证、虚证为阴证。在临床上，阴证习惯上指虚寒证，阳证习惯上指实热证。《灵枢·根结》曰："用针之要，在于知调阴与阳。"阴证治宜温中、散寒、补虚，针灸并用，重用灸法，针刺深而久留，用补法；阳证治宜解表、清热、泻实，用泻法，浅刺疾出或点刺出血。如果阴证转为阳证，表明病情有好转的趋势；阳证转为阴证，提示病情有加重的倾向。

二、脏腑证治

脏腑是人体的重要组成部分，是生命活动的中心。各种原因导致的病变，究其原因都是脏腑功能失调的反映。脏腑证治是基于脏腑学说，综合分析四诊所获得的证候和体征，对病变所在的脏腑部位、性质及正邪的盛衰做出诊断并治疗的一种辨证论治方法。

由于各个脏腑的生理功能不同，所以病变过程中反映出来的症状和体征也各不相同。在针灸临证中，脏腑证治即是在明确病因病机及辨证分型的基础上，选穴处方、按方施治。

1. 肺病证治

肺居胸中，为五脏六腑之华盖。肺为娇脏，不耐寒热，当外邪由口鼻或皮毛而入，首先犯肺。其病理变化主要是肺气宣降功能失常，症见胸闷、胸痛、咳嗽、气喘、咯血、鼻塞流涕、鼻衄、咽喉肿痛、失音等。经脉循行上，肺经络大肠，并与心、肝、肾、脾、胃等有联系，因此肺病的证治与大肠、心、肝、肾、脾、胃的关系最为密切。

（1）风寒束肺

临床表现可见恶寒重，发热轻，头痛，全身酸痛，无汗，鼻塞，流清涕，咳嗽，痰涎清稀，苔薄白，脉浮紧。治则为祛风散寒、宣肺解表，宜用泻法（体虚者平补平泻），寒邪较重者加灸。选取手太阴肺经、手阳明大肠经及足太阳膀胱经腧穴为主，如中府、太渊、列缺、合谷、曲池、风门、肺俞、大椎等。

（2）热邪壅肺

临床表现可见发热重，恶寒轻，有汗，口渴，鼻干或流黄涕，鼻衄，咽喉肿痛，咳痰黄稠，大便秘结，小便黄赤，舌红苔黄，脉浮数。治则为祛风散寒、宣肺解表，宜用泻法，多用针刺，可点刺出血。选取手太阴肺经及手阳明大肠经腧穴为主，如中府、尺泽、鱼际、少商、合谷、曲池、外关、大椎、内庭等。

（3）痰湿阻肺

脾为生痰之源，肺为储痰之器，病变主要涉及肺脾两脏。临床表现可见咳嗽气喘，胸膈满闷，喉中痰鸣，不得安卧，咳痰甚多，色白而黏，苔腻，脉滑。治则为宣肺降气、除湿化痰，热痰选用泻法，寒痰平补平泻可加灸。取手太阴肺经、足阳明胃经穴和相应背俞穴为主，如中府、太渊、尺泽、列缺、太白、三阴交、丰隆、足三里、肺俞、脾俞等。

（4）肺气不足

临床表现可见咳喘无力，少气懒言，气短不足以息，声音低微，面色苍白，倦怠无力，自汗，舌淡，脉细。治则为补肺调气、健脾益气、温肾纳气，可针灸并用，宜用补法。取手足太阴、足少阴、任脉经穴及相应背俞穴为主，如太渊、三阴交、太溪、膻中、气海、关元、足三里、肺俞、脾俞、肾俞等。

（5）肺阴不足

临床表现可见干咳无痰或痰少而黏，痰中带血，咽干喉燥，声音嘶哑，形体消瘦，五心烦热，潮热盗汗，舌红少津，脉象细数。治则为滋养肺肾之阴、清泻虚热，宜多用针刺少用灸法，宜用补法（阴虚火旺者平补平泻）。选取手太阴肺经、足少阴肾经穴和相应背俞穴为主，如太渊、中府、尺泽、列缺、孔最、鱼际、太溪、照海、肺俞、肾俞、膏肓等。

2. 大肠病证治

大肠的主要功能是传送食物糟粕，肠道感受外邪或为饮食所伤，则大肠的传导、变化功能失常，可出现肠道和大便异常的病证，主要表现为腹痛、肠鸣、泄泻、痢疾、便秘、痔疾等。

大肠在解剖上与胃相连，在经络循行上，手太阴肺经络大肠，足太阴脾经入络肠胃，因此大肠的病理变化与肺、脾、胃、小肠最为密切。针灸临证中主要选用大肠、胃经腧穴。

（1）大肠实证

大肠实证多因饮食失节、壅塞肠道而致。多见于暴饮暴食、肠腑积热者。临床可见腹痛拒按，大便秘结或下痢不爽，舌苔黄腻，脉象沉实有力。治则为消积导滞、通调腑气，只针刺不灸，手法为泻法。宜取中脘、天枢、足三里、上巨虚、大横、内关、支沟等穴。

（2）大肠湿热

大肠湿热证多因湿热下注大肠、气血壅滞而致。临床可见腹痛拒按，大便秘结或溏滞不爽，色黄味臭，肛门灼热，里急后重，下痢脓血，身热口渴，小便短赤，舌苔黄腻，脉象滑数。治宜清热燥湿、理肠导滞，只针刺不灸，手法为泻法。可取中脘、天枢、足三里、上巨虚、合谷、曲池等穴。

（3）大肠虚证

大肠虚证多因久泻、久利而致。临床可见大便失禁，腹泻无度，肛门滑脱，腹痛隐隐，喜暖喜按，四肢欠温，舌淡、苔白滑，脉细弱无力。治则为补气升阳、止泄固脱，宜针灸并用，手法为补法，重灸。可取气海、关元、中脘、百会、长强、足三里、脾俞、胃俞、大肠俞等穴。

（4）大肠寒证

大肠寒证多因外感寒邪或食生冷而致。临床可见腹痛，肠鸣，泄泻，舌苔白腻，脉象沉迟。治则为温里散寒、止痛止泻，可针灸并用。宜取中脘、天枢、足三里、上巨虚、大肠俞等穴。

（5）大肠津亏

大肠津亏多因素体阴虚，或热病耗津、久病伤阴而致，多见于热病后期和老年人习惯性便秘。临床可见大便干燥，难以排出，数日一行，状如羊屎，口干咽燥，舌红少津、舌苔黄燥，脉象细涩。治则为养阴增液、润肠通便，宜多针少灸，手法为补法或平补平泻。宜取合谷、足三里、上巨虚、内关、支沟、太溪、照海、大肠俞等穴。

3. 胃病证治

胃主受纳、腐熟水谷，喜润恶燥，以通降为顺。《灵枢·海论》曰："胃者，水谷之海。"《灵枢·本输》载："大肠、小肠皆属于胃。"故胃的病证主要与饮食相关，饮食不洁（或不节）、暴饮暴食、寒热失宜、辛辣刺激等，都会影响胃的和降功能，引起脘腹疼痛、恶心呕吐、呃逆、嗳腐吞酸等症。胃的病理变化与脾、大小肠密切相关。由于足厥阴肝经挟胃，当肝气郁结时，会横逆犯胃出现胃痛连及两胁等症状，临证时需疏肝理气、和胃止痛。

（1）食积伤胃

食积伤胃多见于暴饮暴食、消化不良。临床可见脘腹胀满，疼痛拒按，恶心呕吐，嗳腐吞酸，或兼腹泻，舌苔厚腻，脉滑。治则为消食化积、调理脾胃，宜针刺不宜灸，手法为泻法。可取足阳明胃经和任脉穴为主，如中脘、建里、梁门、足三里、内关、公孙、内庭等。

（2）胃寒偏盛

临床可见胃脘冷痛，喜温喜按，呕吐清水，遇寒则重，得热则减，舌苔白滑，脉象沉迟弦紧。治则为温中散寒，可针灸并用，平补平泻。取足阳明胃经、足太阴脾经穴为主，如梁门、足三里、公孙、三阴交、中脘、脾俞、胃俞等。

（3）胃热炽盛

临床可见胃脘灼痛，嗳腐吞酸，胃中嘈杂，消谷善饥，口渴喜冷，口臭，便秘，牙龈红肿，舌红、苔黄，脉洪大滑数。治则为清泻胃热，宜针刺不宜灸，手法为泻法。取手足阳明经穴为主，如合谷、曲池、内庭、足三里、支沟、中脘、大陵等。

（4）胃阴不足

临床可见胃脘嘈杂而痛，干呕呃逆，饥而不食，口干舌燥，大便偏干，小便短少，舌红少津、少苔或无苔，脉细数。治则为养胃生津，宜多针刺少用灸，手法为补法（阴虚火旺者平补平泻）。取手足阳明经穴为主，如合谷、中脘、梁门、足三里、内关、公孙、廉泉、金津、玉液等。

4. 脾病证治

脾为后天之本，主运化，喜燥恶湿，以升为顺。脾统血，主四肢、肌肉。脾病变多以运化失常（消化不良、腹胀、腹泻）、血不归经（便血、月经过多、崩漏）及肢体病变（身重肢冷、肌肤肿胀、肢软无力）为主。脾的病理变化主要与胃、肾、肝、心、肺相关。

（1）脾气虚弱

临床可见食少纳呆，腹胀，肠鸣，便溏或腹泻，面色苍白或萎黄，倦怠乏力，少气懒言，舌淡、苔白，脉弱无力。气虚下陷则伴久泻、久利、脱肛、内脏下垂、子宫下垂；气不摄血则便血、月经过多或崩漏、皮下出血。治则为补中益气，宜针灸并用，手法为补法。取足太阴脾经、足阳明胃经穴为主，如三阴交、足三里、丰隆、脾俞、胃俞等。气虚下陷加气海、关元、百会，重用灸法；气不摄血加隐白、血海、膈俞，重用灸法。

（2）脾阳不足

临床可见腹痛绵绵，喜温喜按，腹泻清冷，小便不利，白带清稀，肢体不温或水肿，舌淡、苔白，脉沉迟无力。治则为温运脾阳，宜针灸并用，手法为补法。以足太阴脾经、足阳明胃经穴为主，如三阴交、足三里、丰隆、关元、脾俞、胃俞、肾俞等。

（3）湿热困脾

临床可见腹胀，纳差，厌食油腻，恶心呕吐，口渴不欲饮，体倦困重，头重如裹，大便不爽，小便不利，目黄、身黄、尿黄，苔黄腻，脉濡数。治则为清热利湿，宜针不宜灸，手法为泻法。以足太阴脾经、足厥阴肝经穴为主，如商丘、三阴交、阴陵泉、太冲、章门、期门、足三里、阳陵泉等穴。

5. 心（包）病证治

心主神明、主血脉，是维持人体生命和精神思维活动的中心，心包为心脏的外围，生理上代心行事，病理上代心受邪，临证治疗时代心用穴。心和心包的病证以心脏、神志、血脉三方面为主。临床上一些心血管疾患、血液病、神经精神疾患等，都与心、心包息息相关。

血脉病临床主要见吐血、衄血、斑疹及血液运行失调等。神志病临床主要见心悸、健忘、失眠、昏迷、谵语、癫狂等。

经脉循行上心经与小肠经相表里，足太阴经脉注于心，足少阴经脉络心，足三阳经别通于心，心包经与三焦经相表里，足三阴之络上走心包，足厥阴经脉布胁中，督脉贯心通脑，手少阴经脉又上肺。因此心和心包病证治与小肠、三焦、肺、脾、肝、肾，以及足三阳经、督脉均有关联。

（1）心气不足

临床可见面色㿠白，心悸，气短，自汗，体倦乏力，劳则加重，舌淡、苔白，脉弱无力，甚则四肢厥冷，大汗不止，神昏虚脱。治则为温通心阳、调和气血，宜针灸并用，手法为补法。宜取手少阴经、手厥阴经穴为主，如神门、通里、内关、膻中、心俞、厥阴俞、足三里等。

（2）心血亏虚

临床可见面色苍白，心悸易惊，健忘，失眠或多梦，五心烦热，盗汗，舌淡或舌红少津，脉细弱。治则为益气养血、宁心安神，宜针灸并用，手法为补法。取穴可参照心气不足证，并加三阴交、脾俞、膈俞等。

（3）心火亢盛

临床可见胸中烦热，失眠，口渴，口舌生疮，吐血，鼻衄，小便赤涩，甚或尿血，或见肌肤疮疡，舌红，脉数。治则为泻热降火、清心除烦，宜针刺不宜灸，手法为泻法。宜取手足少阴经、手厥阴经穴为主，如阴郄、少府、大陵、劳宫、内关、郄门、太溪、照海等。

（4）痰蒙心窍

临床可见心烦失眠，心神不宁，神志错乱，意识不清，如呆如痴，或喜怒无常，语无伦次，狂躁不安，甚则神昏，喉中痰鸣，舌红、苔腻，脉弦滑。临床中多见于癔症、癫狂、中风等。治则为豁痰开窍、镇惊宁神，宜针刺不宜灸，手法为泻法，或三棱针点刺出血。取手少阴经、手厥阴经穴和督脉穴为主，如神门、少冲、中冲、内关、大陵、间使、水沟、大椎、合谷、太冲、丰隆、十二井穴等。

（5）心脉瘀阻

临床可见胸闷，心悸，心痛，痛引臂内或左肩胛区，大汗，惊恐，四肢厥冷，口唇青紫，舌质紫暗或有瘀点、瘀斑，脉涩或见结代。治则为活血化瘀、通络止痛，宜针刺不宜灸，手法为泻法。取手少阴经、手厥阴经穴为主，如神门、阴郄、内关、郄门、膻中、巨阙、心俞、厥阴俞、膈俞等。

6. 小肠病证治

小肠的生理功能主要是吸收食物中的精华，分清泌浊。小肠分清泌浊的功能失调，主要导致清浊混淆、二便失常。其病理变化与心、脾、胃、大肠关系密切。

（1）小肠虚寒

小肠虚寒多见于腹部受寒、消化不良。临床可见小腹冷痛，喜温喜按，肠鸣泄泻，小便频数，舌淡、苔白，脉细弱或沉迟而紧。治则为温肠散寒、理气止痛，宜针灸并用，手法为补法。以足阳明胃经穴为主，如足三里、下巨虚、天枢、中脘、关元、脾俞、胃俞、小肠俞等。

（2）小肠实热

临床可见心烦，口渴，口舌生疮，小便短赤不爽，甚则血尿，前阴刺痛，小腹胀痛，矢

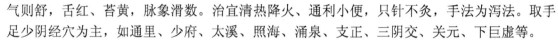

气则舒，舌红、苔黄，脉象滑数。治宜清热降火、通利小便，只针不灸，手法为泻法。取手足少阴经穴为主，如通里、少府、太溪、照海、涌泉、支正、三阴交、关元、下巨虚等。

（3）小肠气滞

小肠气滞多因小肠感受寒凉，气机凝滞而致。临床可见小肠凸起于脐周或下坠于少腹及阴囊，少腹及阴囊坠胀绞痛，舌苔白滑，脉沉而弦紧。治则为温经散寒、理气止痛，宜针灸并用，手法为泻法。以任脉、足阳明经、足厥阴经穴为主，如关元、气海、太冲、大敦、归来、足三里、下巨虚等。

7. 膀胱病证治

膀胱为津液之腑，在肾阳温煦作用下产生气化作用，司尿液排泄，主藏小便。病变主要表现为小便异常。经脉循行上，膀胱经与肾、心、三焦经相关，功能上与肺、脾、小肠相关，因此临证中膀胱的证治与肾、肺、脾、心、三焦、小肠相关。

（1）膀胱虚寒

临床可见小便频数、清冷，或淋漓不禁、遗尿，或小便不利、水肿，舌淡、苔润，脉沉细。治则为温阳化气、振奋膀胱，宜针灸并用，手法为补法。以任脉、足太阳经穴为主，如中极、关元、气海、肾俞、膀胱俞、三阴交、足三里等。

（2）膀胱湿热

临床可见小便频数而急、短涩不利，颜色或赤黄或浑浊或见脓血，或夹杂砂石，阴中灼热而痛，舌红、苔黄，脉数。治则为清热利湿、通调下焦，宜针刺不宜灸，手法为泻法。取任脉、足太阳经、足太阴经穴为主，如中极、关元、委中、委阳、肾俞、膀胱俞、小肠俞、三焦俞、三阴交、阴陵泉等。

8. 肾病证治

肾藏精，主骨生髓，主纳气，为先天之本，与机体的生长、发育关系最为密切。肾脏疾患多以虚证为主，可分为肾阴亏虚和肾阳不足两大类。

经脉循行上，肾经与膀胱经、心经、任脉、督脉、冲脉、带脉相关；阴维脉、阴跷脉为足少阴经脉气所发。故肾病证治与膀胱、心、肺、脾和奇经八脉均相关。

（1）肾阴亏虚

临床可见头晕，目眩，耳鸣，咽干，舌燥，五心烦热，失眠，遗精，月经不调，盗汗，腰腿酸软，舌红、少苔，脉象细数。小儿则骨弱，发育迟缓；成人则早衰，男子精少不育，女子经闭不孕。治则为补养精血、壮水制火，宜多针刺少用灸，手法为补法。以足少阴经穴为主，如太溪、照海、涌泉、复溜、肾俞、心俞、关元、三阴交等。

（2）肾阳不足

临床可见面色㿠白，形寒肢冷，遗精，早泄，阳痿，月经不调，腰腿酸软，大便溏薄或滑泄、五更泻，小便清长或遗尿，尿少，身肿，舌淡、苔白，脉沉迟虚弱，肾不纳气者伴有气短、喘息。治则为温补肾阳、化水纳气，宜针灸并用，手法为补法。取足少阴经、任脉穴为主，如太溪、复溜、大赫、气海、关元、肾俞、脾俞、三阴交、命门、足三里等。

9. 三焦病证治

三焦的作用是主持诸气，司一身之气化，通调水道，参与机体的水液代谢。上焦主宣发、敷布；中焦主受纳、运化；下焦主分清别浊。三焦的气化功能涵盖了人体上、中、下三个部分所属脏器的整个气化作用，当气化功能失司，水道通调不利，即引起水湿潴留体内。故三焦病证以肌肤肿胀、腹满、小便不利等为主。

三焦涵盖了其他五脏六腑，其病变与肺、脾、肾、膀胱等脏器有着密切的联系。

（1）三焦虚寒

三焦虚寒多因肾气不足、三焦气化不利、水湿内停所致。临床可见肌肤肿胀，腹中胀满，小便不利或遗尿、失禁，苔白滑，脉沉细而弱。治则为温通三焦、促进气化，宜针灸并用，手法为补法。取任脉穴为主，如气海、关元、中脘、阳池、太溪、三阴交、肾俞、三焦俞、足三里等。

（2）三焦实热

三焦实热多由实热蕴结于里、三焦气化功能失调，导致水液潴留。临床可见身热口渴，气逆喘促，肌肤肿胀，大便干结，小便不利，舌苔黄，脉滑数。治则为通利三焦、化湿行水，宜针刺不宜灸，手法为泻法。取任脉、手少阳经穴为主，如中脘、中极、水分、石门、阳池、支沟、阴陵泉、三阴交、委阳、足三里等。

10. 肝胆病证治

肝为将军之官，主疏泄、主藏血，喜条达而恶抑郁。其病证临床多见实证，多见气郁阳亢、风火上逆之证。肝又藏血，开窍于目，主一身之筋，故目疾、筋病和妇女月经异常也多责之于肝。肝病的证候主要有胁肋胀痛、嗳气呕逆、头晕目眩、肢体拘挛、抽搐、妇人月经不调等。

由于肝经与胆经相表里，胆又附于肝，储存来自于肝的胆汁，胆汁的生成和排泄受肝疏泄功能的控制和调节，故胆病与肝病常常相互影响。如肝气疏泄功能失常，胆汁外溢，则发为黄疸，出现目黄、身黄、小便黄等症状；胆汁的淤积也可以导致肝失条达，出现头晕、目眩、胸胁疼痛、心烦不眠、口苦等症，二者的临床表现多有共同之处。

经脉循行上，肝胆经与其他经脉联系密切，故肝胆病证治与肾、脾、胃、肺、心（包）相关。

（1）肝气郁结

临床可见情志抑郁，善太息，胸胁胀满，嗳气不舒，胃痛不欲食，女性伴月经不调、痛经、乳房胀痛，舌苔薄黄，脉弦。治则为疏肝理气，宜针刺不宜灸，手法为泻法。取足厥阴经穴为主，如太冲、行间、章门、期门、内关、阳陵泉、足三里等。

（2）肝阳上亢

临床可见头痛，眩晕，目胀，胁肋胀痛，心烦易怒，舌红，脉弦。治则为平肝潜阳，宜针刺不宜灸，手法为泻法。取足厥阴经、足少阴经穴为主，如太冲、行间、太溪、涌泉、照海、肝俞、肾俞、百会等。

（3）肝火上炎

临床可见面赤，头痛，眩晕，目赤肿痛，口苦咽干，心烦易怒，失眠，小便黄赤，甚至咯血、吐衄，舌红、苔黄，脉弦。治则为泻肝降火，宜针刺不宜灸，手法为泻法。取穴参照肝阳上亢证，另加侠溪、太阳、印堂等。

（4）肝风内动

临床可见头晕目眩，手足麻木，肢体震颤，重则高热神昏，四肢抽搐，项背强直，角弓反张，舌体偏斜，舌红，脉弦。治则为息风止痉，宜针刺不宜灸，手法为泻法。以足厥阴经、督脉腧穴为主，如太冲、行间、水沟、百会、大椎、合谷、后溪等。

（5）肝脉寒滞

临床可见少腹胀满，睾丸肿胀下坠，阴囊冷缩，苔白滑，脉沉弦。治则为温经散寒，可针灸并用，手法为泻法。取足厥阴经穴为主，如太冲、行间、大敦、关元、归来、三阴交、阳陵泉等。

（6）肝血不足

临床可见面色无华，头晕目眩，目干涩胀，视物昏花或近视、夜盲，耳鸣，指（趾）麻木，女性月经减少甚至闭经。舌淡、少苔，脉弦细。治则为补养肝血，宜针灸并用，手法为补法。以足三阴经穴为主，如太冲、曲泉、太溪、照海、三阴交、血海、光明、肝俞、肾俞、足三里等。

（7）胆火亢盛

临床可见偏头痛，耳鸣，耳聋，口苦咽干，呕吐苦水，胁肋疼痛，舌红，脉弦数。治则为清热利胆、降胆火，宜针刺不宜灸，手法为泻法。以足少阳经、足厥阴经穴为主，如风池、日月、丘墟、阳陵泉、足临泣、侠溪、行间、太冲、期门、外关等。

（8）肝胆湿热

临床可见胸胁满闷，胀痛不舒，目黄、身黄、尿黄，外阴潮湿瘙痒，睾丸肿胀热痛，女子带下色黄腥臭，苔黄腻，脉弦数。治则为疏肝利胆、清热化湿，宜针刺不宜灸，手法为泻法。以足厥阴经、足少阳经、足太阴经穴为主，如太冲、行间、章门、期门、日月、阳陵泉、阴陵泉、肝俞、胆俞、脾俞、足三里等。

三、气血证治

气血证治，指在分析气血的一系列病理变化的基础上，对其不同证候进行辨证论治的一种方法。气血是机体生命活动的物质基础，对机体起着濡养脏腑、疏通经络、抗御外邪、调节平衡的重要作用。一切组织、脏腑在气的推动和血的濡养下，方能进行正常的生理活动。而组织、脏腑又能生化气血。因此，气血的病变与脏腑的病变是密切相关、互为因果的。

1. 气病证治

气的病证一般分虚、实两大类。虚指气之不足，表现为功能低下或衰退，有气虚、气陷之分。实指气之有余，表现为功能亢进或太过，有气滞、气逆之别。

（1）气虚证

气虚多由先天不足或后天失养，久病之后元气耗伤，年老体弱元气虚衰所致。临床可见神疲乏力，面色淡白，头晕目眩，少气懒言，自汗出，动则气促而喘，舌淡、胖嫩有齿痕，脉细弱无力。治则为培元补气，宜针灸并用，手法为补法。取气海、关元、膻中、肺俞、脾俞、肾俞、足三里等穴。

（2）气陷证

气陷属于气虚证的范畴，即气虚下陷，但较一般气虚证为重。多因中气不足所致，临床可见久泻、久利不休，遗尿、崩漏不止，腹部坠胀，内脏下垂，脱肛，子宫脱垂，舌淡、苔白，脉沉弱无力。治则为"陷下则灸之"，宜针灸并用，手法为补法，重灸，以补中益气、升阳举陷。取百会、神阙、气海、关元、中脘、脾俞、胃俞、肾俞、足三里等。

气陷重证临床可见面色苍白，四肢逆冷，血压下降，脉微欲绝的虚脱危象。治则为升阳固脱、回阳救逆，宜重灸以上腧穴，并加针素髎、水沟、会阴三穴醒脑通阳。

（3）气滞证

气滞指气机阻滞，运行不畅，属实证范畴。临床可见局部胀闷而痛，痛无定处，嗳气，喜叹息，女子则乳房胀痛，月经失调，情志不舒时病情加重，嗳气、矢气后则病情减轻，舌苔薄黄，脉弦或涩。治则为通经活络、行气止痛，宜针刺不宜灸，手法为泻法。可取中脘、膻中、合谷、太冲、期门、支沟、阳陵泉、足三里、上巨虚、下巨虚等穴。

（4）气逆证

肺胃之气以降为顺。病理情况下肺气上逆或肾不纳气，就会出现气逆咳喘；胃气不降而上逆，就会出现恶心、呕吐、嗳气、呃逆。

1）肺气上逆：治则为宣肺调气、止咳平喘，宜针不宜灸，手法为泻法。可取中府、列缺、太渊、孔最、膻中、肺俞、足三里等穴。

2）胃气上逆：治则为理气和胃、平降冲逆，宜针不宜灸，手法为泻法。可取中脘、梁门、内关、膻中、足三里、胃俞、气冲等穴。

3）肾不纳气：治则为补肾培元、温肾纳气，宜针灸并用，手法为补法。可取气海、关元、太溪、复溜、命门、肾俞、三阴交、足三里等穴。

2. 血病证治

关于血的病证很多，归纳起来临床可见血虚、血瘀和出血三个方面。

（1）血虚证

血虚多由生血不足、失血过多，或心、肝、脾三脏对血的调节功能障碍引起全身的血液不足，或血对机体某些部位失于濡养而产生的病证。临床可见面色萎黄或苍白无华，眼结膜、口唇、指甲淡白无血色；头晕目眩，心悸，失眠，手足麻木，月经愆期，量少色淡；舌淡，脉细而无力。治则为补血养血，或益气生血，宜针灸并用，手法为补法。可取血海、气海、膻中、悬钟、三阴交、足三里、心俞、膈俞、脾俞、肝俞等穴。

（2）血瘀证

血瘀证多因久病、重病，或因外伤、气滞、寒凝等因素导致血流不畅或局部有瘀血停滞。临床可见局部肿胀刺痛，皮下大片青紫或见散在瘀斑，女性则有经前或经期小腹疼痛，经色紫暗夹有血块；全身性血瘀可见面色黧黑，肌肤甲错，皮下有出血点；舌质紫暗或见瘀点、紫斑，脉涩。治则为活血化瘀、消肿止痛，疾病早期宜针不宜灸，手法为泻法，或以三棱针点刺出血，刺血拔罐，后期可针灸并用，平补平泻。可取血海、膈俞、气海、膻中、合谷、太冲、阿是穴等。

（3）出血证

出血的原因很多，如创伤、气虚（气不摄血）、血热（迫血妄行）、阴虚火旺伤及脉络、瘀血内积而阻碍了血液的正常运行。

1）气不摄血：可引起吐血、便血、皮下出血、月经过多、崩漏等多种出血证。同时有气虚征象，如血色淡红，神疲乏力，气短而促，少气懒言，面色苍白，舌质淡，脉细弱无力等。治则为补气摄血，宜针灸并用，手法为补法，重灸。可在"气虚证治"取穴的基础上，加隐白、孔最等穴。

2）血热妄行：多因实火伤及脉络而引起，以心、肺、肝、胃实火多见。临床可见鼻衄、咯血、吐血、尿血、便血、月经过多、崩漏等，血色鲜红、量多，兼有发热，心烦，口渴，大便干结，小便短赤，舌质红绛，脉细数等实热征象。治则为清热凉血、止血，宜针不宜灸，手法为泻法。鼻衄可取迎香、上星、印堂、风池、合谷；咯血可取中府、尺泽、鱼际、孔最、膈俞；吐血可取中脘、梁门、内关、膈俞、内庭、足三里；尿血可取中极、关元、三阴交、阴陵泉、下巨虚、肾俞、膀胱俞；便血可取长强、中脘、梁门、孔最、承山；月经过多，崩漏可取合谷、太冲、大敦、行间、膈俞、三阴交等穴。

3）阴虚火旺：可见咯血、痰中带血，尤以肺部出血最常见，可伴阴虚火旺征象，如咽干口燥，五心烦热，午后颧红，失眠或多梦，舌红少津，脉象细数等。治则为养阴、清热、止

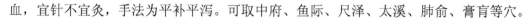

血，宜针不宜灸，手法为平补平泻。可取中府、鱼际、尺泽、太溪、肺俞、膏肓等穴。

4）瘀血内积：以月经不调之出血多见，临床可见经前或经期小腹刺痛，痛有定处，经色紫暗、夹有血块，舌质紫暗或见瘀点、紫斑，脉涩。治则为活血化瘀，宜针灸并用，手法为泻法。取穴可参考"血瘀证治"。

3. 气血同病证治

气与血关系密切，气为血帅，气能生血，气能摄血，气行则血行，气滞则血瘀；无形之气须依附于有形之血存在于体内，并有赖于血的滋养。气与血生理上密切联系，病理上亦可产生气血同病。

（1）气血两虚

气血两虚，乃气虚日久，伤及阴血，或血虚损及阳气。临床可见气虚、血虚的共同证候。治以气血双补，宜针灸并用，手法为补法。取气海、血海、膻中、脾俞、胃俞、肝俞、膈俞、足三里等穴。

（2）气虚血脱

气虚血脱，因气虚日久，血失去了对气的固摄能力，故气虚下陷，血从下溢。治则治法同"气不摄血"。

（3）气随血脱

气随血脱，多因各种大出血后，血脱气无所依。临床可见大量失血，血压骤降，面色苍白，四肢厥冷，大汗淋漓，气息微弱，甚至昏厥，舌质淡，脉微欲绝。治则为大补气血、回阳救逆，宜针灸并用，手法为补法，可重灸。可急灸神阙、气海、关元、百会、足三里，针则取素髎、内关、足三里、三阴交等穴。

（4）气虚血瘀

气虚血瘀，乃气虚无力鼓动血之运行，致使血行不畅，则成瘀滞。临床可见气虚证和血瘀证的共同表现。治则为补气行气、活血化瘀，宜针灸并用，手法为平补平泻，可施行皮肤针局部叩刺出血。宜取气海、膻中、足三里、合谷、脾俞、胃俞、膈俞等穴。

（5）血瘀血虚

血瘀血虚，多由瘀血阻滞致新血不生。临床可见局部红肿刺痛、拒按，面色苍白，头晕目眩，心悸，失眠，舌质淡有瘀点或瘀斑，脉细涩。治则为活血化瘀、祛瘀生新，宜针灸并用，手法为平补平泻，可施行皮肤针局部叩刺出血。宜取血海、膈俞、合谷、太冲、足三里、脾俞、肝俞、三阴交等穴。

（6）气滞血瘀

气滞血瘀，多由情志不畅、肝气郁结，或闪挫扭伤而致气机郁滞、血行不畅。临床可见气滞证和血瘀证的共同表现。治则为行气活血、理气化瘀，宜针，手法为泻法，可行三棱针点刺出血。宜取膻中、合谷、太冲、委中、期门、膈俞等穴。

（于楠楠）

第二章 内科病证

第一节 头　痛

头痛指眉弓、耳廓上部、枕外隆凸连线以上部位的疼痛。国际头痛分类第 3 版（ICHD-3）将头痛分为原发性头痛、继发性头痛、痛性脑神经病、其他面痛和头痛。原发性头痛可视为一种独立的疾病，而继发性头痛则是继发于其他疾病的一种症状。

头痛一证首见于《黄帝内经》，又有"首风""脑风"之称。本病是指头部经脉细急或失养，致清窍不利所引起的以头部疼痛为主要症状的一种病证。中医学认为，头为清阳之府、诸阳之会，五脏六腑之气血皆上会于此。凡六淫外感、脏腑内伤，均可导致阳气阻塞，浊邪上居，络脉瘀阻，经络运行失常而发头痛。

一、临床诊断要点与鉴别诊断

（一）临床诊断要点

1. 头痛诊断标准

（1）无先兆偏头痛

1）符合 2）～4）特征的至少 5 次发作。

2）头痛持续 4～72h（未经治疗或治疗无效）。

3）至少有下列中的 2 项头痛特征：①单侧性；②搏动性；③中或重度头痛；④日常活动（如步行或上楼梯）会加重头痛，或头痛时会主动避免此类活动。

4）头痛过程中至少伴有下列 1 项：①恶心和（或）呕吐；②畏光和畏声。

5）不能归因于其他疾病。

（2）有先兆偏头痛

1）符合 2）～4）特征的至少 2 次发作。

2）至少出现以下一种完全可逆的先兆症状：①视觉症状，包括阳性表现（如闪光、亮点或亮线）和（或）阴性表现（如视野缺损）；②感觉异常，包括阳性表现（如针刺感）和（或）阴性表现（如麻木）；③言语和（或）语言功能障碍；④运动症状；⑤脑干症状；⑥视网膜症状。

3）至少满足以下 2 项：①至少 1 个先兆症状逐渐发展时间≥5min 和（或）至少 2 个先兆症状连续出现；②每个先兆症状持续 5～60min；③至少 1 个先兆症状是单侧的；④头痛伴随先兆发生，或发生在先兆之后，间隔时间少于 60min。

4）不能归因于其他疾病，且排除短暂性脑缺血发作。

（3）慢性偏头痛

1）每月头痛（紧张型头痛性或偏头痛性）≥15 天，持续 3 个月以上，且符合标准 2）和 3）。

2）患者至少有 5 次发作符合无先兆偏头痛诊断标准的 2）～4）和（或）有先兆偏头痛诊断标准的 2）和 3）。

3）头痛持续 3 个月以上，每月发作≥8 天且符合下列任 1 项：①无先兆偏头痛诊断标准的 3）和 4）；②有先兆偏头痛诊断标准的 2）和 3）。

4）不能归因于其他疾病。

（4）偶发性紧张型头痛

1）符合 2）～4）特征的至少 10 次发作；平均每月发作＜1 天；每年发作＜12 天。

2）头痛持续 30min 至 7 天。

3）至少有下列中的 2 项头痛特征：①双侧头痛；②性质为压迫感或紧箍样（非搏动样）；③轻或中度头痛；④日常活动（如步行或上楼梯）不会加重头痛。

4）符合下列 2 项：①无恶心和呕吐；②无畏光、畏声，或仅有其一。

5）不能归因于 ICHD-3 的其他诊断。

根据触诊颅周肌肉是否有压痛可将偶发性紧张型头痛分为伴颅周压痛的偶发性紧张型头痛、不伴颅周压痛的偶发性紧张型头痛两类。

（5）频发性紧张型头痛

1）符合 2）～4）特征的至少 10 次发作；平均每月发作≥1 天且＜15 天，至少 3 个月；每年发作≥12 天且＜180 天。

2）头痛持续 30min 至 7 天。

3）至少有下列中的 2 项头痛特征：①双侧头痛；②性质为压迫感或紧箍样（非搏动样）；③轻或中度头痛；④日常活动（如步行或上楼梯）不会加重头痛。

4）符合下列 2 项：①无恶心和呕吐；②无畏光、畏声，或仅有其一。

5）不能归因于 ICHD-3 的其他诊断。

根据触诊颅周肌肉是否有压痛可将频发性紧张型头痛分为伴颅周压痛的频发性紧张型头痛、不伴颅周压痛的频发性紧张型头痛两类。

（6）慢性紧张型头痛

1）符合 2）～4）特征；平均每月发作 15 天，3 个月以上；每年发作 180 天。

2）头痛持续数小时或数天或持续不断。

3）至少有下列中的 2 项头痛特征：①双侧头痛；②性质为压迫感或紧箍样（非搏动样）；③轻或中度头痛；④日常活动（如步行或上楼梯）不会加重头痛。

4）符合下列 2 项：①无畏光、畏声及轻度恶心症状，或仅有其一；②无中-重度恶心和呕吐。

5）不能归因于其他疾病。

根据触诊颅周肌肉是否有压痛可将慢性紧张型头痛分为伴颅周压痛的慢性紧张型头痛、不伴颅周压痛的慢性紧张型头痛两类。

（7）很可能的紧张型头痛

1）很可能的偶发性紧张型头痛：①偶发性紧张型头痛诊断标准中2）～4）特征仅一项不满足。②发作不符合无先兆偏头痛诊断标准。③不能归因于其他疾病。

2）很可能的频发性紧张型头痛：①频发性紧张型头痛诊断标准中1）～4）特征仅一项不满足。②发作不符合无先兆偏头痛诊断标准。③不能归因于其他疾病。

3）很可能的慢性紧张型头痛：①头痛平均每月发作≥15天，3个月以上；每年发作≥180天，且符合慢性紧张型头痛诊断标准的 2）、3）项。②无畏光、畏声及轻度恶心症状，或仅有其一。③不能归因于 ICHD-3 的其他诊断，但药物过量者符合药物过量性头痛任一亚型的诊断标准。

2. 头痛诊断标准的应用原则

1）头痛的发作形式随着时间推移可有改变。头痛诊断主要依据的是当前或一年内的头痛表现，若为了遗传研究或其他目的，可追溯有生以来所有的头痛情况。

2）原发性头痛的诊断主要根据临床症状，然而不是每次头痛发作都能（或必需）做出评价和诊断。尽量要求患者描述典型、未经治疗的头痛发作，但是在计算头痛频率时，须算上那些不够典型的发作。建议患者做头痛日记，记录每次头痛的时间及重要特征，这样不仅可以精确计算头痛频率，还有助于分辨头痛类型。

3）有时对照某类头痛的诊断标准只差一项，但又不符合其他头痛的诊断标准，这时可诊断为可能的某类头痛，如可能的偏头痛。

4）如果患者同时符合两种以上头痛疾患的诊断标准，应根据病史资料，结合诊断标准，判断诊断的正确性和重要性。同一位患者身上可以并存一种以上的头痛疾患，此时应分别给出诊断，并按重要性依次排列。

3. 警示征象（支持判断其他疾病，见表2-1）

表 2-1 头痛时需要警惕的情况

病史或体征	须除外的疾病	可能需做的辅助检查
突然发生的头痛	蛛网膜下腔出血、脑出血、脑卒中、动静脉畸形、脑外伤	神经影像学检查、腰穿
逐渐加重的头痛	颅内占位病变、硬膜下血肿、药物滥用	神经影像学检查
伴有系统性病变征象（发热、颈强直、皮疹）的头痛	颅内感染、系统性感染、结缔组织疾病、莱姆病、血管炎	神经影像学检查、腰穿、活检、血液检查
神经系统局灶体征和症状（除典型的视觉、感觉先兆之外）、认知障碍	颅内占位病变、动静脉畸形、结缔组织疾病、颅内感染	神经影像学检查、结缔组织疾病筛查、脑电图、腰穿
视盘水肿	颅内占位病变、良性颅内高压症、颅内感染	神经影像学检查、腰穿
由咳嗽、用力、Valsalva 动作诱发的头痛	蛛网膜下腔出血、颅内占位病变	神经影像学检查、腰穿
妊娠期或产后头痛	皮层静脉/静脉窦血栓形成、颈动脉剥离、垂体卒中	神经影像学检查
癌症患者或艾滋病（AIDS）患者出现新发头痛	转移癌、机会性感染	神经影像学检查、腰穿
50岁后新发头痛	颅内占位病变、颞动脉炎	神经影像学检查、血沉

（二）鉴别诊断

1. 高血压

高血压大多数起病缓慢，缺乏特殊临床表现，导致诊断延迟，仅在测量血压时或发生心、脑、肾等并发症时才被发现。常见症状有头晕、头痛、颈项板紧、疲劳、心悸等，也可出现视物模糊、鼻出血等较重症状，典型的高血压头痛在血压下降后即可消失。

2. 垂体瘤占位效应

头痛主要起自肿瘤对硬脑膜的挤压和牵张作用，导水管受压后，还将出现头痛、恶心、呕吐等颅内压升高症状。由于头痛是因包裹垂体的硬脑膜囊压力增高所致，当垂体肿瘤生长突破鞍膈后，头痛反而减轻。

3. 脑出血

脑出血多在情绪激动或活动中突然发病，发病后多有血压明显升高。由于颅内压升高，常有头痛、呕吐和不同程度的意识障碍，如嗜睡或昏迷等。

4. 蛛网膜下腔出血

动脉瘤性蛛网膜下腔出血的典型表现是突发异常剧烈全头痛，患者常将头痛描述为"一生中经历的最严重的头痛"，头痛不能缓解或呈进行性加重。多伴发一过性意识障碍和恶心、呕吐。约 1/3 的动脉瘤性蛛网膜下腔出血患者发病前数日或数周有轻微头痛的表现，这是小量前区出血或动脉瘤受牵拉所致。动脉瘤性蛛网膜下腔出血的头痛可持续数日不变，2 周后逐渐减轻，如头痛再次加重，常提示动脉瘤再次出血。

二、审析病因病机

1）感受外邪：多因起居不慎，坐卧当风，感受风、寒、湿、热等外邪，上犯于头，清阳之气不畅，阻遏经络而导致头痛。

2）情志郁怒：长期精神紧张忧郁，肝气郁结，肝失于条达拘急而头痛；或平素性情暴逆，恼怒太过，气郁化火，肝阳失敛而上亢，气壅脉满，清阳受扰而头痛。

3）饮食不节：素嗜肥甘厚味，暴饮暴食，或劳伤脾胃，以致脾阳不振，脾不能运化转输津液，聚而生痰，清窍为痰湿所蒙；痰阻脑脉致气血不畅，脉络失养而痛。

4）体虚失养：先天禀赋不足，或劳欲伤肾，阴精耗损，或年老气血衰败，或久病难瘥，产后、失血后，营血亏损，气血不能上营于脑，髓海不充而痛。

5）外伤久病：外伤摔倒，久病经络不畅，血瘀气滞，脉络失养而致头痛。

三、明确辨证要点

1）辨外感与内伤：外感头痛起病较急，病程短，头痛较剧烈，伴外邪犯肺卫之征，应辨别风、寒、湿、热之不同；内伤头痛起病缓慢，病程较长，常反复发作，时轻时重，当辨气虚、血虚、肾虚、肝阳、痰浊、瘀血之异。

2）辨头痛性质：头痛剧烈而连项背多属风寒；头胀痛如裂多属风热；头痛如裹多属风湿；头痛呈跳痛多属肝阳上亢；头重坠或胀多属于痰湿；头痛剧烈而部位固定多属瘀血；头隐痛绵绵或空痛多属虚证。

3）辨头痛所属部位：太阳头痛部位多在头后部，下连于项；阳明头痛部位多在前额及眉棱等处；少阳头痛部位多在头两侧，并连及耳部；太阴头痛以头痛痛无定处，按之不得，并伴有善忘为特点；少阴头痛多属肾精气虚不能上承，膀胱经气实而上逆致头痛，其痛不移；厥阴头痛部位在巅顶，或连于目系。

四、确立治疗方略

外感头痛属实证，以感受风邪为主，治疗当以祛风为主，兼以散寒、清热、祛湿。内伤头痛多属虚证或虚实夹杂证，虚证以补养气血或益肾填精为主，实证当平肝、化痰祛瘀，虚实夹杂证应酌情兼顾并治。

五、辨证论治

（一）基础治疗

1. 外感头痛

治法　祛风通络，散邪止痛。以督脉及手太阴经穴为主。

主穴　百会、太阳、风池、列缺。

操作　毫针泻法。风池穴应严格掌握针刺方向和深度，防止伤及延髓。

2. 内伤头痛

治法　实证者疏通经络，清利头窍；虚证者疏通经络，滋养脑髓。以督脉及头局部经穴为主。

主穴　百会、头维、风池。

操作　实证毫针泻法；虚证百会及配穴用补法，头维、风池用平补平泻法。瘀血头痛可在局部及膈俞行点刺放血。

（二）辨证加减

1. 风寒头痛

1）抓主症：头痛连及项背。

2）察次症：恶风畏寒，喜用物裹头，口不渴。

3）审舌脉：舌淡、苔薄白而润，脉浮紧。

4）择治法：疏风散寒。

5）据兼症化裁：风门、合谷。

6）操作：毫针泻法，风门拔罐或艾灸，余穴操作同基础治疗。

2. 风热头痛

1）抓主症：头痛头胀，其疼剧烈。

2）察次症：面目热赤，口渴欲饮，尿赤，发热或恶风，大便不畅或便秘。

3）审舌脉：舌红苔黄，脉浮数。

4）择治法：清散风热。

5）据兼症化裁：大椎、鱼际、曲池。

6）操作：毫针泻法，大椎点刺出血，余穴操作同基础治疗。

3. 风湿头痛

1）抓主症：头痛如裹。

2）察次症：肢体酸楚沉重，胸闷，乏力，食少，大便溏，小便少。

3）审舌脉：舌淡，苔白腻，脉濡。

4）择治法：祛风胜湿。

5）据兼症化裁：偏历、阴陵泉。

6）操作：偏历、阴陵泉毫针泻法，余穴操作同基础治疗。

4. 肝阳上亢

1）抓主症：头痛而眩，两侧尤重。

2）察次症：心烦急躁，善怒，夜寐不安，面赤口苦或兼胁痛。

3）审舌脉：舌质红，中心苔黄，脉弦有力。

4）择治法：平肝潜阳，息风止痛。

5）据兼症化裁：太冲、侠溪、三阴交。

6）操作：每次取主穴、配穴各2穴，留针20～30min，用弧度刮针法，中强刺激每日1次，余穴操作同基础治疗。

5. 痰浊头痛

1）抓主症：头痛昏蒙而重。

2）察次症：恶心、呕吐痰涎，胸脘满闷，食少自饱，口不渴。

3）审舌脉：舌质淡，有齿痕，苔白滑而腻，脉弦略滑。

4）择治法：化痰降逆。

5）据兼症化裁：太阳、中脘、丰隆、阴陵泉。

6）操作：太阳、中脘、丰隆、阴陵泉毫针泻法，余穴操作同基础治疗。

6. 瘀血头痛

1）抓主症：头痛固定于一处。

2）察次症：头痛如锥如刺，经久不愈。

3）审舌脉：舌质紫或淡暗，有瘀斑、瘀点，脉沉细或细涩。

4）择治法：活血化瘀。

5）据兼症化裁：内关、血海、膈俞。

6）操作：可局部及膈俞行点刺放血疗法，余穴操作同基础治疗。

7. 血虚头痛

1）抓主症：头晕而痛，过于用脑即加重。

2）察次症：常伴心悸，怔忡，面色少华。

3）审舌脉：舌质淡红，无苔，脉沉细。

4）择治法：活血化瘀。

5）据兼症化裁：气海、血海、足三里。

6）操作：气海、血海、足三里毫针补法，余穴操作同基础治疗。

六、中医特色技术

1. 火罐疗法

取穴　肺俞、三焦俞。

操作　每次左右交叉取两个穴位，用无菌三棱针于预取穴位消毒后点刺2～3下令出血，以10cm口径以上火罐，用酒精闪火法扣罐，留罐10～20min，隔日1次，痛止罐停。

适应证　风湿头痛。

2. 头颈部按摩疗法

操作　患者取坐位，背靠椅背，医者站在患者右侧，以左手扶持患者后头颈部，右手展平，虎口分开。从一侧眉弓上方开始，用全掌平推法，由前额→头顶→枕部向颈部推摩至大椎穴处，反复进行5～6次，另一侧相同，推摩后以五指抓揉法沿上述部位反复操作5～6次，然后在太阳穴、头维穴、完骨穴、风池穴、新设穴（位于项部，当第3、4颈椎之间，旁开1.5寸）部位揉压3～5min，再按第一次操作从前头到后颈推摩数次，术止。

适应证　风热头痛。

3. 耳针疗法

取穴　枕、颞、额、脑。

操作　毫针刺，或用埋针法、压丸法。对于顽固性头痛可在耳背静脉点刺出血。

4. 刺络火罐疗法

取穴　上脘、脾俞。

操作　常规皮肤消毒后，用无菌三棱针于穴位处点刺3～5下，有血液渗出后，用口径10cm以上的火罐，以酒精闪罐法迅速拔罐，留罐20～30min，去罐后用酒精棉球拭去污血，每次一个穴位，隔日1次，痛止停用。

适应证　痰浊头痛。

5. 水针疗法

部位　肩胛骨内上角压痛点。

操作　由肩胛内上角进针，斜向外侧，达肩胛骨骨膜，快速注射10%葡萄糖注射液15～20mL，每2～3日1次。注意进针深度，防止刺入胸腔。推药时可产生酸麻胀感，从肩部传至头顶及同侧面部，痛止停用。

适应证　瘀血头痛。

6. 皮肤针疗法

取穴　太阳、印堂、阿是穴。

操作　皮肤针叩刺出血。

适应证　外感头痛和瘀阻脑络所致头痛。

7. 穴位注射疗法

取穴　阿是穴、风池。

操作　维生素B$_{12}$注射液，每穴注射0.5～1mL，隔日1次。

适应证　顽固性头痛。

七、各家发挥

（一）孙申田教授经验

孙申田教授以针药结合来治疗头痛，认为脉管-络脉系统营卫不和是偏头痛发作的关键环节，运用加减桂枝汤结合针灸方法，致力于调和阴阳、气血、营卫。其经验兹整理汇撰如下。

1. 针灸治疗

取穴　主穴：疼痛点（阿是穴）为主。配穴：太阳、上星、合谷、太冲，并结合"安神六穴"（耳穴心、肺、神门，体穴迎香、安眠、足三里六穴）。

操作　头部阿是穴采用强刺激手法"缠针震颤法"，操作时先捻转提插得气，再单向捻转，直至手下有一定阻力时，刺手拇食指紧捏针柄，做静止性震颤，太阳、上星行平补平泻法。四关穴（合谷、太冲）采用针刺泻法，刺激量稍重。安神大穴中，体穴行平补平泻法，耳穴直刺且不行针。

穴解　孙申田教授经研究发现通过针刺刺激疼痛点的疏松结缔组织，可改变其空间构型，迅速释放并传导生物电，而生物电信号可迅速改变病变部位细胞的离子通道，从而舒缓肌肉紧张、痉挛，并减少对周围感觉神经末梢的刺激，从而快速、高效地缓解头痛。同时配合太阳、上星、合谷、太冲等腧穴，加强疏通经络气血，以达清窍醒神止痛之功。中医学认为疼痛、焦虑、抑郁等异常生命变化均为人体脏腑气血阴阳失调而致"神乱"的具体表现。孙申田教授倡导针刺"安神六穴"调神治痛之理，其中耳穴神门重在调神，耳为宗脉所聚之居，配耳穴心与肺旨一在于调和气血，旨二在于泻头面上焦之实；阳明经气血最旺，迎香治"面上虫行有验"，故配迎香、足三里既可调气血生化之源以治本，又可治头面痛痒不适以治标。本针灸处方重在调和气血阴阳以达镇静安神治痛之效，配合阿是穴针刺可能达到"治痛以调神"和"调神以治痛"的协同疗效。

2. 中药治疗

组成　桂枝 9g，葛根 20g，生白芍 20g，大枣 9g，生姜 9g，生甘草 6g，生麻黄 3g，生石决明 30g（先下），蔓荆子 15g，白僵蚕 12g，全蝎 6g，川芎 15g，鸡血藤 30g，广郁金 15g，陈皮 9g，夜交藤 30g。

功效　调气血，和营卫，平衡阴阳。

（二）于致顺教授经验

取穴　体穴取风池、翳风、下关；耳穴取神门、皮质下、额、颞、枕。

功效　祛风通络，镇静宁神。

主治　偏头痛。

操作　风池穴，针尖向对侧鼻尖斜刺 1 寸左右，只做捻转手法；翳风穴，于耳垂后方直刺 1 寸左右，手法只捻转，不提插；下关穴，在针刺前以左手食指轻轻按压颧弓与下颌切迹所形成的凹陷处，待患者出现微痛时慢慢将针尖刺入 1 寸许，然后做轻轻的捻转与提插手法。每日 1 次，均可接通电针，连续波刺激 20～30min。耳穴（神门、皮质下、额、颞、枕）施治前先以碘伏消毒，然后以短毫针刺入 0.1～0.2 寸，两耳交替，每日 1 次。

方义　风池穴为足少阳胆经穴，又属足少阳经与阳维脉的交会穴，可调理头部气血，疏散风邪；翳风穴为手少阳三焦经穴，同时手足少阳经在此交会，可同时疏通手足少阳经的经气；下关穴为足阳明经经气的重要部位，可治疗偏头痛。耳穴之神门、皮质下、额、颞、枕穴，通过区域信息调节脑部经络气血。耳、体穴联用具有疏通和调节经络气血运行的作用，治疗偏头痛疗效优于其他疗法。

（三）高维滨教授经验

眼针针法取穴　主穴：上焦区。配穴：膀胱穴、胆穴、胃穴。

加减 气滞血瘀者加肝穴以行气活血；肝肾不足者加肝穴、肾穴以补益肝肾。

功效 舒经活血，通络止痛。

主治 头后枕部、前额、侧头等部位的疼痛。

操作 沿皮横刺法为主，也可以眶外埋皮内针。

方义 根据眼针取穴原则，头痛属于上焦病证，取上焦区为主穴，其后枕部疼痛者属太阳经，配以膀胱穴；偏头痛者属少阳经，配以胆穴；前额部疼痛者属阳明经，配以胃穴。

（四）孙忠人教授经验

取穴 颈项背部及周围肌筋膜筋结点、颈夹脊、曲池穴、外关穴。

功效 舒筋活血，通络祛痛。

主治 颈源性头痛。

操作 患者取侧卧位，患侧在上，通过移动肩胛骨找寻筋结阳性点，消毒后，用 0.30mm×40mm 毫针垂直刺破表皮渐达骨面，触及骨面后如雀啄般行针后随即起针，此处不宜留针，配合针刺患侧颈夹脊、曲池、外关穴，留针 30min 起针。

方义 "寻筋啄刺法"意在患侧颈项背部及周围寻找筋结阳性点，并在此处行啄刺手法，使筋结松解，从而达到舒筋活血、通络祛痛的效果；配曲池穴，以益气养血、舒筋解痹；配外关穴以疏通三焦气机、行气止痛。

（五）王顺教授经验

取穴 头维、上星、迎香、丘墟、后溪、涌泉。

加减 外感诱发，兼头晕者，加刺风池；热盛上壅，面色潮红者，加刺合谷；兼目赤、目胀者，加刺太阳。

功效 通络止痛。

主治 头后枕部、前额、侧头等部位的疼痛。

操作 沿皮刺，留针 15~20min。

方义 头维属足阳明经，又为阳明与少阳之交会穴，又可通过阳明本经直达督脉之神庭，故针刺头维其作用可达全前额部，所以古人有"前额属阳明"之说。上星可泻诸阳经之热，迎香为手足阳明经之交会穴，足阳明经可通过头维、神庭以达眉心，故上星、迎香相配治前额痛常获捷效；丘墟为胆之原穴，专治脏腑及其表里经之病。另外丘墟在足，用以治头目病，正合"上病下取"之意；后溪属"八脉交会穴"，通于督脉，因"八脉交会穴"是奇经与正经相通的交会穴，故刺后溪可治督脉之病。脑为髓海，肾生脑髓，故足少阴肾经之穴可治脑髓之病。涌泉为肾之井穴，可清利头目，又位于足心，亦合"上病下取"之意。

（六）孙远征教授经验

取穴 丝竹空透率谷、合谷、太冲，配用风池、曲池、绝骨。

功效 宣通手足少阳，疏风止痛。

主治 偏头痛。

操作 手法要求用泻法，针其患侧，头部诸穴多用捻转泻法，其他部位的穴位多用提插泻法，对远离病所之穴，则用较强手法，使针感沿经放射到肢端或上行到躯干部，在"酸、麻、胀"感后留下"轻快""舒适"之感。

方义　头为诸阳之会，手足少阳经行于头侧，头侧是偏头痛的发作之处，故认为偏头痛属"少阳头痛"。丝竹空为足少阳经气所发之处，又是手少阳经脉的终止穴，主治偏头痛；率谷是足少阳经穴，又是足少阳、足太阳二经的交会穴，主治偏头痛。丝竹空透率谷是治疗一切偏头痛的常用效穴，选用丝竹空向率谷进行透刺，对于手足同名经循行共同部位上的疾病有良好的调节作用，宜手足少阳、疏风止痛。合谷与太冲相配称四关穴，两穴均为原穴，五脏有疾，取之十二原，前者为手阳明大肠经穴，后者属足厥阴肝经。太冲疏肝利胆，理气止痛；合谷调和气血，气调痛止。配用风池、曲池、绝骨，共奏疏通经络、调整阳经气血以止痛之功。

（七）邹伟教授经验

取穴　患侧的太阳、头维；双侧的风池、百会、合谷、太冲、阿是穴。

功效　行气活血，通经止痛。

主治　偏头痛。

操作　患者仰卧，观察其头侧部的脉络，局部脉络不甚显露者，可稍做按摩或轻轻拍打使之显露。待针刺得气后留针 30min。取针时除太阳穴后取外，余先取。然后嘱患者头转向健侧，于太阳穴持针摇大针孔，并挑破血管壁少许，让该血管渗出或用力挤出血液 2～3 滴即可。刺完后以 75%酒精棉球按压消毒以防感染，隔日 1 次，3 次为 1 个疗程。

穴解　少阳经脉瘀阻不畅被大多学者认为是偏头痛的关键病机，采用在少阳经脉循行部位的颞浅动、静脉刺激群或所属穴位施行放血疗法可治疗偏头痛。放血疗法具有开窍泻热、活血逐瘀、调和气血、疏经通络等作用。太阳穴位于侧头部，放血能够疏散侧头部的气血，有助于减缓患侧大脑前动脉、大脑中动脉及大脑后动脉的血流速度，进而缓解疼痛。配合疼痛局部的头维穴共同改善病灶局部的血液循环。刺络放血在百会、风池、合谷等穴能够调节血管的收缩功能及血流速度，改善血液循环，并可调节神经的紧张状态，缓解血管平滑肌的痉挛状态，进而及时缓解偏头痛的症状，达到长期镇痛疗效。配以太冲穴以调节脏腑功能，泻肝经之实火。诸穴合用，达到调和气血、活血通络止痛之功效。

（桑　鹏）

第二节　面　　痛

面痛，又称三叉神经痛，是原发性三叉神经痛的简称，为一种高度致残的疾病，其特征是三叉神经分布区内短暂的、反复发作的剧烈性疼痛。在中老年人中的发病率较高，女性多于男性，常单侧发病，右侧多见，且上颌支同时发病者最多。患者口角、鼻翼、颊部或舌部为扳机点，疼痛严重者可出现面肌反射性抽搐，很少自愈。此病病因与发病机制尚未完全明确，目前的学说有周围神经病变学说、中枢神经病变学说、病毒感染学说、点火假说、过敏反应假说、生物共振假说及遗传因素假说等。

三叉神经痛属于中医学"面痛"的范畴，中医古典医籍中并无其病名记载，但其症状描述与面痛诊断相符。《黄帝内经》中有"目锐眦痛""两颔痛""颊痛""触之则痛""如针刺火灼""言语饮食并废"等面痛发作时的症状记述，与西医学中三叉神经痛的发作特征极为相似。

一、临床诊断要点与鉴别诊断

（一）临床诊断要点

参照国际头痛协会发布的 ICHD-3 的诊断指南（2018 版），列诊断要点如下。

1）单侧面部疼痛反复发作在三叉神经的一个分支或多个分支区域，且未超出三叉神经分布范围外的放射痛，符合标准 2）和 3）。

2）疼痛至少满足以下四个特征中的三个：①持续时间从瞬间至 2min 不等；②疼痛强度大；③疼痛性质为电击样、针刺样、刀割样；④可由日常的言语、刷牙、饮水进食等动作诱发。

3）在受影响的三叉神经分布中，疼痛由无害的刺激引起。

4）不能更好地由 ICHD-3 的其他诊断解释。

ICHD-3 指南仅概述了三叉神经痛的主要特征，为适应临床诊断，国际头痛协会推出适应临床实践的诊断分级，诊断流程如下。

1）可疑三叉神经痛：诊断满足以下两个条件。①疼痛为阵发性、短暂性，发作时间数秒至数分钟，并且存在完全缓解期；②疼痛的范围严格限制在三叉神经支配区域，常单侧发病。

2）临床诊断的三叉神经痛：在可疑三叉神经痛的基础上通过刺激可诱发疼痛作为临床确诊的特异性指征，往往通过咀嚼、刷牙、说话等轻微的、无害的机械刺激方式诱发疼痛。

3）病因诊断的三叉神经痛：在临床诊断三叉神经痛的基础上进一步分析病因以鉴别经典三叉神经痛与继发性三叉神经痛，微血管压迫且伴形态学改变提示为经典三叉神经痛，由其他疾病所引发为继发性三叉神经痛，其中颅脑磁共振检测到神经血管冲突的灵敏度为 97%，特异度为 50%，如果患者有磁共振检查禁忌证，可采用神经反射电生理学检测来鉴别。

诊断要点：典型的原发性三叉神经痛可根据疼痛发作部位、性质及面部扳机点进行诊断，且神经系统无阳性体征。

（二）鉴别诊断

1. 继发性三叉神经痛

1）疼痛呈持续性，伴有患侧颜面部感觉减退、角膜反射迟钝等，且伴有三叉神经麻痹，常合并有其他脑神经损害症状，如多发性硬化、延髓空洞症、原发性或转移性颅底肿瘤等，影像学检查（MRI、CT 等）有助于鉴别。

2）三叉神经反射性电生理学检测可能有助于诊断原发性三叉神经痛。

3）双侧同时起病可能为继发性三叉神经痛，但因其特异性较差，不存在此特征的患者也不能排除继发性三叉神经痛。

2. 牙痛

牙痛常呈持续性钝痛，早期疼痛多呈发作性，持续 15～30min，间歇 2～3h，冷热或机械性刺激往往诱发或加剧疼痛，进而疼痛更剧烈和持久，多呈跳痛，且沿相应的三叉神经分支向远近端放射，以致患者不能指出具体的发病部位。此病有一显著特点，即夜间疼痛异常剧烈，另外发作持续时间长，无触发点。X线检查有助于鉴别，可发现龋齿等。

3. Costen 综合征

Costen 综合征系下颌关节半脱位所致的疼痛。本病主要见于某些磨牙缺失者，系因下颌关节囊松弛而使下颌向前移位，以致关节突刺激邻近的鼓索神经或耳颞神经的耳支而产生疼痛。多呈发作性，主要位于一侧的颌面或舌部，故有时易误认为三叉神经痛。但疼痛在下颌运动时发生，亦无触发点，而且在安装义齿后疼痛可很快消失，以资鉴别。

4. 鼻窦炎

鼻窦炎如上颌窦炎、额窦炎等，为局限性持续性钝痛，局部有压痛，可有发热、白细胞增高、流脓涕等炎症表现，鼻腔检查及 X 线片可资鉴别。

5. 三叉神经炎

因头面部炎症、代谢病变，如糖尿病、中毒等累及三叉神经，引起的三叉神经炎症反应，表现为受累侧三叉神经分布区持续性疼痛；大多数为一侧起病，少数可两侧同时起病。神经系统检查可发现受累侧三叉神经分布区感觉减退，有时运动支也会被累及。

6. 下颌神经炎

下颌神经炎疼痛主要局限于该关节区，严重时亦可向同侧的颞部及前额放射，呈阵发性或持续性，多于张口或咀嚼时发生或加剧，有时在张口时可闻及异响。无触发点，关节局部有压痛，关节运动受限。X 线片可见关节有病理改变，可资鉴别。

7. 舌咽神经痛

舌咽神经痛较少见，多见于年轻女性。疼痛部位多位于颜面深部、舌根、软腭、扁桃体、咽部及外耳道等舌咽神经分布区，疼痛性质及持续时间与三叉神经痛极相似，常因吞咽、讲话、咳嗽、打呵欠等诱发。少数患者可在咽喉、舌根、扁桃体窝处有"扳机点"，用 4%可卡因或 1%丁卡因喷涂可阻止其发作。

8. 丛集性头痛

1）疼痛较持久且恒定。

2）疼痛主要位于眼颞部，甚至波及整个侧面部或颈、肩部。

3）发作时局部血管-自主神经症状较明显，如流泪，流涕，鼻黏膜、眼睑甚至颊部肿胀，患侧颞动脉扩张、搏动、压痛，半面潮红，皮温升高。

4）发作多在夜间。

5）发作可没有任何外来刺激。

6）应用组胺脱敏疗法可使症状缓解。以 1∶10 000 磷酸组胺溶液作皮下注射，首次0.1mL，以后每日增加 0.1mL，待增至每日 1mL 后再连续数日，共约 2 周（1 个疗程）。

9. 面部偏头痛

面部偏头痛为发作性一侧面部血管性疼痛，此种疼痛主要位于颞部，即颞浅动脉供血区，有时可波及颌面以至颈肩部。发作可持续数小时至数日，多呈跳痛，且常伴有颞动脉紧张。如压迫颞浅动脉或颈动脉，可使疼痛减轻。

10. 蝶腭神经痛

蝶腭神经痛主要表现为颜面深部的持续性疼痛，疼痛可放射至鼻根、颧骨、眼眶深部、耳部、乳突及枕部等，疼痛性质呈烧灼样，持续性，无明显规律性，封闭蝶腭神经节有效。

二、审析病因病机

中医学认为，面痛的致病因素主要包括外感六淫、年老体虚、情志失于调控、思虑过度、饮食失节、外伤跌仆等，多种致病因素相互影响，导致面部的三阳经络受邪，气血失调，不通而痛或不荣而痛，发为此病。此病病位在面部，多为虚实夹杂之证，疾病初起时多为实证，疼痛难忍，反复发作，而致虚实夹杂，缠绵难愈。

1）外因：六淫侵袭为主要外因，风为百病之长，善行而数变，其为阳邪，易犯人体头面部，风邪又可分为内风、外风，初期急发多为外风，久病缠绵多为内风，且常与其他淫邪夹杂而致病。若卫气不固，外感风热之邪或风寒之邪，侵袭患者面部的三阳经络，导致局部病灶血脉闭塞不通、三阳经络气机运行受到阻碍而致疼痛，此为"不通则痛"。

2）内因：七情内郁、饮食失节为主要内因。情志失常而致肝气郁结，胆气郁阻，气郁化火，肝胆火上炎，攻冲头面而发疼痛；或突受惊恐、心胆火动生风；或阴虚阳亢、风火上袭三阳经，筋脉痉挛，气血逆乱；或饮食失节，嗜食牛羊鱼虾、辛辣肥甘厚味，导致脾胃运化不能，易生痰湿，痰湿不化造成积热，胃火炽盛上冲经络发为痛病。病久不愈，脉络空虚，瘀血内停，蕴结成毒，或由于气滞血亏，壅塞面部三阳经络，遂致面痛，反复发作，属"不荣则痛"。

"内因是变化的根据，外因是变化的条件"，头为诸阳之会、清阳之府，手三阳经脉、足三阳经脉、五脏六腑气血汇聚于斯，面部的三阳经络正气耗伤，感受外邪，脉络空虚，经脉阻滞是面痛的主要病因病机。

三、明确辨证要点

面痛辨证首先要辨清标本虚实，本病致病因素复杂，临床表现各不相同，应提高辨证分型的准确性。

1）辨标本：从病因病机来看，正气亏虚，肝、脾、肾阴血亏少，脉络失于濡养，为本病之本；风、寒、火、痰、瘀为本病之标。

2）察虚实：实者，在外感六淫，阻遏经络，或在内受气、血、阴、阳、五脏功能太过影响，"壅塞阻滞，不通则通"；虚者，因内在阴、阳、气、血、五脏功能不及，"虚不上至，不荣则痛"。

四、确立治疗方略

1）面痛初期，多为实证，常为风寒、风热、痰瘀、火邪之标实证，治疗应扶正、疏风、散寒、清热、化痰、化瘀、止痛为主；病久体虚，反复发作，久病入络，气血不荣于面，治疗应以益气养血活血、调和阴阳为主。

2）面痛病在面部，与三阳经、足厥阴肝经密切相关。三阳经与经脉气血息息相关，当调和气血，平肝潜阳，平衡阴阳，通畅经脉，则疼痛自消。肝肾亏虚，精血不足，经络失养而致面痛，当滋补肝肾以治本。

3）面痛病久体虚，宜缓治。因患者疼痛剧烈，病程日久，气血阴阳失和，且精神疲惫，为求速效则易生变，治疗应徐徐图之，止痛兼以调神，慎用猛药。

五、辨证论治

（一）基础治疗

治法　通经活络，祛风止痛。取手、足阳明经穴为主。

主穴　四白、下关、地仓、合谷、内庭、太冲。

操作　毫针泻法。面部诸穴可透刺，但刺激强度不宜过大。针刺时宜先取远端穴，可用重刺激手法，局部穴在急性发作期宜轻刺。

（二）循经施治

1. 眼部痛

1）抓疼痛部位：眼部呈电灼样疼痛。

2）归经：足太阳膀胱经。

3）配穴：攒竹、阳白。

4）操作：毫针泻法。余操作同基础治疗。

2. 上颌部痛

1）抓疼痛部位：上颌部电击样疼痛。

2）归经：手阳明大肠经、足阳明胃经、手太阳小肠经。

3）配穴：巨髎、颧髎。

4）操作：毫针泻法。余操作同基础治疗。

3. 下颌部痛

1）抓疼痛部位：下颌部电击样疼痛。

2）归经：手阳明大肠经、足阳明胃经、手太阳小肠经。

3）配穴：承浆、颊车。

4）操作：毫针泻法。余操作同基础治疗。

（三）辨证加减

1. 外感风寒

1）抓主症：阵发性疼痛，剧烈疼痛，恶寒，遇冷加重。

2）察次症：兼见恶风畏寒，鼻塞流涕。

3）审舌脉：舌淡，苔薄白，脉弦紧。

4）择治法：祛风散寒，通络止痛。

5）据兼症化裁：风池、列缺、临泣。

6）操作：风池、列缺、临泣施用泻法，余穴操作同基础治疗。

2. 外感风热

1）抓主症：阵发性疼痛，剧烈疼痛，遇热加重。

2）察次症：兼见面红，目赤，汗出，口渴。

3）审舌脉：舌边尖红，苔薄黄，脉数。

4）择治法：疏风散热，通络止痛。

5）据兼症化裁：风池、大椎、曲池、外关。

6）操作：风池、大椎、曲池、外关施用泻法，余穴操作同基础治疗。

3. 风痰阻络

1）抓主症：阵发性疼痛，疼痛剧烈。

2）察次症：兼见头晕目眩，多痰涎。

3）审舌脉：舌苔白，脉弦滑。

4）择治法：祛风化痰通络。

5）据兼症化裁：风池、丰隆。

6）操作：风池、丰隆施用泻法，余穴操作同基础治疗。

4. 肝胃邪火

1）抓主症：面痛如灼，呈阵发性。

2）察次症：兼见心烦易怒，口苦咽干，胸胁胀满，溲赤便秘。

3）审舌脉：舌红苔黄，脉弦数。

4）择治法：清泻肝胃之火。

5）据兼症化裁：足三里、期门、支沟、大陵。

6）操作：太冲、内庭、足三里、期门、支沟、大陵施用泻法，余穴操作同基础治疗。

5. 心胆火动生风

1）抓主症：由突然惊吓引起的阵发性疼痛。

2）察次症：兼见心悸易醒，夜寐不安。

3）审舌脉：苔白或黄，脉弦滑或数。

4）择治法：清火安神止痛。

5）据兼症化裁：内关、神门、照海、行间。

6）操作：内关、神门、照海、行间施用泻法，余穴操作同基础治疗。

6. 阴虚火旺

1）抓主症：由过度劳累引起的阵发性疼痛。

2）察次症：兼见夜间心烦不寐，五心烦热。

3）审舌脉：舌红，少苔，脉细数或沉细而弦。

4）择治法：滋阴降火。

5）据兼症化裁：神门、照海、三阴交。

6）操作：神门、照海、三阴交施用补法，余穴操作同基础治疗。

7. 气虚血瘀

1）抓主症：疼痛反复发作，经久不愈。

2）察次症：兼见面色晦暗，畏风自汗，少气懒言。

3）审舌脉：舌淡苔白，脉濡细。

4）择治法：补气活血，化瘀通络。

5）据兼症化裁：膈俞、肝俞、关元、三阴交、足三里。

6）操作：膈俞、肝俞、关元、三阴交、足三里施用补法，余穴操作同基础治疗。

六、中医特色技术

1. 头针疗法

取穴 ①取病变对侧感觉区下 2/5，此处主治对侧面部疼痛。大脑皮质中央后回在头皮上的投影，在运动区后移 1.5cm 的平行线即为感觉区，将其分成五等份，下面两个等份即为感觉区下 2/5。②运动区：上点位于百会穴向后 0.5cm 处，下点位于鬓角发际前缘与眉枕线交点处，上下点之间连线即为运动区。

操作 沿皮从上向下针刺 1.2～1.5 寸深，用捻转泻法，捻转 3～5min，休息 5min，再捻转，再休息，如此反复 3 次，即可起针。

2. 针刺联合放血疗法

取穴 ①针刺选穴：眼支痛者，取阳白、率谷、上关、风池、曲池、外关、上巨虚、阳辅、太冲。上颌支和下颌支者，取下关、颊车、曲池、外关、合谷、足三里、上巨虚、内庭。混合痛者参照以上取穴。若有明显触发点，加触发点阿是穴。②放血点：根据患者的疼痛部位，选取 1～2 个扳机点。

操作 ①针刺操作方法：针刺上关时，针尖偏向上方进针，用泻法行针 1min 使针感向上传导，每 10min 行针一次；针刺下关时，若第二支疼痛则进针直刺，用泻法行针 1min 使局部有针感，每 10min 行针一次；若第三支疼痛则针尖偏向下方进针，用泻法行针 1min 使针感向下传导，每 10min 行针一次。其余穴位常规刺法。每次留针 30min，每日 1 次，5 次为 1 个疗程。②放血操作方法：在选定的扳机点处常规消毒，用采血针在扳机点上点刺 4 下，随后给予抽气式拔罐，留罐 5min。勿点刺血管。每日 1 次，5 次为 1 个疗程。

3. 针刺联合穴位埋线疗法

取穴 ①针刺选穴：主穴取百会、下关、太阳、地仓、颊车、人中、合谷（患侧）；配穴：眼支痛者加阳白、攒竹、鱼腰；上颌支痛者加四白、迎香；下颌支痛者加承浆、大迎；混合痛者参照以上取穴。若有明显触发点，加触发点阿是穴。②穴位埋线选穴：患侧攒竹、鱼腰、颧髎、巨髎、四白、颊车。

操作 ①针刺操作方法：患者取坐位，嘱其放松，对其针刺部位进行常规消毒，依据腧穴特性选用相应的进针手法，平刺、直刺、透刺、斜刺各 0.5～0.7 寸。得气后留针 30min，每日 1 次。②穴位埋线操作方法：对上述选穴常规消毒后，将长 3cm 的无菌生物蛋白线放入 12 号一次性埋线针。右手握针，左手固定好穴位。当针快速穿过皮肤后，到达穴位深度并得气时，用针芯将线送入穴中，然后拔出埋线针。针刺手法为两快一慢，快速进针，慢慢推线，快速出针，急压穴位，每 10 天治疗 1 次，共治疗 3 次。

4. 针刺联合穴位注射疗法

取穴 ①针刺治疗：眼支取攒竹、阳白、鱼腰。上颌支取四白、颧髎、迎香。下颌支取颊车、下关、地仓。混合痛者参照以上取穴。②穴位注射点：根据患者的疼痛部位，选取扳机点。

操作 ①针刺操作方法：嘱患者取仰卧位，针刺部位常规消毒后，依据腧穴特性选用相应的进针手法，平刺、直刺、透刺、斜刺各 0.5～0.7 寸。针刺泻法，得气后留针 30min，每日 1 次，连续治疗 10 天后休息 1 天，而后继续治疗。②穴位注射方法：在扳机点处注射甲钴胺注射液（1mL）和 2%利多卡因（2mL）混合液（共 3mL）。医者双手及扳机点消毒后，迅速进针，刺入约 2cm，回抽无血液后将药液缓缓注入。每日 1 次，连续治疗 10 天后休息 1 天，而后继续治疗。如果无明显扳机点，眼支疼痛取鱼腰穴，上颌支疼痛取四白穴，下颌支疼痛取下关穴。

5. 电针疗法

取穴 按神经分布取穴，主穴：眼支疼痛，鱼腰、攒竹；上颌支痛，阳白、下关；下颌支痛，地仓、颊车。

操作 进针捻转得气后，连上电针仪，上正下负，选择疏密波，强度以患者能够耐受为度，定时 30min。

6. 电针配合耳穴贴压疗法

取穴 ①针刺选穴：主穴取百会、下关、太阳、地仓、颊车、人中、合谷（患侧）；配穴：眼支痛加阳白、攒竹、鱼腰；上颌支痛加四白、迎香；下颌支痛加承浆、大迎；混合痛者参照以上取穴。若有明显触发点，加触发点阿是穴。②耳穴贴压选穴：主穴取面颊、胃、交感、神门、皮质下、内分泌；配穴：眼支痛加额；上颌支痛加上颌；下颌支痛加下颌。

操作 ①针刺操作方法：患者取坐位，嘱其放松，对其针刺部位进行常规消毒，依据腧穴特性选用相应的进针手法，平刺、直刺、透刺、斜刺各 0.5～0.7 寸。若上颌支痛或下颌支痛，下关与太阳及地仓与颊车分别连接电针；若眼支痛，下关与太阳及阳白与百会分别连接电针。选取疏密波，电流强度以患者能够耐受为度，留针 30min，每日 1 次，5 次为 1 个疗程，疗程间隔 2 日，共治疗 4 个疗程。②耳穴贴压操作方法：医者常规消毒患者一侧耳廓，将王不留行耳贴分别贴于上述耳穴并固定，施手法按压，以患者能够耐受为度，每个穴位按压 50～60s，持续 3～5min，留置期间嘱其每日自行按压，每日 3～5 次，每次按压 3～5min，每 2～4 日更换一次，两耳轮替，疗程间隔 2 日（与针刺同步），治疗 4 个疗程。

7. 电针结合热敏灸疗法

取穴 ①针刺选穴：主穴取攒竹、四白、下关、地仓、合谷、风池。配穴：眼部痛加丝竹空、阳白、外关；上颌部痛加颧髎、迎香；下颌部痛加承浆、颊车、内庭。②热敏灸选穴：以下关、四白、颊车、承浆、风池等高发热敏穴区域为主穴。

操作 ①针刺操作方法：患者取合适体位，对针刺部位进行常规消毒，依据腧穴特性选用相应的进针手法，平刺、直刺、透刺、斜刺各 0.5～0.7 寸。针刺得气后，根据患者面部疼痛部位选择相应穴位连接电针仪，选取疏密波，电流强度以患者能够耐受为度，留针 30min，每日 1 次，10 天为 1 个疗程，共治疗 2 个疗程。②热敏灸操作方法：患者取仰卧位，在高发热敏穴区域，分别实施艾条温和悬灸，采用 3 年纯艾绒艾条，点燃后距离皮肤 3cm 处施以温和悬灸，每次治疗时间以热敏灸感消失为度，每日 1 次，10 日为 1 个疗程，共治疗 2 个疗程。

8. 浮针配合再灌注疗法

操作 选取头部患侧，触摸局部有疼痛处为靶点，以距靶点 3～5cm 处为进针点，常规消毒，注意避开皮肤上的浅表血管及瘢痕处。采用一次性浮针，医者用进针器辅助浮针，针尖朝向靶点，针体与皮肤呈 15°～25°刺入皮下，持针柄沿皮下疏松结缔组织推进针身，待针身完全推进皮肤后，将针芯退至套管内，并将套管座上的突起固定于针柄的卡槽内，右手持针柄对靶点进行扇形扫散，保持针身局部皮肤呈线状隆起，扫散约 15s，频率为 100 次/分。嘱患者做咬牙、咧嘴、鼓腮等动作，每个动作 3～5 次，每次持续 10s，同时医者进行扫散，之后隔 10s 嘱患者放松面部。治疗结束后，取出针芯及套管，行局部消毒。隔日 1 次，2 周为 1 个疗程，连续治疗 2 个疗程。

9. 温针灸疗法

取穴　主穴：下关穴、阿是穴、合谷穴。配穴：对于眼支痛患者，加刺攒竹穴、鱼腰穴；对于上颌支痛患者，加刺四白穴、迎香穴；对于下颌支痛患者，加刺地仓穴、承浆穴。

操作　协助患者取平躺卧位，对所需针刺穴位实施常规消毒，在下关穴、阿是穴处进针后，针尖向下深刺至骨，行提插捻转手法，询问患者是否存在面部放射痛，或面部是否有触电感扩散至整个面颊，留针，于下关穴处针柄上套置艾条，长 1cm，施灸，连续灸 3 壮，注意询问患者感受，防止灸灰落下烫伤患者，留针 30min。采用常规针刺法针刺其余穴位。每日 1 次，每 6 日休息 1 日，连续 7 日为 1 个疗程，连续治疗 3 个疗程。

10. 火针疗法

取穴　主穴：下关。配穴：对于眼支痛患者，加阳白穴；对于上颌支痛患者，加颧髎穴；对于下颌支痛患者，加颊车穴。

操作　协助患者取合适的体位，对所需操作穴位实施常规消毒后，取毫针在燃烧的酒精棉球外焰烧红后快速进针，深度为 5～10mm，进针后不施加补泻手法，留针 30min 后起针，保持针孔清洁。另外在合谷、行间、风池、阳陵泉、内庭、足三里等穴上采用普通针刺以辅助治疗，除足三里穴用补法外，余穴均采用泻法，同样留针 30min 后起针。以上治疗均 10 日为 1 个疗程，进行火针针刺时，注意用火安全，避免烫伤医者或患者。

11. 针刀疗法

治疗点　一级选点（神经孔及末梢）：颜面部广泛触摸"扳机点"顺三叉神经眼支、上颌支、下颌支方向寻找颧弓上下缘、眼眶周围、口唇周围的紧张挛缩的肌肉。切断部分挛缩的颞肌、眼轮匝肌、口轮匝肌，剥离眶上孔、眶下孔、颏孔周围软组织。二级选点：蝶腭神经节。三级选点：颈部针刀治疗颈椎 1～4 的前、后结节上的瘢痕粘连。

操作　患者取仰卧位或侧卧位，局部皮肤常规碘伏消毒，取 4 号 1 寸的一次性针刀（1mm×50mm），戴无菌手套，左手中指将治疗点加压固定于骨面，右手持针快速破皮后缓慢推进到骨面，往上轻提 2～3mm，向下切割挛缩的肌纤维以针下松开为度，针刀方向垂直肌纤维方向。针刀疏通剥离眶上孔、眶下孔、颏孔，必要时可切割其中的眶上神经、眶下神经、颏神经 1～3 下。蝶腭神经节定点：颧弓中点下缘前方 2mm，刀口方向与颧弓平行，松解部分颞肌、翼外肌。松解颈椎横突前、后结节上的瘢痕粘连采用侧卧位，方法同前。出针后用手挤出血数滴。每隔 3 日治疗 1 次，每次选 5～8 个治疗点，3 周为 1 个疗程。

12. 推拿疗法

取穴　百会、风池、完骨、攒竹、太阳、颊车、地仓、四白、承泣、头维、颔厌、悬颅、悬厘、下关、颧髎、夹承浆、人中、印堂、阿是穴。

操作　首先点按百会，提拿、捏揉风池，然后点按风池、完骨，再沿足太阳及少阳经脉自后头部向上向前点按、揉至额发迹处，以阿是穴为主；然后自眉弓向上掌推额部，自攒竹推向太阳，自太阳推向颊车，自颊车推向地仓，自地仓推向四白、承泣，提捏颧髎；再点按太阳、头维、颔厌、悬颅、悬厘，点揉下关、颊车、颧髎、夹承浆，提拿颊车至下关及夹承浆、下关至颧髎，最后点按人中、印堂和百会。每日 1 次，10 次为 1 个疗程，疗程间休息 3 日。

13. 穴位埋针疗法

取穴　根据患者的疼痛部位，选取扳机点。

操作　患者取舒适体位，医者在患者面部选取扳机点后，常规消毒，使用一次性规格为

0.20mm×1.30mm 的揿针，贴在扳机点处，注意避开皮肤破损处，施手法按压，以患者能够耐受为度，每个穴位按压 50～60s，持续 3～5min，留置期间嘱其每日自行按压，每日 3～5 次，每次按压 3～5min，2 日一更换。

七、各家发挥

（一）孙申田教授经验

孙申田教授在治疗本病时，头部穴位应用"经颅重复针刺刺激疗法"，捻转频率 200 次/分，捻转时间 3～5min，使其达到一定刺激量而调节人体的中枢神经系统，影响痛觉传导通路而止痛。孙老师以"凡刺之法，先必本于神"为治疗原则，认为神安则病减。百会位于督脉，是督脉与足太阳膀胱经的交会穴，督脉为阳脉之海，调节一身阳气，诸阳最终汇于百会，针刺百会可调整人体的元神，激发人体的精气与正气。宁神区位于头部，与百会一样同在督脉之上，其部位又与大脑皮质的情感区相对应，此处相当于大脑皮质的额极，与人的精神情志关系密切。因三叉神经痛发作时疼痛剧烈，反复发作更易使患者精神疲惫，针刺百会穴和宁神区可安神镇静，取"神安则痛减"之意。

取穴 主穴：百会、宁神区（额区）、下关。配穴：第一支取申脉、攒竹透鱼腰、阳白。第二支取内庭、四白、迎香、颧髎。第三支：内庭、合谷、夹承浆、颧髎、迎香。

操作 百会、宁神区应用"经颅重复针刺刺激疗法"，下关穴深刺 2～2.5 寸，达到颅底部，接近三叉神经半月神经节处。申脉、合谷施以泻法。第一支攒竹透鱼腰到达眶上裂，第二支四白穴刺入圆孔（即三叉神经第二支进入颅内处），进针 1.5 寸左右。第三支承浆刺入颏孔，进针 1.5 寸，其余穴位以得气为度，配以电针治疗效果最佳。

（二）高维滨教授经验

高维滨教授认为三叉神经痛有局限性，选穴应以病变局部穴位为主，且针刺时手法宜轻，忌强刺激，手法后应加电针仪，连接导线，正极在上，负极在下，以疏密波、低电流强度刺激为主，时间以 20～30min 为宜。选用疏密波可使局部血流速度加快、皮肤温度升高，较疏波的治疗效果更好。高老师认为本病发作时应先治标，治疗应以针刺止痛为主，而针刺止痛的关键在于气至病所。治疗时针刺扳机点，采用上下配穴法也是提高疗效的方法。

1. 毫针疗法

治法 上下配穴法，泻法。

取穴 第一支：鱼腰、下关、合谷。第二支：四白、颧髎、下关、合谷。第三支：夹承浆、下关、合谷。

操作 针刺下关，第一支痛时针尖向头部的前上方刺，第二、三支痛时，针尖向头面的后下方刺，深刺 1 寸以上，以有电击感传导为佳，得气后持续捻针 10～20s。余穴进针后持续捻转使病部有酸胀感。留针 30min，其间行针 2 次，每日 1 次，或发作时针刺，6 次为 1 个疗程，两疗程之间休息 1 日。

穴解 下关穴内有三叉神经节，三叉神经节细胞的周围突组成三支。第一支称为眼神经，由眶上孔出颅，该处为鱼腰穴；第二支称上颌神经，由眶下孔出颅，该处为四白穴；第三支称下颌神经，由颏孔出颅，该处为夹承浆穴。针刺上述腧穴均可止痛，取合谷为上下配穴法，针刺后可协同止痛。

2. 电针疗法

取穴　主穴：下关。配穴：鱼腰、四白、夹承浆。

操作　脉冲电针仪正极置于主穴，负极置于配穴。选用密波，电流量由小至大，以患者能够耐受为度，每次 30min，每日 1 次。6 次为 1 个疗程，两疗程之间休息 1 日。

（三）程为平教授经验

程为平教授根据自己多年的临证经验，在临床上辨证取穴，取得了不错的疗效。

1. 风寒外袭

辨证要点　起病急，疼痛甚，或面颊有拘急收紧感，得温则痛减，遇风寒则发或加重，舌苔薄白或白腻，脉浮紧或弦紧；或兼头痛，口不渴，鼻流清涕。

治则　祛风散寒，温经止痛。

取穴　主穴：四白、风池、列缺、地仓、攒竹。配穴：下关、合谷。

2. 胃火上攻

辨证要点　面颊及齿龈疼痛如灼，遇热痛增，口臭，舌质红，苔黄，脉滑数或洪数；口渴喜饮，面红目赤，心烦，便秘，溲赤。

治则　清胃泻火，通络止痛。

取穴　主穴：下关、内庭、胃俞、攒竹。配穴：地仓。

3. 肝胆郁热

辨证要点　患侧阵发性灼痛，痛连头角，时作抽搐，常因情志不遂而诱发，舌尖边红，苔黄，脉弦数；面红目赤，心烦易怒，口苦。

治则　清肝泻胆，降火止痛。

取穴　主穴：四白、太冲、侠溪、攒竹。配穴：下关、地仓。

4. 阴虚风动

辨证要点　面部胀痛，面肌抽搐或麻木不仁，头晕易怒，腰膝酸软，舌质红，苔少，脉弦或细数；面部烘热，失眠多梦，咽干目赤，耳鸣。

治则　滋阴息风，柔筋止痛。

取穴　主穴：攒竹、下关、地仓、太溪、肝俞、肾俞。配穴：四白、颊车。

5. 气血亏虚

辨证要点　头面痛频发，有空痛感，痛势隐隐，起则痛甚，卧则轻，遇劳易发，舌质淡，苔白，脉细或弱；面色㿠白，气短懒言，肢体倦怠。

治则　补气养血，柔筋止痛。

取穴　主穴：四白、气海、膈俞、下关、地仓。配穴：攒竹、颊车。

6. 风痰阻络

辨证要点　面颊部闷痛，或麻木不仁，舌苔白腻，脉弦滑；恶心眩晕，或时吐痰涎，胸脘满闷，肢重体倦。

治则　息风化痰，祛瘀通络。

取穴　主穴：下关、丰隆、行间、地仓、攒竹。配穴：四白、风池。

7. 瘀血阻络

辨证要点　面痛频发，痛有定处，痛如针刺，日轻夜重，日久不愈，舌质暗紫，脉弦涩或细涩；面色晦滞。

    治则   活血化瘀，通络止痛。

    取穴   主穴：三阴交、四白、下关、地仓、攒竹。配穴：内关、颊车。

（毕海洋）

第三节 面   瘫

    面瘫，又被称为面神经炎。面瘫发病急骤，发病部位主要位于一侧面部，主要临床表现为面部表情控制的肌肉功能失衡，导致诸如患侧鼻唇沟失去对称、患侧的口角无力下垂、眼睛不能完全闭紧及额纹变浅甚至消失等面部瘫痪症状。面瘫分为中枢性面瘫和周围性面瘫。中枢性面瘫是指患者因一侧皮质脑干束受损而引起的面部神经瘫痪。若患者面神经核位置损伤或者因茎乳突孔内急性非化脓性炎症导致的面神经损伤，则可认为是周围性面瘫。本病的病因和发病机制尚未明确，其病因主要有病毒感染学说、寒冷刺激学说、免疫反应学说、缺血学说等多种学说。

    本病多见周围性神经麻痹。主症以口眼歪斜为主要特点。突然出现一侧面部肌肉板滞、麻木、瘫痪，额纹消失，眼裂变大，露睛流泪，鼻唇沟变浅，口角下垂歪向健侧，病侧不能皱眉、蹙额、闭目、露齿、鼓颊；部分患者初起时有耳后疼痛，还可出现患侧舌前 2/3 味觉减退或消失、听觉过敏等症。病程日久，可因瘫痪肌肉出现挛缩，口角反牵向患侧，甚则出现患侧面肌痉挛，形成"倒错"现象。

    古人对于面瘫的命名各有不同，在中医典籍中记载，称其为"喎僻""僻""口喎""卒口僻""口眼歪斜""吊线风"等。中医学认为本病是由于人体正气缺乏，脉络空虚，无以卫外，风邪乘虚入中经络，因而气血痹阻，经络不通，筋脉失养，经筋功能失调，筋肉失于约束而弛缓；正常之处经络通畅，肌肉收引有力，牵引患侧，因此出现口眼歪斜。

一、临床诊断要点、周围性面瘫的分类与鉴别诊断

    （一）临床诊断要点及周围性面瘫的分类

1. 临床诊断要点

以贾建平主编的《神经病学》中对面神经麻痹有关的诊断为标准制定诊断要点如下。

    1）患者出现明显的口角歪斜、流涎及发音不清楚等症状，尤以微笑时更为明显。

    2）患者病程持续 2 个月以上。

    3）患者出现下列症状：口角下垂、眼裂增大且患侧额纹消失或变浅；健侧对面部存在牵拉；患侧不能完全完成一些动作，如鼓腮、抬眉、示齿、皱额、吹口哨、闭目等。

    4）患者吹口哨或鼓腮时会出现漏气现象。

    5）临床检查时发现特发性面神经麻痹（贝尔麻痹）症状，患者闭眼时眼裂有缝隙，且白色巩膜会暴露出来。

    6）排除可能存在的其他导致疾病的因素，如外伤、外科手术、脑出血、脑组织损伤、格林-巴利综合征及脑梗死等。

2. 周围性面瘫的分类

1）单纯性面神经炎：此类面瘫主要的受损部位位于面部神经管之外，主要在茎乳孔或者以下的部位。其主要临床表现为患侧面部表情肌活动受限，眼裂扩大，抬头额纹消失，口角下垂，鼻唇沟浅平，露齿时口角歪向健侧。

2）贝尔麻痹：此类面瘫主要受损部位位于面神经管内，即茎乳孔内鼓索神经或镫骨肌神经之间。主要临床表现为面部的肌肉板滞麻痹，舌前 2/3 的味觉减退或者丧失，涎腺分泌功能障碍等。

3）亨特面瘫：其受损部位与贝尔麻痹一致，皆出现在面神经管内，主要位于膝状神经节和岩浅大神经处。主要临床表现与贝尔麻痹存在一定相似性：舌前 2/3 味觉减退或者丧失，泪腺及涎腺分泌障碍、口眼歪斜、听觉障碍、耳甲与乳突区疼痛、耳廓和外耳道疱疹。

（二）鉴别诊断

1. 中枢性面瘫

中枢性面瘫是由于脑部肿瘤、炎症、脑血管病变损害脑皮质或皮质延髓束而引起的面肌麻痹。多为一侧脑部病变所引起，其特点是对侧眼眶以下面肌麻痹，常伴有肢体瘫。临床表现为鼻唇沟变浅，口角歪斜下垂向患侧，吹气露齿不能，但无额纹消失与皱额蹙眉、闭眼动作障碍，多伴同侧肢体瘫及中枢性舌下神经麻痹（表现为伸舌时舌尖偏向对侧）。

2. 其他原因导致的周围性面瘫

1）面神经管邻近的结构病变：多见于中耳炎、乳突炎、中耳乳突部手术及颅底骨折等，病史及临床症状可资鉴别。

2）茎乳孔以外的病变：多见于腮腺炎、腮腺肿瘤、颌颈部及腮腺区手术等，除有周围性面瘫症状外，还有相应疾病的病史及临床表现。

3）格林-巴利综合征（急性特发性多神经炎或对称性多神经根炎）：可出现周围性面瘫，疾病发展较慢，病位多为双侧性，并可伴有前驱感染史，还存在对称性的肢体运动及感觉障碍，并且脑脊液检测会发现蛋白定量增高但细胞数正常的"蛋白细胞分离现象"。

4）桥脑损害：桥脑面神经核及其纤维损害可出现周围性面瘫，但常伴有邻近结构，如展神经、三叉神经、锥体束、脊髓丘系等的损害，出现同侧眼外直肌瘫痪、面部感觉障碍和对侧肢体瘫痪（交叉性瘫痪）。多见于脑桥部的肿瘤、炎症和血管病变等。

5）小脑桥脑角损害：同时损害三叉神经、位听神经、同侧小脑及延髓。除周围性面瘫外，还可有同侧面部痛觉障碍、眩晕、眼球震颤、耳鸣或耳聋、肢体共济失调及对侧肢体瘫痪等症状，称"小脑桥脑角综合征"。多见于桥脑角部的肿瘤、炎症等。

二、审析病因病机

中医学认为周围性面瘫的病因可分为三方面，包含内因、外因及不内外因。

1）内因：机体内部气血不足，血液无法起到润养面部筋脉的作用，导致面瘫的发生。

2）外因：外感邪气，如风寒、风热等，是诱导本病发生的主要外在原因。外邪攻袭面部经筋后，出现面部气血不畅，不能营养面部筋肉，导致口眼歪斜。

3）不内外因：机体正气不充，脉络空虚，失于卫外的固摄作用；加之感受外来之邪，面部气血循环较差，经筋在较差的营养条件下发生病变，功能失常，最终演变成为面瘫。

三、明确辨证要点

面瘫的诊断需明确病情分期，判断预后与转归。

1）急性期：急性发病 1 周内，以淋巴细胞浸润为主，表现为局部渗出、水肿，面神经肿胀受压，面肌功能障碍。若急性期病变程度轻，在炎症终止进展的同时，面瘫进入恢复期。若病变程度严重，引起神经变性，则面肌功能恢复缓慢，进入后遗症期的可能性更大。

2）恢复期：此期局部开始吸收，水肿消散，面神经受压缓解，面肌功能逐渐恢复。数月后恢复变慢，可转变为难治性面瘫。

3）后遗症期：发病数月以上，变性的神经开始再生，功能逐渐恢复，同时可因再生过错而引起后遗症或并发症。常见的后遗症包括上眼睑下垂，下眼睑外翻，患侧口角下垂等。常见的并发症包括面肌痉挛，闭目口角联动症，面肌倒错，鳄鱼泪等。

四、确立治疗方略

1）按中医理论，以单侧为例，阳明内蓄痰浊，太阳外中于风，风痰阻于头面经络，则经遂不利，筋肉失养，故不用而缓，无邪之处，气血尚能运行，相对而急，缓者为急者所牵引，故口眼歪斜，治宜祛风痰逐瘀血，止痉挛，通经络，则痛可愈。

2）面瘫的治疗原则多为祛风散寒，疏通经络。病变初期，病邪初入肌肤，邪气在表，正虚邪实，宜扶正祛邪，取穴宜少，针刺应浅，手法宜轻，留针应短；恢复期邪气盛，风寒之邪中经络，邪气入里，正邪相搏，针刺以泻法为主，引邪外出；后遗症期邪气已衰，正气亦虚，正虚邪恋，多用透刺法，激发经络之气，促进气血运行。经络通，筋脉得养，口眼歪斜渐可复止。

五、辨证论治

（一）基础治疗

治法　祛风通络，疏调经筋。取局部穴和手足阳明经穴为主。

取穴　主穴：阳白、四白、颧髎、颊车、地仓、翳风、牵正、太阳、合谷。配穴：味觉减退配足三里；听觉过敏配阳陵泉；抬眉困难配攒竹；鼻唇沟变浅配迎香；人中沟歪斜配水沟；颏唇沟歪斜配承浆。

操作　面部穴位均行平补平泻法，翳风宜灸；恢复期主穴多加灸法；在急性期，面部穴位手法不宜过重，肢体远端的腧穴行泻法且手法宜重；在恢复期，合谷行平补平泻法，足三里行补法。

（二）辨证加减

1. 风寒外袭

1）抓主症：口眼歪斜。

2）察次症：面紧拘急，僵滞不舒，或瞬目流泪，畏风无汗，多有受凉吹风经过。

3）审舌脉：舌淡红，苔薄白，脉浮紧或浮缓。

4）择治法：祛风散寒，温经通络。

5）据兼症化裁：风池、风府。

6）操作：风池、风府施用泻法，余穴操作同基础治疗。

2. 风热侵袭

1）抓主症：口眼歪斜。

2）察次症：面部松弛无力，伴有发热，咽痛，耳后乳突部疼痛。

3）审舌脉：舌红，苔薄黄，脉浮滑或浮数。

4）择治法：疏风清热，活血通络。

5）据兼症化裁：外关、大椎。

6）操作：外关、大椎施用泻法，余穴操作同基础治疗。

3. 气血不足

1）抓主症：口眼歪斜。

2）察次症：肢体困倦无力，面色淡白，头晕目眩。

3）审舌脉：舌淡，苔薄白，脉细弱。

4）择治法：益气活血通络。

5）据兼症化裁：足三里、气海。

6）操作：足三里、气海施用补法，余穴操作同基础治疗。

六、中医特色技术

1. 电针疗法

取穴　地仓、颊车、阳白、太阳、翳风、颧髎、下关、合谷；鼻唇沟变浅加迎香，人中沟歪斜加口禾髎，抬眉困难加攒竹，颏唇沟歪斜加承浆。

操作　将地仓（+）与下关（-）、太阳（+）与阳白（-）连接电针仪，波形为连续波；频率为 5～10Hz；强度以患者能够耐受为度；时间为每次 30min。

2. 穴位埋线疗法

取穴　患侧攒竹、鱼腰、太阳、悬颅、地仓、颊车、颧髎、迎香、牵正、下关、风池，双侧合谷、足三里。

操作　采用 7 号一次性埋线针，将 4-0 号可吸收羊肠线剪成长 0.5cm 置于针管前端，选取穴位后常规消毒，右手持针管快速刺入皮下，攒竹透鱼腰、太阳透悬颅、地仓透颊车、颧髎透迎香、牵正透下关、风池向鼻尖方向透刺，深度依所刺穴位而定，待患者针下有胀感时，右手推针芯，左手推针管，当针芯推尽后，快速拔出针管，羊肠线植入穴位内。出针后按压针孔防止出血，用碘伏消毒针眼，埋线贴外贴 1 日。

3. 刺络拔罐疗法

取穴　患侧阳白、颧髎、大椎、翳风穴。

操作　将阳白、颧髎和大椎、翳风分为两组，每日选用一组，隔日交替。患者取侧卧位，将患侧穴用 2%碘伏常规消毒，先用中号三棱针快速点刺穴位局部 3～5 点，以皮肤红润稍有渗血为度，将 4 号火罐迅速拔在刺血部位，观察其出血情况，每穴出血量 3～5mL，留罐时间不超过 5min。起罐后患处消毒，并嘱患者拔罐处 6h 内避免洗浴。

4. 热敏点灸疗法

取穴　翳风、下关、颊车、牵正、地仓、颧髎、迎香、太阳、神阙、手三里、足三里。

操作　在上述穴位处分别进行回旋、雀啄、往返、温和灸。四步法施灸操作：先行回旋灸 1min 温热局部气血，继以雀啄灸 1min 加强敏化，循经往返灸 1min 激发经气，再施以温和灸发动感传、开通经络，当患者感受到艾热发生透热、扩热、传热、局部不热远部热、表面不热深部热，或其他非热感觉，如施灸部位或远离施灸部位产生酸、胀、压、重、痛、麻、冷等感觉时，此点即为热敏化腧穴。每次施灸约 30min。

5. 中药治疗

1）中药熏洗：防风 12g，川芎 12g，葛根 12g，白芷 10g，桂枝 10g，羌活 10g，僵蚕 9g，炙甘草 6g，全蝎 3g，药物经浸泡，取汁液，采用中药熏蒸仪将药汁喷于患侧面部 30min，每日 2 次。

2）牵正散：白附子 8g，全蝎 6g，僵蚕 10g，天麻 15g，钩藤 15g，石决明 10g，黄芪 30g，白术 20g，茯苓 20g，熟地 20g，当归 20g，川芎 15g，赤芍 20g。以扶正祛邪为主，随证化裁。每日 1 剂，水煎服，早晚分 2 次餐后温服。

七、各家发挥

（一）孙申田教授经验

孙申田教授在周围性面瘫治疗上具有独特的临床经验，根据周围性面瘫急性期、恢复期、后遗症期的证候和病机特点，运用不同的针灸方法进行综合治疗，疗效显著。

孙申田教授在治疗面神经麻痹急性期时，首选百会穴。百会穴一名三阳五会，居于巅顶，为手足三阳、督脉、足厥阴交会之处，百病皆治，故名百会。脑为元神之府，调百会穴不仅可以调一身之阳气，亦可调神。所以，对风邪袭络的面瘫而言，邪之所凑，其气必虚，故针刺百会可升清阳，祛风邪，调元神，通经络，而达治疗之效，配局部穴位翳风、下关、攒竹、阳白、四白、迎香、地仓、颊车、太阳等，可调和气血，舒筋活络，养血息风，通络止痉。对于治疗 1 个月未见恢复的患者，孙申田教授指出针刺选穴配方及手法施术必须要改变，在急性期治疗原则的基础上，配病灶对侧运动区下 2/5，施以"经颅重复针刺刺激疗法"进行治疗，以促进面神经的修复与再生。而对于顽固性面神经麻痹的治疗，在上述治疗的基础上，常配"滞针提拉法"以起痿复用，当瘫痪侧面肌明显恢复时，再循常法针刺治疗。他指出，对于久治不愈的患者，一定要根据病情、病程，不断地调整治疗措施，切不可一法用到底，只要选穴配方与手法施术切中病机，绝大多数患者可治愈。

1. 初期（亦称为急性期，病程 2 周之内）

（1）头部穴位选取

取穴　百会。

操作　施以经颅重复针刺刺激疗法，手法要求捻转稍加提插，由徐到疾，捻转速度在 200 转/分以上，连续 3～5min。

穴解　百会穴具有扶正祛邪的作用，可以补益人体正气，达到治疗的目的。根据现代神经解剖学原理，针刺百会穴可兴奋大脑皮质的运动细胞，进而达到促进面神经损伤修复的作用。

（2）点按翳风穴区

操作　用拇指的指腹点按翳风穴区，由轻到重，达患者可以耐受的程度，勿用指甲切压，以防局部皮肤破损，时间为 3～5min，其反应是患者的耳廓明显变红充血。

（3）局部穴位选取

取穴　主穴：翳风、下关、攒竹、阳白、四白、迎香、地仓、颊车、太阳（均取患侧）。配穴：合谷（取健侧）。

操作　局部选穴首选翳风、下关穴，毫针刺入 1～1.5 寸深，施以快速捻转提插手法（提插幅度不宜过大）1～2min，以使局部产生强烈的酸麻胀觉，刺激强度以患者能够耐受为度，同时嘱患者反复做面部表情活动，以观察即刻效应。其余腧穴针刺以透刺、浅刺为主，针刺得气后，采用断续波治疗，攒竹、阳白为一对通电组，四白、迎香或四白、地仓为一对通电组，通电后调整针刺角度及方向，使其被动牵拉额纹及口角，若出现额纹上抬、口角上提，其效最佳。同时翳风、颊车、地仓穴给予艾灸治疗，每穴每日 30min。

穴解　翳风、下关穴可祛风散邪，活血通络。攒竹、阳白、四白、迎香、地仓、颊车、合谷可疏通气血，祛风通络。

（4）初期预后判断

1）点按翳风穴区：即刻效应明显的患者预后良好。

2）百会穴经颅重复针刺刺激疗法：即刻效应明显的患者预后良好。

3）局部腧穴断续波牵拉治疗：即刻效应明显的患者预后良好。

4）卒中型面神经麻痹：临床表现较重，病程较长，预后不良，易遗留有后遗症。

5）稳定型面神经麻痹：临床表现轻浅，病程较短者预后良好。

6）渐进型面神经麻痹：发病后临床表现进行性加重，采用点按翳风穴区、百会穴经颅重复针刺刺激疗法，局部腧穴断续波牵拉治疗后，即刻效应明显者预后良好，反之则预后不良。

2. 中期（亦称恢复期，病程 2 周之后）

（1）头部穴位选取

主穴　百会、运动区下 2/5（取健侧）。

操作　施以经颅重复针刺刺激疗法，手法要求捻转稍加提插，由徐到疾，捻转速度在 200 转/分以上，连续 3～5min。

穴解　百会穴可扶正祛邪，通经活络。根据大脑功能定位与头皮表面对应关系，取运动区下 2/5 施以经颅重复针刺刺激疗法后，可使针刺信号穿过高阻抗的颅骨，作用于大脑皮质中央前回面部代表区，以促进面神经的修复与再生。

（2）局部穴位选取

取穴　主穴：翳风、下关、攒竹、阳白、四白、迎香、地仓、颊车、太阳（均取患侧）。配穴：合谷（取健侧）。

操作　四白穴采用滞针提拉法，取 2.5 寸毫针于四白穴向下透刺地仓，进针 2 寸左右，然后单向逆时针捻转，使针体与肌纤维缠绕，捏紧针柄向上外提拉，使面肌随着针的提拉被动向上牵引，然后松手使面肌恢复原状，如此反复提拉 30 余次，最后在向上外提拉的状态下用另一根针穿过该针尾部的小孔，并且将另一根针刺入瞳子髎并透刺太阳穴以固定提拉针，这时瘫痪的面肌由于牵拉而被基本矫正，此为"滞针提拉法"，简称滞提法。若额纹日久不动者，取阳白穴施以"滞针提拉法"治疗，其余腧穴常规针刺。

穴解 阳白、四白穴施以"滞针提拉法"具有明显的起废复用之效，其对于面神经麻痹日久不愈、口角下垂不动、眼睑不能闭合者均有很好的疗效。

3. 末期（亦称后遗症期，病程 3 个月以上）

周围性面神经麻痹如不恢复或不完全恢复时，常可继发面肌痉挛、联带运动，伴有进食流泪等现象，成为面神经麻痹的后遗症。

（1）头部穴位选取

取穴 百会、神庭、运动区下 2/5、率谷透角孙（均取健侧）。

操作 施以经颅重复针刺刺激疗法，手法要求捻转稍加提插，由徐到疾，捻转速度在 200 转/分以上，连续 3～5min。

穴解 百会、神庭穴可扶正祛邪，镇静止痉。根据大脑功能定位与头皮表面对应关系，取运动区下 2/5、率谷透角孙，施以经颅重复针刺刺激疗法后，可使其针刺信号穿过高阻抗的颅骨，作用于大脑皮质面部代表区，其既可起痿复用，又可通络止痉，体现了腧穴的双向调节作用。

（2）局部穴位选取

取穴 主穴：下关、迎香（均取健侧）。配穴：合谷（取双侧）。

操作 常规针刺得气后，通以低频连续波刺激，强度以患者最大耐受量为度。

穴解 依据"巨刺法"之原则，取下关、迎香及合谷穴以调畅气血，活络止痉。

（二）高维滨教授经验

高维滨教授认为面瘫大部分是因为面部受风着凉，血管痉挛，面神经缺血而发；茎乳孔内狭长的骨性管腔也可产生骨膜炎，造成面神经管狭窄，压迫肿胀的面神经而发。小部分为病毒感染，如乳突炎等。脑外伤、颅内手术损伤面神经纤维时也常见，一般疗程较长且较难痊愈。老年人亦有因骨质增生骨性管腔狭窄压迫等使面神经水肿、血液循环障碍而导致面神经麻痹者，很难治愈。因此，病变初期进行血常规检查，判定病变的原因，对辨病用药是必需的。

在病变初期尽早配合激素治疗 2 周，可以减轻水肿、髓鞘脱失、轴索变性，有缩短疗程、提高痊愈率、减少后遗症的作用。面瘫第 1 周，因面神经处于水肿期，针刺疗效不显著。有乳突痛者用抗病毒药、解毒活血类中药。

病因决定病变的部位、程度及预后。病变的部位在茎乳孔以外处，多为受凉所致的单纯性面神经炎，此类面瘫局部理疗、热敷、敷用中药膏剂均可改善面部血液循环、消除水肿，3 周内可治愈。早期伴有乳突痛者，病位较深，为茎乳孔面神经管内病变，多因病毒感染所致。损及鼓索神经及镫骨肌支时，经治疗大部分可治愈。损及膝状神经节及岩浅大神经处的亨特病，需治疗 2～3 个月方有明显疗效，但大部分会留有不同的后遗症，尤其最初 2 周未用激素治疗者。面神经核病变者则无治愈的可能。病变初期，病变在膝状神经节以上部位时，没有及时地用激素治疗而单纯地治以针灸、理疗，会延误治疗时机，影响疗效，留有后遗症。

1. 电针疗法

治法 沿神经干取穴法。

取穴 翳风、上关、丝竹空（颞支）、下关、四白（颧支）、牵正、颧髎（颧支）、颊车、夹承浆（颊支）、合谷。鼻唇沟平坦加迎香。

操作　进针时按神经分支走行浅刺或透刺，进针后，分别连接 3～4 对穴位，正极连近耳处穴，负极连远耳处穴。早期采用疏波，1 周后采用疏密波，以面部肌肉出现节律性轻度收缩为宜。每次约 30min，适用于面瘫早、中期。每日 1 次，6 次为 1 个疗程，两疗程之间休息 1 日。

穴解　翳风穴处有茎乳孔，面神经由此处出颅，为治疗面瘫主穴。上关-丝竹空支配额肌及眼轮匝肌，下关-四白支配颧肌及眼轮匝肌，牵正-颧髎支配颧肌及口轮匝肌，颊车-夹承浆支配颊肌及口轮匝肌。解剖学研究认为合谷穴的桡神经在脑干处与面神经有联系，针刺合谷穴可以使面神经受到刺激，有利于面神经功能的恢复。电流沿面神经走行传导，可以产生电场，电场可以使面神经再生，使面神经髓鞘变性得到恢复。

2. 毫针疗法

治法　神经干取穴法。

取穴　翳风、上关、丝竹空（颞支）、下关、四白（颧支）、牵正、颧髎（颧支）、颊车、夹承浆（颊支）、合谷。鼻唇沟平坦加迎香。

操作　进针时按神经分支走行浅刺或透刺，进针后行捻转手法，平补平泻，每次约 2min，留针 30min，适于面瘫早、中期。每日 1 次，6 次为 1 个疗程，两疗程之间休息 1 日。

（三）王顺教授经验

王顺教授治疗周围性面瘫多以针刺手法与辨证选穴并重，主证与兼证齐治，在治疗过程中尤其重视头针选穴与操作手法，指出头针选穴宜取健侧行针，面部选穴宜取患侧，如有痛感，不可强行继续行针，使患者感到操作部位酸、麻、胀、重等感应，才能起到事半功倍的效果。对于久病患者操作手法宜重，但也应谨防患者晕针；新病患者手法宜轻，选穴宜少。面部穴位针刺不宜过深，手法不宜过重。治疗过程应循序渐进，不可操之过急。

取穴　健侧取颞前线（即颔厌穴与悬厘穴的连线）、风池、百会，患侧取阳白向鱼腰透刺、上关、听会、合谷。

操作　以拇指掌面与食指桡侧面夹持针柄进行捻转，捻转速度为每分钟 200 次左右，使患者感觉施针部位出现热、胀等感应，并向周围扩散，继续行针 2min，采用平补平泻法，留针时间 40min，每日 1 次，1 个疗程为 30 天。

（四）程为平教授经验

程为平教授通过总结古代医家的论述，认为面瘫一症多由患者气血不足或不和，营卫失调，头面部络脉空虚，风邪乘虚入中所致。程为平教授从事针灸临床工作多年，采用局部与循经取穴的方法治疗本病，积累了丰富的临床经验，并从现代面部解剖学与传统医学相结合的角度出发，采用抽提透刺法治疗面瘫后遗症，取得了满意的疗效。

局部取穴　阳白透鱼腰，四白透地仓，颧髎透地仓，太阳透颊车，夹承浆透承浆。

循经取穴　合谷、申脉、照海。

随症取穴　眼裂闭合不全者取鱼腰，向丝竹空平刺；鼻唇沟歪斜者取水沟，向患侧平刺；额纹消失者取阳白或阳白直上 0.5 寸，平刺。

随证取穴：风寒证者取二间、三间；风热证者取曲池；气血不足者取足三里、血海；痰浊阻络者取丰隆、阴陵泉。

操作　阳白透鱼腰：从皱眉肌进针至眼轮匝肌；四白透地仓：沿提上唇肌、提口角肌进针；颧髎透地仓：从颊肌进针至口轮匝肌；太阳透颊车：从眼轮匝肌进针至颊肌；夹承浆透承浆：横向透刺口轮匝肌。局部选穴使用抽提手法，即将针沿一个方向旋转至"插之不进，提之不出"的得气状态，然后行上下抽提手法。抽提幅度为 0.5～1cm，使患者面部肌肉达到最大限度的收缩，行针 30s，每秒 4～6 次。其他穴位依据"实则泻之，虚则补之"行补泻手法。留针 45min，每 15min 行针 1 次，每日 1 次。

（李崖雪）

第四节　面肌痉挛

面肌痉挛（facial spasm），又称面肌抽搐，是临床常见的一种脑神经疾病，本病的发生发展与第 7 对脑神经运动功能障碍密切相关，其特征是由面神经支配的一侧或双侧面部肌肉出现反复发作的间断性不自主痉挛性抽搐或无痛性强直，虽然进展缓慢，且最终也不会对人的生命构成威胁，但是面部肌肉反复不自主抽动会引起患者心理和社交活动障碍，严重影响患者的生活质量，危害很大。本病通常好发于单侧，多中年后起病，女性患病率略高于男性，近年来发病有年轻化趋势，多始于睑周肌肉组织，随病情进展可发展至口周、颈阔肌和其他面部表情肌肉，紧张、疲倦和自主运动时症状加重，入睡后停止，病情严重的患者甚至出现睁眼困难、口角歪斜及耳内抽动样杂音。本病以神经炎症、神经血管压迫等神经损伤为主要原因，但确切的机制尚不清楚。起病多从眼轮匝肌开始，然后涉及整个面部。诱发本病的因素有膝状神经节受到病理性刺激、精神紧张、疲劳、面部随意运动、用眼过度等。

面肌痉挛为现代医学的病名，根据其临床症状应归属于中医学"筋惕肉""筋急""痉证""风证"等范畴，外感、内伤都可导致本病的发生。从临床症状来看，"瘛疭""筋惕肉瞤""眼睑瞤动""胞轮振跳""风证""口僻""面风""振掉"等病的证候群比较符合现代医学对面肌痉挛的描述。

一、临床诊断要点、临床表现、分级与鉴别诊断

正确的诊断是治疗有效的重要前提。面肌痉挛的诊断包括临床诊断和病因学诊断两方面。面肌痉挛的临床诊断主要依据患者典型的症状：单侧面部肌肉非自主、阵发性、反复发作的抽搐，精神紧张、焦虑和心理压力过大都会诱发或加重发作，面部肌肉的运动如用力闭眼、鼓腮等也会诱发痉挛发作，甚至在睡眠和麻醉状态下也会发作。典型性面肌痉挛是指患者初始发病为眼轮匝肌痉挛，而后向下发展，逐步累及面颊、口角肌群及颈阔肌。而非典型性面肌痉挛的特征是初发位置为口周肌肉，而后由下向上发展累及半侧面部肌肉。

（一）临床诊断要点、临床表现及分级

1. 临床诊断要点

1）中年以后发病，女性多见。

2）抽搐初多自眼轮匝肌始，可扩散至面颊肌、口轮匝肌乃至颈阔肌。

3）紧张、疲惫、激动后加重，入睡时休止，不能自行控制。

4）神经系统无阳性体征或只有轻度面瘫，并除外需鉴别的疾病，如癫痫小发作、功能性睑痉挛、梅格斯综合征（Meige syndrome）等。

5）行头颅 CT、MRI 检查排除颅内占位性病变。

2. 临床表现

1）通常一侧眼轮匝肌轻微间歇性抽搐，可逐渐向下半部面肌发展，尤以口角抽搐多见，严重者可整个半侧面肌发生痉挛，可伴有轻微肌无力和肌肉萎缩。

2）入睡后痉挛消失。

3）本病呈进行性缓慢发展，有的患者面肌痉挛时合并同侧因镫骨肌痉挛抽搐而致的耳鸣。当精神紧张、过度疲劳后加剧，睡眠时则痉挛消失。

4）视力无障碍，但发作时由于眼肌痉挛影响视力。

5）患者面肌运动与感觉均正常。

面肌痉挛的诊断主要依赖于特征性的临床表现。对于缺乏特征性临床表现的患者需要借助辅助检查予以明确，包括电生理检查、影像学检查、卡马西平治疗试验。电生理检查包括肌电图（electromyogram，EMG）和异常肌反应（abnormal muscle response，AMR）或称为侧方扩散反应（lateral spread response，LSR）检测。在面肌痉挛患者中，EMG 可记录到一种高频率的自发电位（最高每秒可达 150 次），AMR 是面肌痉挛特有的异常肌电反应，AMR 阳性支持面肌痉挛诊断。影像学检查包括 CT 和 MRI，用以明确可能导致面肌痉挛的颅内病变，另外三维时间飞越法磁共振血管成像（3D-TOF-MRA）还有助于了解面神经周围的血管分布。面肌痉挛患者在疾病的开始阶段一般都对卡马西平治疗有效（少部分患者可无效），因此，卡马西平治疗试验有助于明确诊断。

3. 面肌痉挛的分级

按 Cohen 等制定的痉挛强度分级如下。

0 级：无痉挛。

1 级：外部刺激引起瞬目增多或面肌轻度颤动。

2 级：眼睑、面肌自发轻微颤动，无功能障碍。

3 级：痉挛明显，有轻微功能障碍。

4 级：严重痉挛和功能障碍，如患者因不能持续睁眼而无法看书，独自行走困难。

（二）鉴别诊断

根据病史及面肌阵发性抽动特点，神经系统无其他阳性体征，肌电图可见肌纤维震颤及肌束震颤波，诊断并不困难，应与下述疾病鉴别。

1. 局灶性运动性癫痫

虽然有面肌局限性抽搐，但抽搐范围大，多波及头、颈、肢体，仅局限于面肌者极少。脑电图可有癫痫波发放，如出现尖波、棘波、棘慢波等。

2. 习惯性面肌痉挛

习惯性面肌痉挛常见于儿童及青壮年，为双侧眼睑强迫运动，可自主控制，肌电图正常。

3. 舞蹈病

舞蹈病可出现面肌抽动，但多为双侧，常伴有躯干、四肢的不自主运动。见于风湿性和遗传性舞蹈病，有该病的其他临床表现。

4. 双侧眼睑痉挛

双侧眼睑痉挛表现为双侧眼睑反复发作的不自主闭眼，往往双侧眼睑同时起病，患者常表现为睁眼困难和眼泪减少，随着病程延长，症状始终局限于双侧眼睑。

5. 梅杰综合征

患者常常以双侧眼睑反复发作的不自主闭眼起病，但随着病程延长，会逐渐出现眼裂以下面肌的不自主抽动，表现为双侧面部不自主的异常动作，而且随着病情加重，肌肉痉挛的范围会逐渐向下扩大，甚至累及颈部、四肢和躯干的肌肉。

6. 咬肌痉挛

咬肌痉挛为单侧或双侧咀嚼肌痉挛，患者可出现不同程度的上下颌咬合障碍、磨牙和张口困难，三叉神经运动支病变是可能的原因之一。

7. 面瘫后遗症

面瘫后遗症表现为同侧面部表情肌的活动受限，同侧口角不自主抽动及口角与眼睑的连带运动，依据确切的面瘫病史可资鉴别。

8. 功能性睑痉挛

功能性睑痉挛多发生于老年妇女，常为双侧性，无下半部面肌抽搐。

9. 习惯性抽动症

习惯性抽动症多发生于儿童及青年人，常为较明显的肌肉收缩，与精神因素有关。神经精神抑制剂引起的面肌运动障碍，有新近服用奋乃静、三氟拉等强安定剂病史，表现为口的强迫性张大或闭合，不随意舌外伸或卷缩等动作。

10. 贝尔麻痹

贝尔麻痹后遗症偶见眼睑痉挛，既往有贝尔麻痹史。

此外，面肌痉挛的诊断还必须与下列疾病进行鉴别：双侧眼睑痉挛（自发性、双侧性、阵发性、局限于眼睑）、面部肌纤维颤动（多见于外伤后遗症或多发性硬化、发作持续时间长）、心因性面部鬼脸（以面部异常扮相为主要表现、可自我控制、患者不感到难过、多继发于外伤）。

二、审析病因病机

1）"风"邪致病，肝风为主：面肌痉挛多数发无定时、时作时止、或急或缓，亦责之于风邪数变之性。"风"有外风、内风之分，外风多为病因，内风多为本源，而肝风内动是其病机关键。病初颜面经络空虚，风邪或风寒之邪乘虚而入，正邪相搏，邪气横窜颜面经络，气机不畅，经络痹阻以致面肌抽搐痉挛。若肝之疏泄失职，则肝气郁结，气机阻滞，血行不畅，经络通利失常；或肝郁化火，火极生风，风火相煽，风阳上扰或热盛动风，可发为面肌痉挛。若肝血虚或肝肾阴虚，水不涵木，阴液亏少，筋脉失荣，虚风内动可导致面肌痉挛，邪风外袭及肝风内动又可合而为病，外感之邪常为诱因，引动肝风，谓之"两风相引"而起病。

2）气血虚为本，风痰瘀为标：面肌痉挛发病属阳经受邪，与气血变化密切相关。多因素体阴亏或体弱气虚引起阴虚、血少，脉络空虚，腠理不固，风邪挟痰侵入面部阳明、少阳之经，致使颜面肌腠经络痹阻，气血运行不利，肌肉筋脉失于濡养，故致面肌拘急弛纵。正气虚为病之本，风、痰、瘀为病之标，若邪气入侵日久，治疗失当，津液不行，壅为痰浊，痰瘀搏结久治不愈，形成正虚邪实、虚实夹杂之顽疾。

三、明确辨证要点

1）辨外感内伤：外感六淫所致本病常见风邪、湿邪、寒邪和热邪。其中风邪为主要原因；内伤主要为七情致病和内伤脏腑致病，脏腑致病中多与心、肝、肾、脾胃的功能失常相关，七情致病以怒、思、忧、悲为主，情志功能的异常易导致肝脏疏泄功能失常。

2）辨内风外风：外风多从口鼻而入，多感邪而发，起病急骤；内风是由脏腑功能失调或情志失常，致肝风内动，多有眩晕等表现。

四、确立治疗方略

中医学对于面肌痉挛的治疗以疏通局部筋经为主，遵循整体观念、辨证论治的基本原则，以舒筋通络、息风止搐为主要治则，只针不灸，用泻法或平补平泻。

五、辨证论治

（一）基础治疗

处方　以面颊局部取穴为主。

取穴　翳风、攒竹、太阳、颧髎、合谷。

操作　先刺合谷，后刺翳风及面部穴，用捻转泻法；面部穴操作手法不宜重。

穴解　翳风、攒竹、太阳、颧髎均位于面部，疏调面部经筋、脉络之气；合谷为手阳明经原穴，从手走头面，"面口合谷收"，与诸穴相配可息风止搐。

（二）辨证加减

1. 风寒阻络

1）抓主症：本病常急性发作，多在睡眠醒来时出现一侧面部肌肉板滞、麻木、瘫痪，额纹消失，眼裂变大，露睛流泪，鼻唇沟变浅，口角下垂歪向健侧，病侧不能皱眉、蹙额、闭目、露齿、鼓颊；部分患者初起时有耳后疼痛，还可出现患侧舌前 2/3 味觉减退或消失、听觉过敏等症。

2）察次症：多兼头痛、鼻塞、恶风、肢体痛楚等症。

3）审舌脉：苔薄白，脉浮。

4）择治法：祛风散寒。

5）据兼症化裁：风池。

6）操作：针尖微下，向鼻尖斜刺 0.8～1.2 寸。穴位深部中间为延髓，必须严格掌握针刺的角度与深度。余穴操作同基础治疗。

2. 风热阻络

1）抓主症：本病常急性发作，多在睡眠醒来时出现一侧面部肌肉板滞、麻木、瘫痪，额纹消失，眼裂变大，露睛流泪，鼻唇沟变浅，口角下垂歪向健侧，病侧不能皱眉、蹙额、闭目、露齿、鼓颊；部分患者初起时有耳后疼痛，还可出现患侧舌前 2/3 味觉减退或消失、听觉过敏等症。

2）察次症：兼头晕、目眩、耳鸣或肢麻震颤。

3）审舌脉：舌红，脉弦数或兼细。

4）择治法：清泄郁热。

5）据兼症化裁：曲池、内庭。

6）操作：曲池直刺 1～1.5 寸，内庭直刺或斜刺 0.5～0.8 寸，余穴操作同基础治疗。

3. 虚风内动

1）抓主症：本病常急性发作，多在睡眠醒来时出现一侧面部肌肉板滞、麻木、瘫痪，额纹消失，眼裂变大，露睛流泪，鼻唇沟变浅，口角下垂歪向健侧，病侧不能皱眉、蹙额、闭目、露齿、鼓颊；部分患者初起时有耳后疼痛，还可出现患侧舌前 2/3 味觉减退或消失、听觉过敏等症。

2）察次症：头痛隐隐，面色苍白，唇爪无华，心悸乏力。

3）审舌脉：舌淡，脉虚涩。

4）择治法：滋阴息风。

5）据兼症化裁：太溪、三阴交。

6）操作：太溪直刺 0.5～1 寸，三阴交直刺 1～1.5 寸，孕妇禁针。余穴操作同基础治疗。

六、中医特色技术

1. 头针疗法

取穴　面肌痉挛的对侧运动、感觉区和风池穴。

操作　进针方向与头皮呈 15°，刺入深度为 0.5 寸即可，风池穴需要向下颌方向针刺，以令患者感到针感存在为佳，不同患者针感不同，一般以酸楚感或者肿胀感为主。

2. 火针疗法

取穴　主穴：阿是穴、太阳、攒竹、颧髎、地仓、翳风、下关。配穴：①翳明、风池；②太冲、照海。

操作　每次取主穴 3～4 个，宜轮流取用，均取患侧穴，严格消毒。患者仰卧于床上，确定穴位后，用水彩笔做标记，然后用 0.30mm×40mm 毫针或用细火针，左手轻抚穴区周围，右手执针放在酒精灯上烧至红白，迅速对准标记处刺入约 5mm，针入即出，不留针，其中，阿是穴点刺 2～3 下。操作过程中要求"稳、准、快"。配穴每次取一组。翳明、风池均取患侧。用电针法，常规消毒，垂直进针，针尖略向下，刺向对侧口唇处，进针深度为 1～1.5 寸，行捻转法，得气后接电针治疗仪，正极在上，负极在下，采用疏波，电流强度从 0 慢慢加大，以项部肌肉明显跳动而患者又能够耐受为度。太冲、照海，取双侧，用常规针法。均留针 30min。隔日 1 次，10 次为 1 个疗程，2 个疗程间停针 5 日。

3. 针灸拔罐疗法

取穴　主穴：地仓（或阿是穴，即面肌抽动起点）、后溪、四白、风池、阳白、颧髎。配穴：百会、四神聪、迎香、水沟、承浆、颊车、神阙。

操作　主穴为主，酌加配穴。患者取仰卧位，皮肤常规消毒后，采用（0.22～0.25）mm×（40～75）mm 毫针。面部腧穴用常规进针法，针入皮肤后卧针，针尖指向止穴，慢慢推进。

同时可用押手拇指或食指贴附在皮肤上，感觉针尖和针身的位置、方向。面颊抽搐，从地仓或阿是穴向迎香穴方向直透至患侧内眼角，进针 2.5～3 寸；地仓向颊车或颧髎方向透刺 2～3 寸。口角抽搐，从地仓透水沟，从地仓透承浆。后溪向三间透刺 1.5～2.5 寸，宜透过 3/4 手掌部分。百会、四神聪平刺进针 15～20mm，再徐徐捻转（100 转/分），行针 2～3min。留针 1.5～2h，医者双手各持一根艾条点燃，在距透穴处 3～5cm 进行温和灸，以局部有温热感而无灼痛为佳。或用卫生香 3 灸针尾。神阙用隔盐灸 3～5 壮。去针后，取口径为 0.6～1 寸的小玻璃火罐（或瓶），用水和成面团并搓成面条粘于罐口，再以投火法，将火罐吸拔于四白穴上，留罐 20～30min。

4. 穴位埋针疗法

取穴　主穴：阿是穴；配穴：顶颞前斜线、顶颞后斜线下 2/5。

操作　可单取主穴治疗，疗效不显时，加用配穴。主穴用埋针法。先将患侧面部做常规消毒，然后用皮肤针轻轻叩打该侧面部，自上至下，自左至右，反复仔细弹刺。当叩打至某部位，出现针尖一触，立发痉挛现象时，即在该处埋揿针 1 支。3 日后取掉所埋揿针，继用前法，寻得阿是穴后再埋针。配穴用电针法。选面肌痉挛对侧顶颞前斜线、顶颞后斜线下 2/5 面部对应区。进针时向前斜刺入帽状腱膜，用拇、食指捻转至有酸胀感，得气后接电针治疗仪，采用疏密波，电流强度以患者能够耐受为度，每次 30min。3 日 1 次，10 次为 1 个疗程，疗程间隔 7 日。

5. 穴位埋线疗法

取穴　神庭穴、迎香穴、足三里（双侧）、合谷（双侧）、阿是穴。

操作　采用 5-0 号羊肠线进行埋线治疗，操作需要常规消毒，动作缓慢而仔细，埋线 1 次为 1 个疗程，一般治疗需要 3 个疗程。

6. 耳针疗法

取穴　面颊、神门、肝、皮质下。

操作　耳廓常规消毒后，用 28 号 0.5 寸毫针，斜刺或平刺所选耳穴。每日针刺 1 次，每次留针 20min，留针期间行针 2～3 次，用中等刺激手法行针，捻转幅度为 2～3 圈，捻转频率为每秒 2～4 个往复，每次行针 5～10s。

7. 艾灸疗法

取穴　患侧面部阳白穴、鱼腰穴、丝竹空穴、颊车穴、大迎穴、颧髎穴、地仓穴，双侧足三里穴、合谷穴、太冲穴。

操作　在患侧面部穴位直接施无瘢痕灸，每日 1 次，每次选 2～3 穴，每穴灸 3～5 壮，勿灸破面部皮肤。

8. 神经干刺激疗法

取穴　主穴：阿是穴（位置：患侧耳垂前耳轮切迹与耳垂根连线之中点，或乳突尖前缘下 5mm 处。其下为面神经交叉点最近处，约在下颌支后缘后约 0.5cm 处）；配穴：合谷，眼轮匝肌痉挛加鱼腰、四白，面肌痉挛加迎香、夹承浆。

操作　每次仅取主穴和合谷穴，余穴据症酌选。先在阿是穴消毒并以 2%普鲁卡因局麻，取 28 号 2.5～4cm 长的毫针 2 根，分别刺入阿是穴和合谷穴。阿是穴要求刺中面神经干。当刺中时，患者有强烈的触电感或耳深部疼痛，术者手中有韧性感。此时，将阿是穴和合谷穴接通电针仪，开始时电流不宜过大，频率不限，以食、拇指出现规律性抽动为宜。当采用提插手法或电针刺激使面神经损伤后，表情肌可出现松弛（面瘫），其余配穴应使针下有酸胀或麻电感。每次针 20~30min，每隔 5~7 日针刺 1 次。一般针 2~3 次。如损伤浅表血管，针后可能出现肿胀，数日消退。针后如出现眩晕、呕吐等并发症，休息 1~2h 即恢复。

七、各家发挥

孙申田教授经验

孙申田教授认为面肌痉挛有以下几个特点：①在面肌痉挛病情发作的时候眼裂会变小，用眼和讲话极为不便，嘴角歪斜，情绪波动，注意力集中时加重，这些症状表现一般情况下在睡眠中会消失。②主要表现为一侧面部不自主的抽动，双侧患病者约占 0.7%。③部分面肌痉挛患者有同侧舌前味觉及同侧听觉障碍。④病程发展十分缓慢，最早累及眼轮匝肌，以下眼睑跳动为主，以后逐渐累及颈阔肌。随着病情的发展，肌肉抽搐的程度增加，频率加大。

此外，孙教授还认为面肌痉挛需配健侧面运动区及感觉区、神庭、健侧迎香及下关，取古法缪刺之意，也符合现代医学神经功能解剖定位的原理。

取穴 百会、宁神、运动区下 1/5、角孙、合谷（双）、迎香（健侧）、下关（健侧）。

操作 百会、宁神、运动区下 1/5 应用"经颅重复针刺刺激疗法"，下关、迎香穴得气为度，合谷穴施以泻法。

穴解 百会、宁神、运动区下 1/5（皮质脑干束的起点）应用"经颅重复针刺刺激疗法"，要求捻转频率为每分钟 200 次，每次捻转 3~5min，达到一定累积刺激量，使其刺激信号透过颅骨作用于大脑相对应区域，激活大脑皮质细胞，而抑制面神经兴奋性，调神镇静，起到止痉的作用。我们在临床实践中遇到很多病例，针刺后面肌痉挛即刻改善。但是针刺对早期轻型效果明显，时间长的晚期重型患者疗效不佳。

（王玉琳）

第五节 眩 晕

眩晕是由于患者空间定位障碍而导致主观感觉空间定向觉错误的一种运动性幻觉或位置性错觉，患者常可以明确感知并叙述环境旋转或自身转动。真性眩晕是由眼、本体觉或前庭系统疾病引起的，有明显的外物或自身旋转感。假性眩晕为头脑昏沉，多由于平衡三联（视觉系统、本体觉感受系统和前庭系统）的大脑皮质中枢或全身性疾病影响这些皮质中枢所造成。

眩晕一词最早出现于《黄帝内经》，有"眩冒""目眩""眩转"等称谓。中医学认为眩晕是以头晕眼花为主要临床表现的一类病证。眩，指视物昏花或眼前发黑，视物模糊；晕，则为头晕或感觉自身或外界景物旋转，二者常常同时出现，故统称为"眩晕"。西医学的后循环缺血性眩晕、良性阵发性眩晕、梅尼埃病、神经症及各种心血管疾病等引起的眩晕，均可参照本节辨证施治。

一、临床诊断要点与鉴别诊断

（一）临床诊断要点

1. 眩晕症的定位分类法和定性分类法

（1）前庭系统性眩晕

1）前庭末梢性眩晕

A. 耳蜗症状之眩晕：分迷路内病变和迷路外病变。

a. 迷路内病变：梅尼埃病、迟发性膜迷路积水、突发性聋、外淋巴瘘、急慢性中耳炎与胆脂瘤骨迷路破坏、耳毒性药物中毒性眩晕、内耳供血不足、耳硬化症、迷路震荡、大前庭导水管综合征。

b. 迷路外病变：脑桥小脑角肿瘤、肌阵挛性小脑协调障碍（Ramsay-Hunt 综合征）、骨横行或纵行骨折。

B. 前庭病变无耳蜗症状之眩晕：前庭神经炎和前庭神经供血不足，无耳蜗症状之眩晕；良性阵发性位置性眩晕，包括嵴顶结石症和半规管结石症。

C. 运动病。

2）前庭中枢性眩晕

A. 血管性：①外侧延髓综合征或瓦伦贝格综合征；②后循环缺血，50%～75%的患者有眩晕症状；③小脑出血常以眩晕为首发症状。

B. 非血管性：脑干肿瘤、颅颈结合部畸形、脑干脑炎、癫痫小发作。

（2）非前庭性眩晕

1）眼疾病：眼肌病、青光眼、屈光不正。

2）本体感觉系疾病：脊髓结核、慢性酒精中毒、糙皮病、恶性贫血。

3）全身系统疾病：心血管、脑血管、血液、内分泌及消化系统疾病均可引起眩晕。

4）颈性眩晕：由颈部不同疾病引起之综合征，有椎动脉受压学说和颈部交感神经受刺激引起椎动脉痉挛学说，颈深部感受器受刺激经颈 1～3 神经到前庭神经核引起眩晕。Ikeuau 认为耳鼻咽喉科的眩晕至少半数为颈性眩晕。颈部各种疾病引起的眩晕，可能是最常见的眩晕，其可属前庭性眩晕亦可属非前庭性眩晕，目前尚难严格区分。颈部病变亦可能是膜迷路积水和位置性眩晕的原因。

2. 引起眩晕的常见疾病

（1）后循环缺血

参照 2006 年中国后循环缺血专家组所提出的后循环缺血共识将后循环缺血性眩晕的诊断确定为：①反复发作性眩晕或视物旋转，感觉自身旋转或站立不稳，可因头、体位的改变而诱发。同时可伴有至少一种后循环缺血的症状及体征。②排除所有非后循环缺血引起的眩晕。③多存在脑血管的危险因素，如家族史、心脏病、高脂血症、高血压、糖尿病、颈动脉瘤、卒中或短暂性脑缺血发作病史、肥胖及吸烟、酗酒等不良生活方式。④至少一种实验室或影像学检查异常：经颅多普勒（TCD）检查发现后循环系统的狭窄或闭塞、血液流变学指标异常、颈动脉彩超检查异常。⑤经颅脑 CT 或 MRI 检查排除脑出血。

（2）良性阵发性位置性眩晕

良性阵发性位置性眩晕又名耳石症,参照中华医学会耳鼻咽喉头颈外科学分会 2017 年在河南会议中制定的《良性阵发性位置性眩晕诊断和治疗指南》:①眩晕诱因:因头位改变,运动到某一特定位置如平卧-起身、翻身、前俯及后仰时出现短暂性眩晕的病史。②眼震试验:变位性眼震试验（Dix-Hallpike）阳性,侧卧试验（Side-lying test）阳性及滚转试验（Roll test）阳性,可用于诊断及定位耳石所在位置。

（3）梅尼埃病

梅尼埃病的诊断要点:①旋转性眩晕发作 2 次或 2 次以上,每次持续时间不等,持续 20min至数小时,伴平衡障碍及自主神经功能紊乱,发作时无意识丧失。②听力丧失呈波动性,听力丧失随病情逐渐加重,至少 1 次纯音测听为感音性耳聋,可出现听觉重振现象。③可持续或间断出现耳鸣、耳胀感。④排除其他结论引起的眩晕如后循环缺血、良性阵发性位置性眩晕、前庭神经元炎、颅内占位性病变等。

（4）颈性眩晕

颈性眩晕的诊断要点:①以头晕或眩晕为主诉,与颈椎侧弯、后伸等活动有密切关联。②合并有颈项疼痛不适,或合并头痛、恶心、呕吐、失眠、耳鸣、耳聋、视物不清等其中的部分症状。③眩晕呈突发性、阵发性、反复发作、持续时间不等,发作间歇期可有跌倒或欲跌感。④X 线检查显示钩椎关节增生,颈椎体前后缘增生,椎间孔狭窄,颈椎生理弧度改变、寰枢关节或寰椎关节半脱位。⑤CT、MRI 证实具有颈椎小关节错位、颈椎间盘突出、脊髓受压等退行性变者。

（5）前庭神经炎

前庭神经炎的诊断标准:①发病前有明确的上呼吸道感染史。②突然发作的、剧烈的旋转性眩晕,可伴恶心、呕吐等症状。③水平旋转性自发性眼震,快相向健侧。④无中枢神经系统异常体征。⑤前庭功能检查:前庭双温试验显示患侧水平半规管功能低下或丧失,单侧发病者优势偏向于健侧。单纯前庭下神经受累者,双温试验检查可能正常。前庭诱发肌源性电位（VEMP）检查可有异常。⑥平衡障碍:龙贝格征（Romberg sign）试验身体向患侧倾倒。⑦外耳道及鼓膜检查:正常。⑧纯音测听:正常。⑨骨 CT 检查:正常。

（二）鉴别诊断

1. 头昏

头昏以持续性的头脑昏昏沉沉、不清晰感为主症,伴有头重、头闷和其他神经症或慢性躯体性疾病的症状,在劳累和紧张时加重,休息和心情轻松时减轻。多因神经衰弱或慢性躯体性疾病等所致。

2. 头晕

头晕以间歇性或持续性的头重脚轻和摇晃不稳感为主症,多在行立、起坐时加重。临床上常见的头晕有以下几种。

1）眼性头晕:因视力或眼肌障碍所致。当睁眼、用眼时加重,闭眼后缓解或消失,多因屈光不正（最常见）、视网膜黄斑病变和各种先天性眼病等引起的视力障碍及眼外肌麻痹（常伴有复视）等引起,查体可发现视力和眼肌运动功能等方面的异常。

2）深感觉性头晕:因深感觉障碍引起。头晕多在行走、站立时出现,闭眼和在暗处加重,睁眼和在亮处减轻（因视力代偿）,坐卧后消失。伴肢体肌张力降低,腱反射和深感觉减退或消失等神经体征，是因脊髓后索或下肢周围感觉神经病变所致。

3）小脑性头晕：因小脑性共济失调引起，头晕多在行走、站立中出现，坐卧后消失，睁闭眼无影响（因视力不能代偿），与深感觉性头晕有别。伴肢体肌张力降低，腱反射减弱和小脑性共济失调等体征。是因绒球、小结叶以外的蚓部旧小脑病变所致。

4）耳源性头晕：指内耳前庭感受器受到病理性损伤时，引起的头晕、站立不稳和某些自主神经症状，其中头晕突出为旋转性眩晕感者，可称耳源性眩晕。通常仅有耳部症状，不包括其他脑神经和脑实质病变。常见于以下几种情况：①外耳疾病如外耳道耵聍栓塞、异物阻塞压迫及外伤等；②中耳疾病，如鼓膜内陷、中耳炎、耳硬化症等；③内耳疾病，如迷路炎、梅尼埃病、良性发作性位置性眩晕症等；④前庭神经周围性病变，如前庭神经元炎等。

3. 晕厥

晕厥是由于突然发生的一过性全脑供血不足，引起网状结构抑制所导致的短暂意识丧失状态，患者肌张力消失，跌倒，可于短时间内恢复，意识丧失时间超过 $10\sim20s$，可发生抽搐。患者常先有头晕、胸闷、心悸、黑矇、出冷汗和全身发软，随即意识不清倒地，数秒至十数秒后多能自动清醒，但常有短时间的乏力，一般经短时间休息后康复。常易在直立位、站立过久、自蹲位骤起或过强精神刺激等诱发因素下发病。

二、审析病因病机

1）肝为风木之脏，其性主动主升。若情志过激，可致阳升风动；或肝肾阴虚，水不涵木，阳亢于上；或气火暴升，上扰头目，发为眩晕。

2）脾为气血生化之源，若脾胃虚弱，气血不足，清窍失养；或脾失健运，痰浊上扰清空，眩晕乃作。

3）肾主骨生髓充脑，肾精亏虚，髓海失充，亦可发为眩晕。

三、明确辨证要点

1）辨证候虚实：凡病程短，呈发作性，眩晕重，视物旋转，形体壮实，因肝阳或痰浊所致者属于实证；病程长，反复发作或持续不解，遇劳即作或加重，头目昏晕，并见全身虚弱证者，因血虚或肾精不足所致，属于虚证。

2）辨标本主次：眩晕多属本虚标实之证，肝肾阴亏、气血不足为病之本，风、火、痰、瘀为病之标。

3）辨脏腑病位：肝阳上亢者眩晕，面赤，烦躁，口苦，甚则昏仆；脾胃虚弱者眩晕，劳累即发，动则加剧，兼见纳呆，心悸，失眠；脾失健运，痰浊中阻者见眩晕，头重如蒙，伴见倦怠，肢体困重，时吐痰涎等症；肾精不足者见腰膝酸软，耳鸣，齿摇。

四、确立治疗方略

眩晕的治疗原则是补虚泻实，调整阴阳。虚者当滋补肝肾、补益气血、填精生髓。实者当平肝潜阳、清肝泻火、化痰行瘀。各证候之间又可出现转化，或不同证候相兼出现，如肝阳上亢可兼肝肾阴虚，气血亏虚可夹痰浊中阻，血虚可兼肝阳上亢等证。针对本病各证候的不同，治疗可根据标本缓急分别治疗，可采取平肝、息风、潜阳、清火、化痰、化瘀等法以治其标；补益气血、补肾填精等法以治其本。

1）眩晕治肝有多法：肝为风木之脏，内寄风火，体阴而用阳，其性刚劲。故眩晕之病与肝关系最为密切。但由于患者体质因素及病机演变的不同，可表现为风火相煽、风痰上扰；肝阳上亢、内风上旋；水不涵木、虚阳上扰；阴血不足、血虚生风；肝郁化火等不同的证候。因此，临证之时，当根据病机的异同选择平肝、柔肝、养肝、疏肝、清肝、滋阴、化痰诸法。

2）警惕"眩晕乃中风之渐"：眩晕以虚实夹杂为主，其中因肝肾阴亏，肝阳上亢而导致者，若肝阳暴亢，阳亢化风，夹瘀夹火，走经隧，可以出现眩晕头胀，面赤头痛，肢麻震颤，甚至晕倒等症状，当警惕有发生中风的可能。必须严密监测血压、神志、肢体肌力、感觉等方面的变化，以防病情变化。

五、辨证论治

（一）基础治疗

治法 平肝潜阳，补益气血，滋阴补肾，化痰息风。以督脉、足少阳经穴为主。

取穴 百会、印堂、风池、太阳。

操作 毫针刺，按补虚泻实法进行操作。

（二）辨证加减

1. 肝阳上亢

1）抓主症：头晕目眩，视物旋转。

2）察次症：耳鸣，头痛且胀，每因烦劳或恼怒而头晕、头痛剧增，面色潮红，急躁易怒，口苦。

3）审舌脉：舌质红，苔黄，脉弦。

4）择治法：平肝潜阳，清火息风。

5）据兼症化裁：肝俞、肾俞、三阴交、太冲。

6）操作：肝俞、肾俞、三阴交、太冲施用泻法，余穴操作同基础治疗。

2. 痰湿中阻

1）抓主症：眩晕，视物旋转。

2）察次症：头重如蒙，胸闷恶心，呕吐痰涎，口黏，少食多寐。

3）审舌脉：舌苔腻，脉濡滑。

4）择治法：化痰祛湿，健脾和胃。

5）据兼症化裁：足三里、丰隆、太白。

6）操作：足三里、太白采用补法，丰隆采用泻法，余穴操作同基础治疗。

3. 瘀血阻窍

1）抓主症：头晕目眩，视物旋转。

2）察次症：头痛，痛有定处，耳鸣耳聋，失眠，心悸，精神不振，面唇紫暗。

3）审舌脉：舌暗有瘀斑，脉涩或细涩。

4）择治法：祛瘀生新，活血通窍。

5）据兼症化裁：膈俞、阿是穴。

6）操作：膈俞、阿是穴施用泻法，余穴操作同基础治疗。

4. 气血亏虚

1）抓主症：头晕目眩，视物旋转。

2）察次症：眩晕动则加剧，劳遇即发，面色苍白、心悸失眠，神疲懒言。

3）审舌脉：舌淡，苔薄白，脉细弱。

4）择治法：补益气血，调养心脾。

5）据兼症化裁：脾俞、足三里。

6）操作：脾俞、足三里施用补法，余穴操作同基础治疗。

5. 肾精不足

1）抓主症：头目昏晕，视物旋转。

2）察次症：眩晕日久不愈，少寐健忘，腰膝酸软，耳鸣，视力减退，神疲乏力。

3）审舌脉：舌红，苔薄，脉弦细。

4）择治法：滋养肝肾，填精益髓。

5）据兼症化裁：肾俞、太溪、三阴交、绝骨。

6）操作：肾俞、太溪、三阴交、绝骨施以补法，余穴操作同基础治疗。

（三）兼证取穴

1. 高血压

取穴　曲池、足三里。

操作　均用泻法，留针 20min。

2. 颈性眩晕

取穴　风府、天柱、颈夹脊。

操作　均用泻法，留针 20min。

3. 贫血

取穴　膏肓、膈俞。

操作　均用补法，留针 20min。

4. 神经衰弱

取穴　内关、神门、三阴交。

操作　均用补法，留针 20min。

六、中医特色技术

1. 头针疗法

取穴　选取顶中线（即督脉百会穴至前顶穴之间的连线）、枕下旁线（即从膀胱经玉枕穴向下引一条长 2 寸的直线）。

操作　选用 28～30 号长 1～1.5 寸毫针，与头皮呈 30°夹角刺入，进针后持续捻转 2～3min，留针 20～30min，留针期间反复操作 2～3 次即可起针。

2. 耳针疗法

取穴　肾上腺、皮质下、枕、神门、额、内耳。

操作 每次选取 2～3 穴，用 26～30 号粗 0.3～0.5 寸毫针，刺入 2～3 分即可，中等刺激，留针 20～30min。

3. 三棱针疗法

取穴 印堂、太阳、头维、百会。

操作 在点刺穴位的上下用手指向点刺处推挤、揉按，使血液积聚于点刺部位，用三棱针刺入 1～2mm，点刺出血数滴，适用于眩晕属实证者。

4. 电针疗法

取穴 双侧风池、供血穴。

操作 患者取坐位，常规消毒针刺部位，使用 0.35mm×40mm 毫针，风池穴针尖微向下，向喉结方向刺入 2～3cm；供血穴直刺 2～3cm，刺向对侧口唇处。针刺得气后连接电针治疗仪，正极在上，负极在下，疏波，刺激强度以患者感觉适宜为度，通电时间为 30min。

5. 穴位注射疗法

取穴 双侧足三里。

操作 引导患者采取卧位或坐位，保持下肢放松，对双侧足三里穴进行常规消毒，指导患者绷紧皮肤，穴位注射山莨菪碱注射液，垂直进针 1.5 寸，双侧各注射 1mL。

6. 艾灸疗法

取穴 百会穴、风池穴、天柱穴。

操作 ①百会穴，选取压灸法，首先在百会穴上铺设 6～8 层棉纸，医师手拿艾条，将艾条的梯段点燃，将燃烧的一端垂直按在百会穴上，以适当的力度按压 2～5s，让热流缓缓进入百会穴内，并向四周扩散，当按压部位有灼痛感时，将艾条提起，稍等片刻，然后再将艾条压按到百会穴上，如此反复几次，每次 10～15min。在按压过程中，力度适中，可以稍微移动棉纸，但不要让燃烧的艾条穿透棉纸底层，防止患者被烫伤。②风池穴与天柱穴，用清艾条温和灸各 10～15min。

7. 推拿疗法

取穴 主穴：百会、风池、印堂、太阳、缺盆（桥弓）、神门、太冲、涌泉。配穴：攒竹、肾俞、气海、足三里、行间。

操作 用点、推、按、揉、捏、拿、抹、擦法。先用双手拇指桡侧缘交替推点印堂至发际 30 遍；再用双手拇指指面分推攒竹至两侧太阳穴 30 遍。再用拇指指面按揉百会、肾俞、气海穴各 30～50 次。用大鱼际按揉太阳穴 30 次，即向前向后各转 15 次。拿捏神门、足三里、太冲或行间各 30～50 次，拿捏风池 10 次，以局部有酸胀感为宜。又用拇指指面自翳风向下直推至缺盆（桥弓）左右交替各 10 遍，然后由前向后用五指拿头顶，至后头部改为三指拿，顺势从上向下拿捏项肌 3～5 遍。用双手大鱼际从前额正中线抹向两侧，在太阳穴处按揉 3～5 遍，再推向耳后，并顺势向下推至颈部，做 3 遍。擦涌泉穴 100 次，至脚心发热为止。每日治疗 1 次，30 日为 1 个疗程。可连续治疗 3～4 个疗程。

8. 食疗方

（1）银菊山楂汤

配方 菊花 15g，金银花 15g，桑叶 12g，山楂 25g。

用法 将菊花、金银花、桑叶、山楂分别洗净，一起放入锅内，加清水适量，用文火煎煮 30min，去渣饮汤。

功效 清热养肝，润肤美容。

适应证　肝热瘀阻之头痛眩晕。

（2）参茸竹丝鸡

配方　竹丝鸡肉 150g，人参 10g，鹿茸 3g。

用法　将人参洗净，竹丝鸡肉洗净拆件。把全部用料一起放入炖锅内，加开水适量，加盖，隔开水文火炖 3h，调味即可。随量饮汤食肉。

功效　双补气血，强壮益精。

适应证　低血压，气血阴阳亏虚之头晕头痛，食少倦怠。

（3）健脑益寿羹

配方　银耳 10g，炒杜仲 10g，冰糖 50g。

用法　先将银耳用温水浸泡 1h，将炒杜仲水煎 30min，取汁与银耳文火共煮 3～4h，待银耳熟烂，兑入冰糖即可。每日服用 1 次。

功效　滋补肝肾，强壮腰膝。

适应证　老年人高血压肝肾阴虚、头晕、腰酸膝软。

七、各家发挥

（一）孙申田教授经验

1. 孙氏腹针疗法

取穴　各穴位均采用解剖定位选穴。腹二区位于剑突与脐连线中点上部的下 1/2 处，旁开 1.5 寸。

操作　局部用 75% 医用酒精消毒后，用 0.30mm×40mm 针灸针于腹二区向外以 15° 斜刺入皮下 1.5 寸，左右各一，连接电子针疗仪，2Hz 疏波，强度以患者能耐受为度，留针 30min。

2. 经颅重复针刺刺激疗法

取穴　晕听区（双侧）、百会、完骨（双侧）。

操作　由晕听区的前端或后端刺入，沿皮刺 1.33 寸（4cm），头部穴位应用经颅重复针刺刺激疗法，即快速进针，控制进针深度，高频率捻转（200r/min）3～5min，长时间（3～5h）留针。

3. 耳源性眩晕的治疗

取穴　百会、上星、晕听区（前庭神经区）（双）、完骨（双）、听会（双）、耳门（双）、外关（双）。

操作　百会、上星、晕听区（前庭神经区）应用"经颅重复针刺刺激疗法"，其他穴位用平补平泻法，得气为度。

（二）高维滨教授经验

1. 毫针疗法

治法 1：远近配穴法。

取穴　四神聪、足三里、太阳、合谷、太冲。

操作　平补平泻。留针 30min，每日 1 次，6 次为 1 个疗程，疗程间休息 1 日。

穴解　本法可以调整中枢神经系统的功能，适用于假性眩晕、中枢性眩晕。

治法 2：近部取穴法。

取穴 风池、供血、翳风、听宫、耳门、四神聪、合谷。

操作 平补平泻。每日 1 次，留针 30min，其间行针 2 次，每次 1～2min，6 次为 1 个疗程，疗程间休息 1 日。

穴解 风池、供血穴内有椎动脉，翳风、耳门、听宫内有迷路动脉分支，针刺后可以改善迷路动脉血液循环，增加血流，消除迷路水肿及炎性改变。本法适用于周围性眩晕。

2. 电项针疗法

取穴 风池、供血、翳风、听宫、耳门、四神聪。

操作 平补平泻。将两组导线连接同侧风池、供血，正极在上、负极在下，选疏波，电流量以患者头部轻度抖动为度，每次 20min，6 次后休息 1 日。

穴解 风池、供血内有椎动脉，疏波可以使血流加速而改善椎基底动脉系统迷路动脉的血流量，同时又可以兴奋网状结构上行激活系统而调整大脑的功能，实为治本之法。本法适用于假性眩晕、周围性眩晕、中枢性眩晕、神经性眩晕、外伤后眩晕。

（三）于致顺教授经验

于氏头穴丛刺针法是于致顺教授提出并创立的，主要包括于氏头穴七区划分法和头穴透刺法、头穴丛刺法、长留针及间断捻转法，其中颞区可治疗眩晕症。

于氏通过对前头部、后头部、侧头部腧穴治疗作用及主治特点的认识，并借鉴超声波的治疗原理提出了"针场"假说。通过对日针刺次数、捻转速度、捻转持续时间、留针时间、捻转与提插等针刺手法的研究，创新性地提出了"透刺、丛刺、长留针、间断捻转法"。

取穴 头维下方 0.5 寸（向下刺 1～1.5 寸），顶骨结节前下 0.5 寸（向下刺 1～1.5 寸）及其二者之间。其直下为额下回的后部、颞上回、颞中回、角回等。

操作 应用 0.40mm×50mm 毫针，针体与皮肤呈 15°，斜刺入帽状腱膜下，深约 40mm，向前或向后透刺，针后捻转，200 次/分，捻转 1min，留针 6～8h，留针期间，开始每隔 30min 捻转 1 次，重复 2 次，然后每隔 2h 捻转 1 次，直至出针，每日 1 次。

（四）王顺教授经验

王顺教授采用透穴刺法治疗颈源性眩晕，即针刺入某一穴位，采用不同的针刺方向、针刺角度和针刺深度，以同一根针作用于两个或两个以上的穴位，从而达到治疗疾病之目的。

取穴 采用透穴刺法选穴：上星透神庭，神庭透印堂，百会透前顶，头临泣透阳白，率谷透曲鬓，风池透风府。

操作 上述六组穴位中，各组穴位刺法相同，即每组的第一个穴位呈 30°角刺向该组的第二个穴位，快速小幅度捻转，200r/min，行针 2min。每次留针 40min，每日 2 次，15 日为 1 个疗程。

穴解 头为诸阳之会、清阳之府，脏腑经络气血皆会于头部，而在督脉等经上选穴如上星透神庭，百会透前顶以疏通阳经之气血，通督醒脑。诸穴合用使经脉的气血得以流通，激发经气，疏通经络，启迪神志，以达清利头目，上行至脑，使阳气升发，治疗眩晕之目的。

（五）邹伟教授经验

邹伟教授近年来一直致力于脑病的研究，总结出化瘀通络针刺疗法治疗瘀血阻窍型椎基底动脉供血不足性眩晕，有别于常规针刺疗法，本疗法在解决主要矛盾、活血化瘀通络的同时，注重调神益脑、扶正补虚和梳理气机。

取穴　百会、四神聪、头维、太阳、风池、颈夹脊（$C_4 \sim C_6$）、膻中、膈俞、合谷、血海、足三里、太冲。

操作　嘱患者采取坐位，使用无菌棉签蘸 75%医用酒精对相应穴位常规消毒后，选用 0.35mm×40mm 规格的毫针刺入所选穴位。百会、头维向后平刺 10～15mm；太阳斜刺约 10mm；风池向鼻尖斜刺 15～25mm；颈夹脊直刺或向脊柱斜刺 25～30mm；膈俞斜刺 10～15mm；余穴均沿皮肤向下直刺 10～30mm。足三里采用捻转提插补法，膈俞采用泻法，余穴采用平补平泻法。每次留针 50min，每日 1 次，10 日为 1 个疗程，连续诊疗 2 个疗程。

（马　莉）

第六节　中　风

中风，又称脑卒中或脑血管意外，是脑部血液循环障碍导致的以局部神经功能缺失为主要临床特征的疾病，临床上主要表现为口角歪斜、言语不利、偏身肢体运动或感觉障碍等一次性或永久性脑功能损伤的症状和体征，包括缺血性（脑血栓形成、脑栓塞）和出血性卒中（脑出血、蛛网膜下腔出血）。本病的病因较为复杂，年龄、吸烟、饮酒、感染，以及冠心病、动脉粥样硬化、高血压、高血脂、糖尿病等慢性疾病均可使血管壁或管腔内理化因素改变皆为脑卒中发生的危险因素。

脑卒中属于中医学"中风"的范畴。"中风"一词首见于《黄帝内经》，但早期多指风邪外感起病，直至《金匮要略》确立"中风"病名。其临床表现与中医典籍中记载的"偏枯""偏风""薄厥""煎厥""仆击""喑痱""风痱"等古代多种病证相似，都是围绕本病的症状进行的相关描述。中医"中风"是以突然昏倒、不省人事，或突然口眼歪斜、言语謇涩、半身不遂为主症的病证，符合西医学所说的急性脑血管病。

一、临床诊断要点与鉴别诊断

参照中华医学会神经病学分会编纂的《2016 版中国脑血管病诊治指南与共识》的诊断标准，制定以下诊断标准。

（一）临床诊断要点

诊断标准

必备条件：①急性起病；②局灶神经功能缺损（少数为全面神经功能缺损）；③排除非血管性脑部病因。

临床确诊缺血性脑卒中需要具备：①局灶神经功能缺损包括一侧面部或肢体无力或麻木，语言障碍等；②症状或体征持续时间不限（影像学显示有责任缺血病灶），或持续 24h 以上（缺乏影像学责任病灶）；③脑 CT/MRI 排除脑出血；④支持上述诊断标准。

临床确诊出血性脑卒中需要具备：①除局灶神经功能缺损症状，常伴头痛、呕吐、血压升高及不同程度意识障碍；②脑 CT/MRI 显示出血灶；③支持上述诊断标准。

本病根据病灶性质可分为缺血性中风和出血性中风；根据病情程度，分为中经络（符合诊断标准但无神志异常表现）和中脏腑（符合诊断标准伴神志异常症状）；根据疾病进展时间，可分为急性期（发病后 2 周以内，中脏腑可至 1 个月）、恢复期（2 周到 6 个月内）和后遗症期（6 个月以上）。

（二）鉴别诊断

1. 短暂性脑缺血发作

短暂性脑缺血发作可出现一侧肢体麻木、无力及失语，多有反复发作的病史，是由于脑或视网膜局灶性缺血所致的不伴急性梗死的短暂性神经功能缺损发作。临床症状一般多在 1～2h 恢复，不遗留神经功能缺损症状和体征，且头颅 CT 或 MRI 未发现脑出血或脑梗死的影像学证据。

2. 癫痫

（1）特发性癫痫

特发性癫痫多与遗传因素相关，可发生于任何年龄段，多见于儿童或青少年。发作具有发作性、短暂性、重复性和刻板性的特征。以抽搐、痉挛、昏厥等为主要症状，可能出现一过性的肢体无力。应用抗癫痫药物苯妥英钠、卡马西平、奥卡西平等可改善症状。通常无脑血管病相关危险因素，通过询问病史、脑电图检查和头颅 CT 即可进行鉴别诊断。

（2）继发性癫痫

继发性癫痫的发病年龄相对较晚，多有明确的病因（脑外伤、脑炎、脑肿瘤等），引起脑组织病变，多数通过头颅 CT 和 MRI 可看到脑部病理结构的变化。明确继发性癫痫发生的病因，控制癫痫发作的同时进行病因治疗尤为重要。

3. 低钾型周期性瘫痪

低钾型周期性瘫痪发作的时候出现四肢酸软无力等神经肌肉系统松弛、软瘫症状，尤以下肢最为明显，通过补钾治疗后症状减轻。通过询问病史、化验血钾及心电图检查，可以进行鉴别。

4. 低血糖性瘫痪

低血糖性瘫痪多见于糖尿病患者，低血糖发生也可以导致言语不清、肢体瘫痪、躁动、抽搐甚至昏迷等中枢神经系统症状，与急性脑血管病症状相似，及时进行补充葡萄糖治疗症状可逐渐恢复。通过询问病史、头颅 CT 及血糖测定可资鉴别。

5. 重症肌无力

重症肌无力与自身免疫障碍有关，任何年龄均可发生，表现为全身肌肉无力，出现上睑下垂、言语不利、吞咽困难等症状，呈波动性，以晨轻暮重为特征，活动后乏力感加重。新斯的明试验、胸腺 CT、重复电刺激试验等肌电图检查即可诊断。

6. 颅内占位性病变

颅内肿瘤、囊肿等占位性病变可压迫局部脑组织出现神经功能缺损症状。头部 CT、MRI、血管造影可明确显示占位位置、数目、大小及扩散程度等信息以助确诊。

二、审析病因病机

中医学认为，中风的致病因素不外风、火、痰、瘀、虚几方面，因内伤积损、情志过极、饮食不节、体态肥盛等，引起虚邪留滞，或肝阳暴亢，或痰热或痰湿阻滞，引起内风动越，气血逆乱，横窜经脉，直冲犯脑，导致血瘀脑脉或血溢脉外，发为中风。病位在脑，与心、肝、脾、肾等多个脏腑关系密切。本病病机演变多见本虚标实，虚实夹杂。急性期以风、火（热）、痰、瘀等实邪引起"标实"之象为主，常见肝阳化风、风火上扰、痰瘀互阻、气血逆乱等。恢复期及后遗症期则以虚中夹实为主，多见气虚血瘀、阴虚阳亢，或血少脉涩、阳气衰微等"本虚"之象。

三、明确辨证要点

中风辨证首先要辨清中经络和中脏腑，即病位之深浅；次辨闭证与脱证，即病性之虚实；再辨顺势或逆势，即预后转归吉凶。但本病常标本虚实夹杂，临证需仔细辨证以判别。

1）辨中经络和中脏腑：二者均有半身不遂，口舌歪斜等主要表现，区别在于中经络病位较浅，多无神志异常；中脏腑病位较深，多伴神昏或恍惚等神志异常表现。

2）察闭证与脱证：见于中脏腑，病位较深。闭证为实邪闭于内，即表现为肢体强痉，牙关紧闭等实证，再通过面色、皮温、动静、舌脉辨诊阴闭或阳闭；脱证因阳气亏极，气脱于外，表现以目合口张，四肢瘫软，脉微欲绝等脏腑极虚症状为主。

3）辨发展之顺逆：见于急性期中脏腑者，若起病即中脏腑，或突然出现神昏或见戴阳及呕血，病势为逆，病情危重，预后不良；若神志转清，病情由中脏腑向中经络转化，病势为顺，预后多好。

四、确立治疗方略

1）分型治疗：中风急性期，应首先辨明缺血性或出血性中风，及时借助头颅 CT 或 MRI 进行诊断，缺血性中风治宜活血化瘀，出血性中风慎用活血化瘀之法，防止出血进一步加重。

2）分期治疗：中风急性期应"急则治其标"，常见风阳上扰、痰热、痰湿壅阻等实证，治疗当以息风、清热、活血、化痰为主；恢复期及后遗症期因病程较长，日久致诸脏亏虚、阴阳失和、气血不足等虚证，治疗应"缓则治其本"，以益气养血，滋阴潜阳为主。中脏腑者，病情危重，以醒神开窍为首要治则；脱证佐以回阳固脱。先治其标，后求其本。

3）辨证治疗：中风病在脑，与心、肝、脾、肾关系密切，气血逆乱，上冲于脑是其基本病机。急性期治疗应辨实邪之类别，肝阳暴亢则息风潜阳，风痰阻络则息风化痰通络，痰热腑实则清热化痰通腑，气虚血瘀则益气活血，阴虚风动则息风滋阴，以缓解急性期症状为主；急性期治疗后，部分患者仍留有半身不遂、言语不利等后遗症，多为正气亏虚、诸脏虚损而致气血阴阳虚衰夹杂实邪之证，应辨证论治而非偏用一法，补虚的同时泻实，慎用耗伤气血阴阳等攻伐之品，对提高中风预后效果有重要意义。

五、辨证论治

（一）基础治疗

1. 中经络

治法 调神导气，疏通经络。以督脉、手厥阴及足太阴经穴为主。

取穴　水沟、内关、三阴交、极泉、尺泽、委中。

操作　水沟用雀啄法，以眼球湿润为宜；内先用捻轻泻法；针刺三阴交时，沿胫骨内侧缘与皮肤成 45°角刺入后行提插补法；刺极泉时，在该穴位置下 2 寸心经上取穴，避开腋动脉，直刺进针并行提插泻法，以患者上肢有麻胀和抽动感为度；尺泽、委中直刺，用提插泻法使肢体有抽动感。可在患侧上、下肢各选 2 个穴位，采用电针治疗。

2. 中脏腑

治法　醒脑开窍，启闭固脱。以督脉、手厥阴经穴为主。

取穴　水沟、百会、内关。

操作　内关施用泻法，水沟用强刺激，以眼球湿润为度。百会闭证用毫针刺，泻法；脱证用灸法。

（二）辨证加减

1. 肝阳暴亢

1）抓主症：半身不遂，肌肤不仁，舌强语謇，口角歪斜。

2）察次症：兼见面红目赤，眩晕头痛，心烦易怒，口苦咽干，便秘尿黄。

3）审舌脉：舌红或绛，苔黄或燥，脉弦有力。

4）择治法：平肝息风，滋阴潜阳。

5）据兼症化裁：太冲、太溪。

6）操作：太冲施用泻法，太溪施用补法，余穴操作同基础治疗。

2. 风痰阻络

1）抓主症：半身不遂，肢体麻木，言语謇涩伴口眼歪斜。

2）察次症：兼见肢体麻木或手足拘急，头晕目眩。

3）审舌脉：苔白腻或黄腻，脉弦滑。

4）择治法：息风化痰，活血通络。

5）据兼症化裁：丰隆、风池。

6）操作：丰隆、风池施用泻法，余穴操作同基础治疗。

3. 痰热腑实

1）抓主症：半身不遂，肌肤麻木不仁，舌强语謇，口角歪斜。

2）察次症：兼见口黏痰多，腹胀便秘。

3）审舌脉：舌红，苔黄腻或灰黑，脉弦滑大。

4）择治法：清热化痰，通腑泄浊。

5）据兼症化裁：曲池、内庭、丰隆。

6）操作：曲池、内庭、丰隆施用泻法，余穴操作同基础治疗。

4. 气虚血瘀

1）抓主症：半身不遂，肌肤不仁，口舌歪斜，言语不利。

2）察次症：兼见肢体软弱，偏身麻木，手足肿胀，面色淡白，气短乏力，心悸自汗。

3）审舌脉：舌暗，苔白腻，脉细涩。

4）择治法：益气扶正，活血化瘀。

5）据兼症化裁：足三里、气海。

6）操作：足三里、气海用平补平泻法，余穴操作同基础治疗。

5. 阴虚风动

1）抓主症：半身不遂，手足沉重麻木，口舌歪斜，舌强语謇。

2）察次症：兼见肢体麻木，心烦失眠，眩晕耳鸣，手足拘挛或蠕动。

3）审舌脉：舌红，苔少，脉细数。

4）择治法：滋养肝肾，潜阳息风。

5）据兼症化裁：太溪、风池。

6）操作：太溪、风池施用补法，余穴操作同基础治疗。

6. 闭证

1）抓主症：突然昏仆，不省人事，半身不遂，口舌歪斜。

2）察次症：兼见神志迷蒙，牙关紧闭，两手握固，面赤气粗，喉中痰鸣，二便不通。

3）审舌脉：舌苔黄腻或白腻，脉弦滑而数。

4）择治法：化痰开窍醒神。

5）据兼症化裁：十二井穴、合谷、太冲。

6）操作：十二井穴用三棱针点刺出血，合谷、太冲施用泻法，余穴操作同基础治疗。

7. 脱证

1）抓主症：突然昏仆，不省人事，神识昏蒙，半身不遂，口舌歪斜。

2）察次症：兼见目合口张，手撒溺遗，鼻鼾息微，二便失禁，四肢逆冷，汗多不止。

3）审舌脉：舌痿，脉细弱或脉微欲绝。

4）择治法：回阳固脱。

5）据兼症化裁：关元、气海、神阙。

6）操作：关元、气海用大艾炷灸，神阙用隔盐灸，不计壮数，以汗止、脉起、肢温为度，余穴操作同基础治疗。

（三）兼证取穴

1. 口角歪斜，伴流涎

取穴　颊车、地仓。

操作　平补平泻法，可透刺，留针 20min。

2. 上肢不遂，活动困难

取穴　手三里、合谷。

操作　平补平泻法，留针 20min。

3. 下肢不遂，瘫痪难行

取穴　环跳、阳陵泉、阴陵泉、风市、足三里、解溪。

操作　平补平泻法，留针 20min。

4. 头晕目眩

取穴　风池、完骨、天柱。

操作　平补平泻法，留针 20min。

5. 患足内收内翻，行走困难

取穴　丘墟、照海。

操作　丘墟透照海，平补平泻法，留针 20min。

6. 大便难解，几日一行

取穴　天枢、丰隆、支沟。

操作　均用补法，留针 20min。

7. 单眼或双眼复视

取穴　风池、天柱、睛明、球后。

操作　风池、天柱施用补法，睛明、球后不做手法，留针 20min。

8. 尿液排出障碍或漏尿

取穴　中极、曲骨、关元。

操作　中极、曲骨、关元施用补法，留针 20min。

六、中医特色技术

1. 头针疗法

取穴　治疗本病取顶颞前斜线（前神聪到悬厘连线）、顶颞后斜线（百会到曲鬓连线）、顶中线、顶旁 1 线及顶旁 2 线，一侧患病对侧取穴，双侧患病双侧选穴。

①治半身不遂取顶颞前斜线：主运动区，针刺本线上 1/5 治下肢和躯干瘫痪；中 2/5 治上肢瘫痪；下 2/5 治中枢性面瘫、运动性失语、流涎等。②治感觉障碍取顶颞后斜线：主感觉区，针刺本线上 1/5 治疗下肢和躯干感觉异常，中 2/5 治疗上肢感觉异常，下 2/5 治疗头面部感觉异常。③运动障碍与感觉障碍并存，则共取顶颞前斜线与顶颞后斜线。

操作　平刺进针。进针后捻转 2～3min，留针 5～10min，用同样的方法再捻针 2 次后起针。行针时和留针后嘱患者活动患侧肢体，此法在半身不遂早期应用疗效更好，留针时间可延长至数小时。

2. 穴位注射疗法

取穴　上肢不遂取肩髃、曲池、内关、合谷、手三里、外关、中渚；下肢不遂取风市、足三里、阳陵泉、血海、丰隆、悬钟、昆仑；足内翻取阳陵泉、外丘；呃逆取足三里、内关。每次取 2～3 穴为佳，穴位可轮换选用，原则是以局部取穴为主，兼以对侧取穴和上下取穴。

穴位注射用药　神经节苷脂、维生素 B_{12}、丹参注射液或黄芪注射液。

操作　患者取健侧卧位，取穴位注射用药（以神经节苷脂为例），选用 2mL 或 5mL 注射器连接 5～6 号针头抽吸药液，选定穴位将针快速插入皮下，稍提插针头回抽无血后，缓慢注入药物，每个穴位注入 1mL，严格按照无菌操作。每日 1 次，轮换穴位进行注射操作。

3. 眼针疗法

取穴　上焦区、下焦区、肝区、肾区。

操作　取 29 号 0.5 寸毫针，穴区常规消毒后，一手按住眼睑使眼眶皮肤紧绷，另一手持针准确从眼眶边缘 2mm 处沿皮横刺进针，刺入 3～5mm 即可，不行手法，留针 30min，每日 1 次。

4. 耳针疗法

取穴　神门、皮质下、心、肝、肾、胃、肩、腕、指，以耳甲、对耳屏和三角窝区为主。

操作　患者取卧位，用 28 号 0.5 寸毫针，迅速刺入 0.1～0.3cm 即可，小幅度捻转行针加强针感，留针 20～30min，留针期间行针 2～3 次。

5. 食疗方

（1）人参冰糖粥

配方   砂锅中加入适量水置于火上，加入淘洗好的 100g 大米和研磨成粉末的 2g 人参共煮，大火煮沸后，转小火熬煮至粥黏稠，加适量冰糖调味即可。

用法   每日 2 次，早晚服用。

主治   用于本病属气血不足者，有补益元气的作用。

（2）豉粥

配方   淡豆豉 60g、生姜 25g、荆芥 1 把、葱白 1 把，加足量水大火煮沸，过滤渣滓后加入白米 100g 和薄荷 1 握，粥熟后加入羊髓 50g 和适量盐搅匀即可。

用法   每日 2 次，早晚服用。

主治   对中风后手足不遂、精神昏闷等症有治疗作用。

（3）杞麦饮

配方   枸杞 15g、麦冬 15g 共同煎水。

用法   每日 2 次，可早、晚服用，也可代茶饮。

主治   用于本病合并阴液不足、头晕目眩、腰膝酸软者。

（4）郁李仁粥

配方   郁李仁 10g 捣碎放入锅中，加清水适量，浸泡 5～10min 后，水煎取汁，再加入大米 100g 共煮成粥。

用法   每日 2 次，早晚服用。

主治   用于中风后便秘患者。

七、各家发挥

（一）孙申田教授经验

孙申田教授在治疗本病时，头部穴位应用"经颅重复针刺刺激疗法"，捻转频率不低于 200 次/分，捻转时间 3～5min，每隔 5min 捻转一次，共捻转 3～4 次，通过快速捻转达到足够的刺激量使针感穿过高阻抗的颅骨作用于脑内，激活脑内神经细胞，达到治疗中风后神经功能缺损等症状的作用，以改善大脑功能。配以局部选穴达到疏通经络、活血化瘀、醒脑调神的作用。

主穴   双侧运动区（中央前回区）、双侧感觉区（中央后回区）、情感区（额区）、完骨（双侧）。

配穴   半身不遂或偏身感觉障碍上肢选取患侧肩髃、曲池、手三里、外关、合谷、中渚、八邪；下肢选取环跳、风市、髀关、伏兔、梁丘、血海、阳陵泉、足三里、阴陵泉、绝骨、丰隆、八风。对于其他并发症可选取相应的头针刺激区，如二便困难加双侧足运感区（中央旁小叶区）；共济失调加双侧平衡区（小脑区）；偏盲加视区（枕区）；失语重刺激语言区等，并结合局部或辨证选穴进行治疗。

操作   头部穴位应用"经颅重复针刺刺激疗法"，其他穴位以得气为度。

（二）高维滨教授经验

高维滨教授擅用头项针配合电针治疗本病，认为头部经穴与脑髓和脏腑气血功能密切相关，针刺头部相应刺激区，不仅可治疗穴区主治的疾病，同时可改善脑血管的供血供氧能力，促进受损脑神经的修复、恢复脑部供血，改善脑卒中神经功能缺损症状；项针可以配合改善脑部的血液循环，作为基础疗法应贯穿始终，同时配合肢体运动，促进肢体功能康复；应用电针使电流向中枢神经系统输入大量本体运动及皮肤感觉的冲动，可促进大脑细胞"功能重组"，使皮质运动区"运动定型"完成，以实现对低位中枢的调控，有助于进一步促进中风后半身不遂等症状的恢复。

1. 电针疗法

取穴 肩髃-肩髎、天井-手三里、外关-内八邪、髀关-血海、阳陵泉-悬钟。

操作 正极连上端穴，负极连下端穴，同侧连接，选用疏波，电流量以患者能够耐受、肢体肌肉出现节律性收缩为度，每日1次，每次30min，6次为1个疗程，2个疗程之间休息1日。

2. 头针疗法

取穴 偏瘫配对侧运动区，下肢瘫配足运感区，失语者配言语区，感觉障碍配对侧感觉区。

操作 针尖与头皮成15°～30°夹角，快速刺入皮下，每分钟捻转200次，留针30min，其间共捻针3次，每次2min，同时配合肢体活动。每日1次，6次为1个疗程，2个疗程之间休息1日。

3. 项针疗法

取穴 风池、翳明、供血。

操作 夹持进针法进针，捻转行针至得气后，留针30min。每日1次，6次为1个疗程，2个疗程之间休息1日。

（三）于致顺教授经验

于致顺教授在治疗本病时，认为十四经循行均可通达头部，刺激头穴即可以通过调节气血、阴阳的综合调节作用治疗中风及其后遗症状，通过针刺刺激产生"针场"，效应传递到大脑皮质，改善大脑皮质神经细胞的兴奋性。通过头穴丛可疏通局部经络，行气血，通脑窍，进一步调节全身功能，治疗中风后半身不遂及各期的相应临床症状。

主穴区 顶区（百会至前顶及其向左、右各1寸及2寸平行线）、顶前区（卤会至前顶及其向左、右各1寸及2寸平行线）。

配穴区 根据不同的后遗症表现选择相应的治疗区。如顶区治疗运动障碍、感觉障碍及二便障碍等；顶前区治疗肌张力变化产生的不自主运动等；颞区治疗语言障碍、眩晕、听力障碍等；项区治疗语言障碍和假性延髓麻痹所致的饮水呛咳和吞咽困难等；额区主治精神症状、失眠和嗜睡等；视力障碍选用枕区；共济失调、平衡障碍选用枕下区等。

操作 长时间留针间断行针法，用28号1.5寸针灸针与头皮成15°角向前或向后透刺至帽状腱膜下，刺入深度约40mm后行捻转手法，捻转频率约200次/分，每根针捻转1min，留针6h。留针期间，开始每隔30min捻转1次，重复2次，然后每隔2h捻转1次，直至出针，每日1次。

（四）王顺教授经验

王顺教授在治疗卒中后并发的抑郁状态时，认为本病的病因初起以肝郁气滞为主，继之引起血瘀、火郁、痰结、食滞等，经久不愈、由实转虚，影响脏腑气血运行，形成心、肝、脾的不同病变。因此治疗应从疏肝理气、清肝泻火、开郁化痰、补益心脾等方面入手。用药方面选择由血府逐瘀汤合柴胡疏肝散化裁而成的解郁醒脑方，逐"血瘀"的同时疏"肝郁"，又重用黄芪为君药，共奏补气行气、活血化瘀、解郁醒脑开窍之功，临床随证加减治疗。针灸治疗主要选用头部额区部位之穴调节额叶功能，如百会、本神、神庭、印堂等，体针以疏肝理气、宁心安神、活血通络、健脾祛痰为治则，常选用风池、内关、膻中、安眠、太冲、足三里、三阴交等。

对于中风后共济失调的治疗，王教授认为宜以补肾益精填髓、活血舒筋为原则进行辨证治疗。针灸治疗主要选用小脑的头皮投影区域之穴，应用透穴刺法加强刺激以增强神经元之间的传递，如脑户透风府、玉枕透天柱、脑空透风池、双侧风池对透，快速捻转行针加强针感。

（五）孙远征教授经验

孙远征教授治疗中风时采取头针、体针相结合的方法，头针选择病变部位所在的大脑皮质功能定位的头穴刺激区，体针以手足阳明经穴为基础，依据中医辨证和原络通经法进行穴位加减，不同的中风后遗症采用不同穴位和手法。

主穴 头项针：前神聪、悬厘、通天、络却、风池、完骨。体针：患侧肩髃、曲池、手三里、外关、合谷、髀关、伏兔、风市、阳陵泉、足三里、三阴交、丘墟。

配穴 太溪、飞扬、太冲、光明。

操作 前神聪透悬厘，通天透络却。头针快速小幅度捻转，频率约 200 次/分，持续 2～3min，太溪、飞扬用补法，太冲用泻法，余穴用平补平泻法。

孙教授在临床实践中通过辨病与辨证相结合进行中风后多种并发症的治疗，具体经验性思路与方法汇集如下。

1. 二便障碍

中风后便秘是因发病后气虚血少，阳气不张使胃通降功能下降，导致大肠传导失司，糟粕结于肠道而成。因此治疗应补气调经，通理肠腑。针灸治疗分别选取手阳明大肠经与手太阳小肠经的俞穴、募穴，加以气之海任脉穴位气海与足阳明胃经要穴足三里，效果显著。

小便失禁的治疗则加重对尿便高级中枢（足运感区）的刺激，针灸选穴除头部足运感区，以足少阴肾经、足太阳膀胱经为主，应用俞募配穴法，并配以任脉穴位补气固摄小便，如中极、京门、膀胱俞、肾俞、气海、关元等。

2. 肩手综合征

在治疗中风后肩手综合征上，孙教授提出"循经远取动法"来治疗本并发症的肩痛、手肿等临床症状，取穴以"循病所、远而取之"为特点。通过辨明疼痛部位所属经脉，取其所属或同名经脉的远端穴位，施泻法配合疼痛部位的主动或被动运动，使针穴与经脉互动、近端与远端互动、经脉与病所互动，催促、引导经气以至病所，达到疏通患处经脉气血，消肿止痛的目的。

3. 偏盲

偏盲是由于中风发病后肝肾阴虚，肝风上扰，清窍不利，睛明失用导致，针刺治疗以头针中的视区结合眼周穴位促进视神经的传导，如瞳子髎、阳白、四白等，并根据辨证选择肢体配穴，以足厥阴经、足太阴经为主。

4. 延髓麻痹

治疗应以活血化瘀、祛痰通络、安神止呛为主，针刺治疗选穴应远近结合，近端选择颈项部诸穴直接作用于患处，远端取穴选择循行联系喉咙的经脉上的穴位，如列缺、照海、内关、公孙等，配合足阳明与足太阴经穴共同补益脾胃，涤痰开窍。

5. 神志疾病

孙教授在治疗中风后轻度认知功能障碍、血管性痴呆、焦虑、抑郁等神志方面的并发症时，认为此类疾病多因年老肾虚，髓亏脑衰，风痰上扰，清阳不升所致。病位在脑，虚则责之于心、脾、肾，实则责之于瘀血、痰浊、肝郁。因此治疗时在传统"主客原络配穴法"基础上提出原络通经针法，基础治疗的同时加选神门-支正、大陵-外关、太冲-光明、太溪-飞扬、太白-丰隆，加之"诸阳之会"百会，旨在共调十四经气血，补虚泻实扶正，充养脑髓以达神和。

综上，孙教授在治疗中风病及其后遗症时，强调头针取穴定位、刺激量、刺激时间并依据临床表现，结合现代医学神经定位选取头穴区穴位治疗，治疗时要求针刺入帽状腱膜下，小幅度快速捻转并稍加提插加强刺激，同时配以项针改善后循环供血，促进中风患者脑功能和后遗症状的恢复。

（六）程为平教授经验

程为平教授根据多年临床经验，应用"程氏头项针法"治疗本病，临床效果显著。

针刺主要采用程氏头项针法中"卜"字形针刺法结合体针治疗。

取穴 百会、前顶、囟会、上星、神庭；侧支针健侧面，以络却与头维连线每隔 1~1.5cm 针刺。

操作 百会、前顶、囟会、上星、神庭依次透刺，依据伴随症状随证选取相应穴位，依证施以补泻手法，留针 30min，每隔 10min 捻转 1 次，每穴捻转 1min 左右。

穴解 选择此法治疗本病的机制是根据顺经为补、逆经为泻的原则，临床辨证选择透刺方向，使脑神得用，肢体得司。本针法以百会至神庭为主支，百会位于人之巅顶，为诸阳之会，程教授称之为"开穴"，认为本穴可调整百脉、疏散阳气于周身经筋；神庭穴意为神志所在，有开窍醒神、解郁治挛的作用，因此神庭又为治瘫之要穴。同其主线上所取其他三穴一起固摄、温煦阳气，使阳气得以输布肢体肌筋；侧支头维为胃经穴，脾胃水谷精微之气输送于头，分于各部；络却汇入膀胱经使头部之秽浊下注膀胱以升清降浊，疏通气机，则经脉得以疏通畅达、肌筋得以运用自如。"卜"字形的主支和侧支共同作用，促进中风患者患侧肢体功能恢复，活动自如。

同时，对于中风后出现的局部偏瘫肢肿，程教授认为，中风后发生的皮层下水肿是因气虚血瘀、经脉阻塞、阳气失其转输敷布，水液停滞所致，因此临床治疗应以疏通经络、利水消肿为用，选穴应以局部选穴为主，如手部水肿选中魁穴，根据水肿发生部位不同进行局部选穴加减，并施以泻法助水排肿消。

（七）盛国滨教授经验

盛国滨教授治疗本病引起的痉挛性瘫痪时，结合中医经筋理论和现代康复学理论及偏瘫的恢复发展规律，认为在痉挛性瘫痪的治疗中应以协调肌群间肌张力的平衡为重点，即注重强化上肢伸肌、下肢屈肌运动，拮抗上肢屈肌、下肢伸肌运动，协调和平衡主动肌与拮抗肌之肌张力，促进共同运动向分离运动转化，抑制与控制痉挛进而建立正常运动模式，利用十二经筋循行过程中结、聚的特点，针刺经筋结点治疗中风后痉挛性瘫痪，可以改善其肢体功能，达到舒筋活络、协调运动的作用。

取穴　头针部分：取顶中线、双侧顶颞前斜线。

上肢部分：患侧手阳明、手少阳经筋循行所过的肩、肘、腕、手的经筋结点，分别为肩后伸旋外结点（肩峰后下方，肩髃穴后 0.5 寸，三角肌起点），伸肘结点（尺骨鹰嘴上 1 寸，向上肢近端斜刺 1.5 寸，肱三头肌止点），伸腕伸指结点（肱骨外上髁下 1 寸，向上肢远端斜刺 1 寸，指伸肌起点，伸 2~5 指），拇指展结点（腕背横纹上 2 寸，拇长展肌），指外展结点（骨间背侧肌，2~4 指外展）。

下肢部分：足太阴、足厥阴、足少阳、足太阳经筋循行所过的位于髋、膝、踝、足的经筋结点，分别为屈髋结点（髀关穴内 0.5 寸，缝匠肌起始处），屈膝结点（股骨内上髁上 1 寸，缝匠肌），足外翻结点（腓骨小头前下方，腓骨长肌和腓骨短肌起点），屈踝结点（昆仑穴上 1 寸，腓骨短肌）。

操作　头部穴位平刺。体针选用 30 号 1.5~2.5 寸毫针，针刺得气后，连接电针治疗仪，选择刺激作用较强的疏波，连接方式：肩后伸旋外结点和伸肘结点一组，伸腕伸指结点和拇指展结点为一组，屈髋结点和屈膝结点为一组，足外翻结点和屈踝结点为一组，每组正极连接肢体近端，负极连接肢体远端，刺激强度以患者能够耐受并能看到肌肉收缩为度。留针 30min，每日 2 次，6 日为 1 个疗程，共治疗 4 个疗程。

（孙晓伟）

第七节　痫　病

痫病，又称癫痫，是一种以具有持久性的致痫倾向为特征的慢性脑部疾病，发病与脑部皮质神经元异常放电密切相关。其病因多与结构性、遗传性、代谢性、感染性、免疫性的因素息息相关。

中医学称癫痫为"痫证""羊痫风"等，主要临床表现为意识突然丧失，甚则仆倒，不省人事，两目上视，口吐涎沫，强直抽搐，或口中怪叫，移时苏醒，醒后一如常人。

一、相关定义、临床诊断要点与鉴别诊断

（一）相关定义及临床诊断要点

1. 癫痫相关的定义

1）癫痫发作：是指具备突发突止、短暂性、一过性特点的临床痫病发作，脑电图上可发现过度的异常同步化放电。

2）癫痫：2014 年国际抗癫痫联盟提出了癫痫的临床实用定义，诊断癫痫，其发作应满足以下至少一种条件：①两次相隔时间至少>24h 的非诱发或非反射的癫痫发作。②一次非诱发或非反射的癫痫发作，并且在未来 10 年的再发风险至少>60%。③诊断为某种癫痫综合征。

3）癫痫综合征：指结合了癫痫发作类型、影像学和脑电特征的一组电生理临床疾病。

4）癫痫持续状态：目前新指南中对癫痫持续状态定义为以下三种情况。①全面性惊厥发

作超过 5min。②部分性发作或非惊厥性发作持续超过 15min。③5～30min 出现两次发作，而且发作间歇期内意识未完全恢复者。

5）难治性癫痫：2010 年国际抗癫痫联盟发表的共识中指出，癫痫患者若接受过两种以上可耐受的选择合理且应用合理的抗癫痫治疗方案后仍无效，无论是单药交替使用或联合药物治疗，均可视为难治性癫痫。我国学者认同的难治性癫痫定义为：经过两种及两种以上的一线抗癫痫药物正规治疗，至少 2 年后（血药浓度在有效范围）仍然不能控制癫痫发作，每月发作 4 次以上，并且排除进行性中枢神经系统疾病或用药依从性差等因素，严重影响患者日常生活的状态。

6）癫痫猝死：是癫痫患者突然或事前无预兆，有或无目击者非外伤或溺水情况下发生了无法解释的死亡，伴有或者不伴有癫痫发作除外癫痫持续状态及尸检无可自恃的毒理及解剖因素。

2. 临床诊断要点

癫痫诊断多分为 3 步：判断是否癫痫，判断癫痫类型（发作类型及综合征）；寻求癫痫病因；评估残障及共患病。

癫痫是一种临床表现形式多样的发作性疾病。就诊时发作大多已终止，病史采集在诊断过程中非常重要，完整的病史应该详细而准确，包括现病史（重点发作时情况描述或视频）、出生史（是否有产伤）、既往史（脑外伤、脑肿瘤、脑血管病等）、家族史（亲属癫痫史及与患者关系）及社会心理因素等；辅助检查方面，异常脑电活动是诊断发作癫痫的金标准，然而，由于癫痫发病特点及脑电图阳性率不高，脑电图正常仍然可以得出癫痫诊断。神经影像学检查同样是寻求癫痫病因的重要手段，可分为结构性及功能性成像技术，诊疗指南提倡将头颅磁共振成像作为癫痫的首选成像手段。

临床中，对本病的诊断需理清层次：判断癫痫起始类型、运动或非运动性发作、有无意识障碍及是否为癫痫综合征。

1）判断癫痫起始类型：局灶性起始、全面性起始及起始不明。

局灶性发作的起始方式：由局限于一侧大脑半球网络（可以是局部的，也可累及对侧皮质）中的某一点起源。

全面性发作的起始方式：由大脑半球网络中的某一点起源，并迅速向双侧大脑皮质同步。

2）判断是运动或非运动性发作

A. 局灶性发作分为运动性发作及感觉性发作（非运动性）。运动症状包括强直发作、阵挛发作、肌阵挛发作、失张力发作等，以及局灶性发作演变为双侧强直-阵挛发作。非运动症状包括自主神经症状发作、感觉症状发作、认知缺损发作、情感症状发作。

B. 全面性癫痫患者分为运动性发作及失神发作（非运动性），以运动症状起病的癫痫类型包括强直发作、阵挛发作、肌阵挛发作、强直-阵挛发作、肌阵挛-强直-阵挛发作、肌阵挛-失张力发作、失张力发作、癫痫样痉挛发作等。非运动症状引起的类型主要为失神发作，又包括典型发作、不典型发作、肌阵挛发作和眼睑肌阵挛发作。

3）判断有无意识障碍：全面性发作均存在意识丧失，因此判断是否有意识障碍，主要针对局灶性发作，如发作中意识清醒还是意识受损。

4）判断是否为癫痫综合征：癫痫综合征的诊断并非必需的，当无法做出癫痫综合征的诊断时，癫痫类型的诊断就可以是最终的诊断级别，目前有很多公认的综合征，如婴儿痉挛症（West 综合征）、婴儿严重肌阵挛癫痫（Dravet syndrome）、伦诺克斯-加斯托综合征

（Lennox-Gastaut syndrome）等。

（二）鉴别诊断

1. 晕厥

晕厥为脑血流灌注短暂全面下降，缺血缺氧所致意识瞬时丧失和跌倒。多有明显的诱因，如久站、剧痛、见血、情绪激动和严寒等；胸腔内压力急剧增高，如咳嗽、哭泣、大笑、用力、憋气、排便和排尿等也可诱发。常有恶心、头晕、无力、震颤、腹部沉重感或眼前发黑等先兆。与癫痫发作比较，跌倒时较缓慢，表现为面色苍白、出汗、有时脉搏不规则。偶可伴有抽动、尿失禁。少数患者可出现四肢僵直-阵挛性抽搐，但与痫病发作不同，多发作于意识丧失 10s 以后，且持续时间短，强度较弱。单纯性晕厥发生于直立位或坐位，卧位时也出现发作多提示痫病发作。晕厥引起的意识丧失，极少超过 15s，以意识迅速恢复并完全清醒为特点，不伴发作后意识模糊，除非脑缺血时间过长。

2. 假性癫痫发作

假性癫痫发作又称癔症样发作，是一种非癫痫样的发作性疾病，是由心理障碍而非脑电紊乱引起的脑部功能异常。可有运动感觉和意识模糊等，类似癫痫发作症状，难以区分，发作时脑电图上无相应的痫性放电和抗癫痫治疗无效是鉴别的关键，但应注意，10%假性癫痫发作患者可同时存在真正的癫痫，10%～20%的癫痫患者中伴有假性发作（表 2-2）。

表 2-2　癫痫发作与假性癫痫发作的鉴别

特点	癫痫发作	假性癫痫发作
发作场合	任何情况下	有精神诱因及有人在场
发作特点	突然刻板发作	发作形式多样，有强烈的自我表现，如闭眼、哭叫、手足抽动和过度换气等
眼位	上睑抬起、眼球上窜或向一侧偏转	眼睛紧闭、眼球乱动
面色和黏膜	发绀	苍白或发红
瞳孔	散大、对光反射消失	正常、对光反射存在
对抗被动运动	不能	可以
摔伤、舌咬伤、尿失禁	可有	无
持续时间及终止方式	1～2min，自行停止	可长达数小时，需安慰及暗示
锥体束征	巴宾斯基征（Babinski sign）常（+）	（-）

3. 发作性睡病

发作性睡病可引起意识丧失或猝倒，易误诊为癫痫。根据突然发作的不可抑制的睡眠、睡眠瘫痪、入睡前幻觉及猝倒症四联征可资鉴别。

4. 基底动脉型偏头痛

基底动脉型偏头痛因可出现意识障碍应与失神发作鉴别，但其发生缓慢，程度较轻，意识丧失前常有梦样感觉；偏头痛为双侧，多伴有眩晕、共济失调、双眼视物模糊或眼球运动障碍，脑电图可有枕区棘波。短暂性脑缺血发作多见于老年人，常有动脉硬化、冠心病、高血压、糖尿病等病史，临床症状多为缺失症状（感觉丧失或减退、肢体瘫痪）、肢体抽动不规则，也无头部和颈部的转动，症状常持续 15min 到数小时，脑电图无明显痫性放电；而癫痫见于任何年龄，以青少年为多，前述危险因素不突出，癫痫多为刺激症状（感觉异常、肢体抽搐），发作持续时间多为数分钟，极少超过半小时，脑电图上多有痫性放电。

5. 低血糖症

血糖水平低于 2mmol/L 时可产生局部癫痫样抽动或四肢强直发作，伴意识丧失，常见于胰岛β细胞瘤或长期服降糖药的 2 型糖尿病患者，病史有助于诊断。

二、审析病因病机

1）先天因素：痫病之始于幼年者多见，与先天因素有密切关系。若母体突受惊恐，一则导致气机逆乱，一则导致精伤而肾亏。母体精气之耗伤，必使胎儿发育异常，遂出生后易发生痫病。而妊娠期间，母体多病，服药不当，损及胎儿，尤易成为发病的潜在因素。

2）七情失调：主要责之于惊恐。突受大惊大恐，气机逆乱，损伤脏腑，肝肾受损，则易致阴不敛阳而生热生风。脾胃受损，则易致精微不布，痰浊内聚，经久失调，一遇诱因，痰浊或随气逆，或随火炎，或随风动，蒙蔽心神清窍，是以痫病作矣。小儿脏腑娇嫩，元气未充，神气怯弱，或素蕴风痰，更易因惊恐而发本病。

3）脑部外伤：跌仆撞击，或出生时难产，导致脑窍受损，瘀血阻络，经脉不畅，脑神失养，使神志逆乱，昏不知人，遂发痫病。

4）其他：或因六淫之邪所干，或因饮食失调，或因患他病后脏腑受损，均可导致积痰内伏。一遇劳累过度，生活起居失于调摄，遂致气机逆乱，触动积痰，生热动风，壅塞经络，闭塞心窍，上扰脑神发为痫病。

三、明确辨证要点

1）确定病性：来势急骤，神昏猝倒，不省人事，口噤牙紧，颈项强直，四肢抽搐者，病性属风；发作时口吐涎沫，气粗痰鸣，呆木无知，发作后或有情志错乱，幻听，错觉，或有梦游者，病性属痰；有猝倒啼叫，面赤身热，口流血沫，平素或发作后有大便秘结，口臭苔黄者，病性属热；发作时面色潮红、紫红，继则青紫，口唇紫绀，或有颅脑外伤、产伤等病史者，病性属瘀。

2）辨病情轻重：判断本病之轻重要注意两个方面，一是病发持续时间之长短，一般持续时间长则病重，短则病轻；二是发作间隔时间之久暂，即间隔时间短暂则病重，间隔时间长久则病轻。其临床表现的轻重与痰浊之浅深和正气之盛衰密切相关。

四、确立治疗方略

本病治宜分标本虚实。频繁发作，以治标为主，着重清泄肝火，豁痰息风，开窍定痫；平时则补虚以治其本，宜益气养血，健脾化痰，滋补肝肾，宁心安神。

五、辨证论治

（一）基础治疗

1. 发作期

治法　开窍醒神，息风止痉。以督脉、手厥阴经穴为主。

取穴　水沟、百会、内关、后溪、涌泉、太冲。

操作　毫针刺，用泻法，水沟用雀啄灸。

2. 间歇期

治法　化痰通络，息风舒筋。以督脉、任脉、手厥阴经穴为主。

取穴　印堂、鸠尾、间使、太冲、丰隆、腰奇。

操作　毫针刺，太冲、丰隆行泻法，其余行平补平泻法。

（二）辨证加减

1. 风痰闭阻

1）抓主症：发作呈多样性，或见突然跌倒，神志不清，抽搐吐涎，或伴尖叫与二便失禁，或短暂神志不清，双目发呆，茫然若失，谈话中断，持物落地，或精神恍惚而无抽搐。

2）察次症：发作前常有眩晕，头昏，胸闷，乏力，痰多，心情不悦。

3）审舌脉：舌质红，苔白腻，脉多弦滑有力。

4）择治法：涤痰息风，开窍定痫。

5）据兼症化裁：风池、中脘、合谷。

6）操作：风池、中脘、合谷施用泻法，余穴操作同基础治疗。

2. 痰火扰神

1）抓主症：发作时昏仆抽搐，吐涎，或有吼叫。

2）察次症：平时急躁易怒，心烦失眠，咳痰不爽，口苦咽干，便秘溲黄。病发后，症情加重，彻夜难眠，目赤。

3）审舌脉：舌红，苔黄腻，脉弦滑而数。

4）择治法：清热泻火，化痰开窍。

5）据兼症化裁：曲池、神门、内庭。

6）操作：曲池、内庭采用泻法，神门采用平补平泻法，余穴操作同基础治疗。

3. 瘀阻脑络

1）抓主症：单侧肢体抽搐或一侧面部抽搐。多继发于颅脑外伤、产伤、颅内感染性疾患后，或先天脑发育不全。

2）察次症：平素头晕头痛，痛有定处，颜面口唇青紫。

3）审舌脉：舌质暗红或有瘀斑，舌苔薄白，脉涩或弦。

4）择治法：活血化瘀，息风通络。

5）据兼症化裁：百会、膈俞、内关。

6）操作：百会、膈俞、内关施用泻法，余穴操作同基础治疗。

4. 心脾两虚

1）抓主症：反复发痫。

2）察次症：神疲乏力，心悸气短，失眠多梦，面色苍白，体瘦纳呆，大便溏薄。

3）审舌脉：舌质淡，苔白腻，脉沉细而弱。

4）择治法：补益气血，健脾宁心。

5）据兼症化裁：心俞、脾俞、足三里。

6）操作：心俞、脾俞、足三里三穴施以补法，余穴操作同基础治疗。

5. 心肾亏虚

1）抓主症：痫病频发，神思恍惚。

2）察次症：心悸，健忘失眠，头晕目眩，两目干涩，面色晦暗，耳轮焦枯不泽，腰膝酸软，大便干燥。

3）审舌脉：舌质淡红，脉沉细而数。

4）择治法：补益心肾，潜阳安神。

5）据兼症化裁：心俞、肾俞、关元。

6）操作：心俞、肾俞、关元三穴施用补法，余穴操作同基础治疗。

（三）兼证取穴

1. 大发作

取穴　十宣。

操作　均用泻法，留针 20min。

2. 小发作

取穴　神门、神庭。

操作　均用泻法，留针 20min。

六、中医特色技术

1. 电针疗法

取穴　主穴：丰隆、水沟、百会、印堂、三阴交；配穴：本神、神门，头穴额中线、颞前线，病程较长的患者加合谷、后溪、太冲，发作较严重者加涌泉。

操作　进针得气后接电针仪，应用疏密波，调至患者痛阈值内的舒适电流强度，刺激 0.5～1h，每日 1 次，连续治疗 5 次后休息 2 日。

2. 穴位埋线疗法

取穴　主穴可选取大椎、长强、腰奇、鸠尾、丰隆、足三里、阳陵泉、心俞，可随症加减配穴。

操作　局部常规严格消毒，采用一次性 7 号注射针头作套管，用 0.35mm×40mm 毫针作针芯，取 3 号羊肠线 0.5cm 一段置入针管前端，快速进针皮下 0.5～1 寸后缓缓边推针芯边退针管，将羊肠线留置穴内，出针后用无菌干棉签轻压针孔片刻，表面贴创可贴保护，12h 内禁沐浴。每 15 日埋线 1 次，6 个月为 1 个疗程。

3. 耳穴压豆疗法

取穴　癫痫点、脑干、皮质下、脑、神门、肝、肾。

操作　每日按压 3～5 次，隔 1～3 日换 1 次。

4. 推拿疗法

对于小儿癫痫，在抗癫痫药联合中药汤剂基础上可给予中医疗法推拿辅助。①脾土穴：位于小儿拇指的指腹，推拿方法为补脾土（顺时针按揉脾土穴）。②肾水穴：位于小儿小指的指腹，推拿方法为补肾水（顺时针按揉肾水穴）。③肝木穴：位于小儿食指的指腹，推拿方法为清肝木（向指根方向直推）。④心火穴：位于小儿中指的指腹，推拿方法为清心火（向指根方向直推）。以上每穴每次直推或按揉 200～300 次，每日早、中、晚各 1 次，轻重宜适度，6个月为1个疗程。

七、各家发挥

（一）孙申田教授经验

取穴　主穴：长强、百会、人中。配穴：痰气盛阻塞心络加丰隆，伴风动抽搐、痰阻神明加太冲；如果局灶发作，可选择发作部位在大脑皮质相对应的部位针刺。

操作　长强、丰隆、百会、人中用泻法；局灶发作选取穴位应用"经颅重复针刺刺激疗法"，操作要领为局部常规消毒后，与头皮成30°夹角，将针刺入头皮下15mm，持续捻转，手法要均匀柔和、持久有力。操作时捻转速度必须在200r/min以上，并且这种刺激是在一定时间内均匀持续进行；持续捻转时间须在3～5min；中间休息10min后再次重复上述手法，一般重复操作3次。

（二）高维滨教授经验

1. 毫针疗法

治法　上下配穴法，泻法。

取穴　人中、合谷、涌泉、太冲。

操作　持续行针，直至患者清醒后，适用于癫痫发作期。

穴解　人中穴由三叉神经直接入脑干而醒神；合谷、涌泉、太冲穴均在大脑有较大代表区，因而针刺有醒脑开窍作用。

2. 头针疗法

取穴　运动区、晕听区、舞蹈震颤控制区、感觉区。大发作选运动区、舞蹈震颤控制区；小发作选感觉区；精神运动型发作选晕听区。

操作　快速进针，留针30min，其间捻针3次，每次捻1min，200r/min，每日1次，6次为1个疗程，2个疗程之间休息1日。

（毕海洋）

第八节　颤　　证

颤证，又称帕金森病、震颤麻痹，为一种常见于中老年人的运动障碍疾病，其发病进展相对缓慢，在临床上主要表现为静止性震颤、运动迟缓、姿势平衡障碍和肌强直等。本病的病因和发病机制尚不十分明确，可能与年龄、环境、遗传等因素及氧化应激损伤、兴奋性神经毒性、炎症反应、神经免疫反应、线粒体损伤、细胞凋亡与自噬作用等机制有关。

帕金森病属于中医学"颤证"的范畴。中医学关于"颤证"的记载，可追溯到《黄帝内经》，中医典籍中记载的"颤证""震颤""颤抖""下肢颤震""项强""收引""强直""振掉""拘挛"等多种病证，都是围绕本病的症状进行的相关描述。中医学"颤证"在行为上主要表现为头部或肢体晃动、颤抖，肢体颤动不止，严重的患者甚至生活不能自理等，比较符合西医学所说的帕金森病。

一、临床诊断要点与鉴别诊断

参照中华医学会神经病学分会帕金森病及运动障碍学组、中国医师协会神经内科医师分会帕金森病及运动障碍专业委员会制定的《中国帕金森病的诊断标准（2016 版）》制定标准如下。

诊断的首要核心标准：明确帕金森综合征。一旦明确诊断为帕金森综合征，按照以下标准进行诊断。

（一）临床诊断要点

1. 诊断标准

必备条件：①运动迟缓：运动缓慢和在持续运动中肢体运动幅度或速度的下降（或者逐渐出现迟疑、犹豫或暂停）；②至少存在下列 1 项：肌强直或静止性震颤。

临床确诊帕金森病需要具备：①不符合绝对排除标准；②至少存在 2 条支持标准；③没有警示征象。

诊断为很可能帕金森病需要具备：①不符合绝对排除标准；②如果出现警示征象则需通过支持标准来抵消。

如果出现 1 条警示征象，必须需要至少 1 条支持标准抵消；如果出现 2 条警示征象，必须需要至少 2 条支持标准抵消；如果出现 2 条以上警示征象，则诊断不能成立。

2. 支持标准（支持条件）

1）患者对多巴胺能药物的治疗明确且显著有效。在初始治疗期间，患者的功能可恢复或接近正常水平。在没有明确记录的情况下，初始治疗的显著应答可定义为以下两种情况：①药物剂量增加时症状显著改善，剂量减少时症状显著加重。以上改变可通过客观评分［治疗后统一帕金森病评定量表（UPDRS）-III评分改善超过 30%］或主观描述（由患者或看护者提供的可靠而显著的病情改变）来确定；②存在明确且显著的开/关期症状波动，并在某种程度上包括可预测的剂末现象。

2）出现左旋多巴诱导的异动症。

3）临床体检观察到单个肢体的静止性震颤（既往或本次检查）。

4）以下辅助检测阳性有助于鉴别帕金森病与非典型性帕金森综合征：存在嗅觉减退或丧失，或头颅超声显示黑质异常高回声（>20mm^2），或心脏间碘苄胍闪烁显像法显示心脏去交感神经支配。

3. 绝对排除标准

出现下列任何 1 项即可排除帕金森病的诊断（但不应将有明确其他原因引起的症状算入其中，如外伤等）。

1）存在明确的小脑性共济失调，或者小脑性眼动异常（持续的凝视诱发的眼震、巨大方波跳动、超节律扫视）。

2）出现向下的垂直性核上性凝视麻痹，或者向下的垂直性扫视选择性减慢。

3）在发病后 5 年内，患者被诊断为高度怀疑的行为变异型额颞叶痴呆或原发性进行性失语。

4）发病 3 年后仍局限于下肢的帕金森病样症状。

5）多巴胺受体拮抗剂或多巴胺耗竭剂治疗诱导的帕金森综合征，其剂量和时程与药物性帕金森综合征相一致。

6）尽管病情为中等严重程度（即根据 MDS-UPDRS，评定肌强直或运动迟缓的计分大于 2 分），但患者对高剂量（不少于 600mg/d）左旋多巴治疗缺乏显著的治疗应答。

7）存在明确的皮质复合感觉丧失（如在主要感觉器官完整的情况下出现皮肤书写觉和实体辨别觉损害），以及存在明确的肢体观念运动性失用或进行性失语。

8）分子神经影像学检查突触前多巴胺能系统功能正常。

9）存在明确可导致帕金森综合征或疑似与患者症状相关的其他疾病，或者基于全面诊断评估，由专业评估医师判断其可能为其他综合征，而非帕金森病。

4. 警示征象（支持判断其他疾病）

1）发病后 5 年内出现快速进展的步态障碍，以至于需要经常使用轮椅。

2）运动症状或体征在发病后 5 年内或 5 年以上完全不进展，除非这种病情的稳定是与治疗相关。

3）发病后 5 年内出现延髓麻痹症状，表现为严重的发音困难、构音障碍或吞咽困难（需进食较软的食物，或通过鼻胃管、胃造瘘进食）。

4）发病后 5 年内出现吸气性呼吸功能障碍，即在白天或夜间出现吸气性喘鸣或者频繁的吸气性叹息。

5）发病后 5 年内出现严重的自主神经功能障碍，包括：①直立性低血压，即在站起后 3min 内，收缩压下降至少 30mmHg 或舒张压下降至少 20mmHg，并排除脱水、药物或其他可能解释自主神经功能障碍的疾病；②发病后 5 年内出现严重的尿潴留或尿失禁（不包括女性长期存在的低容量压力性尿失禁），且不是简单的功能性尿失禁（如不能及时如厕）。对于男性患者来说，尿潴留必须不是由前列腺疾病引起的，且伴发阴茎勃起功能障碍。

6）发病后 3 年内由于平衡障碍导致反复（＞1 次/年）跌倒。

7）发病后 10 年内出现不成比例的颈部前倾或手足挛缩。

8）发病后 5 年内不出现任何一种常见的非运动症状，包括嗅觉减退、睡眠障碍（睡眠维持性失眠、日间过度嗜睡、快动眼期睡眠行为障碍），自主神经功能障碍（便秘、日间尿急、症状性直立性低血压），精神障碍（抑郁、焦虑、幻觉）。

9）出现其他原因不能解释的锥体束征。

10）起病或病程中表现为双侧对称性的帕金森综合征症状，没有任何侧别优势，且客观体检亦未观察到明显的侧别性。

（二）鉴别诊断

1. 特发性震颤

特发性震颤多有家族史，可发生于任何年龄段，多在 40 岁起病，缓慢进展，但以老年人多见。震颤形式为姿势性或动作性，主要影响上肢远端，下肢较少受累，常影响头部引起点头或晃头，无肌强直、少动和姿势障碍。饮酒后震颤减少，服用普萘洛尔或阿罗洛尔震颤可显著减轻。

2. 帕金森综合征

帕金森综合征多有明确病因可寻，如药物、中毒、感染、外伤、脑动脉硬化等。

1）药物性：丁酰苯类、利血平、吩噻嗪类、氟桂利嗪、锂剂等药物接触史，当前上述药物应用相对普遍，引起的帕金森综合征症状与帕金森病的临床表现很难区别，当停用上述药物数周至 6 个月后帕金森综合征症状可明显减轻或消失，可作为鉴别要点。

2）中毒性：如一氧化碳急性中毒者，苏醒后逐渐发生弥散性脑损害，可出现肌强直及震颤；再如锰中毒，多有慢性长期接触史，但其在出现锥体外系症状前常有精神异常如情绪不稳、记忆力下降等，可以鉴别。而甲醇、汞、1-甲基-4-苯基-1,2,3,6-四氢吡啶（MPTP）、氰化物等中毒亦不少见。

3）脑炎后帕金森综合征：甲型脑炎可在病愈后数年内发生持久的严重的帕金森综合征表现，但当前甲型脑炎已罕见。其他病毒性脑炎，在病愈初期也可表现出帕金森综合征症状，但症状较为短暂和轻微。

4）外伤性：颅脑外伤后可以表现出帕金森综合征，有明确外伤史，如拳击、脑外伤等。

5）血管性：患者有高血压、动脉硬化及脑卒中病史，锥体束损害及影像学改变可以鉴别，另一不同之处是震颤较帕金森病不明显。

3. 伴发帕金森病表现的其他神经变性疾病

1）多系统萎缩：病变累及基底节、脑桥、橄榄体、小脑和自主神经系统，临床上除具有帕金森病的锥体外系症状外，尚有小脑系统、锥体系统及自主神经系统损害的多种临床表现，而且绝大多数患者对左旋多巴反应不敏感。多系统萎缩包括：①橄榄体-脑桥-小脑萎缩，临床上表现为少动、强直、震颤，但同时有明显的小脑性共济失调和锥体系统损害等体征。CT或 MRI 均显示脑干和小脑萎缩、第四脑室扩大、桥（前）池增宽。②夏-德综合征（Shy-Drager syndrome），自主神经损害症状明显，表现为直立性低血压、头晕、无汗、排尿障碍和性功能障碍等。③纹状体-黑质变性，表现为肌强直、运动迟缓，但震颤不明显；伴有小脑性共济失调、锥体束征和自主神经功能障碍；左旋多巴治疗无效。

2）进行性核上性麻痹：表现为步态姿势不稳、平衡障碍、易跌倒、构音障碍、核上性眼肌麻痹、运动迟缓和肌强直，但震颤不明显。常伴有额颞痴呆、假性延髓麻痹及锥体束征，对左旋多巴治疗反应差。

3）皮质-基底节变性：除表现为肌强直、运动迟缓、姿势不稳、肌阵挛外，尚可表现为皮质复合感觉消失、一侧肢体失用、失语和痴呆等皮质损害症状，左旋多巴治疗无效。

二、审析病因病机

中医学认为，颤证的发生主要是因年老体虚、劳倦内伤、情志过极、饮食不节等多种致病因素长期相互影响，导致肝、脾、肾损伤，筋脉失养。病位在脑，与肝、肾关系密切。本病病机重点是本虚标实，正虚邪恋，虚实互见。初期多以实邪表现为主，多见痰热内阻、血瘀动风之象；随病情逐渐加重，气血两虚、血瘀动风之象显露，正气已虚；病情发展至中晚期，病情严重，肝肾不足、血瘀动风之象为重。

1）肾精亏虚，水不涵木，肝失调达，木气上冲，肝风内动，兼有木气克伐脾土，终致手足颤振，动摇不定，属本虚标实之证。

2）肝失疏泄，脾胃失调，气血生化无源，四肢筋脉失养，振摇不能自持。肝肾亏虚，先天不足，脾胃失运，水谷精微不能运化，后天失养。气血生化乏源，终致手足动摇，颤振不止。

3）肝失疏泄，气机不畅，气滞血瘀，脾失健运，痰浊内生，痰瘀交阻，风火内生，聚而成毒；又或外毒侵袭，毒袭脑络，脑脉失养，而致颤振。

三、明确辨证要点

颤证首先要辨清标本虚实。但病久常标本虚实夹杂，临证需仔细辨别其主次偏重。

1）辨标本：以病象而言，头摇肢颤为标，脑髓与肝、脾、肾脏气受损为本；从病因病机看，精、气、血亏虚为本病之本，痰热、内风为本病之标。

2）察虚实：本病为本虚标实之证，即表现以机体脏气虚弱症状为主者，多缠绵难愈，腰膝酸软，体瘦眩晕，遇烦劳而加重，多属虚证；以瘀血、痰热和动风症状为主者，多颤证较剧，肢体僵硬，烦躁不宁，胸闷体胖，遇郁怒而发，多为邪实。但临床多见虚实夹杂之证。

四、确立治疗方略

1）颤证初期，本虚之象并不明显，常见风火相煽、痰热壅阻之标实证，治疗当以清热、化痰、息风为主；病程较长，年老体弱，其肝肾亏虚、气血不足等本虚之象逐渐突出，治疗当滋补肝肾，益气养血，调补阴阳为主，兼以息风通络。由于本病多发于中老年人，多在本虚的基础上导致标实，因此治疗时更应重视补益肝肾，治病求本。

2）颤证病在筋脉，与肝、脾、肾关系密切，肝风内动，筋脉失养是其基本病机。肝藏血主筋，脾为气血生化之源，主肌肉，肾藏精生髓，肝、脾、肾亏损，则阴精不足，筋脉失养而致肢体震颤，因此，养肝健脾益肾是治本之法。痰浊瘀血阻滞筋脉，气血不畅，筋脉失养者，据"血行风自灭"之理，临证当用养血活血、祛瘀通脉之品，对提高治疗效果有重要意义。

3）颤证患者年高病久，治宜缓图。因年老体衰，加之震颤日久，脏腑气血失调，病理变化复杂，难以速效，过于求速反而易生诸多变证，因此治疗应缓图，慎用耗伤气血阴阳等攻伐之品，症状有所减轻时，应坚持治疗。

五、辨证论治

（一）基础治疗

治法　柔肝息风，宁神定颤。以督脉、足少阳经穴为主。

取穴　百会、四神聪、风池、合谷、太冲、阳陵泉。

操作　毫针刺，百会、四神聪、风池平补平泻，余均用泻法。头部穴针刺后可加用电针治疗。

（二）辨证加减

1. 风阳内动

1）抓主症：头摇不止，肢体震颤，重则手不能持物。

2）察次症：兼见眩晕头胀，面红，口干舌燥，易怒。

3）审舌脉：舌红，苔薄黄，脉弦紧。

4）择治法：平肝息风，滋阴潜阳。

5）据兼症化裁：大椎、风府、太溪。

6）操作：大椎、风府施用泻法，太溪施以补法，余穴操作同基础治疗。

2. 髓海不足

1）抓主症：头部及肢体摇动、颤抖。

2）察次症：耳鸣，记忆力差，溲便不利。

3）审舌脉：舌质淡红，舌体胖大，苔薄白，脉沉弦无力或弦细紧。

4）择治法：填精益髓，宁神定颤。

5）据兼症化裁：肾俞、三阴交、太溪。

6）操作：肾俞、三阴交、太溪三穴采用补法，余穴操作同基础治疗。

3. 气血亏虚

1）抓主症：头部及肢体摇动、颤抖。

2）察次症：眩晕，心悸，懒言，纳呆，乏力。

3）审舌脉：舌体胖大，舌质淡红，苔薄白滑，脉细。

4）择治法：补中益气，平肝息风。

5）据兼症化裁：气海、足三里。

6）操作：气海、足三里二穴施用补法，余穴操作同基础治疗。

4. 阳气虚衰

1）抓主症：头部及肢体摇动。

2）察次症：腰膝酸软，畏寒肢冷，汗出。

3）审舌脉：舌质淡，苔薄白，脉沉细。

4）择治法：扶阳固本，宁神定颤。

5）据兼症化裁：关元、肾俞。

6）操作：关元、肾俞二穴施以补法，余穴操作同基础治疗。

5. 痰热动风

1）抓主症：头摇肢颤。

2）察次症：头晕目眩，胸闷泛恶，多痰涎。

3）审舌脉：舌体胖大有齿痕，舌质红，苔厚腻或白或黄，脉沉滑或沉濡。

4）择治法：清热化痰，息风止颤。

5）据兼症化裁：中脘、丰隆、内庭。

6）操作：中脘、丰隆、内庭施用泻法，余穴操作同基础治疗。

（三）兼证取穴

1. 上肢震颤，握物无力或困难

取穴　内关、阳池、合谷、太冲。

操作　均用泻法，留针 20min。

2. 下肢震颤，步行艰难

取穴　内关、阳陵泉、足三里、太冲。

操作　足三里用补法，余穴均用泻法，留针 20min。

3. 四肢肌紧张、强直、挛急、屈曲困难

取穴　曲池、尺泽、合谷、阳陵泉、足三里、行间。

操作　行间、阳陵泉用泻法，余穴均用平补平泻法，留针 20min。

4.头摇、项急、点头、嘴唇颤抖

取穴　百会、风池、承浆、曲池、后溪、申脉。

操作　后溪、申脉用泻法，余穴均用平补平泻法，留针 20min。

5.书写困难

取穴　风池、大杼、曲池、外关。

操作　均用平补平泻法，留针 20min。

六、中医特色技术

1.头针疗法

取穴　①治震颤取顶颞前斜线（前神聪到悬厘连线）。针刺此线上 1/5 段主治下肢震颤，中 2/5 段主治上肢震颤，下 2/5 段主治头摇动、嘴震颤。一侧震颤针对侧顶颞前斜线，双侧震颤针双侧顶颞前斜线。②治肌紧张取顶颞后斜线。针刺此线上 1/5 段主治下肢肌张力高，中 2/5 段主治上肢肌张力高，下 2/5 段主治头项肌张力高。一侧肌张力高针刺对侧，双侧肌张力高针刺两侧。

操作　可直刺，亦可斜刺进针，如斜刺进针则进针的深度达 5 分左右。进针后捻转 3～5min，留针 5min，再捻转，再留针，如是反复 3 次，即可起针。

2.电针疗法

取穴　百会、悬厘。

操作　进针，稍捻转得气后连上电针机，取双向尖脉冲的连续波，波宽 100～800ms，负后峰值 35～50V，正向峰值 50～75V，频率可选 150～1000r/min，刺激强度以患者感觉适宜为度，一般在 40～60V，通电时间 20～30min。主治震颤、肌张力高。一侧症状，对侧针刺、通电；双侧症状，两侧针刺、通电。

3.电针加穴位注射疗法

取穴　上肢颤动为主，取通里、曲泽、三阴交、肝俞、足三里、后溪、合谷、命门、关元；全身症状严重者，取风池、太溪、足三里、肝俞、阴陵泉、百会、命门、关元。每次取穴时，除足三里、命门、关元必取外，其他穴位轮换使用。一般一次取 5～7 穴为佳，原则是局部取穴，兼以对侧取穴和上下取穴。

穴位注射用药　维生素 B_1 和维生素 B_{12} 注射液。维生素 B_1 剂量为 100mg/支，维生素 B_{12} 剂量为 0.5mg/支。

操作　患者取侧卧位。用 0.5～2 寸的针灸针准确取穴，得气后不行针。连接电针，选用连续波，所通电流强度以患者有感受为度，频率为 60～80r/min，在电针的同时，取维生素 B_1、维生素 B_{12} 各 1 支，用 2mL 或 5mL 注射器，5～6 号针头抽入混合，于本次针灸未取之穴插入注射针，待有酸、胀感和回抽无血时，缓慢分别注入 0.5～1mL 药物，一次只需注射 2～3 穴，穴位要轮换进行注射。针刺和穴位注射均每日 1 次，10 日为 1 个疗程，休息 3 日后，又继续下一疗程，直至痊愈，一般治疗 3 个疗程即可见效。

4.耳针疗法

取穴　神门、皮质下、肝、肾、内分泌、肘、膝、腕、指。

操作　用 28 号 2.5 寸毫针，刺入 2～3 分即可，按顺时针方向小幅度来回捻转 1～2min，隔 10min 重复捻转 1 次，留针 20～30min。

5. 热敏灸疗法

沿大椎至命门这一督脉循行路线上寻找热敏穴位。具体操作为通过回旋灸、循经往返灸、雀啄灸、温和灸 4 种手法的密切配合，反复重复上述手法，灸至皮肤潮红为度，一般 2～3 遍即可，然后再施行温和灸手法。热敏灸感的产生部位即为热敏穴位的准确部位。当出现透热、扩热、传热、局部不（微）热远部热、表面不（微）热深部热、其他非热感觉（酸、胀、压、重、痛、麻、冷）的任何一种时，患者应及时告知施灸者。每次施灸 40min，隔日 1 次。

6. 康复训练

根据患者的具体病情采用松弛训练、平衡训练、步态训练等方法。每次治疗时间 40min。每日 1 次，每周治疗 6 次。

7. 食疗方

（1）枣仁龙眼汤

配方　龙眼肉、炒枣仁各 15g 加水煎成汁，再加适量白蜜即成。

用法　每日 2 次，早晚服用。

主治　用于本病气血亏虚者的辅助调养。

（2）沙棘菊花饮

配方　沙棘 50g、菊花 10g 共同煎汤。

用法　每日 2 次，可早晚服用，也可代茶饮。

主治　用于本病合并高脂血症者。

（3）陈皮砂仁酸枣粥

配方　砂仁 10g 先煮成汤，再放入粳米适量、酸枣 15g 煮成粥后，再放入陈皮 5g，混合后食用。

用法　每日 2 次，早晚服食。

主治　用于本病合并神志不安者。

七、各家发挥

（一）孙申田教授经验

孙申田教授在治疗本病时，头部穴位应用"经颅重复针刺刺激疗法"，捻转频率为 200r/min，捻转时间 3～5min，使其达到一定刺激量而调节大脑多巴胺系统和胆碱能系统，使其脑内多巴胺含量增多，达到治疗作用。由于增加的多巴胺含量是有一定限度的，所以对早期轻型的帕金森病患者，针刺治疗可改善其症状。配以局部选穴达到养血活血祛风、止痉定颤的作用。

取穴　主穴：运动区（中央前回区）（双侧）、舞蹈震颤区（锥体外系区）（双侧）、情感区（额区）、完骨（双侧）。配穴：上肢选取少海（双侧）、曲池（双侧）、手三里（双侧）、外关（双侧）、合谷（双侧）；下肢选取血海（双侧）、风市（双侧）、阳陵泉（双侧）、足三里（双侧）、阴陵泉（双侧）、绝骨（双侧）、丘墟（双侧）、太冲（双侧）、照海（双侧）。

操作　头部穴位应用"经颅重复针刺刺激疗法"，其他穴位得气为度。

（二）高维滨教授经验

高维滨教授认为，热病之后，肝阴耗伤；或年老体弱，肝肾阴虚，精血亏损；或脾虚生化不足，运化不能而痰瘀阻络，均可导致筋脉失养而发本病。

1. 中药治疗

高维滨教授治疗本病时，选用熄风汤以平肝息风，药物组成为天麻、钩藤、白芍、洋金花。滋阴息风时选用经验方，药物组成为枸杞子、肉苁蓉、何首乌、山茱萸、厚朴、茯苓、白芍、天麻、海桐皮、木瓜。

高维滨教授认为本病是因黑质-纹状体通路多巴胺减少、乙酰胆碱的功能相对增强所致。枸杞子、肉苁蓉、山茱萸、何首乌能保护黑质神经元，天麻有增加脑内多巴胺的作用，厚朴也有抗乙酰胆碱作用，与白芍共用，活性增强，厚朴又有中枢性肌松弛的作用。木瓜可以缓解肌张力增高，茯苓、海桐皮也可以改善左旋多巴在体内的吸收过程。洋金花有抗乙酰胆碱作用（洋金花有毒性，用量不宜大，从 1g 开始）。

2. 针刺治疗

高维滨教授擅用头针配合电项针治疗本病，疗效显著。高教授认为，头部经穴密集，与脑髓、脏腑气血密切相关，头针治疗脑源性疾病，可以改善脑血管的供血、供氧能力；且根据患者相应穴区加以头皮刺激，可控制病情的发作，在以上刺激的基础上，对受损休眠的神经元进行修复、激活和再生。配以电项针除起到以上作用外，初步认为在脉冲电流刺激下，变性的黑质细胞被重新激活，发挥了其协调肢体运动的功能。针刺可以提高脑内的多巴胺水平，清除神经损伤因素，减弱震颤肌电位的振幅、频率，在一定程度上缓解帕金森病患者的病情，提高患者的生存质量。

（1）电项针疗法

取穴　风池、供血。

操作　正极在上，负极在下，同侧连接，选疏波，使头部轻度抖动，每日 1 次，每次 30min，6 次后休息 1 日。

（2）电针疗法

取穴　通天透承光、风池。

操作　导线正极连通天穴，负极连风池穴，选疏波，电流量以患者能够耐受为度，每日 1 次，每次 30min，6 次后休息 1 日。

（3）头针疗法

取穴　舞蹈震颤控制区、运动区、平衡区。

操作　用 28 号 1.5 寸针灸针，针尖与头皮成 30°夹角，快速刺入皮下，捻转频率为 200r/min，留针 30min，其间共捻针 3 次，每次 1min，每日 1 次，10 次为 1 个疗程，疗程间休息 3 日。

（三）王顺教授经验

王顺教授在治疗本病时，针刺选用基本穴位为头九针、腹六针及三经穴，具体取穴为百会、印堂、上星、脑空（双侧）、络却（双侧）、安眠（双侧）；巨阙、中脘、太乙（双侧）、滑肉门（双侧）；大陵（双侧）、劳宫（双侧）、神门（双侧）、申脉（双侧）、通谷（双侧）。在操作时，头九针用针刺补法，腹六针用针刺泻法，三经穴用平补平泻手法，每次治疗时间

40min。根据症状出现部位进行对症加减，上肢配阳池、阳溪、曲池、尺泽；下肢配中封、太溪、阴陵泉、委中等。"关期"肌张力障碍取上下肢阴经穴为主，上肢配极泉、尺泽、内关；下肢配太溪、阴陵泉、三阴交。

王顺教授提出，针对运动并发症的治疗，中医治疗主要针对"风、火、痰、瘀、虚"的病理因素。对于异动症的治疗应该标本兼治，即以帕金森病治疗为基本，加强平肝潜阳息风治疗，同时给予解毒祛邪之品。剂峰异动在辨证治疗基础上酌加天麻、钩藤、全蝎、蜈蚣、黄芩、野菊花、丹皮等加强平肝息风、解毒通络止颤的作用。"关期"肌张力障碍，在辨证治疗基础上合芍药甘草汤配以全蝎、蜈蚣、僵蚕、蝉蜕、重楼等加强搜风剔络、息风止痉之效。针灸选穴可用神庭、本神、四神聪、神门等配合百会穴，加强镇静安神、健脑益智功效。运用灸法时，应灸至患者感到艾灸热力达到颅内或穴位深层。

王顺教授认为，中医药通过辨证与辨病相结合，对于本病非运动症状治疗具有灵活辨证的优势。具体经验性思路与方法汇集如下。

1. 焦虑抑郁状态

对于本病的焦虑抑郁状态，患者情绪症状为主症时，应以疏肝解郁为本，兼以息风止痉。患者情绪症状明显改善时，应加重息风止痉药量。用药主要集中在补虚、息风、活血和化痰四方面，以镇肝熄风汤、地黄饮子、八珍汤、半夏白术天麻汤为主方，随症加减治疗。针灸治疗主要选用手少阴心经、手厥阴心包经、足厥阴肝经、督脉等的穴位，常选用百会、内关、神门、太冲等。

2. 认知障碍

治疗宜以益精填髓，通络祛痰为原则组方并辨证治疗。针灸治疗主要选用督脉及足阳明经、足太阳经等与脑直接相联系的阳经穴位。传统功法锻炼如太极拳、五禽戏等有氧运动，可提升脑血流量，激发脑兴奋性，促进脑神经网络建立，从而改善认知水平。

3. 睡眠障碍

治法为调理跷脉，安神利眠。经典方剂如酸枣仁汤、天王补心丹、甘麦大枣汤等，经辨证论治，可以有效提高帕金森病患者睡眠质量，而且能避免苯二氮䓬类药物白天嗜睡、头晕等副作用。针灸取穴以督脉、手少阴经及足少阴经、足太阳经穴为主。常用百会、印堂、神庭、四神聪、安眠、神门、照海、申脉等穴，印堂穴多用补法，申脉穴和照海穴宜互相透刺。

4. 便秘

治疗帕金森病便秘必须考虑"颤证"本身的影响因素，帕金森病便秘临床主要以肝肾不足、气血亏虚、阳虚便秘等证型为主，可分别单用或合用滋阴、补肾、温阳、补气、养血等诸法治之。帕金森病便秘亦可见实证，可适当选用泻下剂以涤荡实热积滞、增水行舟。针灸可选取特定穴位，刺激相应神经元，可提高副交感神经兴奋性，帮助调节肠道功能，促使大肠蠕动增强。穴位外敷具有简单便利、易于操作的特点，能有效帮助本症患者提高生活质量。

5. 嗅觉障碍

帕金森病嗅觉障碍可以在疾病的早期出现，与帕金森病的分期、运动功能障碍程度无关。下丘脑核团深部电刺激可以使帕金森病患者的嗅觉辨别能力有改善，针灸治疗不仅对其运动功能有改善，还对帕金森病嗅觉辨别能力修复有良性调整作用。针灸治疗着眼点为督脉，可选取督脉在头面部的穴位如素髎、百会、风府、前顶、上星等，均具有宣肺升发、通利鼻窍的作用；同时选取督脉在背部的脊中、悬枢、腰阳关等穴，可强督补肾、通利关节，而且督脉乃"阳脉之海"，总督一身之阳气，阳气盛而诸窍充养，功能自复。

6. 排尿障碍

排尿障碍病机复杂，涉及多个脏腑，以肾与膀胱为主，根于膀胱气化不利，痰瘀、湿热、气滞等病理因素单独或兼夹致病。多采用补肾益脾调肝之法，根据症状不同选取利尿通淋、理气消胀等药物。针灸治疗本病多以腹部肝经、膀胱经、肾经等经穴位及任脉相关穴位为主，任脉能"总任诸阴"，与膀胱气化密切相关，通过对膀胱经背俞穴的刺激可加强背部脊髓的神经传导，具有利尿作用。

7. 疼痛

帕金森病患者先见颤病而后出现肢体疼痛，四肢附近的患肌为本病主要病位。震颤肌肉强直，阴血不能荣筋，气血运行失调，不荣则痛，日久气血运行不畅，气滞血瘀，不通则痛，出现疼痛症状。肝肾阴虚，虚风内动，瘀血阻络是本病病机的关键。治疗以养血滋阴，补益肝肾，息风止颤，通络定痛为原则。针灸具有镇痛作用，可以治疗各种性质的疼痛。取穴多以局部对症取穴为主，可有效改善四肢局部血供，加快体内致痛物质的代谢，可短时有效治痛，提升患者日常生存质量。

（四）程为平教授经验

程为平教授根据多年临床经验，巧妙地将"程氏头项针法"与自拟中药"天元冲剂"结合，创立补髓健脑法治疗帕金森病，临床收到满意的疗效。

1. 针刺治疗

针刺主要采用程氏头项针法中"个"字形穴位透刺法为主治疗。

取穴　百会、前顶、囟会、上星、神庭，将百会与双侧曲鬓穴连线四等分，在等分点上分别取穴。

操作　督脉穴行前后透刺，但百会斜行向曲鬓透刺，每隔 1.5 寸一针，左右各 3 针，针尖向前下方透刺，依据伴随症状选取相应穴位，依证施以补泻手法。

穴解　选择此法治疗本病的机制是根据顺经为补、逆经为泻的原则，从百会到神庭的顺督脉透刺法以补益脑髓，使神明复归，脑神得用，肢体得司。百会位于人之巅顶，为诸阳之会，能通达阴阳脉络，连贯周身经穴，有调和脏腑阴阳、化生气血津液、养脑髓而止颤之功；前顶、囟会、上星，亦属于督脉穴，可升清降浊、安神醒脑；神庭穴属督脉腧穴，又为足太阳膀胱经与督脉之交会穴，具有安神定志、醒脑开窍的功效；从百会穴向双侧曲鬓穴透刺以调节脑部气血，使气血调和，维持锥体系和锥体外系的正常功能。

2. 中药治疗

天元冲剂是程教授多年从事帕金森病治疗研究的成果，天元冲剂的君药为天麻、延胡索；臣药为当归、葛根、白芍、黄芪；佐使药为桑枝、桂枝；根据病情变化随症加减。方中天麻，入肝经，上达于脑，具有息风止痉，平肝潜阳，祛风通络之功效；延胡索入心、肝经，理气活血，化瘀通络止痛；白芍，大补肝肾精血，为养血濡筋，缓急止颤之良药；葛根，长于缓解外邪而治上症；当归，既能补血又能活血，黄芪益气，二者合用气行则血行，血行则风自灭；桑枝走下肢，祛风湿，利关节；桂枝走上通脑，温通经脉，助阳化气，缓解拘急。诸药合用共奏滋肾补脑，益气补血，缓肝息风之功效。

（五）刘征教授经验

刘征教授通过古今医家医案经验研读及临证总结，勤求古训、见病思源，提出从湿热毒邪角度辨证论治帕金森病非运动症状。

1. 病因病机探幽

刘征教授认为，本病早期肝木反侮肺金，肺失宣肃，鼻窍不利，故不闻香臭；肺与大肠相表里，大肠传导功能失司，故便秘；肝不藏魂，故出现睡眠期行为障碍。中晚期系阴不秘阳，肝阳上亢，肝风内动，故以震颤为主；随着病情进展，也伴随早期的不闻香臭、便秘等其他症状。整个病程进展中，肝木克脾土，脾气受损，脾运化能力失调，水湿不化，久之湿热毒邪化生。

2. 特异性症状表现

辨为湿热毒邪为病者，除临证可见帕金森病非运动症状外，尚会出现头屑垢积，面尘脱色，甚则面微有尘等临床表现，必伴以鲜红或绛之舌质，舌苔白而薄润、白厚而润、黄厚而润、灰薄或灰厚而润。

3. 针药结合治疗

治疗方面既强调"培本固元，补益肝肾"，又重视"清热解毒，利湿泄浊"，选用针刺配合"四土汤"加减化裁的方法，临床疗效显著。

（1）针刺治疗

治法　柔肝息风，宁神定颤。

取穴　主穴：舞蹈震颤区、百会、四神聪、宁神、风池、曲池、合谷、阳陵泉、太冲、手三里、曲池、外关、通里。配穴：肝肾亏虚加三阴交、太溪、肝俞、肾俞；气血亏虚加气海、膈俞；便秘加支沟、大肠俞、上巨虚；不闻香臭加迎香、印堂；湿热毒邪为患加阴陵泉、丰隆、曲泽、血海、中脘、天枢。

操作　头针施以"经颅重复针刺刺激疗法"，体针依证施以补泻手法。

（2）中药治疗

"四土汤"由土茯苓、土大黄、土贝母、土牛膝四味药组成。其中，土茯苓为君，清热除湿功效显著，不惟泄浊解毒，犹且助人排出毒物，针对"毒邪"而设，方向目的明确。土大黄为臣药，不单可襄助土茯苓清热解毒祛浊，更能润肠腑，通腑气，解除帕金森病患者便秘的痛苦的同时，可保脑神通利，预防帕金森病后脑功能的异常。土贝母在清利湿热的同时可入肺经，通肺气，改善帕金森病患者嗅觉障碍；土牛膝可补肝肾，培元气，尚可解毒泄浊，引湿热毒邪出下焦，二药为佐使。"四土汤"虽药仅四味，但无一虚掷，皆针对湿热毒邪，且固本祛邪兼顾，效专力宏。

（于楠楠）

第九节　心　悸

心悸，又称心律失常（cardiac arrhythmia），是由于窦房结激动异常或激动产生于窦房结以外，激动的传导缓慢、阻滞或经异常通道传导，即心脏活动的起源和（或）传导障碍导致心脏搏动的频率和（或）节律异常。心律失常是心血管疾病中重要的一组疾病。以心悸、心跳停歇感、胸闷、乏力、眩晕，甚则昏厥，心电图提示各种心律失常为主要临床特征。各类期前收缩、阵发室上性或室性心动过速、心房颤动、房室传导阻滞、病态窦房结综合征等均为心律失常的临床常见类型。本病既可单独发病，亦可与心血管疾病伴发，可突然发作而致猝死，亦可持续累及心脏而致心力衰竭。

心律失常属于中医学"心悸"的范畴。中医学关于"心悸"的最早记载，可追溯到《伤寒杂病论》，《金匮要略》曰："寸口脉动而弱，动即为惊，弱则为悸。"心悸（palpitation）是一种自觉心脏跳动的不适感或心慌感。当心率加快时感到心脏跳动不适，心率缓慢时则感到搏动有力。心悸时，心率可快、可慢，也可有心律失常，心率和心律正常者亦可有心悸。

一、临床诊断要点与鉴别诊断

参照人民卫生出版社 2013 年出版的第 8 版《内科学》及陈灏珠主编的《实用内科学》中的诊断标准，根据患者症状、体征及相关对应的心电图给予诊断。

（一）临床诊断要点

1. 诊断标准（必备条件）

症状：快速性心律失常可以出现明显的心悸症状，表现为心前区的不规律的搏动感，或为持续，或间断发作，或伴突然偷跳或突然失重感。偶发患者可无任何症状。除了典型的心悸症状外，临床上还常与胸闷、胸痛、乏力、心慌、焦虑、头晕目眩等表现一起发作。持续发作时多伴随其他系统、器官的供血不足，严重者甚至出现呼吸困难、肢寒厥逆或抽搐等。

2. 支持标准（支持条件）

体征：快速性心律失常患者心率超过 100 次/分（正常成人）。室性期前收缩：听诊心律不规则。提前发生的收缩后出现较长的代偿间歇。第一心音多增强，第二心音减弱或消失。脉搏触诊可发现间歇脉搏缺如。心房颤动：心率极不规则。听诊第一心音强度不定。或有发生脉搏短绌。颈动脉搏动 a 波消失。

特征心电图示：①室性期前收缩：提早出现 QRS 波宽大畸形。时间大于或等于 0.12s。T 波与 QRS 主波方向相反。QRS 波群之前无与之对应的 P 波。代偿间歇完全。室性期前收缩可发生在两次窦性心搏间，形成插入性室性期前收缩。②心房颤动：窦性 P 波消失，代以心房颤动波（f 波）。其间距、形态及振幅均绝对不规则。频率 350～600 次/分。QRS 波群间距绝对不规则，但形态通常无异。

3. 绝对排除标准

出现下列任何 1 项即可排除心律失常的诊断（但不应将有明确其他原因引起的症状算入其中）：严重心脏疾病，如急性心肌梗死（AMI）、恶性心律失常或危及生命者、顽固性心力衰竭等；以及低血压、外周血管循环障碍疾病等。

（二）鉴别诊断

1. 快速性心律失常

（1）房性期前收缩

房性期前收缩是指异位兴奋点位于心房的期前收缩，其心电图特征是：①提前出现的异形外 P（P'）波；②P-R 间期≥0.12s；③QRS 波群形态一般正常，但在伴有室内差异传导时可以表现为异常形态，或因激动在房室交界区被阻滞而表现为 P 波后无 QRS 波群（房性期前收缩未下传）；④期前收缩后的代偿间歇常呈不完全性。

（2）室性期前收缩

1）QRS 波形：室内差异性传导（简称差传）的 QRS 波群常呈 RBBB（右束支阻滞）图

形，即①V₁导联 QRS 波群呈三相波形（rSR、rsR 或 rsi）者多为差传，呈单相（R）或双相（qR、RS 或 QR）者室性期前收缩可能性大；②V₁导联 QRS 波群起始向量经常变化或与正常 QRS 起始向量相同者差传可能性大，起始向量固定不变且与正常 QRS 起始向量不同者室性期前收缩可能性大；③期前收缩的 QRS 波形不固定者差传可能性大，形态固定者室性期前收缩可能性大（多源性室性期前收缩除外）。

2）心动周期长短：一般心搏的不应期长短与前一个心动周期长短成正比，即长心动周期后的期前收缩容易出现差异传导，而室性期前收缩则无此规律。

总之，要区分房性期前收缩伴差异传导与室性期前收缩必须综合考虑以上各点才能做出比较准确的判断，单凭一点判断难免出现错误。

交界区性期前收缩应注意与房性期前收缩鉴别，两者的主要区别点为期前收缩的 QRS 波前有无 P 波，P 波是否逆行，P'-R 间期是否>0.12s。

室性期前收缩的 QRS 波变形明显，临床最容易判断，但房性期前收缩伴室内差异性传导时 QRS 波群形态变化也比较大，应注意互相鉴别（见前述）。

2. 心动过速

（1）窦性心动过速

成人窦性心率超过 100 次/分即为窦性心动过速，其病因中除了各种器质性心脏病及心力衰竭者外，更常见的是生理性因素（仅运动、激动、交感神经兴奋等）和其他系统疾病［如高热、甲状腺功能亢进症（简称甲亢）、药物影响等］。

窦性心动过速与房性心动过速的鉴别：①发作起止：窦性心动过速（以下简称窦速）者起止均呈逐渐变化，而阵发性房性心动过速（简称房速）者起止突然；②P 波形态：窦速发作时与发作后的 P 波形态相同，而房速时不同；③心率：窦速时心率一般<160 次/分，房速时心率常为 160～220 次/分；④发作后心电图：窦速发作后心电图常无房性期前收缩，而房速终止后心电图常有房性期前收缩；⑤刺激迷走神经反应：窦速时按压颈动脉窦或刺激咽部可使心率减慢，但不能恢复到正常心率，而房速时可使发作终止或无效。

（2）阵发性室上性心动过速

阵发性室上性心动过速（PSVT）是指起源于心房或房室交界区的心动过速，包括阵发性房性心动过速和阵发性交界性心动过速两种，由于两者在临床表现和处理原则上均无明显差异，且由于心率较快，心电图上 P 波与前一心搏的 T 波融合，故常统称为阵发性室上性心动过速。

阵发性室上性心动过速的发病时间长短不一，可数秒或数分钟，也可长达几小时、数日乃至数周，不至数月，不过一般不超过两周。发作频率因人而异，少的数年发作一次，多的可每日发作多次。发作时体位突然改变、深吸气、刺激咽部、按压眼球、按摩颈动脉窦等都可使发作突然停止。

阵发性室上性心动过速应注意与下列心律鉴别：

心房扑动（AF）：心房扑动尤其是 2：1 规律传导者有时难与阵发性室上性心动过速区别，可以根据下列几点进行鉴别：①合并器质性心脏病：阵发性室上性心动过速常无，心房扑动常有；②刺激迷走神经反应：可使阵发性室上性心动过速发作突然停止或无效，心房扑动多数无效；③心房率：阵发性室上性心动过速时为 160～220 次/分，心房扑动时为 250～350 次/分；④心电图等电位线：阵发性室上性心动过速时 P-Q-S-T 间可见等电位线，心房扑动时则无等电位线；⑤房室传导比例：阵发性室上性心动过速时多为 1：1，心房扑动时多为 2：1 或 3：1、4：1，极少 1：1；⑥心室率：阵发性室上性心动过速时为 160～220 次/分，心房扑动时常为 150 次/分或更低。

阵发性室性心动过速（PVT）：是临床比较少见但非常重要的心律失常，因其多见于器质性心脏病患者，且有诱发心室颤动之可能，所以临床比较重视。阵发性室性心动过速时根据心室率不同，对患者血流动力学影响也有很大差异，轻者仅感觉轻度心悸或完全无不适之感，重者可出现气短、心前区疼痛、血压下降甚至发生晕厥或抽搐（阿-斯综合征）。查体患者心率常增快（150～200 次/分，多数在 160 次/分左右），心律比较规整，但有心室夺获时也可不规整；第一心音强弱变化很大（房室脱节所致心室充盈水平不一引起收缩压高低不一），有时可以听到第四心音，刺激迷走神经对阵发性室性心动过速无影响。

阵发性室上性心动过速伴室内差异传导：在这种情况下 QRS 波宽大畸形，可与阵发性室性心动过速相混，但阵发性室上性心动过速伴室内差异传导多见于青年人，常无器质性心脏病病史，发作时心室率较快（160～220 次/分），心电图 QRS 波规律而均匀，RR 间隔之差<0.01s、V_1 导联 QRS 波多呈三相波，P 波与 QRS 波有密切关系，从无心室夺获和室性融合波，刺激迷走神经可以终止发作或无效等这些特点均与阵发性室性心动过速不同。

3. 扑动或颤动

心房扑动的心房率（F 波频率）为 300 次/分左右（250～350 次/分），但这些激动仅部分（2∶1～4∶1）传到心室，尤以 2∶1 传导最常见，故心房扑动时患者心室率常为 150 次/分左右。心房扑动的诊断主要依靠心电图，其心电图特征为：P 波消失，代之以规律而匀齐的扑动波（F 波），心室率根据房室传导比例是否固定，可以规则，也可不规则，但 QRS 波形态一般正常。心房扑动在临床上应注意与窦性心动过速、阵发性室上性心动过速等鉴别（见前述）。

心室扑动应该注意与室性心动过速鉴别，后者心室率也常在 180 次/分左右，但 QRS 波清楚，波间有等电位线，QRS 波与 T 波也能区分清楚，QRS 波时限较心室扑动波时限短。

心房颤动为临床比较常见的心律失常类型之一，查体时根据典型"三不等"体征往往可以确立诊断，即心音强弱不等、心律绝对不整、脉率与心率不等（脉搏短绌）。但临床应根据心电图检查确定诊断，其心电图特征为 P 波消失，代之以不规则（大小和间隔）的颤动波（f 波），f 波频率为 350～600 次/分，心室律绝对不规则，QRS 波群形态类似于正常，但各波之间受心室充盈程度不同及 f 波影响而略有差异，伴有室内差异传导者也可呈宽大畸形而类似于室性异位心律。

4. 预激综合征

预激综合征可见于任何年龄，并且发病有一定程度的家族性。患者器质性心脏病证据可有可无，临床上多数因其他情况做心电图检查时被发现，部分因发生阵发性室上性心动过速而被查出此征。预激综合征多无症状，预后一般良好，但也有不少人发生并发症，常见的为阵发性室上性心动过速、心房颤动、心房扑动和房性期前收缩。其中尤以阵发性室上性心动过速最为常见，其发生率为 36%～64%，发生机制几乎皆与激动折返有关。

预激综合征分为 A、B 两型。典型预激综合征通过心电图检查即可确诊，当预激图形间歇发生时不要误诊为束支传导阻滞；而合并阵发性室上性心动过速时，尤其呈房室交界区逆传型者 QRS 波群增宽畸形，容易与阵发性室性心动过速相混，此时可以根据下列几点鉴别：①发作时心室率：预激者常>200 次/分，阵发性室性心动过速者常<200 次/分；②病史：预激综合征者多有心动过速发作史，而室性心动过速者多有器质性心脏病病史；③心电图 P 波：预激时可有 P'波，且 P-P 间距<r-r 间距的 50%，室性心动过速时房室分离或无 P 波；④心电图 P=P'波，室性心动过速时形态基本相同；⑤r-r 间期：预激时均匀一致（r-r 间隔之差<0.01s），

室性心动过速时轻度不均匀（r-r 间隔之差为 0.02～0.03s）；⑥发作前后心电图：预激综合征者可发现预激波（也可间歇发生），室性心动过速者可见图形相似的室性期前收缩。

5. 窦性心动过缓

窦性心动过缓的心电图表现比较简单，即首先符合窦性心律的两个特征（P 波形态及方向正常、P-R 间期＞0.12s），但 P 波频率＜60 次/分。窦性心动过缓应注意与房性期前收缩未下传相鉴别：房性期前收缩未下传，尤其频繁房性期前收缩二联律未下传时，极易误诊为窦性心动过缓，这时须靠仔细观察 T 波形态（有无变形，包括变尖、变圆钝、双峰、切迹等），寻找隐匿 P 波来加以鉴别，必要时与以往心电图比较。

6. 窦性停搏

窦性停搏可由于迷走神经反射引起，但更易见的（尤其老年人）还是由于窦房结起搏功能障碍所致。患者临床症状的有无或轻重决定于窦性停搏的时间及潜在起搏点代替发放激动（逸搏）的能力。

窦性停搏和窦房阻滞在心电图上均为一段无心搏区，两者的区别点主要是观察此长间歇的长度是否为基本心动周期的整倍数，如果两者呈整倍数关系则窦房阻滞可能性大，反之则窦性停搏可能性大，但超过基本心动周期 2 倍的长间歇，临床几乎都首先考虑窦性停搏。

7. 房室传导阻滞

（1）一度房室传导阻滞

一度房室传导阻滞是指窦性或心房激动能全部经交界区传到心室，但传导时间延长，心电图表现为 P-R 间期延长（＞0.20s）。Ⅰ型指伴有文氏现象的二度房室传导阻滞，即 P-R 间期逐渐延长，直到一次心房激动被阻滞而不能下传心室，然后 PR 间期恢复最短，以后逐渐延长，如此往复。

（2）三度房室传导阻滞

三度房室传导阻滞是指心房激动（或窦性激动）完全不能传抵心室的现象。此时心房激动受窦房结控制，而心室激动受交界区以下起搏点控制，造成心房和心室各自独立活动，房、室活动完全脱节。心电图上表现为 P 波和 QRS 波均有自己的节律，但两者互不相关，一般 P 波频率略快于 QRS 波频率。

一度房室传导阻滞因不引起患者血流动力学明显改变，故无临床症状，但在 P-R 间期过度延长或心率偏快致 T-P 融合时，心电图改变应注意与交界区心律鉴别，鉴别方法有二：①仔细观察 T 波形态细微差异，寻找隐匿 P 波证据；②运动或用药改变心率使 P-T 分离。

三度房室传导阻滞者的症状取决于心室率的快慢及患者基础心脏功能状态。一般心室率的快慢与心室起搏点的位置有关，越靠近房室交界区者 QRS 波群形态越接近正常，心率越接近 60 次/分，并且心律越稳定；越靠近传导系统远端 QRS 波变形越明显，心率越慢，心律也越不稳定，甚至导致心搏骤停引起阿–斯综合征发作。

二、审析病因病机

心悸多因素体虚弱，或久病不已，导致心胆气怯、心血不足、心阳衰弱而发病。也有因阴虚火旺，水饮内停，瘀血阻络引起心悸者。兹就不同的病因病机分述如下。

1）心虚胆怯：心神主持心的精神意识活动，胆气刚直与勇怯有关，心神健旺，胆气不怯，心动和缓而有力则无悸动之感。若素体心胆虚怯，突受惊恐、闻异声、见怪状、登高涉险则心悸胆怯，心动神摇，不能自持而成惊悸。

2）心阳不振：心的阳气能鼓动血脉运行，温养全身。若久病或劳倦不当，耗损心阳，心阳虚不能温运血脉致心失所养而悸动，甚则心神不能自持而悸动不宁。

3）心血亏虚：若素体虚损，脏腑薄弱；或久病失养，阴亏血少，或思虑烦劳，耗损营血阴精，或亡精失血均可导致心血亏虚，令心失所养而发为惊悸。

4）阴虚火旺：久病体虚，或房劳过度，或遗泄频繁，伤及肾阴；或肾水素亏，水不济火，致虚火妄动，上扰心神，发为心悸。

5）水饮凌心：心脾阳虚，不能疏布，蒸化水液，致水液停聚而为饮。饮邪上犯，侵凌心阳，心阳被抑，因而引起心悸。

6）心血瘀阻：多因久病心悸，心之气阳不足，血脉循行滞涩，或外感温热、疫毒、风寒湿邪，传犯心包，或生活失摄，内蕴痰火，累伤心血，循行不畅，日久生瘀，阻于血脉而致本病。

三、明确辨证要点

心悸的成因较复杂，且许多病证都可引起心悸的证候，因而辨证首先应弄清是心悸证，还是其他病证产生的心悸症状。凡初起即以心悸为主要症状者，当从心悸辨证。

1）辨标本：心悸初起即以心悸为主。其他疾病如心痛、水肿、出血、失眠、疼痛等病都可引起心悸但必先有该病后见心悸，或心悸的同时该病也存在，甚或是该病加重的过程。

2）察虚实：心悸以虚证及本虚标实者为多见，单纯实证较少，且多见于心悸发展变化过程之中。虚无邪，为气、血、阴、阳不足。气虚，心悸而虚怯，自觉无所倚持，伴有面白，神疲倦怠等症状。阳虚，心悸而自觉空虚，难以自持，伴有气短、胸闷、面色晦暗等症状。血虚，心悸而烦，自觉烦扰不宁，伴有少寐易惊等症状。阴虚，心悸而烦扰，伴有手足烦热，甚或潮热盗汗等症状。实证有邪，常见者为痰火、水饮、血瘀之邪。痰火之实，多兼见阴虚，表现为心悸不宁，烦热而闷乱，伴有手足心热等症状。水饮之实，多兼见于阴虚，表现为心悸而怵惕不安，伴有胸闷气短等症状。血瘀之实，久病心悸，血行不畅，均可兼见血瘀，表现为心悸而有闷压感，伴有心胸闷或痛，唇青甲色暗，舌有瘀斑等症状。

四、确立治疗方略

心悸应分虚实论治。虚证分别予以补气、养血、滋阴、温阳；实证则应祛痰、化饮、清火、行瘀。但本病以虚实错杂为多见，且虚实的主次、缓急各有不同，故当虚实兼顾。

五、辨证论治

（一）基础治疗

治法　定悸安神。以手少阴心经穴、手厥阴心包经穴为主。
取穴　心俞、巨阙、膈俞、脾俞、巨阙。
操作　毫针刺，心俞、巨阙、膈俞、脾俞用平补平泻法，余穴均用泻法。

（二）辨证加减

1. 心虚胆怯

1）抓主症：心悸因惊恐而发，悸动不安。

2）察次症：气短自汗，神倦乏力，少寐多梦。

3）审舌脉：舌淡，苔薄白，脉细弦。

4）择治法：益气安神。

5）据兼症化裁：善惊者加大陵；自汗、气短甚者加足三里、复溜。

6）操作：大陵、足三里、复溜均用补法，余穴操作同基础治疗。

2. 心脾两虚

1）抓主症：心悸不安，失眠健忘，面色㿠白，头晕乏力。

2）察次症：气短易汗，纳少胸闷。

3）审舌脉：舌淡红，苔薄白，脉弱。

4）择治法：养血益气，定悸安神。

5）据兼症化裁：腹胀、便溏者加上巨虚、天枢。

6）操作：上巨虚、天枢均用补法，必要时天枢可用艾炷灸，余穴操作同基础治疗。

3. 阴虚火旺

1）抓主症：心悸不宁，思虑劳心尤甚，心中烦热，少寐多梦。

2）察次症：头晕目眩，耳鸣，口干。

3）审舌脉：舌红，苔薄黄，脉细弦数。

4）择治法：滋阴降火，养心安神。

5）据兼症化裁：手足心热者加劳宫、涌泉。

6）操作：劳宫、涌泉均用泻法，余穴操作同基础治疗。

4. 心血瘀阻

1）抓主症：心悸怔忡，胸闷心痛阵发。

2）察次症：面唇紫暗。

3）审舌脉：舌紫暗或有瘀斑，脉细涩或结代。

4）择治法：活血化瘀，理气通络。

5）据兼症化裁：失眠健忘者加神门；气短自汗者加复溜。

6）操作：神门用平补平泻法，复溜行补法，余穴操作同基础治疗。

5. 水气凌心

1）抓主症：心悸怔忡不已，胸闷气喘，咳吐大量泡沫痰涎，面浮足肿。

2）察次症：不能平卧，目眩，尿少。

3）审舌脉：苔白腻或白滑，脉弦滑数疾。

4）择治法：振奋阳气，化气行水。

5）据兼症化裁：伴胸闷气喘甚而不能平卧者，加刺膻中。

6）操作：膻中用平补平泻法，余穴操作同基础治疗。

6. 心阳虚弱

1）抓主症：心悸，动则为甚，胸闷气短，形寒肢冷。

2）察次症：头晕，面色苍白。

3）审舌脉：舌胖苔白，脉沉细迟或结代。

4）择治法：温补心阳，安神定悸。

5）据兼症化裁：腹胀、便溏者加公孙、天枢。

6）操作：公孙、天枢均行补法，余穴操作同基础治疗。

六、中医特色技术

1. 穴位注射疗法

取穴　参照基础治疗。

操作　用维生素 B_1 或维生素 B_{12} 注射液，每穴注射 0.5mL，隔日 1 次。

2. 耳针疗法

取穴　交感、神门、心、脾、肝、胆、肾。

操作　毫针轻刺激。亦可用揿针埋藏或用王不留行贴压。

3. 刮痧疗法

取穴　心俞、巨阙、膈俞、脾俞、足三里。

刮拭顺序　先刮背部心俞、膈俞、脾俞，再刮腹部巨阙，最后刮下肢足三里穴。

刮拭方法　在需刮部位涂抹适量刮痧油。先刮背部，从心俞穴经膈俞穴一直到脾俞穴，宜用刮板角部从上向下刮拭，应一次到位，中间不要停顿，以出痧为度。再刮拭腹部正中线巨阙穴，用刮板角部自上而下刮拭，用力轻柔，以出痧为度。最后重刮足三里穴，30 次，不出痧。

4. 极泉穴按摩疗法

当遇到突发的惊吓，心跳加快，并感到胸闷、头晕、头痛、出汗、浑身乏力时，只要弹拨极泉穴，症状就能得到有效的缓解。其方法为使腋窝暴露，另一手食、中指并拢，伸入腋窝内，用力弹拨位于腋窝顶点的极泉穴，此处腋神经、腋动脉、腋静脉集合成束，弹拨时手指下会有条索感，注意弹拨时手指要用力向内勾按，弹拨的速度不要过急，弹拨时会有明显的酸麻感，并向肩部、上肢放散。极泉穴的按摩方法：按摩时，用一只手的中指尖按压另一侧腋窝正中的凹陷处，有特别酸痛的感觉；再用同样的方法按压另一侧的穴位；先左后右，每日早晚各按 1 次，每次 1～3min。

七、各家发挥

孙申田教授经验

孙申田教授根据多年临床经验，结合现代研究认为，针灸对心律失常具有明显的双向调节作用，可使过快的心率减慢，过慢的心率加快，临床选穴多为十四经穴，也有经外奇穴及阿是穴。

（1）治法 1

取穴　内关。

操作　取右侧内关，针用补法，用徐疾补泻配合捻转补泻，得气后行针 2 次，留针 20min，间歇行针。

（2）治法 2

取穴　内关。

操作　针刺内关穴，轻刺激，留针 15min，每 5min 行针 1 次。

（3）治法 3

取穴；俞府。

操作　沿第一胸肋间，向璇玑方向成 45°～55°角缓慢进针，得气须向右颈项及左肩放射，用平补平泻手法持续 3min 后，留针 15min。

（4）治法 4

取穴　哑门。

操作　以软棒点叩哑门穴。患者取坐位，术者站其一侧，一手扶持其头部，一手持软棒轻轻点叩哑门穴，每分钟点叩 80～120 下，软棒点叩穴位时力量不超过 0.4kg，每次点叩治疗 5～10min，每日 1 次。

（王　海）

第十节　胸　痹

胸痹，又称不稳定型心绞痛，是介于劳累性稳定型心绞痛与急性心肌梗死和猝死之间的疾病。大多数是由动脉粥样斑块破裂或糜烂导致冠状动脉内血栓形成所致。主要包括初发心绞痛、恶化劳力型心绞痛、静息心绞痛伴心电图缺血改变、心肌梗死后早期心绞痛及变异型心绞痛。其特征是心绞痛症状进行性增加，新发作的休息或夜间性心绞痛或出现心绞痛持续时间延长。其病因主要是在冠状动脉粥样硬化导致血管管腔固定性狭窄的基础上，发生斑块破裂或糜烂、溃疡，并发血栓形成、血管收缩、微血管栓塞等病变，导致心肌供氧减少所引起。其诱发因素主要包括心肌耗氧量增加，如感染、甲亢、心律失常；冠状动脉血流减少，如低血压，血液黏稠度增高；血液携氧能力下降，如贫血；冠状动脉一过性痉挛等。

不稳定型心绞痛属于中医学"胸痹"范畴。中医学认为，胸痹是指以胸部闷痛，甚则胸痛彻背、喘息不得卧为主要表现的一种疾病，轻者感觉胸闷、呼吸欠畅，重者则有胸痛，严重者心痛彻背、背痛彻心。汉代张仲景于《金匮要略》中首次提出"胸痹"的名称，高度概括其病机为"阳微阴弦"，治疗上主要应用温通散寒的方药，如瓜蒌薤白白酒汤、瓜蒌薤白半夏汤、枳实薤白桂枝汤等。"胸痹"症状表现主要与现代医学所指的冠心病（不稳定型心绞痛）契合度较高。

一、临床诊断要点与鉴别诊断

以《急性冠脉综合征急诊快速诊治指南（2019）》、《内科学》（第九版）为参照依据制定本病的诊断、分类标准。

（一）临床诊断要点

1. 诊断标准（必备条件）

典型的临床症状为心绞痛发作次数突然增加，甚至休息时疼痛，心绞痛持续的时间增加，甚至夜间心绞痛，部位更广泛，不局限于胸、背、左臂，甚至新的部位，体征可闻及一过性第三心音或第四心音，以及由于二尖瓣反流引起的一过性收缩期杂音。结合典型的心电图缺血性改变（ST 段新出现压低超过 0.1mv，或 T 波倒置大于 0.2mv）及心肌损伤标志物［心肌肌钙蛋白（cTnI）、肌钙蛋白 T（cTnT）或肌酸激酶同工酶（CK-MB）］测定，同时排除因主动脉夹层、主动脉瘤、非 ST 段抬高心肌梗死（NSTEMI）、ST 段抬高心肌梗死（STEMI）原因等导致的心绞痛。

2. 支持标准（支持条件）

（1）不稳定型心绞痛的临床表现

①静息型心绞痛：休息时发作，服用硝酸甘油效果一般，心绞痛持续时间通常超过 20min；②初发型心绞痛：近 2 个月内新发的心绞痛［程度至少达加拿大心血管病学会（CCS）心绞痛严重程度分级Ⅲ级］，或者以前发生过，但近半年内未发生；③恶化劳力型心绞痛：在原有心绞痛基础上发生心绞痛的疼痛程度增强（按 CCS 分级至少增加一级水平，程度至少Ⅲ级），发生频率、时间增加，硝酸甘油效果较弱；④变异型心绞痛也是不稳定型心绞痛的一种，由冠脉血管痉挛导致，心电图表现为一过性 ST 段抬高，多在静息时发生。

（2）心绞痛的分级标准（CCS 心绞痛严重程度分级）

Ⅰ级：轻微体力活动（如散步、爬楼梯）不受限，但在剧烈运动、强烈刺激、过重体力劳动后发生心绞痛；Ⅱ级：普通体力活动受限，快速行进、寒冷刺激、饱餐后、精神压力或醒后数小时内心绞痛加重，一般情况下平地行走 200m 以上或爬一层楼以上受限；Ⅲ级：日常体力活动明显受限，平地步行 200m 以内或爬一层楼即能引起心绞痛。

3. 绝对排除标准

出现下列任何 1 项即可排除不稳定型心绞痛（但不应将有明确其他原因引起的症状算入其中）。

1）心脏神经症、特纳综合征、肋间神经痛、甲亢、颈椎病、胆心病、胃及食管反流所致的胸痛。

2）合并病如急性心肌梗死、心脏瓣膜病、心肌病、先天性心脏病、冠状动脉炎、主动脉炎所致胸痛，合并多器官损害、生命体征不稳定，以及精神病。

（二）鉴别诊断

1. 急性心肌梗死

急性心肌梗死的胸痛时间较稳定型心绞痛更长，常常在 30min 以上，且程度更严重，还有许多其他并发症状，但主要鉴别点是心电图的动态演变和在起病 6～12h 后心肌酶及肌钙蛋白的序列变化。较之稳定型心绞痛，急性心肌梗死的预后更差，尤其是出现严重并发症时。是血管急性闭塞导致的心肌细胞坏死，发作症状重、疼痛持续时间长，伴有其他全身症状，如焦虑、烦躁、大汗，甚至恶心、呕吐，心电图出现动态演变伴心肌酶升高。

2. 主动脉夹层

主动脉夹层的特征是胸背部剧烈的撕裂样疼痛，坐立不安，硝酸甘油不能使之缓解。体检可发现脉搏不对称，四肢血压相差大及急性主动脉瓣反流性杂音。发作时心电图无变化，心肌酶正常。主动脉夹层的确诊方法是经食管超声心动图检查（TEE）和磁共振成像技术。主动脉夹层是致命性的急性大血管病变，表现为突发后背部、胸背部撕裂样疼痛，疼痛刚开始即达到高峰。患者多伴随高血压、动脉粥样硬化等高危因素，通过主动脉计算机体层摄影血管造影（CTA）可以鉴别。

3. 反流性食管炎

反流性食管炎的典型症状表现为烧心和反流。烧心是指胸骨后或剑突下的烧灼感，这是一种特征性的表现，常在患者用餐后 60min 出现，也易发生在平卧、弯腰或腹压增高（咳嗽、用力排便、妊娠）时，部分患者夜间加重，这是由于反流物刺激食管神经所致。反流是指胃内容物不费力地向咽部或口腔涌入，同时没有恶心、干呕和腹肌收缩等先兆。一般很少发生胆汁或肠液的反流，如果发生，意味着患者存在十二指肠胃食管反流。二者通过冠脉造影、胃镜可鉴别。

4. 心脏神经症

心脏神经症患者常诉胸痛，但为短暂（几秒钟）的刺痛或持久（几小时）的隐痛，患者常喜欢不时地吸一大口气或做叹息性呼吸。胸痛部位多在左胸乳房下心尖部附近，或经常变动。症状多于疲劳之后出现，而非疲劳当时，做轻度体力活动反觉舒适，有时可耐受较重的体力活动而不发生胸痛或胸闷。含用硝酸甘油无效或在 10min 以上才见效，常伴有心悸、疲乏、头昏、失眠及其他神经症的症状。

5. 其他心脏疾病引起的心绞痛

其他心脏疾病包括严重的主动脉瓣狭窄或关闭不全、风湿性冠脉炎、梅毒性主动脉炎引起冠脉口狭窄或闭塞、肥厚型心肌病、特纳综合征等引起的心绞痛，要根据其他临床表现来进行鉴别。其中特纳综合征多见于女性，心电图负荷试验常呈阳性，但冠脉造影无狭窄病变且无冠脉痉挛证据，预后良好，被认为是冠脉系统微循环功能不良所致。

6. 肋间神经痛和肋软骨炎

前者疼痛常累及 1～2 个肋间，但并不一定局限在胸前，性质为刺痛或灼痛，多为持续性而非发作性，咳嗽、用力呼吸和身体转动可使疼痛加剧，沿神经行经处有压痛，手臂上举活动时局部有牵拉疼痛；后者则在肋软骨处有压痛。

7. 胸膜炎

胸膜炎的疼痛与呼吸有明显的关系，呼吸时加重，咳嗽及上肢活动时亦可加重，如果有大量胸腔积液时还可以表现为明显的气短和呼吸困难症状。在胸膜炎早期听诊可以闻及胸膜摩擦音，有较多的胸腔积液时，叩诊为浊音，呼吸音减弱。X 线胸片可以帮助诊断。

8. 心包炎

心包炎可有较剧烈而持久的心前区疼痛，且疼痛与发热同时出现，呼吸和咳嗽时加重，有大量心包积液时疼痛症状可以减轻，但是胸闷、气短、呼吸困难等症状和下肢水肿等表现较为明显。早期可以听到心包摩擦音，大量积液时消失。心电图上有时会表现非典型性的 ST-T 改变。超声心动图和 X 线胸片对诊断有较大的帮助。

9. 胆道疾病

胆道疾病可以导致类似心肌缺血的疼痛症状，一般位于上腹部，临床上会因为胆心综合征而出现胸痛症状。胆道疾病的痉挛性疼痛有时亦可以用硝酸盐类药物缓解。但胆道疾病的局部性体征和局部压痛点对鉴别有帮助，并且胆道疾病的疼痛常较心绞痛持续时间更长。如果患者发作时心电图正常或不具备缺血的心电图改变，B 超检查发现有胆道疾病，则胆囊结石等诊断较为清楚。急性胆道系统疾病还会有急性炎症的临床症状和体征。

10. 脊椎、胸廓与肩部的病变

脊椎、胸廓与肩部的病变包括颈椎或胸椎病、颈肋综合征、肩关节炎等。在这些情况下，疼痛可累及前胸与左上肢，但疼痛的发生常由胸部或上肢的局部运动所引起而与全身运动无关。借助仔细的局部体检及 X 线检查，可以发现病变的部位与性质。

11. 急性冠状动脉综合征

不稳定型心绞痛的疼痛部位、性质、发作时心电图改变等与稳定型心绞痛相似，但发作的劳力性诱因不如稳定型心绞痛典型，常在休息或较轻微活动下即可诱发，1 个月内新发的或明显恶化的劳力性心绞痛也属于不稳定型心绞痛；心肌梗死的疼痛部位与稳定型心绞痛相仿，但性质更剧烈，持续时间多超过 30min，可长达数小时，可伴有心律失常、心力衰竭和（或）休克，含用硝酸甘油多不能缓解，心电图常有典型的动态演变过程。实验室检查示心肌坏死标志物增高；可有白细胞计数增高和红细胞沉降率增快。

二、审析病因病机

1）外寒内侵：寒为阴邪，其性凝滞，有易伤阳气、阻滞气血的特点。"心痹者，脉不通"，一方面，寒邪侵袭人体，由手太阴肺经入胸，暴寒折阳，胸中阴寒内盛，经脉失于温煦，气血凝滞不行，胸中气机不畅，心脉阻塞，故发为胸痹。另一方面，心主一身阳气，又主血脉，若素体心之阳气亏虚者，因抵抗外邪能力下降，更易感寒邪，使胸中阳气更虚，胸中阳气气化功能减低，津液代谢障碍，痰饮水湿等病理产物聚集体内，阻滞气机；心气亏虚不能鼓动气血运行，血流瘀滞，不通则痛，气滞则闷，痰浊、瘀血两者共同导致心脉痹阻，引起胸闷、胸痛、气短等症，故有"胸痹，胸中阳微不运，久则阴乘阳位，而为痹结也"之说。

2）饮食失调：饮食不节是胸痹发作的重要原因，患者或因过食肥甘厚腻，或嗜好烟酒成癖，致使脾胃受损，痰浊阴邪内生。一方面，由于脾为生痰之源，脾失健运，津液输布失常，停聚为痰，上犯心胸清旷之区，阻遏心阳，痹阻心脉，不通则痛，发为胸痹；另一方面，胸中阳气需要脾运化的水谷精微充养，脾气不足，水谷精微乏源，宗气生成减少，胸阳失充，不能蠲化阴寒，阴寒之邪结聚于胸中，胸阳失展，胸痹即成。

3）情志失节：情志因素是引起人体阴阳失衡的重要因素，忧思伤脾，郁怒伤肝，脾伤则生痰，肝郁则气滞，痰气交阻于胸中，痹阻心脉，发为胸痹。

4）劳倦内伤：劳倦内伤，损伤脾胃，气血生化乏源，心脉失于濡养，拘急而痛；劳倦伤及心肾阳气，气能行血，阳能温煦，心血失于鼓动温煦，津血凝滞于心脉，而成胸痹。

5）年迈体虚：年老体虚者，体内气血阴阳多有亏虚之状，体内正气不足，脏腑功能失常，易致使痰浊、瘀血、寒凝、气滞病理产物内生，痹阻胸阳，寒痰瘀血结聚胸中，发为胸痹，其中多以心、脾、肾三者为主。

三、明确辨证要点

胸痹首先要辨清标本虚实。但病久常标本虚实夹杂，临证需仔细辨别其主次偏重。

1）辨标本：正虚与标实在不同时期各有偏重，胸痹发作时以标实为要，缓解时以正虚为要。气血阴阳亏虚与气滞、寒凝、痰浊、瘀血可相互影响，可因虚致实，亦可因实致虚。

2）察虚实：中医学认为胸痹的病机乃本虚标实，本虚是指正气亏虚，即指人体之气血阴阳亏虚，标实是指痰浊、瘀血、气滞和寒凝。

四、确立治疗方略

基于本病病机为本虚标实，虚实夹杂，发作期以标实为主，缓解期以本虚为主的特点，其治疗原则应先治其标，后治其本，先从祛邪入手，然后再予扶正，必要时可根据虚实标本的主次，兼顾同治。标实当泻，针对气滞、血瘀、寒凝、痰浊而疏理气机、活血化瘀、辛温通阳、泄浊豁痰，尤重活血通脉治法；本虚宜补，权衡心脏阴阳气血之不足，有无兼见肺、肝、脾、肾等脏之亏虚，补气温阳，滋阴益肾，纠正脏腑之偏衰，尤其重视补益心气之不足。

五、辨证论治

（一）基础治疗

治法 活血化瘀，通络止痛。以手厥阴心包经穴、手少阴心经穴为主。

取穴 阴郄、郄门、心俞、膈俞、巨阙、膻中。

操作 毫针刺，均用捻转泻法，捻转幅度为 2～3 圈，捻转频率为每秒 2～4 个往复，每次行针 5～10s。

（二）辨证加减

1. 心血瘀阻

1）抓主症：心胸阵痛，如刺如绞，固定不移，入夜为甚，伴有胸闷心悸、面色晦暗。

2）察次症：伴有瘀斑，舌下络脉青紫。

3）审舌脉：舌紫暗，苔薄黄，脉沉涩或结代。

4）择治法：活血化瘀，通络止痛。

5）据兼症化裁：舌紫暗者可加取少商、少冲。

6）操作：少商、少冲点刺出血，余穴操作同基础治疗。

2. 寒凝心脉

1）抓主症：心胸痛如缩窄，遇寒而作，形寒肢冷，胸闷心悸，甚则喘息不得卧。

2）察次症：恶寒。

3）审舌脉：舌淡，苔白滑，脉沉细或弦紧。

4）择治法：温散寒邪，通阳开痹。

5）据兼症化裁：恶寒者加肺俞、风门。

6）操作：肺俞、风门予灸法，余穴操作同基础治疗。

3. 痰浊内阻

1）抓主症：心胸窒闷或如物压，气短喘促，多形体肥胖，肢体沉重，脘痞，痰多口黏。

2）察次症：脘闷纳呆。

3）审舌脉：舌体胖大，苔浊腻，脉滑数。

4）择治法：通阳化浊，豁痰开结。

5）据兼症化裁：足三里、中脘、内庭、合谷、阴陵泉。

6）操作：足三里、中脘均行补法，内庭、合谷、阴陵泉均行泻法，余穴操作同基础治疗。

4. 心肾阳虚

1）抓主症：心痛憋闷，心悸盗汗，虚烦不寐，腰酸膝软，头晕耳鸣，口干便秘。

2）察次症：周身乏力。

3）审舌脉：舌红少津，苔薄或剥，脉细数或促代。

4）择治法：滋阴清火，养阴和络。

5）据兼症化裁：心俞、厥阴俞、内关、劳宫。

6）操作：心俞、厥阴俞、内关均行补法，劳宫行泻法，余穴操作同基础治疗。

（三）兼证取穴

1. 虚寒证

取穴　心俞、内关、通里。

操作　均用平补平泻法，留针 20min。

穴解　心俞助心阳而散寒邪，内关、通里活血通络而止痛。

加减　恶寒加灸肺俞、风门，肢冷加灸气海或关元。

2. 痰浊证

取穴　巨阙、膻中、太渊、丰隆。

操作　均用泻法，留针 20min，并可在背部拔罐。

穴解　巨阙、膻中振奋心阳、调气止痛，配伍太渊、丰隆蠲化痰浊。

3. 瘀血证

取穴　阴郄、心俞、巨阙、膻中、膈俞。

操作　均用泻法，留针 20min。

穴解　阴郄配伍心俞和巨阙，可缓解心绞痛，膻中、膈俞行气活血。

六、中医特色技术

1. 穴位敷贴疗法

取穴　膻中、心俞、内关。

敷贴药物　白芷、赤芍、川芎各 2 份，桃仁、红花、乳香、没药、附子、白鲜皮、地肤子各 1 份。

操作　上药共研细末，贮瓶备用。每次取适量加入冰片，用生姜汁和清醋调成稠糊状，每取蚕豆大药糊，放置于 1cm×1.5cm 敷料中间敷贴穴上。每次敷贴 4～6h，每日 1 次，至疼痛缓解改为每周 1～2 次，连续贴敷 1 个月为 1 个疗程。

2. 穴位注射疗法

腹胀明显者，给予新斯的明 1mg 双侧足三里穴位注射，促进胃肠蠕动以促进排气。每日 1 次，10 日为 1 个疗程，治疗结束后休息 3 日，又继续下一疗程，直至痊愈，一般治疗 3 个疗程即可见效。

取穴　①肾俞（双侧）、足三里（双侧）；②脾俞（双侧）、丰隆（双侧）。

操作　每次选用 1 组穴位，用丹参注射液穴位注射，每穴注射 1～2mL，每日 1 次，两组穴位交替使用。

3. 中药足浴疗法

红花 30g、鸡血藤 30g、伸筋草 15g、透骨草 30g、艾叶 15g、川乌 10g，浓煎 500mL。加入全自动足浴器中浸泡双足，每次 20min，每日 1 次，7 日为 1 个疗程。

4. 推拿按摩疗法

以拇指或手掌按揉心俞、膈俞、内关、间使、三阴交、心前阿是穴。

5. 耳针疗法

取穴　心、神门、交感、皮质下、肾上腺、胸、耳背心。

操作　用 28 号 2.5 寸毫针，刺入 2～3 分即可，隔 10min 重复捻针 1 次，留针 20～30min。

6. 耳穴压豆疗法

可用王不留行贴压耳穴的心、冠状动脉区、小肠穴、前列腺穴，以扩张冠状动脉而缓解心绞痛，改善心肌缺血。

7. "开瘀通痹" 针法治疗

取穴　心俞、膈俞、巨阙、膻中、郄门、阴郄、内关。

穴解　本方采用以 "俞募配穴" 为主的配穴原则，取心的背俞穴心俞与其募穴巨阙相配以宁心通络、安神定悸；取气会膻中与血会膈俞以行气活血开瘀；取手少阴心经及手厥阴心包经郄穴以活血止痛；内关为心包经络穴，通于奇经八脉之阴维脉，可宽胸理气，活血通痹。

辨证加减

1）心痛发作期：寒凝血脉证加气海、关元，散寒止痛；气滞血瘀证加合谷、太冲，行气活血。

2）心痛缓解期：气虚血瘀证加百会、气海，益气活血、通脉止痛；气阴两虚证加三阴交、气海，益气养阴、活血通脉；心阴亏虚证加三阴交、太溪，养心安神；痰阻血瘀证加丰隆、血海，健脾化痰、活血通脉；心阳不振证加命门、厥阴俞，温振心阳。

3）兼心悸：加攒竹、间使，安神定悸。

4）兼喘证：心肺气虚，瘀血内阻证加尺泽、列缺，益气活血、宣肺平喘；脾肾阳虚，水湿不化证加阴陵泉、足三里，温补脾肾、利水消肿。

5）兼真心痛：加水沟、涌泉，回阳救逆。

操作　双手消毒后，背腰部腧穴使用 25mm 毫针直刺，得气后留针片刻即起针，其余诸穴依据补虚泻实原则手法操作，留针 30min，每日 1 次。

8. 拔罐疗法

取肺俞、厥阴俞、心俞、膈俞、脾俞、肾俞拔罐，留罐 5～10min。

9. 艾灸疗法

取穴

1）心痛发作期：寒凝血脉证灸神阙、关元。

2）心痛缓解期：气虚血瘀证灸百会、气海；痰阻血瘀证灸足三里、丰隆；心阳不振证灸命门、肾俞。

3）兼真心痛：灸神阙。

操作　腹部、背腰部及下肢腧穴使用温灸器，百会使用艾条温和灸，灸 30min；神阙使用大艾炷隔盐灸，连续施灸，不拘壮数，以期脉起、肢温、证候改善。

10. 刮痧疗法

胸部沿任脉以膻中为中心刮痧，背部取厥阴俞、心俞、膈俞刮痧，使皮肤发红，出现青紫的瘀斑或瘀点（出痧）。

11. 康复训练

胸痛时注意休息，水肿者不宜站立过久，如卧床休息时下肢宜抬高 15～30°，保护皮肤，预防褥疮的发生，汗出衣湿时随时更换，加强安全措施，以防坠地。情志护理应避免激动、焦虑、烦躁、恐惧等不良情绪对患者的刺激，使其心情愉快，同时做好家属的思想工作，积极配合患者的治疗。

七、各家发挥

孙申田教授经验

孙申田教授认为一名合格的针灸医师必须精熟针灸学的各种理论和方法，灵活运用经络辨证等手段，进行正确的选穴配方与手法操作，熟练掌握中医辨证遣方用药，当针则针、当药则药、当合则合，以达到最佳的治疗效果，本病治疗方法主要选自孙老的《一针灵》中的针法，仅取一穴，治疗心绞痛在临床上收到满意效果。

（1）治法 1

取穴　灵道。

操作　用拇指指腹于灵道穴先轻揉 1.5min，然后重压按摩 2min，最后轻揉 1.5min，每日 1 次，15 次为 1 个疗程，疗程间隔 3 日。医者每周操作 1 次，余均由患者自己按摩，半个月复查 1 次心电图。

（2）治法 2

取穴　内关。

操作　以 30 号 1.5 寸毫针，取一侧内关穴，刺入 5～7 分，得气后将微波针头套管套在针柄上，接通微波针灸仪，使微波束沿针头输入穴位，调节输入旋钮至患者感到舒适为度，一般为 20～30 刻度。要求取穴准确，刺激轻，针和套管要直立，天线圈松紧要适度。

（3）治法 3

取穴　内关。

操作　取双侧内关穴，同时进行针刺，得气后同时捻转，捻转幅度为 120°～180°，频率为 80～100 次/分，捻转 2min 后再留针 15min，隔日 1 次，12 次为 1 个疗程。

（4）治法 4

取穴　痛灵（手背三、四掌指关节后 1 寸处）、心平（少海穴下 2 寸）。

操作　针刺用强刺激手法，虚证用补法或加用灸法，虚实夹杂证用平补平泻法。每日或隔日 1 次。亦可在心绞痛发作时针刺，留针 15～30min，留针期间可间歇运针 1～3 次。10～15 次为 1 个疗程，疗程间隔 3～5 日。上两穴任选一穴均可。

（5）治法 5

取穴　膻中。

操作　取膻中穴沿皮向下透鸠尾穴，进针 2.5～2.8 寸，用中强刺激手法，每日 1 次，留针 20min，10 次为 1 个疗程。中间休息 3～4 日。

（王　海）

第十一节 不 寐

不寐，又称失眠症，是指患者经常发生、反复发作的自我认知性的睡眠不满，临床表现为尽管有足够的睡眠时间，但却难以入睡、睡后多梦易醒及难以保持持续睡眠等。有关失眠的发生机制主要概括为下丘脑-垂体-肾上腺轴功能失调，褪黑素的分泌代谢水平，炎性反应因子的影响，中枢神经递质紊乱等。

失眠症属于中医学"不寐"范畴，是指入睡困难，或睡而不酣，或时睡时醒，或醒后不能再睡，或整夜不能入睡的一类病证。不寐又称为"不得眠""不得卧"等。"不寐"这一病名出自《难经》；而"失眠"这一病名直到唐代的《外台秘要》才被明确提出。"不寐"这个病名一直被人们沿用至今，现代我们常将二者互称。

一、临床诊断要点与鉴别诊断

根据《精神障碍诊断和统计手册》（DSM-Ⅴ）中有关于睡眠障碍的诊断标准，参照其中的两条对于本研究中的失眠（明显临床表现）进行诊断。

第1条：患者主诉如果有睡眠质量低下或者睡眠时间不足，并伴有以下症状：①难以入睡；②入睡后，有睡眠维持障碍，常常表现为梦中觉醒或觉醒后不能进入熟睡状态；③睡眠时间较短，过早苏醒甚至苏醒后无法入睡。

第2条：或是有各种原因，比如压力、环境改变等引发失眠，并由失眠引发更大的压力，或引发在生活、工作等活动中的社会功能缺陷。

参照美国精神病学会制定的《精神障碍诊断和统计手册》（DSM-Ⅴ）中关于失眠障碍的诊断制定诊断要点如下。

主诉对睡眠数量或质量不满，伴有下列1个或更多相关症状：入睡困难；维持睡眠困难，其特征表现为频繁地觉醒或醒后再入睡困难；早醒，且不能再入睡。睡眠紊乱引起有临床意义的痛苦，或导致社交、职业、教育、学业、行为或其他重要功能的损害。每周至少出现3晚睡眠困难。至少3个月存在睡眠困难。尽管有充足的睡眠机会，仍出现睡眠困难。失眠不能更好地用另一种睡眠-觉醒障碍来解释，也不仅仅出现在另一种睡眠-觉醒障碍的病程中（例如，发作性睡病、与呼吸相关的睡眠障碍、昼夜节律睡眠觉醒障碍、睡眠异态）。失眠不能归因于某种药物的生理效应（如滥用毒品、药物）。

（一）临床诊断要点

1. 诊断标准（必备条件）

1）主诉或是入睡困难，或是难以维持睡眠，或是睡眠质量差。

2）这种睡眠紊乱每周至少发生3次，并且病程持续1个月以上。

3）日夜专注于失眠，过分担心失眠后果。

4）睡眠量和（或）质的不满意引起了明显的苦恼或影响了社会职业功能。

2. 绝对排除标准

出现下列任何1项即可排除失眠（但不应将有明确其他原因引起的症状算入其中，如外伤等）。

1）伴心、肝、肾等重要器官功能障碍及慢性疾病者。

2）伴有抑郁、焦虑等精神障碍，躯体疾病，药物治疗等引起的继发性失眠。

3）合并全身感染。

4）合并垂体瘤、甲亢等严重内分泌疾病者。

5）合并唾液腺疾病、慢性胰腺炎等影响淀粉酶分泌的疾病者。

6）多导睡眠图睡眠呼吸暂停次数≤15次/时者。

7）有酗酒史者。

8）药物依赖者。

（二）鉴别诊断

1. 颈源性失眠

颈源性失眠是以颈项僵硬、疼痛、活动受限，头疼，头晕，睡眠时间不足或睡眠质量不佳为主要临床表现的一类疾病。

2. 抑郁症

抑郁症以情绪低落、思维迟缓、兴趣缺失、行为减少、入睡困难、睡眠时间不足、睡眠质量不佳等症状为主要临床表现，患者会出现严重精神障碍和环境不协调。

3. 更年期失眠

更年期多发生在45～55岁，月经紊乱或者已经停经，伴有入睡困难、眠浅易醒、醒后再难入睡、头痛多梦、心悸健忘、腰膝酸软、潮热出汗、头晕耳鸣及不同程度的日间精神恍惚等。

4. 纤维肌痛综合征

纤维肌痛综合征（FMS）好发于20～70岁的女性人群，以全身广泛性疼痛为主要临床症状，常伴睡眠障碍、情绪抑郁、焦虑不安、疲劳、晨僵、肌肉压痛的非关节的风湿性疾病。

5. 发作性睡病

发作性睡病是一种原因不明的睡眠障碍。起病年龄一般在儿童期至成年期，以10～20岁最为多见，男女发病率相同。本病患者除正常睡眠外，可在任何时间或场所（如行走、谈话、进食和劳动中）入睡，不可自制。每次持续数分钟至数小时，可一日数发。常伴有猝倒症（突发四肢无力，不能维持正常姿势而猝然倒地，意识清楚，历时短暂，常发生于大笑、恐惧或焦虑之后）；睡瘫症（睡醒后四肢不能活动，但睁眼、呼吸甚至说话如常，历时数分钟至数小时，可有濒死感）；入睡幻觉（入睡前可有与梦境相似的视、听幻觉，伴有恐惧感）。脑电图检查中可有睡眠脑电图表现，快速眼动（REM）睡眠可提早出现。原发性睡眠增多症与单纯的发作性睡病相似，但白天的嗜睡可克制。一般入睡持续时间较长，24h的睡眠时间明显增加。部分患者有家族遗传病史。

二、审析病因病机

1）情志不遂：怒过极，则肝郁化火，肝火上扰神魂，神魂不安致不寐；过喜，心火内生，则烦躁不寐；暴受惊恐，则心虚胆怯，神魂受惊，夜不能寐，或梦魇缠身不能安卧；思虑过度，则伤脾脏，阴血暗耗，神魂离舍而不寐；过于忧悲，则伤肺，肺气不足则气机郁滞，血行不畅，心神失养而不寐。

2）劳逸失调：平日劳累过度则容易损伤心脾，气血暗耗，不能养神，神不安则不寐；过于安逸少动则易致脾虚气弱，脾的运化失权，食少、纳呆，气血如无根之萍，以致心神失养而不寐。

3）饮食不节，或过食肥甘之品，体内痰湿自生；或过饥过饱，饮食没有规律，运化无力，导致气虚血少；或进食不洁，毒伤脏腑，扰乱气机；或有宿食停滞，损伤脾胃。

4）禀赋不足：平素体质偏弱，或因衷于房事，肾阴耗伤，阴精不足，不能补血养心，水火不济；或肝肾阴虚，肝阳偏亢，火扰心神，而神志不宁。

三、明确辨证要点

不寐首先要辨清虚实，再辨明兼症。但病久常虚实夹杂，临证需仔细辨别其主次偏重。

1）辨虚实：本病为本虚标实之证，以心脾两虚，气血不足，或心胆气虚，或心神不安，水火不济，心神失养，神不安宁为主者，表现为心悸健忘，胆怯多梦，易于惊醒，遇事善惊，气短倦怠，神疲食少，头晕目眩，腰膝酸软，潮热盗汗，五心烦热，多属虚证；以肝郁化火，或痰热内扰，心神不安为主者，表现为性情烦躁易怒，口渴喜饮，目赤口苦，痰多胸闷，恶心嗳气，心烦口苦，遇郁怒而发，小便黄赤，大便秘结，多为邪实。但临床多见虚实夹杂之证。

2）辨兼症：兼多梦易醒，心悸健忘，舌淡，苔薄白，脉细弱者，为心脾两虚证；兼心烦不寐，或时寐时醒，手足心热，颧红潮热，舌红，苔少，脉细数者，为心肾不交证；兼夜寐多梦，易惊善恐，舌淡，苔薄，脉细弦者，为心胆气虚证；兼难以入睡，急躁易怒，舌红，苔黄，脉弦数者，为肝火扰神证；兼眠而不安，胸闷脘痞，舌红，苔黄腻，脉滑数者，为痰热扰心证。

四、确立治疗方略

1）不寐初期，本虚之象并不明显，常见肝火扰心、痰热扰心之标实证，治疗当以疏肝、泻热、化痰、安神为主；病程较长，年老体弱，其心脾两虚、气血不足等本虚之象逐渐突出，治疗当补养心脾，益气养血，调补阴阳为主，兼以安神定志。由于本病多发于中老年人，多在标实的基础上导致虚证，因此治疗更应重视补虚泻实，调整阴阳为原则。

2）阳盛阴衰，阴阳失交是不寐之基本病机，因此，调整阴阳、补虚泻实是治本之法。

五、辨证论治

（一）基础治疗

治法　宁心安神，舒脑安眠。以手少阴、足太阴经穴及督脉穴为主。

取穴　神门、三阴交、百会、安眠、照海、申脉。

操作　毫针针刺，照海用补法，申脉用泻法，其余穴位采用平补平泻法。心脾两虚、心胆气虚者可配合百会及背俞穴艾灸。

（二）辨证加减

1. 心脾两虚

1）抓主症：不寐，多梦易醒，朦胧不实，心悸健忘，神疲乏力。

2）察次症：兼见头晕目眩，四肢倦怠，腹胀便溏，面色少华。

3）审舌脉：舌淡苔白，脉细无力。

4）择治法：补养心脾，养血安神。

5）据兼症化裁：心俞、脾俞。

6）操作：心俞、脾俞均施以补法，针刺的同时可配合百会及背俞穴艾灸。

2. 心肾不交

1）抓主症：心烦不寐，或时寐时醒，入睡困难，心悸多梦，手足心热，健忘。

2）察次症：兼见头晕耳鸣，腰膝酸软，潮红盗汗，五心烦热，咽干少津，男子遗精，女子月经不调。

3）审舌脉：舌红少苔，脉细数。

4）择治法：滋阴降火，交通心肾。

5）据兼症化裁：心俞、肾俞、太溪、郄门。

6）操作：心俞、肾俞、太溪、郄门均施以补法。

3. 心胆气虚

1）抓主症：不寐多梦，易于惊醒，胆怯心悸。

2）察次症：兼见易惊善恐，气短倦怠，小便清长。

3）审舌脉：舌淡，苔薄，脉细弦。

4）择治法：益气镇惊，安神定志。

5）据兼症化裁：心俞、胆俞、丘墟。

6）操作：心俞、胆俞、丘墟均施以补法，针刺的同时可配合百会及背俞穴艾灸。

4. 肝火扰神

1）抓主症：心烦不能入睡，性情急躁易怒，胸闷胁痛，口渴喜饮。

2）察次症：兼见头痛面红，不思饮食，目赤口苦，小便黄赤，大便秘结。

3）审舌脉：舌红，苔黄，脉弦而数。

4）择治法：疏肝泄热，镇心安神。

5）据兼症化裁：太冲、肝俞、行间。

6）操作：太冲、肝俞、行间均施以泻法。

5. 痰热扰心

1）抓主症：不寐头重，心烦懊恼，口苦痰多，胸闷脘痞，恶食嗳气。

2）察次症：兼见吞酸恶心，心烦口苦，目眩。

3）审舌脉：苔腻而黄，脉滑数。

4）择治法：清化痰热，和中安神。

5）据兼症化裁：太冲、足三里、丰隆。

6）操作：太冲、足三里、丰隆均施以泻法。

（三）兼证取穴

1. 健忘、惊悸、精神烦躁不安

取穴　安眠、神门（双）、心俞、太冲（双）。

操作　心俞用补法，太冲用泻法，余穴均用平补平泻法，留针 20min。

2. 食欲不振，消化不良

取穴　中脘、胃俞、脾俞、足三里（双）、太冲（双）。

操作　太冲用泻法，余穴均用补法，留针 20min。

3. 反应迟钝，注意力不集中

取穴　百会、四神聪、神庭、风池（双）、供血（风池下 2cm，平下口唇处）。

操作　均用补法，留针 20min。

4. 轻度抑郁，焦虑不安

取穴　百会、四神聪、印堂、风池（双）、神门（双）、内关（双）、三阴交（双）。

操作　均用补法，留针 20min。

六、中医特色技术

1. 头针透刺疗法

取穴　主穴：前神聪透神庭、左右头临泣透刺左右神聪、后神聪透强间。配穴：络却透通天、承光透曲差。

操作　由前神聪进针，平刺透向神庭；由头临泣进针，平刺透向同侧神聪；由后神聪进针，平刺透向强间。采用直径为 0.35~0.40mm、长度为 40~50mm 的毫针，针身与头皮成 15°角，快速刺入头皮下，当针尖到达帽状腱膜下层，指下感到阻力减小时，将针与头皮平行，继续捻转进针，各穴进针深度为 1~1.5 寸，然后快速小幅度左右捻针，每穴行针约 1min，取得较强针感后留针。

疗程　每次留针 30min，每日 1 次，5 次为 1 个疗程，疗程之间间隔 2 日。

注意事项　临床应用时，头穴透刺作为主要治疗方法，需要同时根据患者病情，辨证加用其他腧穴，针刺方法采用常规刺法。

2. 跷脉补泻疗法

取穴　申脉、照海。

操作　患者取仰卧位，针具、腧穴常规消毒后，先针照海，行捻转补法；再针申脉，行捻转泻法。

疗程　每次留针 30min，每日 1 次，10 次为 1 个疗程，疗程之间间隔 3 日。

注意事项　①此法需在明辨阴阳侧重的基础上灵活使用，且通常可与毫针刺法合用。②此法中的两穴在针刺时容易有放电感出现，从而增加患者的紧张心理，因此在治疗前需要做好相应的告知和解释工作。③此法用穴少，身体虚弱及惧怕针刺者可考虑使用。

3. 皮肤针疗法

取穴　背部足太阳膀胱经第一、二侧线及督脉。

操作　患者取仰卧位，针具、腧穴常规消毒后，用皮肤针沿足太阳膀胱经第一、二侧线由上向下，督脉由下向上进行叩击，每次叩击之间的距离为 0.5cm，反复叩击 5min，以皮肤潮红为度。足太阳膀胱经第一、二侧线实证可叩击至皮肤微出血。

疗程　每次治疗 15～20min，隔日 1 次，10 次为 1 个疗程。

注意事项　①此疗法可单独使用，也可作为毫针刺法的配合疗法。②如叩击出血，嘱患者 24h 内针孔避水，防止感染。

4. 穴位注射疗法

取穴　风池、心俞。

药物　维生素 B_{12} 注射液。

操作　在上述腧穴注射，局部出现酸、麻、胀、痛或放射感后，回抽，如无血则可缓慢注入维生素 B_{12} 注射液，每穴 0.1mg。左、右交替进行。

疗程　每日 1 次，10 次为 1 个疗程。

注意事项　①注射局部吸收不良时，可待吸收完全后再行治疗。②穴位注射当天，嘱患者局部避水，避免热敷。

5. 穴位凝胶贴敷疗法

药贴制作

印堂贴：将生半夏、秫米（高粱米）、生龙骨、生牡蛎、生铁落、白芍和生枣仁按照 2：4：2：2：1：2：1 的比例混合，经过水提、醇沉等步骤提取精制后备用，再取明胶、黄原胶、甘油、聚丙烯酸钠适量制成基质，将上述流浸膏加入已经制备好的基质中，充分搅拌均匀后，进行涂布，加盖聚乙烯薄膜，裁成直径为 2cm 的圆形贴。

涌泉贴：将吴茱萸、艾叶、川椒按照 1：1：1 的比例混合，后续步骤均与印堂贴相同。

取穴　印堂、涌泉。

操作　每日睡前取印堂贴贴于印堂穴，涌泉贴贴于涌泉穴，次日清晨取下。5 日为 1 个疗程，疗程间休息 2 日，共治疗 4 个疗程。

七、各家发挥

（一）孙申田教授经验

孙申田教授在治疗本病时，根据大脑皮质定位与头皮表面对应的关系首选情感区（额区），配合百会、左右神聪，头部穴位应用"经颅重复针刺刺激疗法"，使其达到一定的刺激量而作用于大脑额叶前部，调节大脑皮质功能；根据脏腑辨证，选太冲穴以疏肝理气，三阴交补脾抑肝，选神门、照海、安眠等穴达到安神镇静的作用。

取穴　百会、左神聪、右神聪、情感区（额区）、安眠（双）、神门（双）、三阴交（双）、照海（双）。

操作　百会、左神聪、右神聪、情感区（额区）应用"经颅重复针刺刺激疗法"，其他穴位得气为度。

（二）高维滨教授经验

高维滨教授擅用头针配合电项针治疗本病，疗效显著。高教授认为，治疗失眠症，首先应分析造成失眠的原因，减轻患者的心理负担，帮助其树立战胜疾病的信心，特别是消除上床时"今晚我再次睡不着该怎么办呢？"的心理状态，树立无畏无惧的思想，是战胜失眠的关键一步。

治疗失眠的关键在于恢复大脑兴奋和抑制平衡，高维滨教授主张，上午用电项针疗法，使脉冲电流通过网状结构上行激动系统，令大脑皮质性功能兴奋性增强，恢复了兴奋过程与抑制过程的平衡。

此外，高维滨教授主张，服用中药治疗失眠症时不宜采用传统的早晚各 1 次的服用方法，中药人参、党参、刺五加的作用均为先兴奋后抑制，早晨服药，使人白天处于精神振奋状态，夜间睡眠加深，但晚上服用，则会使人处于兴奋状态而加重失眠，故改为早晨与午间服用。其他安眠药物为服用后直接起抑制作用，则宜只在晚间服用。

（1）电项针疗法

取穴　风池、供血、四神聪、太阳。

操作　将两组导线分别连接两侧，正极在上，负极在下，选取疏波，以患者头部轻度摆动为度，每次 30min，6 次后休息 1 日，治疗时间必须选在上午。

穴解　针刺调节大脑皮质的功能，使兴奋与抑制的转化恢复正常，并恢复其对皮质下各中枢的调节作用。

（2）毫针疗法

治法　上下配穴法，平补平泻法。

取穴　四神聪、太阳、神门、三阴交。

操作　每日 1 次，治疗时间宜选在上午，6 次后为 1 个疗程，休息 1 日，留针 30min。

（刘　勇）

第十二节　痴　呆

痴呆是一种以认知功能缺损为核心症状的获得性智能损害综合征，认知损害可涉及记忆、学习、定向、理解、判断、计算、语言、视空间等功能，其智能损害的程度足以干扰日常生活能力或社会职业功能。在病程某一阶段常伴有精神、行为和人格异常。通常具有慢性或进行性的特点。

痴呆从不同角度有多种分型，最常见的为病因分型，可分为三大类：原发神经系统疾病导致的痴呆、神经系统以外疾病导致的痴呆和同时累及神经系统及其他脏器的疾病导致的痴呆。第一类包括神经变性型痴呆（如阿尔茨海默病等）、血管性痴呆、炎症性痴呆、正常颅压脑积水性痴呆、脑肿瘤性痴呆、外伤性痴呆、脱髓鞘病性痴呆等；第二类包括系统性疾病（如甲状腺功能低下、维生素缺乏等）导致的痴呆和中毒性（如酒精中毒、药物慢性中毒等）痴呆；第三类包括艾滋病痴呆综合征、梅毒性痴呆、Wilson 病性痴呆等。

按病变部位可分为皮质性痴呆、皮质下痴呆、皮质和皮质下混合性痴呆及其他痴呆。皮质性痴呆包括阿尔茨海默病和额颞叶变性（额颞叶痴呆、语义性痴呆、原发性进行性失语等）；皮质下痴呆类型较多，如锥体外系病变、脑积水、脑白质病变、血管性痴呆等；皮质和皮质下混合性痴呆包括多发梗死性痴呆、感染性痴呆、中毒和代谢性脑病；其他痴呆包括脑外伤后和硬膜下血肿痴呆等。

根据治疗效果可分为不可逆性和可逆性，前者包括变性型痴呆和部分其他原因〔如克罗伊茨费尔特-雅各布病（Creutzfeldt-Jakob disease）等〕导致的痴呆，后者主要包括可治疗的神经系统疾病（如脱髓鞘性疾病）或系统性疾病（如甲状腺功能低下、维生素缺乏等）导致的痴呆。

中医历代古籍中都存在关于痴呆的认识，如《灵枢·天年》从年老脏腑功能减退角度认识本病。张景岳在《景岳全书》中首立专论"癫狂痴呆"，指出本病的形成与多种因素相关，具有"千奇百怪""变易不常"的临床特点，并指出本病的病位在心、肝胆经，愈后"有可愈者，有不可愈者"，此理论至今对临床仍具有指导意义。至清代陈士铎在《辨证录》中对呆病有了较为详细的描述，立有洗心汤、还神至圣汤、转呆汤等。西医学的阿尔茨海默病、血管性痴呆等可参考本节辨证论治。

一、临床诊断要点与鉴别诊断

（一）临床诊断要点

目前痴呆的诊断仍然以临床病史、临床表现和神经心理学检查为核心诊断证据，病史应经知情人补充。痴呆的诊断流程分为三步：①明确痴呆综合征；②判断痴呆程度；③分析痴呆原因。

当前，《国际疾病分类第10版（ICD-10）》和DSM-IV关于痴呆的诊断标准均要求以下4点：记忆力减退，包括短期和长期记忆减退；其他认知能力减退；认知衰退足以影响社会功能；排除意识障碍、谵妄等导致的上述症状。两个标准关于痴呆的诊断标准已经被广泛使用。

1. 阿尔茨海默病的诊断标准

阿尔茨海默病（Alzheimer's disease，AD）最新的分期分为两个阶段：痴呆前阶段和痴呆阶段。AD的诊断一般依据是隐袭起病，进行性智能减退，记忆障碍，认知障碍与精神症状明显，轻微的神经功能缺失症状和典型的影像学改变。这里介绍由美国国立老化研究所和阿尔茨海默病协会于2011年制定的AD不同阶段的诊断标准（NIA-AA）。

（1）AD痴呆阶段的临床诊断标准

1）很可能的AD痴呆

A. 核心临床标准：①符合痴呆诊断标准；②起病隐袭，症状在数月至数年中逐渐出现；③有明确的认知损害病史；④表现为遗忘综合征（学习和近记忆下降，伴1个或1个以上其他认知域损害）或者非遗忘综合征（语言、视空间或执行功能三者之一损害，伴1个或1个以上其他认知域损害）。

B. 排除标准：①伴有与认知障碍发生或恶化相关的卒中史，或存在多发或广泛脑梗死，或存在严重的白质病变；②有路易体痴呆的核心症状；③有额颞叶痴呆的显著特征；④有原发性进行性失语的显著性特征；⑤有其他引起进行性记忆和认知功能损害的神经系统疾病，或非神经系统疾病，或药物过量或滥用证据。

C. 支持标准：①在以知情人提供和正规神经心理测验得到的信息为基础的评估中，发现进行性认知下降的证据；②找到致病基因（APP、PS1或PS2）突变的证据。

2）可能的AD痴呆：有以下任一情况时，即可诊断。

A. 非典型过程：符合很可能的AD痴呆诊断标准中核心临床标准的第1条和第4条，但认知障碍突然发生，或病史不详，或认知进行性下降的客观证据不足。

B. 满足AD痴呆的所有核心临床标准，且具有以下证据：①伴有与认知障碍发生或恶化相关的卒中史，或存在多发或广泛脑梗死，或存在严重的白质病变；②有其他疾病引起的痴呆特征，或痴呆症状可用其他疾病和原因解释。

（2）AD源性轻度认知功能障碍期的临床诊断标准

1）符合轻度认知功能障碍期（mild cognitive impairment，MCI）的临床表现：①患者主诉，或者知情者、医师发现的认知功能改变；②1个或多个认知领域受损的客观证据，尤其是记忆受损；③日常生活能力基本正常；④未达到痴呆标准。

2）发病机制符合AD的病理生理过程：①排除血管性、创伤性、医源性引起的认知功能障碍；②有纵向随访发现认知功能持续下降的证据；③有与AD遗传因素相关的病史。

在临床研究中，MCI和轻度认知功能障碍发生前期（pre-mild cognitive impairment，pre-MCI）的诊断标准还采纳了两大类AD的生物标志物。一类反映淀粉样β蛋白（Aβ）沉积，包括脑脊液$Aβ_{42}$水平和正电子发射体层成像（PET）淀粉样蛋白成像；另一类反映神经元损伤，包括脑脊液总tau蛋白和磷酸化tau蛋白水平、结构MRI显示海马体积缩小或内侧颞叶萎缩、氟脱氧葡萄糖PET成像、单光子发射计算机体层摄影（SPECT）灌注成像等。目前对这些生物标志物的理解有限，其临床应用还有待进一步改进和完善。

2. 路易体痴呆的诊断标准

路易体痴呆（dementia with Lewy body，DLB）的诊断比较困难，主要依靠病史，缺少特异性的辅助检查手段。当前使用的路易体痴呆国际共识标准于2005年修订，提高了路易体痴呆诊断的敏感性。

（1）必须症状

1）痴呆定义为进行性认知功能下降，并且足以影响到正常社会或职业功能。

2）早期可能无明显或持续的记忆损害，但随着疾病的进展，通常会出现明显的记忆损害。

3）典型表现为注意力、执行力功能和视空间能力障碍。

（2）核心症状（具备2条可诊断为"很可能的路易体痴呆"，具备1条可诊断为"可能的路易体痴呆"）

1）认知功能波动，伴随显著的注意力和警觉改变。

2）反复出现形象生动的视幻觉。

3）自发的帕金森综合征。

（3）提示特征（具备1项或以上核心症状，同时具备1项或以上提示特征可诊断为"很可能的路易体痴呆"；若无核心症状，具备1项或以上提示特征可诊断为"可能的路易体痴呆"；仅有提示特征不能诊断"很可能的路易体痴呆"）

1）快速动眼相睡眠行为异常。

2）对神经安定类药物极度敏感。

3）SPECT或PET显示基底节多巴胺转运蛋白摄取减少。

（4）支持特征（通常会出现，但无诊断特异性）

1）反复跌倒和晕厥。

2）短暂的、难以解释的意识丧失。

3）严重自主神经功能障碍，如直立性低血压、尿失禁。

4）其他形式的幻觉。

5）系统性妄想。

6）抑郁。

7）CT/MRI 显示内侧颞叶结构相对保留。

8）SPECT/PET 灌注扫描显示广泛摄取下降伴枕叶活性下降。

9）间磺苄胍显像（MIBG）心肌闪烁扫描异常（低摄取）。

10）脑电图显示明显的慢波活动伴颞叶短暂尖波发放。

（5）**不支持路易体痴呆的诊断特征**

1）存在局灶神经体征或脑影像学证实存在脑血管病。

2）存在其他的躯体或脑部疾病且足以解释患者的部分或全部临床表现。

3）帕金森症状仅在重度痴呆时期才首次出现。

（6）**症状的时序性**

对于路易体痴呆，痴呆症状一般早于或与帕金森综合征同时出现。对于明确的帕金森病患者合并的痴呆，应诊断为帕金森病痴呆。如果需要区别帕金森病痴呆和路易体痴呆，则应参照"1 年原则"，即帕金森证候出现后 1 年内发生痴呆，可考虑路易体痴呆，而 1 年后出现的痴呆应诊断为帕金森病痴呆。

3. 帕金森病痴呆的特征、诊断标准

（1）**帕金森病痴呆的特征**

1）**核心特征**

A. 帕金森病：符合英国脑库帕金森病的诊断。

B. 痴呆：根据病史、临床和精神检查做出诊断，并发生于帕金森病诊断之后，起病隐袭、缓慢进展，符合以下特点：①2 个或以上认知领域的损害；②认知功能与发病前相比有明显下降；③认知损害影响了日常生活（社会、职业功能和自我照料），不能用运动或自主神经症状解释。

2）**相关临床特征**

A. 认知特征：①注意力损害：包括自发注意力和集中注意力的损害，注意任务完成较差，注意力在一天里的不同时间或每天的表现波动较大。②执行功能损害：与启动、计划、概念形成、发现规律、定势转变或定势维持有关的检查受损，精神速度下降（智力迟钝）。③视空间功能损害：表现为与视空间定向、感知或结构功能有关的测试受损。④记忆损害：对近事的自由回忆或学习新知识困难，但通过线索提示可以有所改善，再认通常比自由回忆的成绩好。⑤语言：语言的核心功能大部分保留，主要表现为找词困难和复杂句子理解障碍。

B. 行为特征：①淡漠：自然活动减少，缺乏动机、兴趣和主动努力的行为表现。②人格和情绪改变：包括抑郁和焦虑。③幻觉：多为视幻觉，通常是复杂的人、动物或物体的立体形象。④妄想：通常表现为偏执妄想，如不忠或虚假寄生妄想（屋内有不受欢迎的人）。⑤白天睡眠过多。

（2）**帕金森病痴呆的诊断标准**

1）**很可能的帕金森病痴呆**

A. 核心特征：同时具备两个核心特征。

B. 相关临床特征：认知功能障碍的典型表现包括 4 个核心认知领域中的至少 2 个（波动性注意力损害，执行功能障碍，视空间能力受损，自由回忆功能受损但可因线索提示而改善）。

C. 第三组特征出现：出现至少 1 项行为症状（淡漠，抑郁或焦虑情绪，幻觉，妄想，白天睡眠过多）支持很可能帕金森病痴呆的诊断，无行为症状不能除外该诊断。

D. 无第四组特征出现：①存在卒中的神经系统局灶体征及神经影像学证据，且符合临床可能的血管性痴呆（VaD）诊断；②卒中后 3 个月内出现的认知功能障碍，或认知功能障碍急剧恶化或呈阶梯样递进；③认知功能障碍可由明确的内科因素（系统性疾病、药物中毒，维生素缺乏等）、医源性因素（如服用抗胆碱能药物）或神经系统其他疾病解释。

2）可能的帕金森病痴呆

A. 核心特征：必须同时具备两个核心特征。

B. 相关临床特征：出现 1 项或多项认知领域的不典型表现，如显著的感觉性失语，或单纯存储障碍型遗忘而注意力完好（记忆功能在线索提示或再认时不能得到提高）；行为症状可有可无。

C. 出现 1 个或多个第三组特征。

D. 无第四组特征出现。

4. 额颞叶痴呆的诊断标准

额颞叶痴呆（frontotemporal dementia，FTD）是一组与额颞叶变性有关的非阿尔茨海默病痴呆综合征，可分为两大类：以人格和行为改变为主要特征的行为异常型 FTD（behavioural-variant FTD，bvFTD）和以语言功能隐匿性下降为主要特征的原发性进行性失语，后者又分为进行性非流利性失语（progressive non-fluent aphasia，PNFA）和语义性痴呆（semantic dementia，SD）。

（1）PNFA 的诊断标准

1）PNFA 的临床诊断：至少具有下列核心特征之一。①语言生成中的语法缺失。②说话费力、断断续续、带有不一致的语音错误和失真（言语失用）。

具有下列其他特征中的 2 个及以上：①对语法较复杂句子的理解障碍。②对词汇的理解保留。③对客体的语义知识保留。

2）有影像学检查支持的 PNFA 的诊断：应具有下列两项标准：①符合 PNFA 的临床诊断。②影像学检查必须具有以下结果中的 1 个及以上：MRI 显示明显的左侧额叶后部和岛叶萎缩；SPECT 或 PET 显示明显的左侧额叶后部和岛叶低灌注或代谢低下。

3）具有明确病理证据的 PNFA：应符合下列标准①及标准②或③。①符合 PNFA 的临床诊断。②特定的神经退行性病变的病理组织学证据[例如，微管相关蛋白-tau 蛋白（FTLD-tau）、TAR DNA 结合蛋白 43（FTLD-TDP）、AD 相关的病理改变]。③存在已知的致病基因突变。

（2）SD 的诊断标准

1）SD 的临床诊断：必须同时具有下列核心特征。①命名障碍。②词汇的理解障碍。

同时具有下列标准中的至少 3 项：①客体的语义知识障碍（低频率或低熟悉度的物品尤为明显）。②表层失读或失写。③复述功能保留。④言语生成（语法或口语）功能保留。

2）有影像学结果支持的 SD 必须同时具有下列核心特征：①SD 的临床诊断。②影像学检查显示以下结果中的至少 1 项：显著的前颞叶萎缩；SPECT 或 PET 显示有显著的前颞叶低灌注或代谢低下。

3）具有明确病理证据的 SD：应符合下列标准①及标准②或③。①SD 的临床诊断。②特定的神经退行性病变的病理组织学证据（例如，FTLD-tau、FTLD-TDP、AD 或其他相关的病理改变）。③存在已知的致病基因突变。

（3）bvFTD 的国际标准

1）神经系统退行性病变：必须存在行为和（或）认知功能进行性恶化才符合 bvFTD 的

标准。

2）疑似 bvFTD：必须存在以下行为/认知表现（①~⑥）中的至少 3 项，且为持续性或复发性，而非单一或罕见事件。①早期脱抑制行为（至少存在下列中的 1 个）：不恰当的社会行为；缺乏礼仪或社会尊严感缺失；冲动鲁莽或粗心大意。②早期出现冷漠和（或）迟钝。③早期出现缺乏同情/移情（至少存在下列中的 1 个）：对他人的需求和感觉缺乏反应；缺乏兴趣、人际关系或个人情感。④早期出现持续性/强迫性/刻板性行为（至少存在下列中的 1 个）：简单重复的动作；复杂强迫性/刻板性行为；刻板言语。⑤口欲亢进和饮食改变（至少存在下列中的 1 个）：饮食好恶改变；饮食过量，烟酒摄入量增加；异食癖。⑥神经心理表现。执行障碍合并相对较轻的记忆及视觉功能障碍（至少存在下列中的 1 个）：执行功能障碍；相对较轻的情景记忆障碍；相对较轻的视觉功能障碍。

3）可能为 bvFTD：必须存在下列所有症状（①~③）才符合标准。①符合疑似 bvFTD 的标准。②生活或社会功能受损（照料者证据，或临床痴呆评定量表或功能性活动问卷评分的证据）。③影像学结果符合 bvFTD（至少存在下列中的 1 个）：CT 或 MRI 显示额叶和（或）前颞叶萎缩；PET 或 SPECT 显示额叶和（或）前颞叶低灌注或低代谢。

4）病理确诊为 bvFTD：必须存在标准①及②或③中的 1 项。①符合疑似 bvFTD 或可能的 bvFTD；②活检或尸检有 FTLD 的组织病理学证据；③存在已知的致病基因突变。

5）bvFTD 的排除标准：诊断 bvFTD 时标准①、②、③均必须为否定结果；疑似 bvFTD 诊断时，标准③可为肯定结果。①缺陷状态更有可能由其他神经系统非退行性疾病或内科疾病引起；②行为异常更符合精神病学诊断；③生物标志物强烈提示 AD 或其他神经退行性病变。

5. 克罗伊茨费尔特-雅各布病的诊断标准

（1）临床症状

1）小脑功能或视觉障碍。

2）锥体/锥体外系功能障碍。

3）无动性缄默症。

（2）检查

1）脑电图出现周期性尖锐复合波（PSWCs）。

2）脑脊液检查 14-3-3 蛋白阳性（患者病程小于 2 年）。

3）MRI 的弥散加权成像（DWI）或 T_1 加权快速反转恢复序列（FLAIR）成像，尾状核和壳核或者至少两个皮质区（颞-顶-枕）出现异常高信号。

很可能的克罗伊茨费尔特-雅各布病：（1）中 3 项临床症状中出现 2 项。（2）中 3 项检查中至少出现一项阳性。

可能的克罗伊茨费尔特-雅各布病：（1）中 3 项临床症状中出现 2 项，且病程小于 2 年。

（二）鉴别诊断

1. 阿尔茨海默病与血管性痴呆的鉴别

血管性痴呆包括缺血性或出血性脑血管病或者是心脏和循环障碍引起的低血流灌注所致的各种临床痴呆，急性或亚急性起病，症状波动进展或阶梯性恶化，有神经系统定位体征，既往有高血压或动脉粥样硬化或糖尿病病史，可能有多次中风史，影像学可发现多发的脑血管性病灶。

2. 额颞叶痴呆与阿尔茨海默病的鉴别

随着病情的进展，额颞叶痴呆患者在 MRI、SPECT 上可见典型的局限性脑萎缩和代谢低下。在视觉空间短时记忆、词语的即刻、延迟、线索记忆和再认、内隐记忆、注意持续性测验中，额颞叶痴呆患者的表现较阿尔茨海默病患者好。而 Wisconsin 卡片分类测验、Stroop 测验、连线测验 B 等执行功能表现比阿尔茨海默病患者差。额颞叶痴呆记忆缺损的模式属于"额叶型"遗忘，非认知行为，如自知力缺乏、人际交往失范、反社会行为、淡漠、意志缺乏等，是鉴别额颞叶痴呆与阿尔茨海默病的重要依据。

3. 路易体痴呆与阿尔茨海默病的鉴别

路易体痴呆与阿尔茨海默病相比，回忆及再认功能相对保留，而言语流畅性、视觉感知及操作任务的完成等方面的损害更为严重。在认知水平相当的情况下，路易体痴呆患者较阿尔茨海默病患者功能损害更为严重，运动及神经精神障碍更重。同时，路易体痴呆患者的生活自理能力更差。

4. 帕金森病痴呆与阿尔茨海默病的鉴别

帕金森病痴呆是指帕金森病患者的认知损害达到痴呆的程度。相对于其他认知领域的损害，帕金森病患者的执行功能受损尤其严重。帕金森病患者的短时记忆、长时记忆能力均有下降，但严重度比阿尔茨海默病轻。视空间功能缺陷也是常见的表现，其程度较总体严重度匹配的阿尔茨海默病重。

二、审析病因病机

痴呆是一种全身性疾病，其形成以内因为主，多由于年迈体虚、七情内伤、久病耗损等原因导致气血不足，肾精亏耗，脑髓失养，或气滞、热火、痰阻、血瘀于脑而成。病理性质多属本虚标实之候，病位在脑，与心、肝、脾、肾功能失调密切相关。

1）年迈体虚：脑为髓海、元神之府、神机之用。人至老年，脏腑功能减退，阴气自半，肝肾阴虚，或肾中精气不足，不能生髓，髓海空虚，髓减脑消，则神机失用而成痴呆。

2）七情内伤：郁怒伤肝或所欲不遂，肝失疏泄，可致肝气郁结，肝气乘脾，脾失健运，则聚湿生痰，蒙蔽清窍，使神明被扰，神机失用而形成痴呆；或日久生热化火，神明被扰，则性情烦乱，哭笑无常。久思积虑，耗伤心脾，心血耗伤，脾虚气血生化无源，气血不足，脑失所养，神明失用；或脾虚失运，痰湿内生，清窍受蒙；或惊恐伤肾，肾虚精亏，髓海失充，脑失所养，致神明失用，发为痴呆。

3）久病耗损：中风、眩晕等疾病日久，或失治误治，积损正伤，可使心、肝、脾、肾之气、血、阴、阳、精亏损不足，脑髓失养；久病入络，脑脉痹阻，最终发为痴呆。

三、明确辨证要点

痴呆属本虚标实之证，本虚为阴精、气血亏虚，邪实为气、火、痰、瘀内阻于脑。无论为虚为实，都能导致髓减脑消，脏腑功能失调，因此辨证时需首分虚实。老年痴呆者多虚实夹杂，或以正虚为主，兼有实邪，或以邪实为主，兼有正虚。

1）痴呆属虚者，临床主要以神气不足，面色失荣，形体消瘦，言行迟弱为特征，可有肝肾亏虚、髓海不足、脾肾两虚等证型。

2）实证痴呆者，除智能减退、表情反应呆钝外，还伴有因浊实之邪蒙蔽神窍引起的情志、性格方面或亢奋或抑制的明显改变，以及痰浊、瘀血、风火等实邪引起的相应证候。

四、确立治疗方略

1）痴呆的治疗当以补虚扶正、充髓养脑治其本。遣方用药时应重视血肉有情之品的应用，以加强填精补髓的作用。扶正补虚、填补肾精的同时，应培补后天脾胃，使脑髓得充，化源得滋。但补虚切忌滋腻太过，以防滋腻太过损伤脾胃，痰浊内生。涉及的补法包括补肾填精益髓法、滋养肝肾法、调心补肾法、健脾养心法、益气补血法、补脾益肾法。

2）补虚扶正的同时，应佐以活血通窍、开郁逐痰、平肝泻火法以治其标，如祛瘀、祛痰或清火降浊法，以通为主的治法。有通有补通补兼施，如补肾活血化痰法。

五、辨证论治

（一）基础治疗

治法　通督调神，补肾填精，健脑益智。以督脉穴位为主。
取穴　百会、四神聪、印堂、神庭、悬钟、太溪、足三里。
操作　各腧穴常规毫针针刺，按虚实补泻操作。

（二）辨证加减

1. 气血不足
1）抓主症：智能减退，计算力、记忆力、定向力、判断力明显减退，神情呆钝，词不达意，头晕耳鸣，懒惰思卧。
2）察次症：齿枯发焦，腰酸骨软，步履维艰。
3）审舌脉：舌瘦色淡，苔薄白，脉沉细弱。
4）择治法：益气养血，填精养神。
5）据兼症化裁：气海、膈俞、血海。
6）操作：同基础治疗。

2. 肝肾亏虚
1）抓主症：记忆力减退，失认失算，口齿含糊，词不达意，易怒，暴发性哭笑。
2）察次症：腰膝酸软，肌肉萎缩，食少纳呆，气短懒言，口涎外溢，或四肢不温，腹痛喜按，五更泄泻。
3）审舌脉：舌质红，苔薄黄，苔少或无苔，脉弦数。
4）择治法：补益肝肾，益气生津。
5）据兼症化裁：肝俞、三阴交、肾俞。
6）操作：同基础治疗。

3. 痰浊中阻
1）抓主症：表情呆钝，智力减退，或哭笑无常，喃喃自语，或终日无语，或呆若木鸡。
2）察次症：不思饮食，脘腹胀痛，痞满不适，口多涎沫，头重如裹。

3）审舌脉：舌质淡，苔白腻，脉滑。

4）择治法：豁痰通络，健脾化浊。

5）据兼症化裁：丰隆、中脘。

6）操作：同基础治疗。

4. 瘀血内阻

1）抓主症：表情迟钝，言语不利，善忘，易惊恐，或思维异常，行为古怪。

2）察次症：伴有肌肤甲错，口干不欲饮，双目晦暗。

3）审舌脉：舌质暗或有瘀点、瘀斑，脉细涩。

4）择治法：活血化瘀，开窍醒脑。

5）据兼症化裁：内关、膈俞、委中。

6）操作：同基础治疗。

六、中医特色技术

1. 穴位注射疗法

取穴 风池、风府、足三里、肾俞、三阴交。

药物 胞磷胆碱注射液、丹参注射液、当归注射液或醋谷胺注射液。

操作 每穴注射 0.5～1mL，隔日 1 次。

2. 食疗方

（1）莲子粳米粥

配方 莲实 30g 研末，先用粳米 100g 煮粥后，再加入莲子末，搅匀服用。

功效 补中强志，益耳目。

（2）莲子百合饮

配方 莲子 30g、百合 30g，加冰糖适量，炖水饮。

功效 养心安神，增强记忆力。

（3）黑豆甘草汤

配方 黑豆 30g、甘草 10g，加水煎汤服。

功效 补肝肾，充脑髓。

七、各家发挥

（一）孙申田教授经验

调神益智法是黑龙江中医药大学孙申田教授根据多年临证经验创新的一种操作手法，受焦顺发创立的焦氏头针，以及现代医学的研究成果启发，孙申田教授将额叶对应的头皮区域设立了"情感区"，其定位：前正中线上，入前发际线 0.5 寸向后引 1 寸长线段及其左右旁开 0.5 寸处左右各引一条平行线段，此三条线所在位置即是情感区。调神益智法操作时选取情感区、印堂、百会等作为针刺部位，进针后施以重复捻转手法，要求持续捻转 3～5min，每分钟达到 200 转左右的频率，一定的刺激量达到穿透颅骨的强度，作用于大脑皮质，调节神经递质，改善脑循环及脑功能。对于血管性痴呆的治疗选取百会及情感区施以调神益智法（小幅快速捻转手法），依证选取其他穴位平补平泻，结果提示调神益智法治疗血管性痴呆的疗效优于传统针刺方法。

（二）程为平教授经验

"倒丁字取穴法"为程为平教授所创，可用于治疗心脾两虚、肾精不足型痴呆。神庭到头维分为三等份，由内到外分别对应上焦心肺反射区，中焦肝、胆、脾、胃反射区，下焦膀胱、肾、生殖功能反射区。痴呆的病位主要在脑，与心、脾、肾密切相关。此型患者心血不足、脾胃两虚、肾精不足，采用倒丁字针法刺激上焦心、肺反射区，中焦肝、胆、脾、胃反射区，下焦膀胱、肾、生殖功能反射区，使心血充足，故记忆力有所改善；健脾益胃，改善多思多虑，心烦焦虑；填精益髓，髓海足则脑神得养，故计算能力与空间辨识力都有所改善。同时现代解剖学认为，额叶的皮质最发达，尤其前额区，其功能与躯体运动、头眼运动、发音、语言、智力、情感及高级思维活动有关，针刺额区加强对其思维活动的刺激，同时配合针刺督脉，"督脉者，入属于脑"，调督可调脑，补督可补脑，益督可益脑，壮督可壮脑。

（三）金泽教授经验

"醒脑回智法"为金泽教授提出治疗血管性痴呆的针法，选取主穴为百会、四神聪、双内关、双风池、双神门、双涌泉，并施以小幅度、高频率、长时间的捻转操作手法。临床观察发现采用醒脑回智针法治疗血管性痴呆优于多奈哌齐药物组。

（于楠楠　姜　斌）

第十三节　哮　喘

哮喘（asthma）为一种肺部疾病，其典型症状为发作性伴有哮鸣音的呼气性呼吸困难，可伴有气促、胸闷或咳嗽。症状可在数分钟内发作，并持续数小时至数天，可经平喘药物治疗后缓解或自行缓解。夜间及凌晨发作或加重是哮喘的重要临床特征。本病的重要特征为可逆性气道阻塞，气道炎症和对多种刺激的气道反应性增高。其气道阻塞由联合因素所致，包括气道平滑肌痉挛、气道黏膜水肿、黏液分泌增加、气道壁细胞（尤其是嗜酸粒细胞和淋巴细胞）浸润、气道上皮损伤和脱屑。此外，哮喘与多基因遗传有关，同时受遗传因素和环境因素的双重影响。粉尘、冷空气、运动、药物及一些精神心理上的波动皆可诱发哮喘。需要强调的是，哮喘是一种异质性较为明显的疾病，这也是哮喘需要个体化管理的重要原因。

哮喘早在《黄帝内经》之前就有发现，而且是常见多发病。《黄帝内经》不止一处讨论此病，虽无明确提出"哮喘"的病名，但出现了"上气""喘鸣""喘呼"等记载。"哮喘"二字首载于《针灸资生经》，由宋人王执中所著，其中提到"因与人治哮喘，只缪俞，不缪他穴"，但书中对哮喘并无详细论述。直到元代，朱丹溪把哮喘从"喘鸣""上气""痰饮"中分离出来，在《丹溪心法·喘论》中首创"哮喘"病名，指出哮喘是一种独立的疾病，而不仅仅是证候表现。明清以来，对哮喘的临床论述逐渐完整，如哮作有时、哮有夙根、哮发治标、哮止治本，以及当代提出的发作期、缓解期的分期及治疗方法。

一、临床诊断要点与鉴别诊断

（一）临床诊断要点

病史对哮喘的诊断非常重要，典型的患者仅根据其反复发作喘息的病史并排除其他疾患即可做出诊断。哮喘家族史和患者本人的特应性病史，一方面有助于哮喘的诊断，另一方面亦利于哮喘的预防和治疗，如咳嗽变异性哮喘、阿司匹林哮喘及职业性哮喘。体格检查出现以呼气相为主的干啰音甚至哮鸣音是气道痉挛的重要证据。但没有哮鸣音并不能除外哮喘，可以因为病情较轻，气道狭窄不够明显，也可以因为哮喘过于严重，支气管极度肿胀痉挛，广泛痰栓形成，加之呼吸肌的极度疲劳，这时查体常有肺部呼吸音普遍减弱，甚至是"寂静肺"，同时伴有严重的呼吸困难和明显的发绀，这说明病情极度严重。

1. 传统的哮喘常规化验诊断

1）血嗜酸粒细胞的相对数目和绝对数目增加常常有助于哮喘的诊断，但一定要结合病史。

2）痰涂片见嗜酸粒细胞、枯什曼螺旋体和夏科雷登结晶对诊断亦很有帮助。

3）外周血 IgE 和特异性 IgE 水平不仅能够判定过敏因素在某一患者哮喘发病中的作用，还能在一定程度上判定过敏原。

4）近年发现血中嗜酸粒细胞阳离子蛋白（ECP）、嗜酸粒细胞蛋白 X 和主碱基蛋白水平升高与过敏性哮喘关系密切。

5）支气管肺泡灌洗液中的 ECP 水平可以反映嗜酸粒细胞的活化，白细胞介素（IL）-2 水平升高提示为过敏性哮喘，而 IL-4 升高则往往提示为非过敏性哮喘。

2. 肺功能和气道反应性的测定

肺功能和气道反应性的测定是诊断哮喘较为常用的生理学诊断方法，对缓解期及可疑哮喘的患者需常规行肺功能检查，某些患者却需做气道反应性测定以诊断、评价病情的严重程度及预测哮喘发作时期的到来，可逆或多变性的气道阻塞是其特点。常用的测定气道反应性的方法如下。

1）支气管激发/舒张试验。

2）峰流速变异率。

3）过敏原吸入试验。

4）运动激发试验。

3. 每次呼出气一氧化氮的检测

每次呼出气中的一氧化氮是新近发现的由血管内皮细胞、支气管上皮细胞、巨噬细胞产生的可以反映气道炎症的炎性标志物。其特点是易于测定，重复性好。方法为测试患者吸入无一氧化氮的气体后呼出，使呼气时气体流速维持在 60mL/s，通过相关测量仪器可以测得呼气内一氧化氮含量。并以此水平估计气道内炎性程度及反应性高低。并且能指导哮喘患者对吸入性激素的敏感性从而指导哮喘的治疗。然而呼气一氧化氮检测的应用缺乏充分的流行病学资料及适宜的检测设备，故只在我国少数研究所拥有。

4. 呼出气冷凝液的相关检测分析

呼出气冷凝液（EBC）是指应用新式生物技术采用非侵袭性的方法收集哮喘患者气道内

游离分泌物的新方法。研究表明 EBC 中可检测到炎症相关因子、花生四烯酸、前列腺素（PG）等多种生物活性物质，其在一定程度上均能反映气道炎性水平。而目前更有临床意义的检测指标为其花生四烯酸代谢产物。其产物 8-异前列腺素及半胱氨酸白三烯可作为气道内氧化应激的标志物。Caballero Balanza 等对约 1000 例参与的间歇性哮喘组、中度持续性哮喘组、健康对照组 EBC 中的 8-异前列腺素及半胱氨酸白三烯水平检测发现，相比较健康对照组，两个哮喘组中此两项指标均明显偏高，差异有统计学意义，且持续性哮喘组中要显著高于间歇性哮喘组。故 EBC 中 8-异前列腺素及半胱氨酸白三烯水平的测定可以了解哮喘患者气道内炎性水平及控制水平。其特点及实用性正受到越来越多的重视。而更多的 EBC 成分分析正在研究中。

（二）鉴别诊断

在 2020 版指南中，新加入了哮喘鉴别诊断部分，指出哮喘主要需与左心功能不全、慢性阻塞性肺疾病（chronic obstructive pulmonary disease，COPD）、上气道阻塞性病变、嗜酸性肉芽肿性多血管炎（eosinophilic granulomatosis with polyangiitis，EGPA）、变应性支气管肺曲霉病（allergic bronchopulmonary aspergillosis，ABPA）等疾病相鉴别。在临床实际工作中，该问题常常容易被忽略，部分"治疗效果不佳的哮喘"被简单地归因于"重症哮喘"和"肺部感染控制不佳"等问题。笔者曾多次遇见喉癌、甲状腺癌、大气道新生物和 ABPA 等疾病被误诊为"难治性哮喘"的病例。因此，仔细地查体和观察患者，并对相关疾病有足够的认识和理解，才能尽量减少误诊的发生。

1. 左心功能不全

心功能不全患者静脉回流正常，但心功能有一定程度受损，新概念认为心功能不全可分为无症状及有症状两个阶段，前者存在心室功能障碍的客观证据，如左心室射血分数（LVEF）下降，但未发现典型充血性心力衰竭表现，若未及时予以治疗可能发展为有症状性心功能不全，因此对其进行准确诊断有重要意义。

2. 慢性阻塞性肺疾病

慢性阻塞性肺疾病（COPD）是一种由多种因素综合引起的气道和肺泡异常所导致的慢性气道疾病，在临床上主要表现为咳嗽、咳痰、气喘等呼吸道症状，不但影响个体生活质量，当疾病进一步进展时可能会并发肺源性心脏病、呼吸衰竭、自发性气胸等多种疾病。

3. 嗜酸性肉芽肿性多血管炎

嗜酸性肉芽肿性多血管炎（EGPA）是一种可累及全身多个系统的、少见的自身免疫性疾病，主要表现为外周血及组织中嗜酸粒细胞增多、浸润及中小血管的坏死性肉芽肿性炎症，属于抗中性粒细胞胞质抗体（antineutrophil cytoplasmic antibody，ANCA）相关性系统性血管炎。

4. 变应性支气管肺曲霉病

变应性支气管肺曲霉病（ABPA）是机体对寄生于支气管内的曲霉发生变态反应所引起的非感染性的支气管肺部疾病。由于人体的免疫状态、肺部基础疾病和吸入孢子量的不同，人体吸入曲霉孢子后肺部会产生不同的临床表现。ABPA 临床表现无特异性，目前尚无单一的特异性检测方法，也无统一公认的诊断标准。

5. 成人哮喘与儿童哮喘的差异

作为一种异质性疾病，不同分型的哮喘在临床表现与诊疗上均有不同，而发病年龄的差异也是哮喘异质性表现之一。不同年龄段发病的哮喘在临床特点及预后上有着明显的差异。具体鉴别点归纳总结如下。

1）病因差异：儿童哮喘的患儿多为典型的过敏体质，接触过敏原是引发哮喘的首要诱因，对糖皮质激素治疗的反应性较好，且预后较好。尽管大部分成人哮喘患者也有过敏史，尤以过敏性鼻炎与湿疹多见，但成人哮喘患者过敏的比例显著低于儿童哮喘，不同于儿童哮喘与过敏的密切关系，成人哮喘发作的主要诱因是感染，且大部分患者疾病进展快，预后较差。

2）临床特点差异：与儿童哮喘相比，成人哮喘发作时伴随着较严重的气流阻塞，且对标准的哮喘治疗反应差。儿童哮喘患者的肺功能受损程度随着病程延长而加重，但成人哮喘患者的肺功能受损程度与哮喘病程无显著的相关性，并提示成人哮喘的肺功能下降速率远快于儿童哮喘。

3）危险因素差异：尽管哮喘的病因尚未完全明确，但现有的研究表明成人哮喘与儿童哮喘在危险因素上也有明显的差异。空气污染、职业暴露、吸烟、氧化应激、社会心理因素、鼻炎、鼻窦炎、呼吸道感染、酒精摄入等因素与成人哮喘的发病有着确定的相关性。

4）治疗方案差异：成人哮喘与儿童哮喘的差异还体现在治疗方案上。在氧疗方面，对于存在低氧血症的哮喘急性发作患者，成人推荐动脉血氧饱和度维持水平为93%～95%，儿童为94%～98%。支气管舒张剂在成人和儿童间的给药主要存在装置和给药方式的差异，干粉和气雾剂应在患者进入青春期前尽早使用。吸入性糖皮质激素（ICS）作为哮喘急性发作的一线用药，针对不同年龄段的患者也有不同的治疗效果。此外，硫酸镁在成人哮喘急性发作时并未得到推荐使用，但静脉输注硫酸镁在儿童哮喘急性发作的治疗中较为常见且具有较少的不良反应。

二、审析病因病机

本病发作期病变在肺，痰饮遇外来因素诱发，或为六淫，或异物异味，又或饮食不节，侵犯肺的经脉，肺气由此不利，引动伏肺之宿痰，痰与气相交阻，痰随气上升，气因痰阻碍，痰气相互搏击，气机升降因此不利，哮喘故而发作，反复发生，经久不已。缓解期病位在肺、脾、肾，或肺气虚卫表不固，脾气虚运化失健形成肺脾气虚，或脾不运化，肾不摄纳的脾肾阳虚，或肺气耗散，肺肾阴液不足的肺肾阴虚。

1）宿痰致哮：中医学认为，哮病的夙根乃痰饮伏结，胶结不去。

2）外邪（风、寒、热等）致哮：中医学认为，风为百病之长，支气管哮喘的主要外邪致病因素乃风邪，而寒、热等外邪均附着于风邪而诱发哮病。肺为华盖，属娇脏，主气，司呼吸，易受外邪（风、寒、热等）侵袭。若机体未能及时抵御和驱散外邪，较易导致肺失宣降，气机不畅，气不布津，聚湿成痰，诱发哮病。

3）痰瘀致哮：中医学认为，肺主行水，朝百脉而主治节，若痰饮内停肺中，痰气塞滞，阻塞气道，肺失宣降，导致气滞血瘀。支气管哮喘病史缠绵，易反复发作，古人认为久病必瘀，痰伏于内，痰瘀互结，较易诱发哮病。

4）情志失畅（肝郁为主）：情志不畅是诱发哮喘的一个重要因素，中医学认为肝为刚脏，肝气升发，主疏泄，调畅全身气机，若肝失疏泄，气机郁结，易导致津液的输布代谢异常，形成水湿痰瘀等病理产物，诱发哮病。

5）饮食失调：古人有"食哮""鱼腥哮""面哮""糖哮""醋哮"等名。中医学认为，脾为生痰之源，主运化，上下输布水谷精微，若饮食失调，脾失健运，则水谷精微不能输布全身，局部聚湿成饮，化而为痰，诱而发病。

三、明确辨证要点

1）首辨已发未发：区分发作期和缓解期，发作期主要病位在肺系，以邪实为主，可见呼气困难，自觉呼出为快，发作期和缓解期来去均快，或因气候饮食，或由情志劳累，可有先兆如鼻塞鼻痒、打喷嚏、咳嗽或情绪不安，继而出现喉中哮鸣有声，喘息不能平卧，呼吸困难，烦躁不安，面色苍白，唇甲青紫，大汗淋漓，或有寒热痰风等夹证，若能咳吐黏痰，呼吸渐感平畅，憋闷症状能自行缓解，若经雾化、中药等治疗，亦能呼吸平顺，发作后似常人，无不适或稍感疲惫。发作持续数分钟、数小时或持续发作。缓解期哮喘已平，无典型发作，但因反复发作，正气已虚，辨肺、脾、肾三脏虚损，再分气血阴阳，肺弱脾虚肾亏，或肺脾气虚，或脾肾阳虚，或肺肾阴虚，部分患儿平时轻度发作，大发作时容易持续难平。

2）次辨寒热虚实：发作期以邪实为主，辨寒热痰风，缓解期以正虚为主，辨肺脾肾虚。久病发作，虚实错杂，病程新久和全身症状都要辨别，审阴阳，别脏腑，认寒热，了虚实。

3）再辨痰性质：哮喘夙根为痰，外邪引诱发作。痰有寒痰、热痰、痰湿、风痰，可引起相应发作。喉中哮鸣如水鸡声，咳痰清稀白如泡沫为寒，喉中痰鸣如吼，咳痰黄稠胶黏为热，寒热不显，坐不得卧，喘咳胸满，痰涎涌盛，痰黏腻难出，时发时止，发时，喉中哮鸣，止时，似如常人，恶风汗出为风痰。

四、确立治疗方略

1）发作期，应当攻邪，治其标，应治肺，祛痰利气，分辨所属，寒热虚实。
2）缓解期，应当扶正，治其本，调肺脾肾，除伏痰，清夙根。

五、辨证论治

（一）基础治疗

治法　止咳平喘，通宣理肺。以足太阳膀胱经和手太阴肺经穴为主。
取穴　肺俞、定喘、大椎、足三里、肾俞、膻中、丰隆、脾俞。
操作　毫针刺，足三里用泻法，肺俞予补法，余穴用平补平泻法。

（二）辨证加减

1. 冷哮证
1）抓主症：喉中哮鸣如水鸡声，呼吸急促，喘憋气逆，胸膈满闷如塞。
2）察次症：痰少咯吐不爽，色白而多泡沫，口不渴或渴喜热饮，形寒。
3）审舌脉：舌苔白滑，脉弦紧或浮紧。

4）择治法：宣肺散寒，化痰平喘。

5）据兼症化裁：列缺、尺泽、风门、合谷。

6）操作：列缺、尺泽、风门、合谷采用毫针泻法，余穴操作同基础治疗。

2. 热哮证

1）抓主症：喉中痰鸣如吼，喘而气粗息涌，胸高胁胀。

2）察次症：咳呛阵作，咳痰色黄或白，黏浊稠厚，咯吐不利。

3）审舌脉：舌质红，苔黄腻，脉滑数或弦滑。

4）择治法：清热宣肺，化痰定喘。

5）据兼症化裁：尺泽、中府、天突。

6）操作：尺泽、中府、天突采用毫针泻法，余穴操作同基础治疗。

3. 寒包热哮

1）抓主症：喉中哮鸣有声，胸膈烦闷，呼吸急促，喘咳气逆烦躁，发热。

2）察次症：恶寒，无汗，身痛，口干欲饮，大便偏干。

3）审舌脉：舌苔白腻，舌尖边红，脉弦紧。

4）择治法：解表散寒，清化痰热。

5）据兼症化裁：风门、列缺、尺泽。

6）操作：风门、列缺、尺泽采用泻法，余穴操作同基础治疗。

4. 风痰哮证

1）抓主症：喉中痰涎壅盛，声如拽锯，喘急胸满，但坐不得卧。

2）察次症：咳痰黏腻难出，打喷嚏，鼻塞，流涕，胸部憋塞。

3）审舌脉：舌苔厚浊，脉滑实。

4）择治法：祛风涤痰，降气平喘。

5）据兼症化裁：列缺、尺泽、曲池。

6）操作：列缺、尺泽、曲池采用毫针泻法，余穴操作同基础治疗。

5. 虚哮证

1）抓主症：喉中哮鸣如鼾，声低，气短息促，动则喘甚，发作频繁。

2）察次症：口唇青紫，咳痰无力，痰涎清稀，面色苍白或颧红唇紫。

3）审舌脉：舌质淡或偏红，或紫暗，脉沉细或细数。

4）择治法：补肺纳肾，降气化痰。

5）据兼症化裁：膏肓、太渊。

6）操作：膏肓、太渊二穴采用毫针补法，余穴操作同基础治疗。

6. 肺脾气虚

1）抓主症：气短声低，自汗，怕风，倦怠无力。

2）察次症：食少便溏，或喉中时有轻度哮鸣。

3）审舌脉：舌质淡，苔白，脉细弱。

4）择治法：健脾益气，补土生金。

5）据兼症化裁：太渊、太溪。

6）操作：太渊、太溪二穴采用毫针补法，余穴操作同基础治疗。

7. 肺肾两虚

1）抓主症：短气息促，动则为甚，吸气不利，腰酸腿软，不耐劳累。

2）察次症：或五心烦热，颧红，口干，或畏寒肢冷，面色苍白。

3）审舌脉：舌苔淡白，质胖，脉沉细。

4）择治法：补肺益肾。

5）据兼症化裁：膏肓、气海、关元。

6）操作：膏肓、气海、关元采用毫针补法，余穴操作同基础治疗。

六、中医特色技术

1. 艾灸疗法

艾条　含白芥子三两、白芷和蒜泥各三钱，由蜂蜜调匀做成。

取穴　定喘、肺俞、天突、膏肓。

操作　将雷火灸火头对准穴位，距皮肤约 2cm，每个穴位灸 5min。

应用　临床上主要用于本病属风寒证及虚证。

2. 穴位注射疗法

药物　皮质类激素-地塞米松、黄芪注射液。

取穴　肺俞、定喘、曲池。

操作　选用一次性 5mL 注射器，穴位及周围皮肤消毒，深度为 0.5～0.7cm，注射 1～1.5mL，隔日注射 1 次，整个治疗为 5 次。

应用　可治疗哮喘、急慢性喘息性支气管炎、毛细支气管炎、婴幼儿喘息等疾病。

3. 穴位敷贴疗法

药物　白芥子三两，附子、细辛、生姜各三钱，蜂蜜调匀做饼。

取穴　大椎、肺俞（双侧）、至阳、天突、膻中、膏肓。

操作　将白芥子、附子、细辛和生姜以 10∶1∶1∶1 的比例研碎为细末后，使用蜂蜜调至黄豆大小的饼状后贴敷于相应穴位，连续治疗 7 日。

应用　防治小儿咳喘。

4. 皮肤针疗法

取鱼际至尺泽穴手太阴肺经循行部、第 1 胸椎至第 2 腰椎旁开 1.5 寸足太阳膀胱经循行部，循经叩刺，以皮肤潮红或微渗血为度。

5. 耳针疗法

取穴　对屏尖、肾上腺、气管、肺、皮质下、交感。

操作　每次选用 3～5 穴，毫针刺法。发作期每日 1～2 次；缓解期用弱刺激，每周 2 次。

七、各家发挥

孙申田教授经验

1. 刺孔最

将针快速刺入孔最穴，得气后施泻法，要求感应向上传至同侧胸部，向下传至同侧拇指，加电针，留针 30～60min。

2. 刺定喘

刺定喘用平补平泻法，留针 30min。

3. 刺鱼际

刺鱼际，每次只针一侧，每日 1 次或每发作时针 1 次，左右交替使用。刺时针尖向掌心斜刺，深 5 分左右。出现针感后留针 20～30min，留针期间每隔 5min 捻转行针 1 次。针刺 10 次为 1 个疗程或每发作时针刺。

4. 刺四缝

掌面向上，手指伸直，用三棱针快速点刺四缝，刺入 2～3mm，挤出黄色的黏稠液体。3 日 1 次。

5. 贴敷肺俞

取麻黄、细辛、干姜各 15g，白芥子 30g，共为细末与面粉 50g 混合，每次 6g，以麝香油调成糊状后，置伤湿膏上贴双侧肺俞穴上，每隔 2 日换药 1 次，连用 3 次，敷后局部有麻灼感。

6. 刺八缝

局部消毒后，用三棱针或 8～12 号注射针头直刺指缝正中间深约 0.8cm，出针后挤出白色或淡黄色黏稠液体。隔 3 日或 7 日后再刺。

7. 刺天突

令患者微仰头取穴，先直刺 2 分，然后将针尖转向下方紧靠胸骨后壁缓慢刺入 0.5～1.5 寸，待针下有沉、涩、紧等针感时，再捻转 10～20s，留针 5～15min。

8. 刺内关

进针得气后，行泻法（捻转补泻），患者自觉有麻木感上行至腋，症状开始改善，约 6min 后，哮喘已基本缓解，留针及间歇行针半小时后起针。

（由冬冶）

第十四节 便 秘

便秘表现为排便次数减少、粪便干硬和（或）排便困难。排便次数减少指每周排便少于 3 次。排便困难包括排便费力、排出困难、排便不尽感、排便费时及需手法辅助排便。慢性便秘的病程至少为 6 个月。慢性便秘可由多种疾病引起，包括功能性疾病和器质性疾病，不少药物亦可引起便秘。在慢性便秘的病因中，大部分为功能性疾病，包括功能性便秘、功能性排便障碍和便秘型肠易激综合征。功能性疾病导致便秘的病理生理学机制尚未完全阐明，学术界普遍认为其可能与结肠传输和排便功能紊乱有关。

"便秘"病名首见于《黄帝内经》，主要是由外感寒热之邪，内伤饮食情志，病后体虚，阴阳气血不足等，热结、气滞、寒凝、气血阴阳亏虚，致使邪滞胃肠、壅塞不通；肠失温润，推动无力，糟粕内停，大便排出困难，发为便秘。其病位主要在大肠，涉及脾、胃、肺、肝、肾等多个脏腑，基本病机为大肠传导失常。便秘的病性可概括为虚、实两个方面，虚实之间常常相互兼夹或相互转化。西医学中的功能性便秘、肠易激综合征、肠炎恢复期之便秘、药物性便秘、内分泌及代谢性疾病所致的便秘均属本病范畴，可参照本节辨证论治。

一、临床诊断要点与鉴别诊断

参照中华医学会消化病学分会胃肠动力学组及中华医学会外科学分会结直肠肛门外科学组制定的《中国慢性便秘诊治指南（2013，武汉）》制定诊断标准如下。

（一）临床诊断要点

便秘的诊断参照罗马Ⅳ标准，需要排除肠道及全身器质性因素、药物及其他原因导致的便秘并符合以下标准。

1）症状表现必须包括下列 2 项或 2 项以上：①至少 25%的排便感到费力；②至少 25%的排便为干球粪或硬粪；③至少 25%的排便有不尽感；④至少 25%的排便有肛门直肠梗阻感和（或）堵塞感；⑤至少 25%的排便需手法辅助（如用手指协助排便、盆底支持）；⑥每周排便少于 3 次。

2）不用泻药时很少出现稀便。

3）符合肠易激综合征的诊断标准。诊断之前症状出现至少 6 个月，且近 3 个月症状符合以上诊断标准。

（二）鉴别诊断

1. 结肠梗阻性便秘

除便秘外，结肠梗阻患者常有腹胀、腹痛、恶心与呕吐等症状。结肠肿瘤、肠粘连等慢性肠梗阻者，起病较缓慢，便秘逐渐进展，少数左半结肠癌患者大便还可变细；若为急性肠梗阻者，则起病多较急骤，病情较重，腹痛、恶心、呕吐等症状较便秘更为严重；急性肠系膜血管梗死或血栓形成等缺血性肠病患者，也以剧烈腹痛为首发症状，可伴有恶心与呕吐及便秘等症状，但患者常有血便。腹部平片如发现阶梯状液平，则对肠梗阻的诊断有重要帮助。X 线钡剂灌肠或结肠镜检查可发现息肉、癌肿等病变。

2. 肠易激综合征（便秘型）

本病便秘常受到情绪紧张或忧虑等因素的影响。患者常有阶段性的腹泻史，仅少数患者只以便秘为主要表现。钡剂灌肠检查有时可发现部分肠段呈痉挛性改变，但肠壁光滑。结肠镜检查有时发现肠镜通过痉挛肠管时较困难，且患者有疼痛等不适感，但无明显器质性病变。

3. 张力减退性便秘

张力减退性便秘多见于老年人，有内脏下垂，或长期营养不良者。其便秘是因肠蠕动功能减弱所致，其中不少患者有长期使用泻剂史。口服钡剂检查时，可见钡剂通过小肠、结肠的时间明显延长。结肠转运时间测定：通常采用不透 X 线的标志物在结肠的通过时间（DTT）进行测定，当标志物在 72h 后仍未排出体外时，可考虑为慢传输型便秘。结肠镜检查常无器质性病变。

4. 直肠性便秘

直肠性便秘多因有肛裂、瘘管、痔核等肛周病变，患者大便时有疼痛感，故而惧怕大便，久而久之缺乏便意，排便反射迟钝而发生便秘，使大便积聚在直肠内，每次大便较粗大且坚硬，有时大便外可带有鲜血。少数患者大便干结如栗子状，同时有左下腹隐痛，多为乙状结肠痉挛所致。肛诊时可发现肛周痔核、肛裂及肛瘘等病变。钡剂灌肠时可见到痉挛的结肠呈狭窄状，但肠壁光滑无缺损。直肠、肛门内压力测定及直肠内肌电图测定：当压力或肌电图出现异常，则有利于出口梗阻型便秘的诊断。结肠镜检查除见到肛周病变外，直肠及上端结肠均无器质性病变。

二、审析病因病机

1）素体阳盛，或热病之后，余热留恋，或肺热肺燥，下移大肠，或过食醇酒厚味，或过食辛辣，或过服热药，均可致肠胃积热，耗伤津液，肠道干涩失润，粪质干燥，难于排出，形成热秘。

2）情志失调：忧愁思虑，脾伤气结，或抑郁恼怒，肝郁气滞，或久坐少动，气机不利，均可导致腑气郁滞，通降失常，传导失职，糟粕内停，不得下行，或欲便不出，或出而不畅，或大便干结而成气秘。

3）感受外邪：恣食生冷，凝滞胃肠，或外感寒邪，直中肠胃，或过服寒凉，阴寒内结，均可导致阴寒内盛，凝滞胃肠，传导失常，糟粕不行，而成冷秘。

4）年老体虚：素体虚弱，或病后、产后及年老体虚之人，阴阳气血亏虚，阳气虚则温煦传送无力，阴血虚则润泽荣养不足，皆可导致大便不畅。

三、明确辨证要点

本病临证需依据患者的排便周期、粪质、舌象分清寒热虚实。

1）辨冷秘与热秘：冷秘表现为便质干结，排出艰难，舌淡苔白滑，脉沉迟或沉紧，主要病机是阴寒内结；热秘表现为便质干燥坚硬，便下困难，肛门灼热，舌苔黄燥或垢腻，脉滑数或细数，主要病机是燥热内结。

2）辨实证与虚证：实证便秘通常便质不甚干结，排出断续不畅，腹胀腹痛，嗳气频作，面赤口臭，舌苔厚，脉实。虚证便秘分为四类：一为气虚，便质并不干硬，虽有便意，临厕努挣乏力，挣则汗出，神疲肢倦，舌淡苔白，脉弱；二为血虚，大便燥结难下，面色萎黄无华，头晕目眩，心悸，舌淡苔少，脉细；三为阴虚，大便干结，如羊矢状，形体消瘦，潮热盗汗，舌红少苔，脉细数；四为阳虚，大便艰涩，排出困难，面色㿠白，四肢不温，舌淡苔白，脉沉迟。

四、确立治疗方略

1）便秘多为慢性久病，表现为大便干结难行，故润肠通便是治疗便秘的基本法则，在此基础之上，结合其气血阴阳之表现进行辨证论治。因气虚而秘者，宜益气润肠；因血虚而秘者，宜养血润燥；因阴虚而秘者，宜滋阴增液；因阳虚而秘者，宜温通开秘。

2）便秘日久，气机阻滞，腹胀而痛，呕吐者，应辨寒热，或温下，或寒下，年老体弱者，还需配合扶正的穴位。便秘有时引起头晕、头胀痛、失眠、烦躁易怒等，又宜配合清肝通便之穴。大便干燥，除引起肛裂出血外，还因过度用力努挣诱发疝气，又需随症施治。

3）注意饮食调理，合理膳食，以清淡为主，避免过食辛辣厚味或饮酒无度，勿过食寒凉生冷，多吃粗粮果蔬，多饮水。避免久坐少动，宜多活动，以疏通气血。养成定时排便的习惯。避免过度精神刺激，保持心情舒畅。

五、辨证论治

（一）基础治疗

治法　调肠通便。取大肠的背俞穴、募穴及下合穴为主。

取穴　天枢、大肠俞、上巨虚、支沟、照海。

操作　毫针常规刺，实证便秘上述穴位以针刺泻法为主，强刺激，以局部产生揪痛感为宜；虚证便秘上述穴位以针刺补法为主，轻刺激，局部得气为宜，另可在腹部主穴如天枢等处加用温针灸或者灸盒悬灸，以热感向皮下组织渗透为佳。

穴解　天枢为大肠的募穴，与大肠俞同用为俞募配穴法，上巨虚为大肠的下合穴，三穴共用可通调大肠腑气，腑气通则大肠传导功能复常；支沟宣通三焦气机，照海滋阴，取之可增液行舟，两穴均是治疗便秘的经验效穴。

（二）辨证加减

1. 热秘

1）抓主症：大便干结，大便臭秽和（或）口干口臭和（或）小便短赤。

2）察次症：腹胀或腹痛，面红心烦，或有身热。

3）审舌脉：舌红，苔黄，脉滑数。

4）择治法：清热润下。

5）据兼症化裁：合谷、曲池。

6）操作：合谷、曲池穴采用泻法，余穴操作同基础治疗。

2. 气秘

1）抓主症：大便干结或不甚干结，排便不爽，腹胀或伴腹痛。

2）察次症：肠鸣矢气，情绪不畅时加重，胸胁痞满，嗳气频作。

3）审舌脉：舌红，苔薄，脉弦。

4）择治法：行气导滞。

5）据兼症化裁：中脘、太冲。

6）操作：中脘、太冲穴采用泻法，余穴操作同基础治疗。

3. 冷秘

1）抓主症：大便艰涩，腹痛拘急、得温痛减，或腹满拒按。

2）察次症：手足不温，畏寒。

3）审舌脉：舌质淡暗，苔薄白腻，脉弦紧。

4）择治法：温通散寒。

5）据兼症化裁：神阙、关元。

6）操作：神阙、关元用灸法，余穴操作同基础治疗。

4. 气虚秘

1）抓主症：大便不硬，虽有便意，但排便费力，用力努挣则汗出短气。

2）察次症：便后乏力，神疲懒言。

3）审舌脉：舌淡，苔白，脉弱。

4）择治法：益气运脾。

5）据兼症化裁：中脘、太冲。

6）操作：中脘、太冲穴采用补法，余穴操作同基础治疗。

5. 血虚秘

1）抓主症：大便干结，面色少华，头晕目眩。

2）察次症：心悸气短，口唇色淡。

3）审舌脉：舌质淡，脉细弱。

4）择治法：养血润肠。

5）据兼症化裁：脾俞、三阴交。

6）操作：脾俞、三阴交穴采用补法，余穴操作同基础治疗。

6. 阴虚秘

1）抓主症：大便干结如羊屎状，潮热盗汗和（或）手足心热和（或）两颧红赤。

2）察次症：口干少津，形体消瘦，头晕耳鸣，心烦少眠，腰膝酸软。

3）审舌脉：舌质红，有裂纹，少苔，脉细数。

4）择治法：滋阴润燥。

5）据兼症化裁：足三里、三阴交。

6）操作：三阴交、足三里穴采用补法，余穴操作同基础治疗。

7. 阳虚秘

1）抓主症：大便干或不干，排出困难，面色㿠白，小便清长。

2）察次症：腹中冷痛，腰膝酸冷，四肢不温或畏寒怕冷。

3）审舌脉：舌淡，苔白，脉沉迟。

4）择治法：温阳泄浊。

5）据兼症化裁：神阙、关元。

6）操作：神阙、关元用灸法，余穴操作同基础治疗。

六、中医特色技术

1. 耳穴压豆疗法

取穴　三焦、肝、交感、皮质下、大肠、直肠（均为双侧）。

操作　在以上穴位使用透气敷料固定王不留行，进行按压治疗刺激，以达到酸、麻、胀、痛感为宜。每日按压 3～4 次，每次 2～3min。也可采用毫针刺法，或埋针法。

2. 穴位注射疗法

取穴　天枢、大肠俞、太冲、内关（均为双侧）。

操作　用一次性 5mL 无菌注射器抽取生理盐水、维生素 B_1 或维生素 B_{12} 注射液 4mL，嘱患者取仰卧位，准确定位后，用 75%酒精棉球常规消毒针刺部位皮肤，右手持注射器用无痛快速进针法将针刺入上述穴位 0.5～1 寸，再上下提插至患者有酸胀感为度，回抽一下，若无回血，即可将药液缓慢注入，每个穴位注入 2mL，每周 1 次。

3. 穴位埋线疗法

取穴　天枢、大肠俞、上巨虚、气海、足三里（均为双侧）。

操作　医者手指及患者穴位局部消毒，取可吸收性外科缝线 1.5cm，放入套管针前端，后接针芯，用一手拇指和食指固定拟进针穴位，另一只手持针刺入穴位，达到所需深度，施以提插捻转手法，当出现针感后边推针芯边退针管，将可吸收性外科缝线埋植在穴位的肌层或皮下组织。拔针后用无菌干棉球按压针孔止血。敷贴覆盖针眼并保留 1 日，24h 内避免水洗，患者未行针刺治疗日进行穴位埋线，每 15 日 1 次。

4. 穴位贴敷疗法

取穴　神阙、天枢（双侧）、中脘、关元、气海。

操作　中药贴敷的药物既可选单味，也可组方应用。临床常用芒硝 30g 与冰片 10g，研末布包敷于穴位，纱布固定。1～2 日一换，常用于实证便秘。

5. 皮内针疗法

取穴　腹结、天枢、上巨虚、大肠俞（均为双侧）。

操作　穴区常规消毒后，用镊子夹持带有揿针的胶布，揿针针尖对准穴位，垂直慢慢按下，揿入皮内，要求圆环平整地贴在皮肤上，留针 3 日。

6. 中药灌肠疗法

对于年老体虚，服药和针灸治疗均不应的便秘患者，目前临床多采用中药灌肠的方法，将相应的口服方剂煎成 150～200mL，去渣，温度控制在 37℃左右，把导管插入肛门内约 15cm，缓慢推注或滴注药液，保留 20min 后，即可排出大便。

7. 艾灸疗法

取穴　关元、天枢（双侧）、神阙与中脘。

操作　对上述穴位进行艾灸，每日 2 次，每次 20～25min，皮肤潮红程度以患者接受能力决定，每次选取 2 穴，之后对另外 2 穴进行艾灸。

8. 电针疗法

取穴　天枢、上巨虚、足三里、大肠俞、支沟、照海（均为双侧）。

操作　以上各穴针刺得气后，分别于仰卧、俯卧时将双侧穴位连接于电针电极，选取疏波 5s，密波 10s，15Hz，交替出现的疏密波，以患者能够耐受为度，留针 15min，每日 1 次。

9. 中药坐浴疗法

将大黄、芒硝、白矾、苦参等药材洗净后加入 500mL 水熬煮 40min，取药液兑入 3000mL 的 45℃温水中，坐浴 15min，每日 1 次。

10. 推拿疗法

取穴　天枢、肺俞、脾俞、肾俞、肝俞、大肠俞、太冲、气海、中脘、大横、膻中、八髎、期门、长强。

手法　一指禅推法、摩法、㨰法、按揉法。

操作　①患者取仰卧位，施术者以一指禅推法在中脘、天枢、大横治疗，每穴 1min 左右。用掌摩法以顺时针方向按摩腹部约 5min，使热量渗透至腹部，以增强肠胃的蠕动。②患者取俯卧位，用㨰法沿脊柱两侧从肝俞、脾俞到八髎穴治疗，时间约 5min。然后用按揉法在肺俞、肾俞、大肠俞、八髎、长强穴治疗，操作 2～3 遍。③患者取仰卧位，按揉气海、膻中、太冲、期门穴，以患者有酸胀感为度，治疗时间约 25min。

七、各家发挥

（一）孙申田教授经验

1. 虚秘

取穴 主穴：百会、天枢（双侧）、气海。配穴：安眠、支沟、合谷、足三里、照海、太冲（均为双侧）。

操作 取穴处常规皮肤消毒，采用 0.35mm×40mm 毫针，百会穴手法要求捻转稍加提插，由徐到疾，捻转频率达 200r/min 以上，连续 3～5min。其余腧穴常规针刺，补照海泻支沟，余穴施以补法，诸穴得气后使用电麻仪，连续波刺激 20min，强度以患者能够耐受为度。每日 1 次，每次 40min，1 周为 1 个疗程。

2. 冷秘

取穴 主穴：百会、关元、气海。配穴：天枢（双侧）、足三里（双侧）、支沟（双侧）、命门、大肠俞（双侧）。

操作 取穴处常规皮肤消毒，采用 0.35mm×40mm 毫针，百会穴手法要求捻转稍加提插，由徐到疾，捻转速度达 200r/min 以上，连续 3～5min。其余腧穴常规针刺，施以补法。诸穴得气后使用电麻仪，连续波刺激 20min，强度以患者能够耐受为度。命门、大肠俞施以灸法。每日 1 次，每次 40min，1 周为 1 个疗程。

（二）张缙教授经验

取穴 足三里、承山、天枢、腹结。

操作 足三里：毫针斜刺 1.2 寸，搓法得气，闭其下气，针尖向上，用白虎摇头法使针感过膝关节，取气至病所手法，将针感送至胃部，留针 30min。承山：毫针直刺 1.2 寸，捻转法，得气后留针 30min。天枢：毫针直刺 1.2 寸，盘法得气，留针 30min。腹结：毫针直刺 1.2 寸，盘法得气，留针 30min。

（三）孙远征教授经验

1. 俞募配穴针刺法

取穴 大肠俞、天枢、小肠俞、关元。

操作 患者先俯卧取背部腧穴，完成埋线后仰卧取腹部腧穴。常规皮肤消毒，用埋线针刺入穴位内并上下提插得气，拔套管推针芯，将长 1cm 羊肠线植入穴位，深 2.5～3cm，检查肠线断端无外漏，针孔无出血，用创可贴贴覆 3～5 日。每 2 周治疗 1 次，共治疗 4 次。

穴解 大肠的背俞穴大肠俞，募穴天枢，两穴为大肠经气聚结之处，天枢又为胃经的腧穴，现代研究表明针刺天枢穴能调理胃肠传导功能，使胃肠气机通畅；大肠俞具有调胃肠、通腑气之功效，针刺之可调节微循环，血液通畅，肠蠕动增加；小肠的背俞穴小肠俞，募穴关元，两穴为小肠经气聚结之处，能调节胃肠，泌别清浊，关元又为任脉的腧穴、足三阴经交会穴，针刺之可温肾健脾、益气通便。

2. 穴位注射法

取穴 足三里、天枢、大肠俞。

操作 施术者手部常规消毒后，用无菌注射器抽取 1~2mL 新斯的明注射液，患者取仰卧位，双腿屈曲暴露至膝部，定位操作穴位，消毒穴位后，垂直进针，轻度提插转动，穴位出现酸、麻、重感（即得气）后，回抽未见血，注入药液 0.5mL，出针后按压 1~2min。相同操作于其余穴位，每日 1 次，4 日为 1 个疗程。

3. 耳穴压豆法

取穴 取耳廓的直肠、大肠、肺、三焦、交感、便秘点。

操作 消毒患者一侧耳廓，左手固定耳廓，右手持镊子取下粘有王不留行的小胶布，依次贴压于相应耳穴上，按压至患者自觉穴位发热、胀痛感为宜，每日按压 3 次，每次 2~3min。隔日贴压另一侧。4 日为 1 个疗程，休息 2 日后进行第二个疗程。

（四）孙忠人教授经验

取穴 除常规治疗选取穴位外，增加头部足运感区。

操作 常规穴位常规操作，足运感区处用长 30mm 毫针沿头皮快速进针至帽状腱膜下，快速捻转 1min 后，接电针仪，采用疏密波，电流量以患者能够耐受为度，留针 20min。

（刘　丹）

第十五节　泄　泻

泄泻，又称腹泻，是指排便次数增多（＞3 次/日）、粪便量增加（＞200g/d）伴有粪质稀薄，或带有黏液、脓血。本病临床上一般分为急性腹泻和慢性腹泻。病程在 4 周以内为急性腹泻，4 周以上为慢性腹泻。病因为细菌、病毒、各种毒素、药物等外部因素或肠过敏、疾病等自身因素导致胃肠的运动消化吸收和分泌的功能出现问题，造成腹泻。腹泻发病机制主要为胃肠黏膜分泌亢进、肠吸收不良、肠黏膜炎症渗出、肠蠕动过快等。

本病属中医学"泄泻"范畴，是指以排便次数增多，便质溏薄或完谷不化，甚至泻出如水样为主症的病证。大便溏薄称为"泄"，大便如水注称为"泻"。泄泻的发生与感受外邪、饮食不节、情志失调、脾胃虚弱、年老体弱、久病体虚等因素有关。泄泻论述始于《黄帝内经》，也有称为"飧泄""注下"者，《黄帝内经》时期以"泄"称之，汉唐时期把"下利"纳入其中，唐宋以后才统称"泄泻"。最早在《黄帝内经》中有了与之相类似病证的记载，如《素问·气交变大论》中有"鹜溏""飧泄""注下"等病名。《难经·五十七难》从脏腑角度提出"五泄"之说。汉唐时期，《伤寒论》将痢疾和泄泻统称为"下利"。及至宋代《太平惠民和剂局方》将泄泻与痢疾分为"泻疾证候"和"痢疾证候"，但直到陈无择的《三因极一病证方论》才开始将"泄泻"立专篇论治。明代医家对命门多有研究，重肾命的思想反映到病名的认识上，即是"肾泄""五更泄"的由来。从古至今，各医家各抒己见，以脏腑命名的有肝泻、肾泄、脾肾泄、肾虚泄，以病势命名的有暴泄、紧病，以病因命名的有外感寒邪泻、热泄、暑泄、酒泄、湿泻、食泻、积泻、饮泻，以症状命名的有滑泄（滑泻、洞肠泄）、鹜溏等。

西医学中因消化器官功能和器质性病变而发生的腹泻如胃肠功能紊乱、慢性肠炎、腹泻型肠易激综合征、功能性腹泻、急性肠炎、炎症性肠病、吸收不良综合征，内分泌及代谢障碍疾病如甲亢、糖尿病、系统性红斑狼疮、尿毒症、肿瘤及药物相关性肠炎等均可参照本病辨证施治。当这些疾病出现泄泻的表现时，均可参考本节辨证论治。应注意的是本病与西医学腹泻的含义不完全相同。

一、临床诊断要点与鉴别诊断

（一）临床诊断要点

1）起因：急性肠道感染及细菌性食物中毒，症见起病急伴发热，排便次数多。慢性肠道感染及消化道肿瘤多导致慢性腹泻。集体餐后腹泻，多为食物中毒。急性肠胃炎患者多有饮食不洁史。胃肠过敏之前患者多食用易致敏食物。真菌性肠炎及假膜性肠炎患者可有常用广谱抗生素史。

2）时间：急性肠道感染及细菌性食物中毒引发的急性腹泻，一般在夏秋多发。

3）大便性状：肠易激综合征大便黏液无病理成分。急性肠胃炎大便呈水样。阿米巴痢疾大便呈果酱样。霍乱大便呈米泔水样。细菌性痢疾、结肠癌、直肠癌大便夹有黏液脓血。急性出血性坏死性肠炎大便是紫红色血便兼臭秽。

4）伴随症状：感染性腹泻的腹痛明显，脐周腹痛多见于小肠疾病，下腹部腹痛多见于结肠疾病。炎性肠病、全身感染性疾病、细菌性食物中毒、急性肠道感染多伴发热。细菌性痢疾、左半结肠癌、直肠癌多伴里急后重。结肠过敏、肠结核、结肠癌多为腹泻与便秘交替。

（二）鉴别诊断

腹泻主要与结肠癌、慢性痢疾进行鉴别。

1. 结肠癌

结肠癌罹患者大多在中年以上，症状呈进行性恶化。大便镜检常有红细胞或隐血试验阳性。必要时应做肛门指检、乙状结肠镜或钡剂灌肠检查，以便确诊。

2. 慢性痢疾

慢性痢疾多次大便镜检有脓细胞或红细胞，常可找到阿米巴包囊或滋养体，或经培养有痢疾杆菌生长。

二、审析病因病机

致泻的基本病机是脾虚湿盛致使脾失健运，大小肠传化失常，升降失调，清浊不分。脾虚湿盛是导致本病发生的关键因素。此外，相关病因病机尚与感受外邪、饮食所伤、情志失调、脾胃虚弱、命门火衰等密切相关。

1）感受外邪：引起泄泻的外邪以暑、湿、寒、热较为常见，其中又以感受湿邪致泄者最多。脾喜燥而恶湿，外来湿邪，最易困阻脾土，以致升降失调，清浊不分，水谷杂下而发生泄泻，故有"湿多成五泄"之说。寒邪和暑热之邪，虽然除了侵袭皮毛肺卫之外，亦能直接损伤脾胃、肠，使其功能障碍，但若引起泄泻，必夹湿邪才能为患，即所谓"无湿不成泄"。

2）饮食所伤：饮食过量，停滞肠胃；或恣食肥甘，湿热内生；或过食生冷，寒邪伤中；或误食腐馊不洁，食伤脾胃、肠，化生食滞、寒湿、湿热之邪，致运化失职，升降失调，清浊不分，而发生泄泻。

3）情志失调：烦恼郁怒，肝气不舒，横逆克脾，脾失健运，升降失调；或忧郁思虑，脾气不运，土虚木乘，升降失职；或素体脾虚，逢怒进食，更伤脾土，引起脾失健运，升降失调，清浊不分，而成泄泻。

4）脾胃虚弱：长期饮食不节，饥饱失调，或劳倦内伤，或久病体虚，或素体脾胃肠虚弱，使胃肠功能减退，不能受纳水谷，也不能运化精微，反聚水成湿，积谷为滞，致脾胃升降失司，清浊不分，混杂而下，遂成泄泻。

5）命门火衰：命门之火，助脾胃之运化以腐熟水谷。若年老体弱，肾气不足；或久病之后，肾阳受损；或房室无度，命门火衰，致脾失温煦，运化失职，水谷不化，升降失调，清浊不分，而成泄泻。且肾为胃之关，主司二便，若肾气不足，关门不利，则可发生大便滑泄、洞泄。

三、明确辨证要点

1）辨外感内伤：泄泻的辨证有外感和内伤两方面。外感者主要特点为感受六淫之邪，其中以寒、湿、暑、热等因引起的较为多见，湿邪关系最大，其次为饮食所伤，影响脾胃运化功能，导致脾胃功能失常而发生泄泻；内伤者主要与脾虚关系最为密切，肝肾因素所引起的泄泻，也多在脾虚基础上产生。

2）辨寒热虚实：粪质清稀如水，或稀薄清冷，完谷不化，腹中冷痛，肠鸣，畏寒喜温，常因饮食生冷而诱发者，多属寒证；粪便黄褐，臭味较重，泻下急迫，肛门灼热，常因进食辛辣燥热食物而诱发者，多属热证；病程较长，腹痛不甚且喜按，小便利，口不渴，稍进油腻或饮食稍多即泻者，多属虚证；起病急，病程短，脘腹胀满，腹痛拒按，泻后痛减，泻下物臭秽者，多属实证。

3）辨泻下物：大便清稀，或如水样，泻物腥秽者，多属寒湿之证；大便稀溏，其色黄褐，泻物臭秽者，多系湿热之证；大便溏垢，完谷不化，臭如败卵，多为伤食之证。

4）辨轻重缓急：泄泻而饮食如常为轻证；泄泻而不能食，消瘦，或暴泻无度，或久泄滑脱不禁为重证；急性起病，病程短为急性泄泻；病程长，病势缓为慢性泄泻。

5）辨病位脏腑：稍有饮食不慎或劳倦过度泄泻即作或复发，食后脘闷不舒，面色萎黄，倦怠乏力，多属病在脾；泄泻反复不愈，每因情志因素使泄泻发作或加重，腹痛肠鸣即泻，泻后痛减，矢气频作，胸胁胀闷者，多属病在肝；五更泄泻，完谷不化，小腹冷痛，腰酸肢冷者，多属病在肾。

四、确立治疗方略

根据泄泻脾虚湿盛，脾失健运的病机特点，治疗应以运脾祛湿为原则。急性泄泻以湿盛为主，重用祛湿，辅以健脾，再依寒湿、湿热的不同，分别采用温化寒湿与清化湿热之法。兼夹表邪、暑邪、食滞者，又应分别佐以疏表、清暑、消导之剂。慢性泄泻以脾虚为主，当予运脾补虚，辅以祛湿，并根据不同证候，分别施以益气健脾升提，温肾健脾，抑肝扶脾之法，久泻不止者，尚宜固涩。同时还应注意急性泄泻不可骤用补涩，以免闭留邪气；慢性泄泻不可分利太过，以防耗其津气；清热不可过用苦寒，以免损伤脾阳；补虚不可纯用甘温，以免助湿。若病情处于寒热虚实兼夹或互相转化时，当随证而施治。

五、辨证论治

（一）基础治疗

1. 急性泄泻

治法　除湿导滞，调通腑气。取足阳明、足太阴经穴为主。

取穴　天枢、上巨虚、阴陵泉、水分、神阙。

操作　毫针泻法，寒湿内盛者神阙用隔姜灸。

2. 慢性泄泻

治法　健脾温肾，固本止泻。取任脉、足阳明、足太阴经穴为主。

取穴　神阙、天枢、足三里、公孙。

操作　神阙用灸法，毫针刺天枢用平补平泻法，足三里、公孙用补法。

（二）辨证加减

1. 寒湿内盛

1）抓主症：泻下大便清稀或如水样，腹痛肠鸣。

2）察次症：食欲不振，脘腹闷胀，恶寒。

3）审舌脉：舌淡，苔白腻，脉濡缓。

4）择治法：芳香化湿，解表散寒。

5）据兼症化裁：神阙。

6）操作：神阙用灸法，余穴操作同基础治疗。

2. 肠道湿热

1）抓主症：泻下急迫或泻下不爽，大便色黄秽臭。

2）察次症：肛门灼热，腹痛，烦热口渴，小便短黄。

3）审舌脉：舌红，苔黄腻，脉濡数或滑数。

4）择治法：清热燥湿，分利止泻。

5）据兼症化裁：内庭、曲池。

6）操作：内庭、曲池用泻法，余穴操作同基础治疗。

3. 食滞胃肠

1）抓主症：泻下大便臭如败卵，伴有不消化食物，腹胀疼痛，泻后痛减。

2）察次症：脘腹痞满，嗳腐吞酸，食欲不振。

3）审舌脉：舌淡，苔垢浊或厚腻，脉滑。

4）择治法：消食导滞，和中止泻。

5）据兼症化裁：中脘。

6）操作：中脘用泻法，余穴操作同基础治疗。

4. 肝郁乘脾

1）抓主症：泄泻腹痛，每因情志不畅而发或加重，泻后痛缓。

2）察次症：胸胁胀闷，嗳气，食欲不振。

3）审舌脉：舌质淡红，舌苔薄白，脉弦紧或弦缓。

4）择治法：抑肝扶脾。

5）据兼症化裁：太冲。

6）操作：太冲用泻法，余穴操作同基础治疗。

5. 脾胃虚弱

1）抓主症：大便时溏时泻，饮食稍有不慎即发或加重。

2）察次症：食后腹胀，食欲不振，倦怠乏力，神疲懒言。

3）审舌脉：苔薄白，脉细弱。

4）择治法：健脾益气，化湿止泻。

5）据兼症化裁：脾俞。

6）操作：脾俞用补法，余穴操作同基础治疗。

6. 肾阳虚衰

1）抓主症：晨起泄泻，大便清稀，或夹不消化食物。

2）察次症：脐腹冷痛，喜温喜按，形寒肢冷，腰膝酸软。

3）审舌脉：舌质淡，苔薄白，脉沉细。

4）择治法：扶阳固本，宁神定颤。

5）据兼症化裁：肾俞、命门。

6）操作：肾俞、命门二穴施以补法，余穴操作同基础治疗。

六、中医特色技术

1. 艾灸疗法

取穴　多选腹部的任脉腧穴，最常用的是神阙、气海、关元、天枢。

辨证施灸　脐中疼痛不舒灸神阙；脾虚乏力、声低懒言灸气海；五更泻灸关元；寒湿泄泻灸水分。

操作　灵活运用隔物灸，如泄泻腹胀用隔葱灸，寒湿困脾泻下冷冻如痰用隔附子灸等。

2. 穴位贴敷疗法

取穴　天枢、大肠俞、上巨虚、三阴交、关元、中脘、足三里。

中药膏的制作　取白芥子、肉桂、延胡索、炮附片各 1 份，甘遂、细辛各 0.5 份，共研细末，用鲜姜汁调成稠膏状，做成直径 1cm 的小丸，放在直径约 5cm 的胶布上，固定于上述穴位。每隔 10 日贴敷 1 次，每次敷贴 4～6h，连续贴敷 3 次。此疗法用于脾胃虚弱型泄泻。

3. 脐疗法

取穴　神阙穴。

中药　丁香 5g、艾叶 5g、木鳖子 5g、肉桂 5g、麝香 5g、大蒜 5g、吴茱萸 5g、胡椒 5g。

操作　以脐（神阙穴）处为用药或刺激部位，将中药的不同剂型（如丸、散、膏等）通过贴脐、敷脐、涂脐、蒸脐等方法，激发元气，开通经络，促进气血流通，调节人体阴阳与脏腑功能，从而防治疾病。

4. 耳针疗法

取穴　大肠、脾、交感。

操作　毫针刺或用埋针法、压丸法。

5. 穴位注射疗法

取穴　天枢、上巨虚。

操作　维生素 B_1 注射液或者维生素 B_{12} 注射液，每穴注射 0.5～1mL，每日 1 次。

6. 推拿结合穴位注射疗法

（1）推拿疗法

取穴　中脘、天枢、气海、关元、大横、章门、期门。

操作　用按揉法或一指禅推法治疗，每穴约 2min；胃脘部逆时针方向按摩，下腹部顺时针方向按摩，约 10min。

（2）穴位注射疗法

取穴　脾俞、大肠俞等背部腧穴，足三里、上巨虚等下肢腧穴。

操作　抽取黄芪注射液，穴位皮肤常规消毒，垂直进针，行针至患者自觉局部酸胀、无疼痛、回抽无血时缓慢注入穴位，每穴 2mL，隔日 1 次，每次背部、下肢各取 1 穴。

7. 采用子午流注电针治疗

采用徐凤《针灸大全》中"子午流注纳甲法逐日按时开穴法"取穴，对闭穴时辰则参照单玉堂补穴法补充的穴位。时间以北京时间为准。同时配合辨证取穴：选取足厥阴肝经腧穴（太冲）、足阳明胃经腧穴（足三里、天枢）、足太阴脾经腧穴（阴陵泉）、足太阳膀胱经腧穴（大肠俞）。每 28 日为 1 个疗程。常规消毒后进行针刺，针刺手法以提插、迎随补泻为主，针刺得气后行针 1min，留针期间连接电针治疗仪，断续波频率、强度以患者感觉舒适为宜，留针 30min。

8. 穴位埋线疗法

取穴　关元、气海、中脘、天枢（双侧）、足三里（双侧）、上巨虚（双侧）、肺俞（双侧）、脾俞（双侧）、大肠俞（双侧）、膀胱俞（双侧）、阴陵泉（双侧）。

操作　将医用羊肠线剪为长约 5mm，通过眼用镊放入一次性 7 号注射器针头内，针头另一侧放入 0.35mm×40mm 毫针，用碘伏常规消毒穴位后，将注射器针头快速刺入所选穴位，局部出现轻微酸、麻、胀后，边推毫针，边退针头，将羊肠线埋置在穴位的皮下组织或肌肉层内，出针后用输液贴保护。7 日 1 次，每次一组穴位，两组交替使用，3 次为 1 个疗程，共治疗 3 个疗程。

9. 温针灸夹脊穴疗法

取穴　选择胸 9、胸 11、腰 4、骶 1 两侧的夹脊穴。

操作　患者取俯卧位，穴区皮肤常规消毒后，斜刺进针 0.5～0.8 寸，行平补平泻法，得气后行温针灸疗法，将艾条切成 1.5cm 的小节插在针柄上，从下面点燃施灸，底部与穴位皮肤间距 2cm，每个穴位灸 1 壮，留针 30min。

10. 食疗方

（1）薯蓣粥

配方　山药 15g，芡实 15g，扁豆 10g，粳米 100g。

用法　将前三味药加水煮沸 15～20min，然后取汁，以汁煮粳米为粥。

主治　可治疗慢性腹泻之脾胃虚弱证。症见泄泻，脘腹冷痛，少食纳呆，倦怠乏力，面色不华等，治宜健脾止泻。

方义　方中山药益气养阴，补脾肺肾，用于脾虚气弱，食少便溏或泄泻。本品既补脾气，又益脾阴，且兼涩肠，能止泻。芡实补脾祛湿，益肾填精，用于脾虚泄泻，日久不止。扁豆健脾化湿，用于脾虚有湿，体倦乏力，食少便溏或泄泻，本品补脾不腻，除湿不燥，故为健脾化湿良药。

（2）白术厚朴肉蔻粥

配方　白术 10g，厚朴 10g，肉蔻 7g，粳米 100g。

用法　将前三味药加水煮沸 15～20min，然后取汁，以汁煮粳米为粥。

主治　可治疗慢性腹泻之寒湿内盛证。症见肠鸣腹泻，脘腹冷痛，畏寒肢冷，面白倦怠等，治宜温中健脾燥湿。

方义　方中白术补气健脾，燥湿利水，用于脾气虚弱，运化失常所致食少便溏，脘腹胀满，倦怠无力等症。厚朴温中下气，燥湿消痰。

（3）白术芍药粥

配方　白术 15g，芍药 10g，粳米 100g。

用法　将前两味药加水煮沸 15～20min，然后取汁，以汁煮粳米为粥。

主治　可治疗慢性腹泻之肝郁乘脾证。症见肠鸣，腹痛，大便泄泻，泻后仍腹痛，兼两胁胀闷，口苦等，治宜调和肝脾。

方义　方中白术补气健脾，燥湿利水；芍药养血敛阴，柔肝止痛，平抑肝阳。

七、各家发挥

孙申田教授经验

1. 足三里灸法

取穴　足三里。

操作　先用毫针刺足三里，徐徐进针，针用补法，然后出针，再用鲜姜片，上面用针扎数孔放在足三里穴上，然后把艾绒搓成 6～7 个如蚕豆大小的小团，放在姜片上，点燃 15～20min 即可。

2. 神阙贴敷法

取穴　神阙。

操作　肉桂 3g、硫黄 6g、白胡椒 15g、鸡内金 3g、枯矾 6g、五味子 6g、新鲜葱头 3～5节，上药为 1 次用量，除葱头外，余药共研细末，贮瓶备用，取葱头捣烂，与上述药末拌匀，加适量醋调成糊状，平摊于脐部，用纱布覆盖，并用胶布贴牢。敷药处可出现发痒、灼痛等现象，停药后即消失，不用处理。

3. 鸠尾针刺法

取穴　鸠尾。

操作　向下斜刺 0.5～1 寸。急性者用强刺激，每日 1 次或 2 次。

4. 四边穴刺法

取穴　四边穴（在脐上下左右各 1 寸处）。

操作　中强刺激泻法或透天凉法，慢性腹泻多用补法或烧山火法，每日或隔日治疗 1 次，重症患者每日可针 2 次，每次留针 15～30min，亦可不留针。急性者 3 次为 1 个疗程，慢性者 10 次为 1 个疗程。

5. 肓俞穴刺法

取穴 肓俞穴。

操作 先针肓俞穴，常规消毒后，用 1.5 寸 30 号或 31 号毫针刺入穴位，针尖稍偏向脐中方向，进针 1.2 寸左右，每穴提插捻转约 0.5min 出针。1 岁以内小儿只捻转不提插，以免刺激过重，较大者可在捻转过程中施提插手法 2～3 次，出针后配足三里更佳。

6. 特定穴灸法

取穴 腹泻特定穴（足外踝最高点直下，赤白肉际交界处）。

操作 按艾卷温和灸法操作，以患者感觉施灸部位温热舒适为度，左右穴每次灸 10～15min，每日灸 2～3 次。可视病情而灵活掌握。

7. 长强刺法

取穴 长强穴。

操作 患儿取俯卧位或直接俯卧于家长的双腿上，于患儿尾骨端下缘，沿着尾骨与直肠之间缓慢进针，刺入 5～8 分，用小幅度的快速捻转手法，捻转 2min 左右，不提插即可出针，每日针刺 1 次。

8. 神阙刺法

取穴 神阙穴。

操作 患儿平卧，神阙下缘常规消毒后，进针 6～8 分，用平补平泻法，捻转 5～7 下，不留针。

9. 肾俞挤捏法

取穴 肾俞。

操作 以肾俞穴为起点，由内向外横划一线，约 1 寸长为度。然后用手轻轻挤捏，微见血即可，轻者 1 次，重者 2～3 次即效。

10. 鸠尾刺激法

取穴 鸠尾。

操作 术者手指稍蘸香油在患儿鸠尾穴上揉按200～300次，按摩毕即拔火罐20～30min，以充血为度。每日 1 次。

（由冬冶）

第十六节 呃 逆

呃逆（hiccup），又名膈肌痉挛，是由膈肌及其他呼吸肌突发不自主强有力的痉挛性收缩所引起，继之以声门的突然关闭，使吸入气流突然阻断，发出短促而特殊声音的一种临床病证，其病理生理机制尚不十分明确，凡影响呃逆反射弧的病变均可引起呃逆。呃逆持续 48h 以上，无法自行缓解，称为持续性呃逆（persistent hiccup），持续 30 日以上被称为顽固性呃逆（intractable hiccup），严重影响患者进食、呼吸、睡眠及日常生活。早期的急性脑血管病常出现顽固性呃逆，发病率为 13.98%。

中医学认为，呃逆是指胃气上逆动膈，以气逆上冲，喉间呃呃连声，声短而频，难以自制为主要表现的病证。《黄帝内经》无呃逆之名，其记载的"哕"即是本病，如《素问·宣明五气》曰："胃为气逆，为哕。"首先提出呃逆病位在胃，病机为胃气上逆。

一、临床诊断要点与鉴别诊断

（一）临床诊断要点

1）呃逆频繁发作或是发作时间持续超过 48h 称为顽固性呃逆，呃声或高或低，可自行停顿 30～60min 后复起，严重者呃声频作，无间隙，昼夜不停。

2）严重呃逆患者因反流性食管炎、胃部痉挛、食管裂孔疝、消化性溃疡等周围性原因引起呃声持续不断，昼夜不止的症状表现。

（二）鉴别诊断

1. 食管、胃、十二指肠疾病

食管、胃、十二指肠疾病如反流性食管炎、食管裂孔疝、食管癌、贲门癌、多种原因引起的胃潴留、胃扩张或胃腔狭窄（包括幽门梗阻、皮革胃、胃窦癌等）都可导致呃逆的发生。根据这些病变的临床表现，结合上消化道钡餐或胃镜检查即可鉴别。

2. 肠道疾病

肠道疾病如肠梗阻、肠麻痹时可发生呃逆。根据腹痛特点及伴随的恶心、呕吐、不排便、不排气、肠鸣音高亢等表现，再结合 X 线平片检查，肠梗阻、肠麻痹、肠高度胀气的诊断常无困难。

3. 胆道与肝脏疾病

胆道与肝脏疾病如胆石症、胆囊炎、胆管炎、急性重症胰腺炎、胰腺癌、肝脓肿或肝癌等疾病，根据这些疾病的疼痛特点、疼痛部位，以及恶心、呕吐、畏寒发热、黄疸等症状、体征，再结合 B 超或 CT、MRI 等检查可鉴别。

4. 胸腔内病变

胸腔内病变如多种肺及支气管病变、纵隔病变等均有其特征性的症状与体征，如咳嗽、咳痰、咯血、胸痛、呼吸困难等，结合 X 线胸片或胸部 CT、MRI 等检查常可鉴别。

5. 颅内病变

各种病因所致的脑炎、脑膜炎、脑血管病变及脑肿瘤等颅内病变，一般都有其特征性的临床表现，如头痛、恶心、呕吐、脑膜刺激征等，结合颅脑 CT 等检查，可明确诊断。

二、审析病因病机

中医学认为，呃逆多由饮食不节、情志不遂、正气亏虚等所致。胃失和降，膈间气机不利，气逆动膈是呃逆的主要病机。轻证患者多以饮食不节、情志不遂为主，而重证患者则以正气亏虚为主。

1）饮食不节：进食太快，过食生冷，或滥服寒凉药物，寒气蕴蓄于胃，循手太阴之脉上动于膈，导致呃逆。或过食辛热煎炸，醇酒厚味，或过用温补之剂，燥热内生，腑气不行，气逆动膈，发生呃逆。

2）情志不遂：恼怒伤肝，气机不利，横逆犯胃，逆气动膈；或气郁化火，灼津成痰，痰火蕴胃；或肝郁克脾，或忧思伤脾，运化失职，滋生痰浊；或素有痰饮内停，复因恼怒气逆，逆气夹痰浊上逆动膈，发生呃逆。

3）正气亏虚：或素体不足，年高体弱，或大病久病，正气未复，或吐下太过，虚损误攻，均可损伤中气，或胃阴耗伤，胃失和降，发生呃逆。甚则病深及肾，肾气失于摄纳，浊气上乘，上逆动膈，均可发生呃逆。

三、明确辨证要点

呃逆的辨证当分清虚、实、寒、热。呃逆声高，气涌有力，连续发作，多属实证；呃逆时断时续，气怯声低乏力，多属虚证；呃声洪亮，冲过而出，多属热证；呃声沉缓有力，得寒则甚，得热则减，多属寒证。

四、确立治疗方略

呃逆的治疗以理气和胃、降逆平呃为基本治法。平呃要分清寒、热、虚、实，分别施以祛寒、清热、补虚、泻实之法。在此基础上，辅以降逆平呃之品，以利膈间之气。对于重危病证中出现的呃逆，治当大补元气，急救胃气。顽固性呃逆反复发作，甚至会影响患者精神状态、食欲及睡眠质量，精神、睡眠与心神及肝的关系最为密切，治当疏肝调神。

五、辨证论治

（一）基础治疗

治法　理气和胃，降逆平呃。以手厥阴、足阳明经穴为主。
取穴　天突、膻中、中脘、膈俞、内关、足三里。
操作　常规消毒后将毫针刺入穴内，膈俞不可深刺，以免伤及内脏，膻中向下平刺，其余诸穴得气后均施以小幅度的提插、捻转、平补平泻手法。胃寒积滞、脾胃阳虚者，可重用灸法；中脘、内关、足三里亦可用温针灸。

（二）辨证加减

1. 胃寒积滞
1）抓主症：喉间呃呃连声，声音短促，频频发出，不能自制。
2）察次症：呃声沉缓有力，胸膈及胃脘不舒，得热则减，遇寒更甚，进食减少，喜食热饮，口淡不渴。
3）审舌脉：舌苔白润，脉迟缓。
4）择治法：温中散寒，降逆止呃。
5）据兼症化裁：胃俞、建里。
6）操作：毫针常规针刺，采用补法，可用温针灸或艾条灸或隔姜灸。余穴操作同基础治疗。

2. 胃火上逆
1）抓主症：喉间呃呃连声，声音短促，频频发出，不能自制。

2）察次症：呃声洪亮有力，冲逆而出，口臭烦渴，多喜冷饮，脘腹痞闷，大便秘结，小便短赤。

3）审舌脉：舌苔黄燥，脉滑数。

4）择治法：清胃泄热，降逆止呃。

5）据兼症化裁：胃俞、内庭。

6）操作：毫针常规针刺，采用泻法。余穴操作同基础治疗。

3. 肝气郁滞

1）抓主症：喉间呃呃连声，声音短促，频频发出，不能自制。

2）察次症：呃逆连声，常因情志不畅而诱发或加重，胸胁满闷，脘腹胀满，嗳气纳减，肠鸣矢气。

3）审舌脉：舌苔薄白，脉弦。

4）择治法：顺气解郁，和胃降逆。

5）据兼症化裁：期门、太冲。

6）操作：毫针常规针刺，膈俞、期门不可深刺，以免伤及内脏。余穴操作同基础治疗。

4. 脾胃阳虚

1）抓主症：喉间呃呃连声，声音短促，频频发出，不能自制。

2）察次症：呃声低长无力，气不得续，泛吐清水，脘腹不舒，喜温喜按，面色㿠白。

3）审舌脉：舌质淡，舌苔薄白，脉细弱。

4）择治法：温补脾胃止呃。

5）据兼症化裁：脾俞、胃俞。

6）操作：毫针常规针刺，采用补法，诸穴可用艾条灸或隔姜灸或温针灸。余穴操作同基础治疗。

5. 胃阴不足

1）抓主症：喉间呃呃连声，声音短促，频频发出，不能自制。

2）察次症：呃声短促而不得续，口干咽燥，烦躁不安，不思饮食，或食后饱胀，大便干结。

3）审舌脉：舌质红，苔少而干，脉细数。

4）择治法：养胃生津，降逆止呃。

5）据兼症化裁：胃俞、三阴交。大便秘结、肠鸣腹胀加天枢、上巨虚。

6）操作：毫针常规针刺，采用泻法。余穴操作同基础治疗。

六、中医特色技术

1. 头针疗法

取穴　百会、四神聪、头部双侧胃区（瞳孔正中直上入发际平行于前后正中线的直线）。

操作　患者取仰卧位，常规消毒后，百会、四神聪穴取毫针针身与头皮成 15°角刺入帽状腱膜下层。头针胃区取针身与头皮成 30°角快速刺至帽状腱膜下层，各穴进针深度为 10～15mm，以快速小幅度捻转，频率为 200r/min，每针行针约 1min，留针时间为 40min。

穴解　研究认为针刺百会、四神聪穴可改善患者头部的血液循环，增强大脑皮质相关部位的兴奋性，可反射调节自主神经、交感神经系统功能，通过神经-体液调节，激活并促进神经递质对神经元的抑制作用，缓解交感神经系统的过度紧张，从而调节神经兴奋与抑制的动态平衡，达到调节和改善膈肌运动功能的作用。因此通过针刺刺激降低迷走神经的兴奋性，缓解膈肌的收缩、痉挛而治疗呃逆，是针刺治疗呃逆的主要机制。

头针胃区是依据大脑皮质的功能分区确定治疗区域的，有研究证实针刺胃区可通过反射弧使迷走神经受到抑制，减少膈神经 5-羟色胺受体释放，放电效应受抑制，从而减轻膈肌痉挛，而起到止呃逆的作用。针刺头针胃区尚能增加胃电图的波幅和频率，从而促进胃排空，减轻胃负担，故可有效减轻呃逆的症状。

2. 耳穴压豆疗法

取穴 单耳十二指肠、下脚端、交感、神门、膈、胃。

操作 用 75% 酒精棉球消毒耳廓，在选好的穴位上用棉棒刺激，患者诉有痛感或出现皱眉后，将王不留行固定在 0.5cm×0.5cm 的胶布中间，将药籽对准穴位贴压，手法由轻到重按压，各耳穴按压 3～5min，以耳廓发红、发热为度，3 次/日。隔日更换另一侧耳穴。

3. 穴位贴敷疗法

（1）麝香粉 0.5g，放入神阙穴内，用伤湿止痛膏固定，适用于实证呃逆，尤其以肝气郁滞者取效更捷。

（2）吴茱萸 10g，研细末，用醋调成膏状，敷于双侧涌泉穴，用胶布或伤湿止痛膏固定，可引火气下行，适用于各种呃逆，对肝、肾气逆引起的呃逆尤为适宜。

七、各家发挥

（一）孙申田教授经验

1. 呃逆证属肝气犯胃，胃失和降，胃气上冲

治则 疏肝和胃，降逆止呃。

取穴 主穴：百会、情感区。配穴：翳风（双侧）、内关（双侧）、足三里（双侧）。

操作 百会、情感区施以经颅重复针刺刺激疗法，手法要求由徐到疾捻转，捻转频率达 200r/min 以上，连续 3～5min。内关、足三里穴，施以捻转泻法。翳风穴针刺时，针尖朝向咽喉的方向，刺入 1 寸深，得气为度。诸穴得气后使用 G6805-Ⅱ型电麻仪，连续波刺激 20min。每日 1 次，每次 40min，2 周为 1 个疗程。行针 5min，呃逆明显减轻，间歇时间变长，呃声减少，胸闷减轻。行针 40min，呃逆消失。

2. 中风呃逆证属痰浊、瘀血阻滞中焦

治则 化痰祛湿，降逆止呃。

取穴 主穴：百会、情感区、翳风（双侧）、天突。配穴：膻中、内关（双侧）、足三里（双侧）。

操作 取穴处常规皮肤消毒，采用 0.35mm×40mm 毫针，针刺百会、情感区，手法要求由徐到疾捻转，捻转频率达 200r/min 以上，连续 3～5min。天突穴沿胸骨柄后缘、气管前缘斜刺入 0.5～1 寸深，勿提插捻转。翳风穴针刺时，针尖朝向咽喉的方向，刺入 1.5 寸深。膻中穴逆任脉循行方向，平刺入 1～1.5 寸，行捻转泻法，勿提插以免伤及内脏。内关、足三里穴，施以捻转泻法，强刺激手法，刺激强度以患者能够耐受的最大量为度。诸穴得气后使用 G6805-Ⅱ型电麻仪，连续波刺激 20min。每日 1 次，每次 40min，2 周为 1 个疗程。行针 5min，呃逆明显减轻。行针 40min，呃逆消失。针灸 2 个疗程痊愈。

（二）高维滨教授经验

1. 电项针疗法

取穴　双侧 $C_3 \sim C_5$ 夹脊穴。

操作　将导线分别连接左右三对夹脊穴，选用疏波，电流量以患者能够耐受为度，每日 1～2 次，每次 30min。

穴解　针刺 $C_3 \sim C_5$ 夹脊穴，通以脉冲电流，可以抑制颈髓 3～5 前角细胞及前根传出的膈神经的异常兴奋而止呃。

2. 毫针疗法

取穴　内关、足三里、太冲、$C_3 \sim C_5$ 夹脊穴。

操作　穴区常规消毒后将毫针刺入穴内，施捻转泻法，每日 2 次，每次 30min，其间捻针 3 次。

（三）孙忠人教授经验

孙忠人教授治疗周围性呃逆经验如下。

取穴　$C_3 \sim C_5$ 夹脊穴（双侧）、内关（双侧）、足三里（双侧）。

操作　取双侧 $C_3 \sim C_5$ 夹脊穴，穴区进行常规消毒，选用 KWD808 型电针治疗仪，左右交替连接三对夹脊穴，选用疏波，电流量以患者可以耐受为度。体针处方选择双侧内关及足三里，穴区常规消毒，进针后行大幅度捻转补泻手法，连续捻转 2～3min。每隔 10min，捻转 1 次，30min 后起针。

（四）孙远征教授治疗经验

1. 针刺治疗

取穴　人中、天突、膻中、中脘、合谷（双侧）、攒竹（双侧）、内关（双侧）、足三里（双侧）、公孙（双侧）。

操作　患者取仰卧位，穴区经 75% 酒精常规消毒后，用 32 号 0.35mm×40mm 毫针针刺，产生酸、麻、胀、痛针感后，再施平补平泻手法，留针 30min，每日治疗 1 次。

2. 穴位注射

取穴　内关（双侧）、足三里（双侧）。

操作　穴区消毒后用 2mL 注射器配 5 号针头，吸取盐酸甲氧氯普胺注射液（胃复安）1mL，垂直进入 1.5 寸，轻度提插出现麻胀针感后回抽无血，将药液缓缓注入，每穴 0.5mL，每日 1 次，7 次为 1 个疗程。

穴解　内关穴通阴维脉，且为手厥阴心包经络穴，可宽胸利膈，畅通三焦气机，为降逆之要穴。足三里为胃之合穴，有调和气血、和胃降逆、宽胸利膈的功效。内关与足三里相配，共奏和胃降逆平呃之功。

甲氧氯普胺为多巴胺受体（DA2）拮抗剂，同时还具有 5-羟色胺 4（5-HT4）受体激动效应，对 5-HT3 受体有轻度抑制作用。可作用于延髓催吐化学感受区（CTZ）中多巴胺受体而提高 CTZ 的阈值，具有强大的中枢性镇吐作用。

（五）王顺教授经验

王顺教授认为呃逆从病因上有寒、热之异，从病性上有虚、实之别，从病位上有肺、脾、胃、肝、肾之分，治疗时应辨证求因。宜应用"虚则补之，实则泻之"的治疗大法。

1. 针刺治疗

王顺教授在治疗呃逆时采用远近配穴的治疗方法。

取穴　上脘、中脘、天枢（双侧）、内关（双侧）、足三里（双侧）、丰隆（双侧）、太冲（双侧）。

操作　针具选取 0.25mm×25mm 一次性不锈钢毫针。根据辨证适度应用提插捻转补泻手法，刺毕留针 30min，每日 1 次。

穴解　上脘穴能够和胃健脾、降逆利水。中脘穴为胃经募穴，八会穴之腑会，手太阳、手少阳、足阳明、任脉之会，能够和胃降逆。天枢穴是手阳明大肠经募穴，为升降清浊之枢纽，气机上下沟通、升降沉浮，均过天枢穴。内关穴能宁心安神、宣痹解郁、宽胸理气、宣肺平喘、降逆止呕。足三里穴可调理脾胃、补中益气、扶正祛邪。丰隆穴为足阳明经之络穴，为气血深聚之处，具有和胃降逆，祛湿化痰之功效。太冲穴为肝经原穴，可疏肝理气，调理情志，对于由情志不畅引起的呃逆尤为有效。

2. 中药治疗

在针刺的同时配合中药止呃汤治疗。

组成　柴胡 15g，清半夏 15g，生姜 10g，赭石 30g，黄连 10g，砂仁 15g，甘草 10g。

加减　伴湿热者加黄芩 15g；伴脾虚气滞者加香附 25g；伴气虚者加黄芪 30g，党参 30g；伴阴虚者加生地 30g，川芎 15g，当归 15g。

服法　水煎分 2 次早晚口服。3 天为 1 个疗程，连续治疗 1～2 个疗程。

方解　止呃汤中柴胡疏肝解郁，清半夏、生姜合用宣阳明之气上达，清半夏降气、生姜安胃使胸中邪气徐徐散之。赭石平肝潜阳、降逆止呃。黄连清心泻热燥湿、砂仁醒脾和胃，甘草调和诸药。黄芩清热燥湿，香附疏肝理气，黄芪、党参合用补中益气，健脾益肺，生地、川芎、当归合用补血养阴生津。

（六）程为平教授治疗经验

1. 主穴取穴法

头项针法取穴方法：倒"丁"字取穴法。骨度分寸法将前正中线到头维穴定为 4.5 寸，将其分为三等份，即每 1.5 寸为一份。将从前正中线到距离前正中线 1.5 寸之间的区域命名为 1 区；距离前正中线 1.5～3 寸的区域命名为 2 区；距离前正中线 3～4.5 寸的区域命名为 3 区。

不同的分区对脏腑有着不同的调理作用：1 区对应上焦，主治上焦心肺相关病证；2 区对应中焦，主治中焦脾胃相关病证；3 区对应下焦，主治下焦肝肾相关病证。

除按以上分区取穴外，配合督脉上星、神庭、囟会、前顶、百会诸穴。穴位分布形似倒置的"丁"字，故名倒"丁"字取穴法。

2. 辨证配穴取穴法

1）寒邪犯胃证：冲阳、建里、气海、关元、足三里。

2）肺胃气逆证：鱼际、尺泽、冲阳、丰隆。

　　3）肝郁犯胃证：太冲、行间、内关。

　　4）脾胃失和证：中脘、胃俞、脾俞、足三里。

　　5）痰热蕴胃证：内庭、足三里、丰隆。

　　6）胃阴匮乏证：解溪、三阴交、阴陵泉。

　　7）胃肾两虚证：足三里、太溪、三阴交。

3. 操作方法

　　按上述取穴法取穴，1 区、2 区、3 区分别取各区中点为进针点，常规消毒，采用 1.5 寸一次性针灸针，针尖朝向头顶方向平刺，针刺入 1 寸左右；神庭、上星、囟会、前顶、百会各督脉穴位，按迎随补泻之泻法逆督脉循行方向刺入 1 寸左右。体针配穴常规针刺，刺入后行强提插捻转手法刺激，要求酸胀感明显。每次每穴快速大幅度提插捻转 0.5～1min，间隔 10min，留针 40min，每日 1 次。

（尹洪娜）

第十七节　呕　　吐

　　呕吐是由于胃失和降、气逆于上，迫使胃内容物从口中而出的病证。呕吐可以单独出现，亦可见于多种慢性疾病中。它与心、肝、脾、肾有密切的关系，五脏六腑皆令人呕，不唯独因于胃，它是内科杂病中的一个常见的疾病。古文献记载：有物有声谓之呕，有物无声谓之吐，无物有声谓之干呕。临床呕与吐常同时发生，很难截然分开，故统称为"呕吐"。

　　呕吐的病名最早见于《黄帝内经》，并对其发生的原因论述甚详，认为外邪、火热、食滞及肝胆气逆犯胃等均可导致呕吐，主张治疗不应止呕，当因势利导，祛邪外出，应根据不同的病因及证型，使用不同的方药及治法。《黄帝内经》对呕吐的论述，奠定了呕吐论治的基础。汉代张仲景上承《黄帝内经》要旨对呕吐病因、证候、治则、方药辨证论治论述详尽，为后世所宗。晋代王叔和在《脉经》中论述呕吐与呕蛔之脉诊鉴别，为四诊合参诊断呕吐提供了脉诊资料。唐代孙思邈《备急千金要方·呕吐哕逆》、宋代陈无择《三因极一病证方论·呕吐论》、元代朱丹溪《丹溪心法·呕吐》、清代程钟龄《医学心悟·呕吐》诸家对呕吐各有发挥。明代张景岳在《景岳全书·呕吐》中将呕吐分为虚、实两大类，提纲挈领，立论自成体系，对后世的影响颇深。

　　西医学的神经性呕吐、急慢性胃炎、胃黏膜脱垂症、贲门痉挛、幽门梗阻、十二指肠壅积症、肠梗阻等疾病及一些急性传染病引起的呕吐属于本病范畴。

一、临床诊断要点与鉴别诊断

　　按照中华中医药学会 2019 年《中医内科临床诊疗指南》（第二册）（T/CACM1258-2019）、2010 年中医药管理局《中医病证诊断疗效标准》、2008 年中华医学会《中医内科常见病诊疗指南中医病证部分》（ZYYXH/T25-2008）、2015 年《中医内科病证诊断疗效标准》（ZY/T001.1-94）制定诊断标准如下。

诊断的首要核心标准：明确呕吐病证。一旦明确诊断为呕吐病证，按照以下标准进行诊断。

（一）临床诊断要点

1. 诊断标准（必备条件）

（1）必备条件

1）以呕吐胃内容物为主症。

2）起病或急或缓，常有先恶心欲吐之感。

3）呕吐一日数次不等，持续或频繁反复发作。

4）无导致呕吐的神经和躯体疾病及癌症。

（2）临床确诊呕吐病证需要具备的条件

1）不符合绝对排除标准。

2）至少存在 2 条支持标准。

3）没有警示征象。

（3）诊断为很可能呕吐病证需要具备的条件

1）不符合绝对排除标准。

2）如果出现警示征象则需通过支持标准来抵消。

如果出现 1 条警示征象，必须需要至少 1 条支持标准抵消；如果出现 2 条警示征象，必须需要至少 2 条支持标准抵消；如果出现 2 条以上警示征象，则诊断不能成立。

2. 支持标准（支持条件）

1）患者对止吐药如肌内注射甲氧氯普安的治疗明确且显著有效（肾功能不全者需减半使用）。以上改变直接通过主观描述（由患者或看护者提供的可靠而显著的病情改变）来确定。

2）发病特点及临床表现可支持。

3. 绝对排除标准

出现下列任何 1 项即可排除呕吐的诊断（但不应将有明确其他原因引起的症状算入其中，如外伤等）。

1）人绒毛膜促性腺激素检查阳性者。

2）有其他临床指标可诊断为新型冠状病毒感染、霍乱等传染病者。

3）肠梗阻、消化道肿瘤、尿毒症等除外消化系统疾病指征者。

4. 警示征象（支持判断其他疾病）

病程中出现下列征象，提示要考虑其他诊断的可能。

1）剧烈头痛。

2）神志改变。

3）步态异常或其他新发"神经系统体征"。

4）消化道出血。

5）单侧腹痛。

6）前期常有恶心、呕吐及发热的胆汁性呕吐。

治疗后无缓解，呈进行性恶化，因发作持久而需住院，发作模式或症状有改变。有上述征象的患者应该重新进行评估。

（二）鉴别诊断

首先明确呕吐是器质性呕吐或神经性呕吐（表 2-3）。其次，应除外药物性呕吐。患者有无服用吗啡、洋地黄、雌激素和氮芥等抗癌制剂的病史是诊断的关键，药物性呕吐一般在停药后即可缓解。

表 2-3 器质性呕吐与神经性呕吐的鉴别

鉴别要点	器质性呕吐	神经性呕吐
基本病变	存在	缺乏
精神因素	无	常伴疲倦、失眠、神经过敏、忧郁、焦虑等症状
恶心与干呕	一般较明显	缺乏
呕吐运动	较剧烈，费力	较轻，不费力
与进食的关系	不确定	餐后即吐
呕吐量	量多	量少
食欲	明显减退	正常
全身情况	非常差	尚好或稍差

器质性呕吐涉及各个系统或者全身性许多疾病，应根据其临床特点逐一进行排除或鉴别。

1. 反射性呕吐

（1）消化系统疾病

咽部刺激

因素 人为因素、上牙托不适应、鼻窦炎后鼻孔溢脓、剧烈咳嗽和吸烟过度均可诱发恶心呕吐。

诊断 病史询问、口腔及五官科检查有助于诊断。

食管、胃和十二指肠疾病

疾病 感染或化学刺激引起的食管炎、急性胃肠炎、消化性溃疡活动期、急性穿孔、幽门梗阻、大量出血、胃黏膜脱垂、急性胃扩张、胃扭转、肠系膜上动脉压迫所致十二指肠壅滞、胃潴留、食管癌、胃癌、胃切除术后胆汁性呕吐和倾倒综合征等常伴有不同程度的恶心呕吐。

诊断 分析呕吐和呕吐物的特点，以及胃镜、消化道钡餐等检查可协助鉴别诊断。

肠道疾病

疾病 急性肠炎、急性阑尾炎、机械性肠梗阻、绞窄性疝、急性出血坏死性肠炎、急性克罗恩（Crohn）病、梅克尔（Meckel）憩室炎、腹型过敏性紫癜和缺血性结肠炎均可引起恶心呕吐。

伴随症状 常伴有发热、急性腹痛、腹部压痛和包块，甚至腹膜炎体征、肠鸣音改变等。

诊断 血常规、粪常规、腹部平片、胃肠钡餐和腹部 B 超等辅助检查有助于诊断。

肝胆胰疾病

疾病 急慢性肝炎、肝硬化、肝脓肿溃破、肝癌结节破裂、急慢性胆囊炎、胆石症、胆道蛔虫病、急性胆囊穿孔、胆囊扭转和急性胰腺炎多伴有恶心呕吐。

诊断 通过病史、症状、体征，以及选择血象、肝功能、血尿淀粉酶、甲胎蛋白（AFP）、腹部 B 超、CT 检查和十二指肠逆行胰胆管造影术（ER-CP）等相关检查明确诊断。

腹膜、肠系膜疾病

疾病 急性腹膜炎、膈下脓肿、大网膜扭转、急性肠系膜淋巴结炎、肠系膜动脉栓塞和腹型风湿病亦可出现不同程度的呕吐。

诊断 依赖于病史、临床资料及辅助检查的结果。

（2）其他系统疾病

泌尿生殖系疾病

疾病 输尿管结石、急性肾盂肾炎、肾梗死、肾破裂、迪特尔危象、急性盆腔炎、急性输卵管炎、卵巢囊肿扭转等出现呕吐。

伴随症状 往往并存尿频、尿急、尿痛、血尿、腰痛等泌尿系统症状或妇产科相应的临床表现及妇科检查的阳性发现。

诊断 尿常规、肾脏 B 超、尿路 X 线平片、妇科 B 超和血尿性激素检测均有助于诊断。

心血管疾病

疾病 心肌梗死、充血性心力衰竭、急性心包炎、主动脉夹层、肺梗死和脾梗死等引起的恶心呕吐。

诊断 根据特殊的临床表现和体征，以及心电图、X 线胸片、冠状动脉造影、CT 和 MRI 检查等有助于诊断。

前庭障碍性疾病

疾病 迷路炎、梅尼埃病、运动病等引起的恶心、呕吐伴耳性眩晕。

诊断 五官科检查有助于诊断。

2. 中枢性呕吐

（1）神经系统疾病

疾病 颅内感染性病变（脑膜炎、脑炎），颅内血管性病变（脑出血、蛛网膜下腔出血、脑栓塞、脑血栓形成、高血压脑病、偏头痛、风湿性脑血管炎），颅脑损伤性疾病（脑震荡、脑挫裂伤、颅内血肿），脑肿瘤和癫痫。

伴随症状 伴有剧烈头痛。

诊断 脑脊液检查、脑电图、脑部 CT、脑血管造影、磁共振成像等检查有助于诊断。

（2）全身性疾病

疾病 全身性疾病有急性全身感染、内分泌与代谢紊乱（妊娠反应、尿毒症、低血糖、糖尿病酮症酸中毒、甲状腺功能亢进危象、甲状旁腺功能亢进、肾上腺皮质功能减退、代谢性酸中毒和稀释性低钠血症等）引起的休克、高山病、急性溶血、脂质病、中暑高热、日射病和放射反应等均可伴有恶心呕吐的症状。

诊断 根据其相应的主要临床表现、体检结果，选择性地进行辅助检查，判断引起恶心呕吐的原发疾病。

（3）中毒

因素 醇、硫酸铜、铅、砷、砒、苯、苯胺、一氧化碳、有机磷、磷化锌、有机氯、毒蕈、白果和棉籽等中毒者可有恶心呕吐。

诊断 呕吐物的检测是诊断的关键。

二、审析病因病机

呕吐的病因是多方面的，外感六淫、内伤饮食、情志不调、脏腑虚弱均可致呕吐，且常相互影响，兼杂致病。如外邪可以伤脾，气滞可以食停，脾虚或可成饮，故临床当辨证求因。

1）呕吐属实证者，多由外邪、饮食、痰饮等邪气犯胃，致胃失和降，气逆而发。或因感受风、寒、暑、湿、燥、火六淫之邪，或秽浊之气，侵犯胃腑，气机不利，胃失和降，水谷随逆气上出，发生呕吐。根据季节不同，以寒邪致病者居多；或因暴饮暴食，温凉失宜，或过食生冷、油腻、不洁之物，皆可伤胃滞脾，食滞内停，胃失和降，胃气上逆，发生呕吐；或因恼怒伤肝，肝失条达，横逆犯胃，胃失和降，胃气上逆；或忧思伤脾，脾失健运，食停难化，胃失和降，均可发生呕吐。

2）呕吐属虚证者，多由气虚、阳虚、阴虚等正气不足，使胃失温养、濡润，胃气不降所致。脾胃素虚，病后体虚，劳倦过度，耗伤中气，胃虚不能受纳水谷，脾虚不能化生精微，停积胃中，上逆成呕。

三、明确辨证要点

1）辨病位：若病位在胃，可见脘腹胀满疼痛，嗳气厌食，呕吐酸腐，大便秽臭，纳差，口干咽燥，胃脘嘈杂，苔黄腻或苔少，脉滑实或细；若病位在脾，可见呕吐痰涎，脘腹痞满，食欲缺乏，大便溏薄，舌淡苔白腻或薄白，脉滑或细弱；若病位在肝，可见呕吐吞酸，嗳气频作，胸胁攻窜胀痛，口苦，脉弦或弦细。多由情志失调触发。

2）辨虚实：属实证者，发病急，病程短，呕声洪亮，吐物量多，体壮脉盛，伴寒热表证；属虚证者，发病缓，病程长，呕声微弱，吐物量少，体虚脉弱，伴神倦乏力。

3）辨主兼：无论何种呕吐，其主症均为食物或痰液、水液诸物从胃中上逆而出。而寒滞者有兼腹痛、食滞者可兼胀满、气滞者兼见胀痛连及胁下、因外感者兼头痛恶寒。此外，虚寒呕吐，必兼一派虚寒征象。

4）辨呕吐物：若饮食停滞、食积内腐，其呕吐物酸腐量多，气味难闻；若胆热犯胃、胃失和降，其呕吐出苦水、黄水；若肝热犯胃、胃气上逆，其呕吐物为酸水、绿水；若痰饮中阻、气逆犯胃，其呕吐物为浊痰涎沫；若胃气亏虚、运化失司，多呕吐清水且量少。

四、确立治疗方略

呕吐的治疗原则以和胃降逆为主，结合具体症状辨证论治。

1）初得多实证，呕吐来势较急，但病程较短，多为外邪、饮食、气郁、痰饮所致，邪去则呕吐止。实者重在祛邪，邪去则呕吐自止。根据病因分别施以解表、消食、化痰、降气之法，辅以和胃降逆之品，以求邪去胃安呕止。

2）日久则虚证或虚实夹杂，呕吐来势较缓，但病程较长，多为脾胃虚弱，胃阴不足所致，正安则呕吐自愈。虚实夹杂者，当标本兼顾，审其标本缓急主次而治之。虚者重在扶正，正复则呕吐自愈。分别施以健脾益气、温阳、养阴之法，正复则呕吐自愈。

五、辨证论治

（一）基础治疗

治法　和胃降逆，理气止呕。以手厥阴、足阳明经穴及相应募穴为主。

取穴　内关、足三里、中脘。

操作　常规毫针刺法，足三里用平补平泻法，内关、中脘用泻法。

穴解　中脘为胃之募穴，足三里为足阳明胃经合穴、下合穴，两穴均有和胃健胃降逆止呕的功效，两穴相配更可通调胃腑之气，达到理气和胃止呕之功。内关为手厥阴经络穴，又为八脉交会穴，通于阴维脉，可宽胸理气，和胃降逆，为止呕要穴。三穴合用，共奏和胃降逆止呕之功。

（二）辨证加减

1. 外邪犯胃

1）抓主症：发病急骤，突然呕吐，胸脘满闷。

2）察次症：恶寒发热，头身疼痛或汗出。

3）审舌脉：舌苔白腻，脉濡缓。

4）择治法：解表疏邪，和胃降逆。

5）据兼症化裁：寒邪者，上脘、胃俞；热邪者，合谷、金津、玉液。

6）操作：寒邪者，上脘、胃俞用补法；热邪者，合谷用泻法，点刺金津、玉液，余穴操作同基础治疗。

2. 饮食停滞

1）抓主症：呕吐酸腐，脘腹胀满，嗳气厌食，得食愈甚，吐后反快。

2）察次症：大便或溏或结，气味臭秽。

3）审舌脉：苔厚腻，脉滑实。

4）择治法：消食导滞，和胃降逆。

5）据兼症化裁：梁门、下脘。

6）操作：梁门、下脘用平补平泻法，余穴操作同基础治疗。

3. 痰饮内阻

1）抓主症：呕吐多为清水痰涎，头眩心悸。

2）察次症：胸脘痞闷，不思饮食，或呕而肠鸣有声。

3）审舌脉：苔白滑而腻，脉沉弦滑。

4）择治法：温化痰饮，和胃降逆。

5）据兼症化裁：丰隆、膻中。

6）操作：丰隆、膻中用泻法，余穴操作同基础治疗。

4. 肝气犯胃

1）抓主症：呕吐吞酸，嗳气频作。

2）察次症：胸胁胀满，烦闷不舒，每因情志不遂而呕吐吞酸更甚。

3）审舌脉：舌边红，苔薄腻或微黄，脉弦。

4）择治法：疏肝理气，和胃止呕。

5）据兼症化裁：神门、上脘。

6）操作：神门，寒则通之或补之灸之，热则泻之；上脘，寒则补之留针或多灸，热则泻针出气或水针；余穴操作同基础治疗。

5. 脾胃虚寒

1）抓主症：饮食略有不慎即易呕吐，大便溏薄，时作时止。

2）察次症：胃纳不佳，食入难化，脘腹痞闷，口淡不渴，面色少华，倦怠乏力。

3）审舌脉：舌质淡，苔薄白，脉濡弱或沉。

4）择治法：益气健脾，和胃降逆。

5）据兼症化裁：脾俞、胃俞。

6）操作：脾俞、胃俞用补法加灸，余穴操作同基础治疗。

6. 胃阴亏虚

1）抓主症：呕吐反复发作，或时作干呕。

2）察次症：呕吐量不多，或仅涎沫，口燥咽干，胃中嘈杂，似饥而不欲食。

3）审舌脉：舌质红，少津，脉细数。

4）择治法：滋养胃阴，降逆止呕。

5）据兼症化裁：太溪、三阴交。

6）操作：太溪、三阴交用补法，余穴操作同基础治疗。

（三）兼证取穴

1. 腹胀

取穴　主穴加脾俞、大肠俞。

操作　均用平补平泻法，留针 20min。

2. 肠鸣

取穴　主穴加脾俞、大肠俞。

操作　均用平补平泻法，留针 20min。

3. 泛酸干呕

取穴　主穴加公孙。

操作　均用补法，留针 20min。

六、中医特色技术

1. 头针疗法

取穴　额旁 2 线。

操作　针尖向前，平刺 1 寸，用捻转泻法，行针 3min，留针 1～2h，每隔 30min 行针 3min。

2. 电针疗法

取穴　内关、中脘、足三里。依据证型增加配穴。

操作　主穴接负极，配穴接正极。选取 2～100Hz，以电脉冲针刺激，缓慢加大电流强度，以患者可耐受为度，电针治疗时间宜在 15～60min，隔日 1 次。

3. 穴位注射疗法

取穴 足三里（双侧）。

药物 甲氧氯普胺针剂。

操作 5mL 一次性注射器抽取甲氧氯普胺 5mg，局部常规消毒后，将针头刺入穴位，提插得气（有酸、麻、胀、重针感）且无回血后，将药液缓慢注入，注射完毕，拔出针头，按压针孔 3～5min，每日 1 次。

4. 耳针疗法

取穴 取胃、肝、脾、神门、交感、贲门。

操作 每次取 3～4 穴，毫针中等刺激，留针 30min，运针 2～3 次，每日 1 次，4 次为 1 个疗程。亦可王不留行贴籽按压。

5. 艾灸疗法

取穴 内关、中脘、脾俞、胃俞、足三里。

操作 可用隔姜灸，或隔饼灸，亦可用直接灸。每个疗程只灸 1 穴，3～5 壮。若选用直接灸，灸后贴上灸疮膏，每日调换 1 次，直至灸疮愈合为 1 个疗程，后接下一个疗程再灸另一穴。本法对于慢性呕吐及久治不愈者更佳。

6. 康复疗法

药物康复 以健脾和胃为主。药物以轻灵之品为宜，避免用滋腻之品，以防进一步损伤胃气。气虚夹湿者可用香砂六君子汤加苏梗、麦芽等。胃阴伤者，可用生脉散合增液汤。

食疗康复 注意食物酸碱平衡，饮食适量。胃酸较多者，推荐食牛奶、豆浆、馒头或面包以中和胃酸；胃酸较少者，可食鸡汤、果汁、酸奶、新鲜山楂以刺激胃液分泌。另需避免食用豆类和豆制品、蔗糖、芹菜、韭菜等引起腹胀气和含纤维较多的食物。

自我康复 频有呕吐症状者，可用一侧拇指按压或按摩另一侧内关穴，餐前 5min。病后若因胃气虚弱，致胃纳不佳，食后作胀者，可用手掌（或拇指）顺时针按摩胃脘部或足三里，每次 5min。

7. 推拿疗法

治疗原则：降逆止呕。

（1）背部操作

取穴 肺俞、肝俞、脾俞、胃俞、三焦俞、肾俞及背部压痛点。

手法 一指禅推、点、按、揉、擦、捏脊法。

操作 患者取俯卧位，医生位于患者右侧，以一指禅推法沿背部膀胱经自上而下往返操作 3～4 遍，重点在脾俞、胃俞，以酸胀为度。而后点、按、揉膈俞至肾俞一段膀胱经。重点按压脾俞、胃俞及压痛点，然后施以捏脊法 3～5 次，最后两手擦背部及两胁，以透热为度。

（2）腹部操作

取穴 上脘、中脘、天枢、关元、气海、章门、内关、足三里。

手法 按、揉、摩法。

操作 患者取仰卧位，医生位于患者右侧，先按揉上脘、中脘，以酸胀为度，约 3min，而后在腹部用掌摩法以顺时针方向施治，用双拇指交替按压天枢、关元、气海、章门及两侧的胃经俞穴，约 10min。最后点按内关、足三里。

辨证加减 ①外邪犯胃：掌揉上腹部 2min；或延长摩腹时间，点按肺俞、大椎，运脘腹部，以胃脘有热为度。②饮食停滞：掌揉上腹部 2min；按揉足三里、丰隆、解溪，每穴 2min。③痰饮内阻：点按中脘、天枢、神阙、脘腹部各约 3min。④肝气犯胃：按压肝俞 2min。⑤脾胃虚寒：指揉关元、气海或三焦俞、脾俞、胃俞各 1min。⑥胃阴亏虚：按揉胃俞、足三里各 1min。

（3）四肢操作

取穴　内关、足三里。

手法　指揉法。

操作　患者取仰卧位，医生位于患者右侧，指揉内关、足三里，以酸胀为度，每穴 1min。

8. 食疗方

生姜嚼服　源自《备急千金要方》，适用于干呕吐逆不止。

蔗汁温服　源自《肘后备急方》，适用于干呕不止，每次半升，每日 3 次，入姜汁效更佳。

9. 外治疗法

1）生姜、半夏各等份，共炒热，用布包，熨胃脘、脐中及脐下等处，可温化痰饮，和胃止呕，适用于胃寒呕吐。

2）酒炒白芍 9g、胡椒 15g、葱白 60g，将白芍、胡椒共研为末，葱白与上药共捣成膏状，贴于上脘，每日 1 次，主治寒湿呕吐。

10. 火罐疗法

取穴　大椎、脾俞、胃俞、上脘、中脘、内关、足三里。

经络　任脉、督脉及足太阳经脉。

罐法　刺络拔罐、走罐、坐罐。

11. 刮痧疗法

取穴　膻中、中脘、足三里、内关、公孙。

经络　任脉，足阳明经脉。

操作　重刮以上诸穴及经络各 3～5min，局部出现青紫或痧点为好。

辨证加减　饮食停滞：加刮天枢；肝气犯胃：加刮太冲；痰饮内阻：加刮丰隆；脾胃虚弱：加刮脾俞、胃俞。

七、各家发挥

（一）孙申田教授经验

孙申田教授在治疗呕吐病证时，头部穴位应用"经颅重复针刺刺激疗法"，捻转频率为 200r/min，捻转时间为 3～5min，使其达到一定刺激量而调节大脑多巴胺系统和胆碱能系统，使脑内多巴胺含量增多，达到治疗作用。

1. 针法

取穴　百会、宁神、宁神腹一区、翳风（双）、天突、膻中、中脘、内关（双）、足三里（双）。

操作　百会、宁神应用"经颅重复针刺刺激疗法"，内关、足三里用泻法，其他穴位用平补平泻法，以得气为度。

穴解　诸穴调神益智，降逆止呕，实际上是用针刺产生的针感效应代替或抑制了中枢神经系统所致的呕吐行为，这是一种行为疗法，用一种行为替代了呕吐行为。适合于顽固性神经性呕吐。

2. 耳穴按压

取穴　胃区、神门、皮质下。

操作　患者欲吐时，做耳穴按压，以感觉耳穴疼痛难以忍受为度。

（二）孙远征教授经验

孙远征教授在治疗呕吐病证时，以足三里为胃经合穴，根据"合治内腑"原则，以疏肝和胃，降逆止呕。

1. 针刺治疗

取穴　中脘、合谷（双）、内关（双）、足三里（双）、公孙（双）、太冲（双）。

操作　先针内关、公孙、合谷、太冲、足三里，行捻转提插泻法；中脘用平补平泻法。每日治疗1次。

穴解　足三里为胃经合穴；中脘为胃经募穴及八会穴之腑会，为中焦气机运行的通道，具有和胃健脾，降逆利水的功效，且该穴位于心蔽骨与脐连线的正中，内部适当胃的中部，故为胃部疾患之首选，二者相配可和胃降逆。合谷配太冲为四关穴，疏肝理气，为治疗情志病的效穴，再依据八脉交会穴的中医辨证原则，选取内关、公孙宽胸利膈，诸穴合用，共奏和胃理气，降逆止呕之功效。

2. 穴位注射治疗

取穴　内关、足三里、中脘、阳陵泉、太冲。

药物　维生素 B_1 或维生素 B_{12} 注射液。

操作　每穴注射0.5～1mL，每日或隔日1次。治疗神经性呕吐屡有效验。

（三）程为平教授经验

程为平教授在治疗呕吐病证时，主要采用程氏头项针法中脾胃穴区穴位透刺法为主治疗，同时依据伴随症状辨证选取相应穴位，具体辨证选穴如下。

1. 脾胃穴区

（1）位置

1）上缘线：本神穴至头维穴的连线。

2）下缘线：健脾穴到利胆穴的连线。

3）外侧缘线：头维穴经本性穴、和胃穴与健脾穴的连线。

4）内侧缘线：本神穴经舒肝穴至利胆穴的连线。

脾胃穴区的构成：该穴区为上缘线、下缘线、左侧缘线、右侧缘线的组成区域，即本神穴→头维穴→本性穴→和胃穴→健脾穴→利胆穴→疏肝穴→本神穴组成的区域，左右各一。

（2）脾胃穴区腧穴位置与功效

1）本神穴（足少阳胆经）：在头部，前发际上0.5寸，头正中线旁开3寸，神庭与头维连线的内2/3与外1/3交点处。

特异性：交会穴之一，足少阳、阳维之会。

功效：疏风清热，镇静安神。

2）头维穴（足阳明胃经）：在头部，额角发际直上0.5寸，头正中线旁开4.5寸。

特异性：交会穴之一，足少阳、阳维、足阳明之会。

功效：通络止痛，清热明目。

3）疏肝穴（经外奇穴）：本神穴与运目穴连线，本神穴下 1.5 寸。

功效：疏肝理气，和血调经。

4）利胆穴（经外奇穴）：舒肝穴直下与悬厘穴向前方水平延长线的交点。

5）本性穴（足阳明胃经）：头维穴向下沿足阳明胃经至颔厌穴前侧延长线的交点，头维与丝竹空穴连线上。

功效：养血生精，调和本性。

6）和胃穴（足阳明胃经）：本性穴向下沿足阳明胃经至悬颅穴外侧延长线的交点。

功效：和胃健脾，化浊降逆。

7）健脾穴（经外奇穴）：头维穴与丝竹空穴连线，平悬厘穴处。

功效：健脾益胃，理气和血。

8）脾胃穴区：位置见前。

功效：清热安神，健脾安胃，疏肝利胆，养血补精。

（3）操作方法

程为平教授在治疗本病时，常在脾胃穴区选穴行前后透刺，如由健脾穴向和胃穴透刺，体针配穴常规针刺。刺入后主要行提插捻转手法刺激，要求酸胀感明显。每次每穴快速大幅度提插捻转 0.5～1min，依证施以补泻手法，每间隔 10min 行针 1 次，留针 40min，每日 1 次。捻转频率为 6r/s，同时配合提插 2 次为平补平泻；若捻转频率大于每秒 6 转，或提插频率大于每秒 2 次为泻法；若捻转频率小于每秒 6 转，或提插频率小于 2 次为补法。

（4）穴解

脑为元神之府，元神不安则五脏失衡，五脏皆可影响到气机之通调，从而产生呕吐的病理基础。针刺头部的脾胃穴区可清热安神，疏肝利胆，健脾安胃，进而调节元神之府，使神安而五脏和调，调畅中焦气机，从而达到降逆止呕的目的。针刺脾胃穴区从调五脏安脑神、调脾胃理气机两方面着手，和五脏而降逆止呕，恰合呕吐的基本病机。脾胃穴区位于颞额前侧交界，与 Brodmann 9 区、10 区、46 区域相关，主要参与智力、情感、行动决策等功能，针刺头部脾胃穴区，可以直接调节大脑皮质下的神经中枢功能，改善局部血液循环，从而调整机体脏腑阴阳，使逆气得泄，胃气通降，气顺则呕自止。

2. 体针辨证取穴

1）外邪犯胃证：风池。

2）食滞内停证：内庭。

3）湿热中阻证：阴陵泉。

4）肝郁犯胃证：太冲、足三里。

5）痰饮内阻证：丰隆。

6）脾胃虚弱证：三阴交、阴陵泉。

7）胃阴亏虚证：胃俞。

（四）唐强教授经验

唐强教授认为，呕吐是因胃失和降，气逆于上，迫使胃中之物从口中吐出的一种病证。从中医角度看，呕吐的病因是多方面的，外感六淫、内伤饮食、情志不调、禀赋不足均可影响于胃，使胃失和降，胃气上逆，发生呕吐。从康复的角度看，情志不畅导致的呕吐，往往伴随着身心功能水平的下降。功能水平是衡量健康和生存质量的重要因素。人体功能主要包括肢体运动功能、脏腑生理功能、精神心理功能、社会生活能力及适应自然环境的能力等。

因此，在疾病的治疗中，唐强教授主张从整合医学的角度出发，不仅要求把已知的各生物因素加以整合，还要将心理因素、社会因素和环境因素加以整合。基于整合医学理念，唐强教授将中医康复与现代康复有机整合，形成了"针康同步、动态治疗、整体康复"的创新理念，提出了中医康复特色方法——针康法。

1. 针康法的针

针康法的针，主要选用的是头针治疗方式，尤其是头穴丛刺法。头穴丛刺法源于传统的头穴疗法，但又在此基础上有所创新。头穴治疗疾病，是选用脑的体表及其邻近的腧穴或治疗区，治疗和预防疾病的一种方法。因为它能调节脑，尤其是大脑皮质的功能，所以在临床中可主要应用于脑源性疾病。头穴丛刺法是以中医经络理论和现代医学神经解剖理论为基础建立起来的以在头部相应治疗区进行"丛式"的针刺治疗并以间断行针和长留针为特点的治疗脑梗死的头穴针刺方法。

头穴丛刺法的一大特点是提出了新的头穴分区方法。该方法将头部分成七大治疗区，即顶区、顶前区、额区、枕区、枕下区、项区及颞区。此分区是根据研究结果、临床实践和古人的经验相结合而提出的；因为头穴可以调节大脑皮质的功能，故可以根据大脑的解剖生理功能选用治疗部位；此头穴分区的最大特点是部位便于记忆，容易掌握。①顶区：百会透前顶，及其向左右旁开各 1 寸、2 寸的平行线向前透刺。其直下有中央前回、中央后回、旁中央小叶及顶上小叶和顶下小叶的一部分。主要应用于运动障碍、感觉障碍、二便障碍等。②顶前区：前顶透囟会，及其向左右旁开各 1 寸、2 寸的平行线向前透刺。其直下为额上回、额中回的后部。主要应用于运动功能障碍、肌张力障碍、自主神经功能障碍等。③额区：神庭透囟会，及其向左右旁开各 1 寸、2 寸的平行线向后透刺。其直下为额叶的前部。主要应用于精神障碍、情绪障碍、认知功能障碍、心理障碍等。④枕区：强间透脑户，及其向左右旁开各 1 寸的平行线向下透刺。其直下为枕叶。主要应用于视力障碍及眼病。⑤枕下区：脑户透风府，及其向左右旁开各 1 寸平行线向下透刺。其直下为小脑。主要应用于小脑疾病。⑥项区：风府、风池及其二穴之间，以及风池下 1.5 寸。其直下为延髓。主要应用于以吞咽困难、饮水反呛、声音嘶哑为主要症状的延髓麻痹，以及言语障碍等。⑦颞区：头维后下方 0.5 寸、顶骨结节前下 0.5 寸及其二者之间。其直下为颞叶的颞上回、颞中回等。主要应用于各种语言障碍、听力障碍、眩晕症等。

头穴丛刺是根据病情，在其相应的刺激区，平行刺在帽状腱膜下 1～1.5 寸，每区刺入 3～5 针。因为每区刺入针数较多，故称为丛刺。

具体针刺多少针，可根据病变的部位大小而定，以将病变部位覆盖为宜。长留针、间断捻转在相应的刺激区，采用丛刺（每区刺入 3～5 针，以将病变部位覆盖为宜）、长留针（6～8h）、间断捻转（留针期间捻转 1～2 次）的方法，可提高疗效。

这种分区方法，一是针刺方法简便易行，在治疗区内针刺就可以。二是因为头穴能调节大脑皮质的功能，还可以根据脑电图、大脑地形图及 CT 等的异常在头皮表面部位进行治疗。三是还可以根据临床表现，分析是大脑哪个部位的病变而选择相应穴区。情志不畅导致的神经性呕吐，可选用额区为主穴，安神定志，亦可配顶前区，调节自主神经功能。

2. 针康法的康

针康法的康，为现代康复技术及运动疗法。针对呕吐，特别是神经性呕吐，可以通过加强体育锻炼来达到防治效果，尤其是以易筋经为代表的中医传统运动疗法，唐强教授提炼出了简易版易筋经，共十式，包括手六经式、足六经式、任脉式、督脉式、直立如松式、带脉式一、带脉式二、倒运河车式、灵猫拱脊式、昂头吊尾式等。兹概要如下。

（1）手六经式

①两脚平行开立与肩同宽；②两臂平举，肘部微屈，立掌外撑，掌根前顶，五指用力分开，手指用力伸展；③低头收下颌，双目下视；④第一口呼吸大拇指根用力张开，第二口呼吸食指根用力背伸，第三口呼吸中指根用力背伸，第四口呼吸无名指根用力背伸，第五口呼吸小指根用力背伸，第六口呼吸用力低头、咬牙、收下颌、手掌和五指用力背伸，大腿、臀部用力绷紧，脚趾抓地，第七、八、九口呼吸持续用力，动作与第六口呼吸相同。下一个九口呼吸从小指向大拇指依次外撑伸展，共十八口呼吸。单独动作练习时可多次累加或一次达到三十六口呼吸。

注：该式亦可将两臂平举改为两臂上举，托掌向上，其余动作相同。

（2）足六经式

①两脚平行开立与肩同宽，膝关节用力向后顶；②两臂下垂；③低头收下颌，双目下视；④第一口呼吸大脚趾屈曲抓地，第二口呼吸第二脚趾屈曲抓地，第三口呼吸第三脚趾屈曲抓地，第四口呼吸第四脚趾屈曲抓地，第五口呼吸小脚趾屈曲抓地，第六口呼吸低头、咬牙、收下颌、所有脚趾用力屈曲抓地，脚心腾空，两膝及腿部用力绷紧，第七、八、九口呼吸持续用力，动作与第六口呼吸相同。下一个九口呼吸从大脚趾向小脚趾依次用力翘起，共十八口呼吸。单独动作练习时可多次累加或一次达到三十六口呼吸。

（3）任脉式

①双脚并步站立，两脚跟靠拢，脚掌微分；②脚趾抓地，大腿、臀部用力绷紧；③双手自然合十于胸前；④髋、腰、胸、颈椎逐节展开，咬牙的同时下颌用力向上展开，双目上视，大拇指与鼻相对，两肘尖靠拢，吸气时下颌带动整个脊柱继续用力伸展，呼气时维持动作，呼吸三口。功能较好者，呼吸频次可递增为六口、九口、十八口，单独动作练习时可多次累加或一次达到三十六口呼吸。

（4）督脉式

①双脚并步站立，两脚跟靠拢，脚掌微分；②脚趾抓地，大腿、臀部用力绷紧；③双手于身后十指相扣，掌根靠拢，用力攥拳，两肩胛骨向内侧夹紧，肘关节伸直，双臂用力上抬；④低头咬牙，收下颌，吸气时双手继续向上用力，呼气时维持动作，呼吸三口。功能较好者，呼吸频次可递增为六口、九口、十八口，单独动作练习时可多次累加或一次达到三十六口呼吸。

（5）直立如松式

①双脚并步站立，两脚靠拢；②脚趾抓地，大腿、臀部用力绷紧；③双手自然合十用力向上，以手带肩，耸肩向上牵拉，带动整个身体向上伸展，使两胁肋部舒展，并使双脚跟有拉离地面的感觉；④低头、咬牙、瞪眼、下颌微收；⑤吸气时双手继续向上用力，呼气时维持动作，呼吸三口。功能较好者，呼吸频次可递增为六口、九口、十八口，单独动作练习时可多次累加或一次达到三十六口呼吸。

（6）带脉式一

①两脚平行与肩同宽；②右手经头后扣于左耳屏，左手在身后横于腰部；③右手右肘扣

头，并带动头部将身体向左侧旋转达到最大旋转幅度，同时左肘随身体旋转方向用力抬起，然后低头至最大值，使双目能够看到右侧脚跟；④吸气时双肘带动身体继续用力旋转，呼气时维持动作，呼吸三口；⑤左右势动作方向相反。功能较好者，呼吸频次可递增为六口、九口、十八口，单独动作练习时可多次累加或一次达到三十六口呼吸。

（7）带脉式二

①两脚平行与肩同宽，在两脚平行的基础上再向左开半步；②右手经头后扣于左耳屏前，左手在身后横于腰部；③右手右肘扣头，并带动头部将身体向左侧旋转达到最大旋转幅度，同时左肘随身体旋转方向用力抬起，然后抬头，双目用力看向斜上方；④吸气时双肘带动身体继续用力旋转，呼气时维持动作，呼吸三口；⑤左右势动作方向相反。功能较好者，呼吸频次可递增为六口、九口、十八口，单独动作练习时可多次累加或一次达到三十六口呼吸。

（8）倒运河车式（膀胱经）

①两脚平行与肩同宽；②双手十指交叉，置于头后抱头，双手大拇指扣于风池穴，两肩胛骨向内夹紧，两肘关节保持向后张开状态；③膝关节伸直，同时双手带动头、颈、胸、腰、髋逐节卷曲至最大屈曲幅度；④吸气时双手带动身体继续用力屈曲，将头面推向腿部，呼气时维持动作，呼吸三口。功能较好者，呼吸频次可递增为六口、九口、十八口，单独动作练习时可多次累加或一次达到三十六口呼吸。

（9）灵猫拱脊式（胆经）

①两脚平行与肩同宽，然后两脚跟向外拧转 45°；②弯腰，双手扣住脚掌使两脚掌用力内翻，脚心相对；③膝关节伸直，同时肘关节伸直，低头收紧下颌，使整个脊柱屈曲，背部用力拱起；④吸气时背部继续用力拱起，呼气时维持动作，呼吸三口。功能较好者，呼吸频次可递增为六口、九口、十八口，单独动作练习时可多次累加或一次达到三十六口呼吸。

（10）昂头吊尾式

①两脚平行与肩同宽；②弯腰，双手握住脚趾，使两脚脚趾上翘，两掌根贴于脚面；③膝关节伸直，同时肘关节用力贴向小腿，塌腰凸臀将背部用力反弓，同时咬牙，下颌伸展用力抬头，瞪眼向前看，使整个脊柱伸展；④吸气时下颌带动脊柱继续用力伸展，呼气时维持动作，呼吸三口。功能较好者，呼吸频次可递增为六口、九口、十八口，单独动作练习时可多次累加或一次达到三十六口呼吸。

功法练习每次 10～20min，每日 1～2 次，根据个人具体情况调整当天运动方式及总量，亦可针对自身情况，强化单式练习，该功法可以缓解神经性呕吐，达到治疗的功效。

（刘贯宇）

第十八节 胃 痛

临床中导致胃脘部疼痛的疾病诸多，其中以慢性胃炎最常见。慢性胃炎患者大多无明显症状，也可表现为中上腹不适、饱胀、钝痛、烧灼痛，或嗳气、泛酸、恶心等消化不良症状。本病的病因和发病机制多与幽门螺杆菌（Hp）感染、十二指肠-胃反流、自身免疫、年龄因素和胃黏膜营养因子缺乏相关，并涉及氧化应激、炎症反应、免疫反应、线粒体损伤、细胞凋亡等机制变化。

慢性胃炎属于中医学"胃痛"范畴，亦常称"胃脘痛"。本病最早载于《黄帝内经》，中医典籍中记载的"脘痛""胃心痛""心痛""心中痛""心腹痛""心下痛"等，均系围绕本病症状进行的相关描述。唐宋以前多称"胃脘痛"为"心痛"，直至金元时期，"胃脘痛"明确区分于"心痛"，成为独立的病证。中医学"胃痛"的主要临床表现为上腹近心窝处胃脘部发生疼痛，可为胀痛、刺痛、隐痛、钝痛等性质，常伴食欲不振、恶心呕吐、嘈杂泛酸、嗳气吞酸等表现，与西医学急慢性胃炎、消化道溃疡等症状相似。

一、临床诊断要点、并发症与鉴别诊断

参照中华医学会消化病学分会、中华医学会全科医学分会、消化系统疾病基层诊疗指南编写专家组共同制定的《慢性胃炎基层诊疗指南（2019年版）》制定标准如下。

诊断和鉴别诊断的主要手段：胃镜及胃黏膜活检组织病理学检查，特殊类型胃炎的内镜诊断需要结合病因和病理。

（一）临床诊断要点

1. 临床表现

慢性胃炎无特异性临床表现，多数无明显症状，有症状者主要为上腹痛、腹胀、早饱感、嗳气等消化不良表现，部分还伴有抑郁、焦虑等精神心理症状。心理因素往往可加重患者的临床症状。症状的严重程度与内镜所见及病理组织学分级并不完全一致。自身免疫性胃炎可长时间缺乏典型临床症状，首诊症状常以贫血和维生素 B_{12} 缺乏引起的神经系统症状为主。

2. 内镜检查

上消化道内镜检查是诊断慢性胃炎的最主要方法，对评估慢性胃炎的严重程度及排除其他疾病具有重要价值。对初诊患者可先行内镜检查，以了解胃黏膜情况，并排除肿瘤等疾病。

由于多数慢性胃炎的基础病变都是炎性反应（充血、渗出）或萎缩，因此，根据病理诊断又将慢性胃炎进一步分为慢性非萎缩性胃炎及慢性萎缩性胃炎。慢性非萎缩性胃炎内镜下可见黏膜红斑、粗糙或出血点，可有水肿、充血、渗出等表现；慢性萎缩性胃炎内镜下表现为黏膜红白相间，白相为主，皱襞变平，血管透见，伴有颗粒或结节状。

放大内镜结合色素染色或电子染色能清楚地显示胃黏膜微小结构，可指导活检部位，对胃炎的诊断和鉴别诊断及早期发现上皮内瘤变和肠化生具有参考价值。放大内镜下慢性萎缩性胃炎具有特征性改变，表现为胃小凹增宽、分布稀疏等。

3. 病理组织学检查

病理组织学检查对慢性胃炎的诊断至关重要，应根据病变情况和需要进行活检。临床实践时可取 2～3 块，分别在胃窦、胃角和胃体部位活检；病理切片的观察应采用"直观模拟评分法"，观察内容包括 5 项组织学变化和 4 个分级，5 项组织学变化即 Hp 感染、慢性炎症反应（淋巴细胞、浆细胞和单核细胞浸润）、活动性（中性粒细胞浸润）、萎缩（固有腺体减少）及肠化生；4 个分级为无、轻度、中度和重度 4 级（0、+、++、+++）。临床医师可结合病理结果和内镜所见做出病变范围与程度的判断。

慢性胃炎可操作的与胃癌风险联系的胃炎评估/可操作的与胃癌风险联系的肠化生评估系统是胃黏膜炎性反应和萎缩/肠化生程度及范围的分级、分期标准，其基于胃炎新悉尼系统对炎症和萎缩/肠化生程度的半定量评分方法，采用胃炎分期代表胃黏膜萎缩范围及程度，将

慢性胃炎的组织病理学与癌变危险性联系起来，为临床医生预测病变进展和制订疾病管理措施提供更直观的信息（表 2-4、表 2-5）。

表 2-4　慢性胃炎可操作的与胃癌风险联系的胃炎评估分期

胃窦（包括胃角）萎缩	胃体萎缩			
	无（0分）	轻度（1分）	中度（2分）	重度（3分）
无（0分）	0期	Ⅰ期	Ⅱ期	Ⅱ期
轻度（1分）	Ⅰ期	Ⅰ期	Ⅱ期	Ⅱ期
中度（2分）	Ⅱ期	Ⅱ期	Ⅲ期	Ⅳ期
重度（3分）	Ⅲ期	Ⅲ期	Ⅳ期	Ⅳ期

表 2-5　慢性胃炎可操作的与胃癌风险联系的肠化生评估分期

胃窦（包括胃角）肠化生	胃体肠化生			
	无（0分）	轻度（1分）	中度（2分）	重度（3分）
无（0分）	0期	Ⅰ期	Ⅱ期	Ⅱ期
轻度（1分）	Ⅰ期	Ⅰ期	Ⅱ期	Ⅱ期
中度（2分）	Ⅱ期	Ⅱ期	Ⅲ期	Ⅳ期
重度（3分）	Ⅲ期	Ⅲ期	Ⅳ期	Ⅳ期

4. 实验室检查

1）Hp 检测：Hp 感染是慢性胃炎的最重要病因，对慢性胃炎患者建议常规检测。常用的 Hp 检测方法分侵入性和非侵入性方法。侵入性方法需要通过胃镜获取胃黏膜标本进行检测，主要包括快速尿素酶实验、胃黏膜组织切片染色镜检及细菌培养等。非侵入性方法以 ^{13}C 或 ^{14}C-尿素呼气试验为首选，是评估根除治疗后结果的最佳方法，目前已广泛应用，但需避免抗菌药物、铋剂、抑酸药物的干扰；单克隆粪便抗原试验可作为备选；血清学试验只用于特殊情况，如流行病学调查、消化性溃疡出血、胃黏膜相关淋巴组织淋巴瘤、严重的胃黏膜萎缩。

2）胃蛋白酶原（PG）Ⅰ、Ⅱ及胃泌素（G）-17 的检测：有助于慢性萎缩性胃炎的诊断。PG Ⅰ是胃蛋白酶的前体，由胃底腺的主细胞和黏液细胞分泌；PG Ⅱ除胃底腺分泌外，胃窦部的幽门腺和十二指肠近段的十二指肠腺（Brunner 腺）也能分泌。当出现萎缩时，血清 PG Ⅰ和 PG Ⅱ水平均下降，PG Ⅰ下降更显著，PG Ⅰ/PG Ⅱ随之降低。G-17 由胃窦部 G 细胞分泌，其分泌主要受胃内 pH、G 细胞数量和进食的影响。PG Ⅰ、PG Ⅰ/PG Ⅱ降低，血清 G-17 水平升高，提示以胃体萎缩为主。若 PG Ⅰ、PG Ⅰ/PG Ⅱ正常，血清 G-17 水平降低，提示以胃窦萎缩为主；全胃萎缩者，PG 及 G-17 均降低。因此 PG 和 G-17 的测定有助于胃黏膜萎缩的范围、程度的判断。

3）血清抗壁细胞抗体、内因子抗体及维生素 B$_{12}$ 水平测定：有助于诊断自身免疫性胃炎。最敏感的血清生物标志物是抗壁细胞抗体，但抗壁细胞抗体阳性并非自身免疫性胃炎的特异性指标，也可出现在其他自身免疫疾病中。

（二）并发症

1. 上消化道出血

慢性胃炎伴有胃黏膜糜烂时可以出现黑便，甚至呕血。

2. 胃癌

慢性胃炎，尤其是伴有 Hp 持续感染者，少数可逐渐出现萎缩、肠化生、异型增生，有一定的胃癌发生风险。胃体为主的萎缩性胃炎，尤其是程度严重者，胃癌发生风险显著增加。

3. 消化性溃疡

胃窦为主的胃炎，常有较高的胃酸分泌水平，易发生十二指肠溃疡；胃体为主的胃炎，胃黏膜屏障功能下降，发生胃溃疡的可能性增加。

（三）鉴别诊断

1. 消化性溃疡

慢性、周期性、节律性上腹痛是消化性溃疡的典型症状，常伴反酸。腹痛发生与进餐时间的关系是鉴别胃与十二指肠溃疡的重要临床依据。胃溃疡的腹痛多发生于餐后 0.5～1h，而十二指肠溃疡的腹痛则常发于空腹时。胃镜检查是诊断消化性溃疡最主要的方法；尿素酶试验、^{13}C 或 ^{14}C-尿素呼气试验等可明确是否存在 Hp 感染；大便隐血试验阳性，提示溃疡活动或者并发上消化道出血。抑酸治疗是缓解消化性溃疡症状、愈合溃疡的最主要措施。质子泵抑制剂（PPI）是首选药物；对于 Hp 阳性的消化性溃疡，应常规行 Hp 根除治疗，在抗 Hp 治疗结束后，仍应继续使用 PPI 至疗程结束，H_2 受体拮抗剂的抑酸效果逊于 PPI；联合应用胃黏膜保护剂可提高消化性溃疡的愈合质量，有助于减少溃疡的复发；对于老年人消化性溃疡、难治性溃疡、巨大溃疡和复发性溃疡，建议在抑酸、抗 Hp 治疗的同时，联合应用胃黏膜保护剂。在治疗的同时，还要注意戒烟、戒酒，注意饮食、休息等一般治疗。

2. 胃癌

胃癌早期患者多无明显体征，上腹部深压痛可能是唯一值得注意的体征，亦可出现以下症状：①消化不良和胃部不适；②进食后有饱胀感；③轻度恶心；④食欲不振；⑤胃部灼热感等。

进展期胃癌最常见的体征是腹部肿块、胃型和胃部振水音（胃梗阻）等。还可能会出现以下症状：①便血；②呕吐；③非特异性的体重减轻；④持续性上腹闷痛；⑤黄疸（巩膜和皮肤变黄）；⑥腹水；⑦近端胃癌或位于胃食管交界处的癌症可出现吞咽困难或反流等。辅助检查方法主要包括血清学检查、X 线检查、CT、MRI、超声、内镜检查、PET、腹腔镜检查等。其中胃镜检查及胃镜下活检是目前诊断胃癌的金标准。

3. 胆囊炎

急性胆囊炎表现为右上腹压痛、反跳痛，同时伴有腹肌紧张，墨菲征（Murphy sign）阳性，发热、恶心、呕吐等不适。85%的患者血清学检查可见白细胞增高，约 50%的患者血清胆红素升高，约 1/3 的患者血清淀粉酶升高；B 超可见胆囊壁体积增大（胆囊横径≥4cm），胆囊壁水肿，胆囊壁增厚（≥3mm）或毛糙。

慢性胆囊炎的临床表现常不典型，多数患者有胆绞痛的病史。患者常在饱餐、进食油腻食物后出现腹胀、腹痛。腹痛程度不一，多在上腹部，牵涉右肩背部，较少出现畏寒、高热和黄疸，可伴有恶心、呕吐。腹部检查可无体征，或仅有右上腹轻度压痛，Murphy 征或呈阳性。B 超可见胆囊体积缩小或正常，也可见胆囊体积略增大，胆囊壁增厚（≥3mm）或毛糙；如合并胆囊结石，则出现胆囊内强回声及后方声影。

4. 胆囊结石

胆囊结石可无症状，也可表现为急慢性胆囊炎的症状；根据结石部位可分为肝内胆管结石和肝外胆管结石。

肝内胆管结石的临床表现并不典型，在间歇期可无症状，或仅表现为上腹轻度不适；在急性期可出现不同程度的查科三联征（Charcot triad），周期性的间断发作是肝内胆管结石的特征性临床表现。经皮肝穿刺胆管造影（PTC）和经内镜逆行性胰胆管造影（ERCP），特别是前者，能清楚地显示肝内胆管结石的分布情况，以及了解有无肝内胆管狭窄、完全阻塞或局限性扩张。MRI 胆管成像能清楚地显示胆管树的图像，了解肝内外胆管的情况。B 超虽不如 PTC、ERCP 确诊率高，其诊断肝内胆管结石仍有 80% 的准确性，方法简单且无创，为首选诊断方法。CT 平扫常能显示扩张的肝内胆管和密度较高的结石影，以及结石的部位和数量。

肝外胆管结石可无症状，典型的表现是 Charcot 三联征或其中 1 个或 2 个症状。对无黄疸的患者可作静脉胆道造影，能显示胆管内结石影和扩张的胆管。对黄疸的患者需与肿瘤或肝内胆汁淤积所致的阻塞性黄疸相鉴别，可借助 PTC、CT、ERCP 及同位素肝胆显像图等检查。

5. 功能性消化不良

功能性消化不良是功能性胃肠病的一种类型，表现为上腹部胀满、疼痛、堵闷，嗳气，早饱，进食量减少等消化不良症状，而系统理化检查未发现溃疡或其他器质性病变者，多见于成人。分为餐后不适综合征和上腹痛综合征两个亚型。病情明显受精神因素影响，常伴有消化道以外的神经症，心理治疗、安定剂等对症治疗有效。

二、审析病因病机

中医学认为本病发生主要与感受外邪、饮食不节、情志不畅、劳倦过度和素体禀赋不足等有关。其临床多表现为本虚标实、虚实夹杂之证，病位在胃，与肝、脾两脏关系密切，病机关键为胃气失和，气机不利，不通则痛；胃失濡养或胃失温养，不荣则痛。疾病早期多为外邪、饮食、情志所伤，以实证为主；后期常见脾虚等正气虚弱，病变由实转虚，如寒邪日久损伤脾阳；或因虚致实，如脾胃虚弱，运化失司，水湿内停，湿郁化热，最终导致虚实错杂之证。

1）疾病发展前期机体由感受外邪、饮食不节、七情内伤等多种病理因素导致脾胃升降反常、纳运失调、燥湿不济，而纳运失调和燥湿不济最终可致中焦气机升降反常，胃气郁滞，胃失和降，"不通则痛"。若素体脾胃虚弱，胃失濡养，可致"不荣则痛"。

2）胃痛日久不愈，病及血分，血行不畅，内生瘀血，阻遏胃络，可见舌质有瘀点、瘀斑，舌下脉络迂曲，胃痛如针刺，痛处固定，夜间痛甚。

3）胃痛久之不愈，多次发作，脾胃受损，病证多由实转虚，脾胃虚则不能化生充足的精微津液，易发展为脾肾两虚，除胃痛及脾虚症状外多伴随腰膝酸软、畏寒肢冷、五更泻等症。

三、明确辨证要点

1) 辨寒热：外受寒凉或过食生冷而发病或症状加重，胃中绞痛，得温痛减，口淡不渴或渴不欲饮者属寒；胃中灼热，痛势急迫，得冷饮而痛减，口干渴或口苦者属热。

2) 辨虚实：凡属暴痛，痛势剧烈，痛而拒按，食后痛甚或痛而不移，病无休止，壮年新病，补而痛剧者属实；若疼痛日久或反复发作，痛势绵绵，痛而喜按，得食痛减，或劳倦加重、休息后减轻，年高久病，攻而痛甚者为虚。

3) 辨气血：从疼痛性质上，若以胀痛为主，伴嗳气者属气滞；痛如针刺或刀割或伴吐血、黑便者属血瘀。从疼痛部位而言，若痛无定处，攻冲作痛者为气滞；痛处固定或扪之有积块者为血瘀。从病程而论，初病多在气，久病多在血。

4) 辨脏腑：在胃者，多属胃病初发，常因外感、伤食引起，症见胃脘胀痛，闷痛，嗳气，痛无休止，大便不爽，脉滑等。在肝胃者，多属反复发作，每与情志不遂有关，症见胃脘胀痛连及胸胁，窜走不定，太息为快，脉弦等。在脾胃者，多属久病，症见胃中隐痛，饥时为甚、进食可缓、劳倦则重、休息则轻，面色萎黄，疲乏无力，大便溏薄，脉缓等。

5) 辨兼夹证：各证往往不是单独出现或一成不变的，而是互相转化和兼杂，如寒热错杂、虚中夹实、气血同病等。

四、确立治疗方略

1) 饮食不节，宿食积于中焦，气机不畅，可出现胃脘胀满而痛，嗳腐吞酸，宜消食导滞、和胃止痛。

2) 肝疏泄功能正常，气顺则通，胃自安和。素体脾胃虚弱，或饮食、劳累损伤脾胃，中焦运化失职，气机壅滞，影响肝之疏泄功能，即"土壅木郁"，此时当培土泄木，临证以疏肝理气，和胃止痛为法。

肝失疏泄，木郁土壅，气滞日久影响血络通畅，可致血瘀胃络，可见痛有定处，病程迁延，时而刺痛，舌质暗红或有瘀斑、瘀点等瘀象，治疗当以行气活血通络为主。

3) 胃痛早期由外邪、饮食、情志所伤者，多为实证，治疗以疏肝理气、活血化瘀、清解郁热为主；胃痛后期常为脾胃虚弱，治以健脾益胃为主，寒凝则温胃散寒，气阴虚则益气养阴；胃痛久之不愈，往往虚实夹杂，如脾胃虚弱夹湿、夹瘀等，治疗当补虚泻实，重视调畅中焦气机。

五、辨证论治

（一）基础治疗

治法　和胃止痛。以胃之下合穴、募穴为主。

取穴　足三里、中脘、内关。

操作　疼痛发作时，远端穴持续行针 1～3min，直到痛止或缓解。寒邪犯胃，脾胃虚寒者中脘可用隔盐灸。

（二）辨证加减

1. 脾胃虚寒

1）抓主症：胃脘隐痛，绵绵不休。

2）察次症：兼见喜温喜按，倦怠纳少，腹胀便溏。

3）审舌脉：舌质淡，苔薄白，脉沉缓。

4）择治法：温中健脾，和胃止痛。

5）据兼症化裁：公孙、气海、内庭。

6）操作：公孙、气海、内庭均施补法，余穴操作同基础治疗。

2. 寒邪客胃

1）抓主症：胃痛反复发作，阵发加重，恶寒喜暖。

2）察次症：泛吐清水，口中不渴。

3）审舌脉：舌质淡，苔薄白，脉沉紧。

4）择治法：温胃散寒，行气止痛。

5）据兼症化裁：上脘、梁门、脾俞、胃俞。

6）操作：上脘、梁门、脾俞、胃俞四穴采用补法，余穴操作同基础治疗。

3. 肝气犯胃

1）抓主症：胃脘胀闷，攻撑作痛，脘痛连胁，嗳气频繁。

2）察次症：大便不畅，每因情志因素而痛作。

3）审舌脉：舌质淡，苔多薄白，脉沉弦。

4）择治法：疏肝解郁，理气止痛。

5）据兼症化裁：太冲、章门、阳陵泉。

6）操作：太冲、章门、阳陵泉三穴施用泻法，余穴操作同基础治疗。

4. 食滞胃痛

1）抓主症：胃脘胀满而痛，嗳腐吞酸。

2）察次症：或吐不消化食物，吐食或矢气后痛减；或大便不爽。

3）审舌脉：舌质淡，苔厚腻，脉滑。

4）择治法：消食导滞，和胃止痛。

5）据兼症化裁：天枢、内庭、建里。

6）操作：天枢、内庭、建里三穴施以泻法，余穴操作同基础治疗。

（三）兼证取穴

1. 胃脘疼痛，伴呕吐

取穴　中脘、胃俞、内关、足三里。

操作　足三里用平补平泻法，中脘、内关用泻法。呕吐发作时，可在内关穴行强刺激并持续运针 1～3min。

2. 胃脘疼痛，伴呃逆

取穴　天突、膻中、中脘、膈俞、内关、足三里。

操作　膈俞不可深刺，以免伤及内脏，其余穴位毫针常规针刺。

3. 胃脘疼痛，伴泛酸

取穴　$T_3 \sim T_{12}$ 棘突下。

操作　针尖向上斜刺约 15mm，平补平泻，留针 30min，每隔 15min 行针约 1min。

六、中医特色技术

1. 电针疗法

取穴　①梁丘、足三里。适用于胃痉挛者。②内关、足三里、公孙、肝俞、胃俞。适用于消化性溃疡者。③期门、内关、足三里。适用于急慢性胃炎者。

操作　将针快速刺入，提插捻转，使针感均向胃脘方向传导，然后加电刺激，刺激量逐渐加大，通电时间为 10min，稍停后，继续通电 10min，可重复 2～3 次，使患者产生酸胀、麻木等感觉。

2. 耳针疗法

取穴　胃、脾、肝、神门、交感、十二指肠。

操作　每次取 2～3 穴，局部消毒，用毫针刺之，或用埋线法、压丸法。疼痛剧烈时用强刺激，疼痛缓解时用轻刺激。

3. 穴位注射疗法

取穴　中脘、足三里、肝俞、胃俞、脾俞。

用药　黄芪注射液、丹参注射液、当归注射液、生脉注射液、维生素 B_1 注射液、维生素 B_{12} 注射液。

操作　每次选 2 穴，诸穴可交替使用。每穴注入药液 0.5～1mL，每日或隔日 1 次。

4. 中医辨证治疗

（1）脾胃虚寒

临床表现　胃痛隐隐，绵绵不休，喜温喜按，空腹痛甚，得食则缓，劳累或受凉后发作或加重，泛吐清水，神疲纳呆，四肢倦怠，手足不温，大便溏薄；舌淡苔白，脉虚弱或迟缓。

治法　温中健脾，和胃止痛。

代表方　黄芪建中汤。

本方由黄芪、桂枝、芍药、生姜、甘草、大枣、饴糖组成。泛吐清水较多，加干姜、制半夏、陈皮、茯苓；泛酸，可去饴糖，加黄连、炒吴茱萸、乌贼骨、煅瓦楞子；胃脘冷痛，里寒较甚，呕吐，肢冷，加理中丸；若兼有形寒肢冷，腰膝酸软，可用附子理中汤；无泛吐清水，无手足不温者，可改用香砂六君子汤。

（2）寒邪客胃

临床表现　胃痛暴作，恶寒喜暖，得温痛减，遇寒加重，口淡不渴，或喜热饮；舌淡苔薄白，脉弦紧。

治法　温胃散寒，行气止痛。

代表方　香苏散合良附丸。

香苏散由香附、紫苏叶、陈皮、甘草组成；良附丸由高良姜、香附组成。若恶寒、头痛者，加防风、藿香等；若胸脘痞闷，胃纳呆滞，嗳气或呕吐者，加枳实、神曲、鸡内金、制半夏、生姜等。

（3）肝气犯胃

临床表现　胃脘胀痛，痛连两胁，遇烦恼则痛作或痛甚，嗳气、矢气则痛舒，胸闷嗳气，喜长叹息，大便不畅；舌苔多薄白，脉弦。

治法　疏肝解郁，理气止痛。

代表方　柴胡疏肝散。

本方由柴胡、芍药、川芎、香附、陈皮、枳壳、甘草组成。若胃痛较甚者，加川楝子、延胡索等；若嗳气较频者，加沉香、半夏、旋覆花等；若泛酸者，加乌贼骨、煅瓦楞子。

（4）食滞胃痛

临床表现　胃脘疼痛，胀满拒按，嗳腐吞酸，或呕吐不消化食物，其味腐臭，吐后痛减，不思饮食，大便不爽，得矢气及便后稍舒；舌苔厚腻，脉滑。

治法　消食导滞，和胃止痛。

代表方　保和丸。

本方由山楂、神曲、半夏、茯苓、陈皮、连翘、莱菔子组成。若脘腹胀甚者，加枳实、砂仁、槟榔；若呃逆较甚者，加旋覆花、代赭石等；若胃脘胀痛而便闭者，加黄连、大黄、火麻仁。

5. 食疗方

（1）生姜红枣粥

配方　生姜5片，红枣10枚，粳米100g，同煮为粥，早晚服用。

主治　用治寒邪犯胃型胃痛。

（2）暖胃粥

配方　丁香5g，草蔻5g，肉桂5g，干姜5片，粳米100g，先将丁香、草蔻、肉桂、干姜共为细末，与粳米同煮为粥，加白糖少许。

功效　温中散寒，暖胃止痛。

（3）曲末粥

配方　神曲15g，粳米100g，白糖适量，先将神曲捣碎，煎取药汁，入粳米同煮为粥（也可加谷芽、山楂适量与神曲同煎）。

功效　消食导滞，调和脾胃。

（4）佛手香橼粥

配方　佛手1个，香橼1个，粳米100g同煮，粥成后加入精盐、味精、小茴香适量调味，早晚各1碗。

功效　疏肝理气。

主治　可缓解肝气犯胃所致的胃痛。

（5）石斛麦冬粥

配方　石斛25g，麦冬25g，花粉11g，加水煮汁，粳米煮粥，粥成后加入药汁煮沸，凉后服用。

功效　滋阴益胃，清热生津。

6. 足浴疗法

（1）中药足浴方

组成　黄芪30g，花椒30g，制附子片15g，红花15g，延胡索15g，姜黄15g。

用法　煎煮后，患者取坐位，暴露双足至小腿中部。双足放入足浴盆中，药液淹没三阴交处，将足浴盆电源打开，开启按摩及加热功能。每次治疗时间约30min，每日2次，2周为 1 个疗程，用于改善脾胃虚寒所致的胃脘痛。

（2）醒脾益胃舒筋活络足浴粉

组成　千年健 30g，追地风 30g，红景天 30g，生艾叶 60g，桂枝 30g，独活 30g，丁香 30g，木瓜 30g，蛇床子 30g，木香 30g，花椒 30g，川芎 30g，赤芍 30g，白豆蔻 30g，浙白术 30g，佩兰 30g，薄荷 30g，陈皮 30g，苍术 30g。

用法　将药物提前制成粉剂，用小布袋包装。足浴前先将药包放入盆内，再倒入 3000mL 开水，以能没过患者脚踝为准。待开水将药性泡开，水温自然降至患者感觉不烫可耐受（一般控制在 40～50℃）为宜。患者双脚相互揉搓，按摩足部穴位和足部反射区，待患者双脚无温热感觉时，结束足浴。每日睡前 1 次，1 次 1 包，时间 30～40min，10 日为 1 个疗程。可配合药物治疗改善各种类型的胃痛症状。

七、各家发挥

（一）孙申田教授经验

孙申田教授运用头体针结合治疗胃脘痛具有显著疗效。根据大脑功能定位与头皮表面对应关系，胃区在大脑皮质对应位置与消化系统关系密切，刺激该区可对脾胃功能起到双向调节作用，以缓解胃胀闷感。百会、神庭可调神通络、安神理气。中脘穴为胃之募穴，配胃之合穴足三里，可行气导滞，和胃止痛。内关、公孙穴均为八脉交会穴，可行气化痰，和胃止痛。配风池、太冲穴以通经活络，行气止痛。诸穴合用，以促病愈。

取穴　主穴：百会、神庭、胃区（双侧）。配穴：风池（双侧）、内关（双侧）、中脘、足三里（双侧）、公孙（双侧）、太冲（双侧）。

操作　头部穴位应用"经颅重复针刺刺激疗法"，捻转频率 200r/min，捻转时间 3～5min，使其达到一定刺激量，其他穴位得气为度。

（二）高维滨教授经验

高维滨教授认为，胃痛的发生主要由外邪犯胃、饮食伤胃、情志不畅和脾胃素虚等，导致胃气郁滞，胃失和降而致。

1. 中药治疗

高维滨教授治疗脾胃虚寒型胃脘痛时，选用厚朴温中汤加减以温中和胃、行气止痛。药物组成为厚朴、陈皮、甘草、茯苓、草豆蔻、木香、干姜、生姜、焦六神曲、炒鸡内金、炒麦芽、炒谷芽、砂仁。方中厚朴行气消胀，燥湿除满为君药；草豆蔻温中散寒，燥湿除痰，为臣药；陈皮、木香行气宽中；干姜、生姜温脾暖胃以散寒；茯苓、焦六神曲、炒鸡内金等渗湿健脾以和中，共为佐药；甘草益气健脾，调和诸药。诸药合用，寒湿得除，气机得畅，脾胃方能复健。

2. 针灸治疗

高维滨教授治疗本病以体针为主，疗效显著。高教授认为，针刺疗法重在调气，针刺具有"通其经脉，调其血气"的作用，这与疼痛发生的机制"不通则痛，不荣则痛"相对应。针刺时选择偏泻的穴位可疏通机体经络，达到"通则不痛"的作用；选用偏补的腧穴以补益机体之虚，可得"荣则不痛"之功效。因此，临床上针刺疗法在治疗痛证方面的运用十分广泛。

取穴　主穴：梁丘（双侧）、内关（双侧）、公孙（双侧）、中脘。配穴：上脘、下脘、梁门（双侧）。

操作　所有穴位局部常规消毒后，单手垂直进针，得气后留针 25min；取针后再依次艾灸上脘、中脘、下脘及两侧梁门，每穴 6min，共灸 30min。

穴解　方中梁丘为胃经郄穴，阳经郄穴多治痛证，可通络止痛；公孙、内关为八脉交会穴，"公孙冲脉胃心胸，内关阴维下总同"，两穴相配可治疗胸腹之疾；中脘穴为胃之募、腑之会，为脏腑经气汇聚之所；上脘、下脘、梁门为局部取穴，和胃止痛；上脘、中脘、下脘、梁门用艾炷灸可温散寒邪，温胃止痛，健脾和胃。

（三）盛国滨教授经验

盛国滨教授认为虚寒型胃痛多由于饮食生冷、外感寒邪或脾胃虚寒所致，故临床常用至阳穴隔姜灸治疗本病，疗效显著。

艾灸作为针灸疗法的重要组成部分，其临床疗效已被广泛认可。现代科学研究也已证实艾灸具有提高人体免疫力，双向调节人体的循环、呼吸、消化及神经内分泌等系统功能的作用，而生姜具有御百邪，助阳气，散一身寒湿之功，二者结合可以更好地起到散寒助阳的功效。

至阳穴位于后正中线上，属督脉，总督全身之阳气，有温里振奋阳气之功。从现代医学观点来看，至阳穴及其两侧软组织的阳性体征（即出现明显压痛点、区）与神经解剖有一定的相关性，即 $T_6 \sim T_7$ 的神经系统发出神经冲动支配胃、小肠等消化系统的功能。因此，隔姜灸至阳穴，能够激发体内阳气，使阳气温胃脘，驱寒邪，热力通过至阳穴传入体内，温热感可透入机体深部并在一定程度上传导扩散，通过经络的循行传导，改善和调节气血在经络中的运行状态，达到扶正祛邪，调整阴阳，温通气血，温散寒邪的治疗目的。

（四）程为平教授经验

程为平教授治疗肝气犯胃型胃痛经验丰富，认为本病多因情志不舒、忧思恼怒而发病，临床善用针药结合治疗，取疏肝理气和胃之法，常收到满意的疗效。

1. 针刺治疗

取穴　主穴：百会、神庭、中脘、内关（双）、足三里（双）。配穴：肝俞、上脘、太冲（双）、阴陵泉（双）。

操作　患者取仰卧位，行常规针刺，采用平补平泻法。

穴解　"脑为元神之府"，故取百会、神庭调神，肝俞为肝之背俞穴，太冲为肝经原穴，两穴合用可调节脏腑功能，发挥疏肝行气之功。中脘为胃之募穴，又为腑会穴，胃病多取募穴。足三里为足阳明胃经之合穴，是治疗胃痛的重要穴位。内关为八脉交会穴之一，治疗胃、心、胸腹病变，常与足三里配伍治疗胃痛、呕吐及呃逆，疗效确切。阴陵泉为脾之合穴，可调节脾胃功能。上脘为任脉、手太阳、足阳明经交会穴，治疗胃痛、呕吐、反酸、腹胀等症状。

2. 中药治疗

程教授临床多用柴胡疏肝散加减治疗肝气犯胃型胃痛，柴胡疏肝散出自《景岳全书》，由陈皮、柴胡、川芎、香附、枳壳、白芍、甘草组成，主要功效为疏肝行气止痛，方中柴胡为君药，具有疏肝气、散郁结之功；香附疏肝理气止痛；川芎疏肝活血止痛；陈皮、枳壳行气化滞；白芍养血柔肝止痛；甘草调和药性。嗳气频发者加旋覆花、赭石，旋覆花善于降气，赭石质重沉降，为重镇降逆要药，张锡纯《医学衷中参西录》载"降胃之药，实以赭石为最效"。赭石入肝经，可平肝降逆，合旋覆花和胃降逆。炒谷芽、炒麦芽及神曲，俗称焦三仙，善消食和胃；白术健脾和胃。诸药合用共奏疏肝理气，和胃止痛之功效。

（戴晓红）

第十九节　癃　闭

　　癃闭，又称良性前列腺增生症（benign prostatic hyperplasia，BPH）、前列腺肥大、前列腺增生，是引起中老年男性排尿障碍原因中最为常见的一种良性疾病，是由于男性到了一定年龄后，后尿道黏膜下的中叶或侧叶的腺组织、结缔组织及平滑肌组织，形成混合性圆球状结节，或因性激素代谢能力下降，雄激素与雌激素的平衡失调而发生的不同程度的增生，以两侧叶和中叶增生较为明显，导致前列腺体积增大，增大的腺体组织向上挤压膀胱颈，阻塞输尿管，而引起一系列的膀胱刺激症状，为前列腺一种良性病变。临床主要表现为夜尿增多、尿频、尿急、尿等待、尿线变细、尿淋漓等，若不及时医治可能发展为因膀胱出口梗阻而无法排出尿液，更严重者可引起上尿路症状和肾损害，前列腺增生引起的排尿障碍严重影响了老年男性的生活质量，威胁其生命健康，对生活造成了严重的困扰。

　　癃闭是因肾和膀胱气化失司而导致尿量减少，点滴而出，排尿困难，甚则小便闭塞不通为主症的一种疾患。历代医家将小便不利，短少点滴，病势较缓者称为"癃"；小便闭塞，点滴全无，欲解不能，病势较急者称为"闭"。亦有始则涓滴而量少，继则闭而不通者。癃和闭虽有区别，但均指排尿困难，只是程度不同，两者常合称为"癃闭"。西医学中的良性前列腺增生症可归属本病范畴，可参照本节辨证论治。

一、临床诊断要点与鉴别诊断

（一）临床诊断要点

　　参照2014年版中华医学会泌尿外科学分会《中华泌尿外科疾病诊断治疗指南》制定诊断标准如下。

　　1）尿频急、夜尿次数增加、排尿困难，甚至尿潴留、尿失禁。
　　2）指诊发现前列腺体积增大。
　　3）膀胱区叩诊常为浊音。
　　4）尿量>150mL时，最大尿流率<15mL/s。
　　5）泌尿系彩超提示前列腺肥大或增生。
　　6）通过彩超或导尿方法测定膀胱有残余尿。
　　具备以上前两项或兼有后三项者，可诊断为前列腺增生。

（二）鉴别诊断

1. 膀胱颈纤维化
膀胱颈纤维化继发于炎症病变，呈慢性进行性排尿困难。发病年龄较轻，病史长。30岁左右开始轻度排尿困难，但不被患者所重视；40～50岁时，排尿困难逐渐加重，但直肠指诊前列腺不大。膀胱镜检查是最可靠的鉴别诊断方法，一般表现为前列腺不大，膀胱颈较紧，后唇升高，或有细小的小梁形成。

2. 神经源性膀胱

神经源性膀胱常有脊髓或周围神经外伤史，肿瘤、糖尿病、脊椎疾病、多发性硬化症等病史，以及药物损伤史，如长期应用抗胆碱、降压、抗组胺药，均可导致膀胱、尿道功能失调，引起下尿路梗阻。一般通过神经系统检查和肌电图、脑电图检查等即可鉴别。

3. 无力性膀胱（膀胱壁老化）

无力性膀胱（膀胱壁老化）表现为尿潴留、下尿路排尿异常，大量残留尿，应与良性前列腺增生相鉴别，应排除损伤、炎症、糖尿病等因素，主要通过尿流动力学检查，特别是尿道压力图、压力/流率同步检测加以鉴别。膀胱压图显示膀胱压力低，无收缩压力波形等。

4. 前列腺肉瘤

前列腺肉瘤主要表现是排尿困难、急性尿潴留等膀胱颈部梗阻症状，呈进行性加重。好发于小儿，特别是10岁以下儿童，也见于青年人。肉瘤生长较快，充满前列腺，突入膀胱。直肠指诊前列腺高度增大，软如囊性。

5. 前列腺癌

两者发病年龄、早期症状相似，10%～25%可同时存在。前列腺癌一般表现为病程短，进展快，呈进行性排尿困难，尤其导管癌类型可能以下尿路梗阻为初发症状，有早期发生骨骼与肺转移的特点，血清 PSA（前列腺特异性抗原）升高，多＞10ng/mL，酸性磷酸酶可增高。直肠指检前列腺常不对称，表面不光滑，可扪及不规则、质地较硬、无弹性的硬结，即岩石样感觉，腺体固定，和周围界限不清。经直肠活检，B超引导更佳，经前列腺穿刺活体组织检查可明确诊断。

二、审析病因病机

癃闭的发生，与肺、脾、肝、肾、三焦脏腑功能失调密切相关。上焦之气不化，当责之于肺，肺失清肃，则不能通调水道下输膀胱。中焦之气不化，当责之于脾，脾失健运，则不能升清降浊。下焦之气不化，当责之于肾，肾阳亏虚，气不化水；肾阴不足，阴不化阳。加之肝郁气滞，三焦气化不利，以及尿路阻塞，均可导致膀胱气化失常。而湿、热、瘀、滞、虚，又为癃闭主要病理因素。一般说来，本病初期为癃，若病程日久，正气衰败或邪实壅盛，可由癃致闭。临床多见虚实夹杂之证。

1）湿热蕴结：中焦湿热不解，下注膀胱；饮食不节，恣饮醇酒，聚湿酿生湿热，热结下焦，肾热移于膀胱，以致膀胱湿热阻滞，气化不利，小便不通，而成癃闭。

2）肝郁气滞：七情内伤，肝气郁结，疏泄失常，致使三焦气化失司，水道通调受阻，形成癃闭。且从经脉分布来看，肝经绕阴器，抵少腹，如突受惊恐、剧痛，或因腹腔、妇产、肛肠手术创伤，皆可损伤肝经脉络，以致气血不畅，经气阻滞或经脉挛急，影响膀胱气化，导致癃闭。

3）瘀浊阻塞：败精瘀浊停聚不散，阻塞于内，气血升降失常，升阳降浊之力受阻，致中州失运，瘀浊滞留，凝滞于溺窍，致膀胱气化失司，而成癃闭。

4）肺热气壅：肺为水之上源，热壅于肺，肺气不能肃降，津液输布失常，水道通调不利，不能下输膀胱,则小便不通;若热气太盛,肺热下移膀胱,膀胱因肺失清肃而不利,以致上、下焦均为热气闭阻,小便全无,则其病势急迫,症情重笃,较之前者更甚。

5)中气不足:劳倦伤脾,饮食不节,或久病体弱,或过用苦寒之剂,致脾虚而清气不升,不能运化水湿,浊气不降,小便因之不利。

6)肾阳虚衰:年老体弱或久病体虚,命门虚备,气不化水,而溺不得出;或因下焦积热,日久不愈,津液耗损,导致肾阴不足,水府枯竭,也可产生癃闭;或气虚阳衰,不能运气行血,久之气血不畅,聚而为瘀,瘀血凝聚于水道;或憋尿过久,忍精不泄,败精瘀浊停聚不散,凝滞于溺窍,致膀胱气化失司而发为本病。

三、明确辨证要点

1)细审主症:癃闭,如小便短赤灼热、苔黄、舌红、脉数者属热;如口渴欲饮、咽干、气促者,为热壅于肺;如口渴不欲饮,小腹胀满者,为热积膀胱;如老年排尿无力,点滴而下,腰膝酸冷或有尿闭者,为肾虚命门火衰;如小便不利兼有小腹重胀、肛门下坠为中气不足。

2)详辨虚实:癃闭有虚实的不同。辨别虚实的主要依据:实证多发病急骤,诱因明显,或见小腹胀满隐痛;虚证多见于高龄及久病体虚之人,起病缓慢,病程绵长。凡因湿热蕴结、浊瘀阻塞、肝郁气滞、肺热气壅所致癃闭者,多属实证;凡因中气不足,清气不升,浊阴不降或因肾阳虚衰,命门火衰,气化不及州都导致癃闭者,多属虚证。

3)权衡轻重:各种不同原因引起的癃闭,常互相关联,或互相转化,或彼此兼夹。初起病"癃",此后转"闭"者,为病势由轻转重;初起病"闭",后转成"癃"者,为病势由重转轻。癃闭如见有小腹胀满疼痛、胸闷、气喘、呕吐等症,则病情较重;如见神昏烦躁、抽搐等症,提示病情危笃。因此,对各种证型的癃闭,必须动态观察处理。

四、确立治疗方略

癃闭的治疗应根据"腑以通为用"的原则,着眼于通。但通之法,又因证候的虚实而各异。实证治宜清湿热、散瘀结、利气机而通水道;虚证治宜补脾肾、助气化,使气化得行,小便自通。同时,还要根据病因,审因论治。根据病变在肺、在脾、在肾的不同,进行辨证施治,不可滥用通利小便之品。此外,根据"上窍开则下窍自通"的理论,尚可应用开提肺气的治法,开上以通下,即所谓"提壶揭盖"之法治疗。若小腹胀急,小便点滴不下,内服药物缓不济急,应配合导尿或针灸以急通小便。

五、辨证论治

(一)基础治疗

治法　调理膀胱,行气通闭。以任脉、足太阴及足太阳经穴为主。

取穴　关元、三阴交、阴陵泉、膀胱俞、会阴、八髎穴。

操作　毫针刺,关元、三阴交用平补平泻法,余穴均用泻法。

（二）辨证加减

1. 湿热内蕴

1）抓主症：小便频数，淋漓不尽，尿如细线，滴沥不爽，甚或点滴不通，尿黄赤，甚或见血尿，尿道灼热，排尿踌躇。

2）察次症：小腹胀满，胀痛拒按，口苦而黏，渴不欲饮，大便干结。

3）审舌脉：舌红，苔黄腻，脉滑数。

4）择治法：清热化湿，利水通窍。

5）据兼症化裁：中极、行间、曲池、委阳。

6）操作：中极、行间、曲池、委阳施用泻法，余穴操作同基础治疗。

2. 肝郁气滞

1）抓主症：小便排出无力，排尿踌躇，淋漓不尽，尿如细线，滴沥不爽。

2）察次症：情志抑郁，胁腹胀满，心烦易怒，太息不止，会阴隐痛。

3）审舌脉：舌红，苔薄黄，脉弦。

4）择治法：疏肝导滞，通利水道。

5）据兼症化裁：太冲、肝俞、蠡沟、水分。

6）操作：太冲、肝俞、蠡沟、水分施用泻法，余穴操作同基础治疗。

3. 浊瘀阻塞

1）抓主症：小便频数，淋漓不尽，尿如细线，滴沥不爽，甚或点滴不通，可见尿血。

2）察次症：小腹胀满疼痛。

3）审舌脉：舌暗红或有瘀斑、瘀点，脉弦涩。

4）择治法：化瘀行气，利尿通窍。

5）据兼症化裁：血海、膈俞、水道。

6）操作：血海、膈俞、水道施用泻法，余穴操作同基础治疗。

4. 肺热气壅

1）抓主症：小便排出无力，排尿踌躇，淋漓不尽，尿如细线，滴沥不爽。

2）察次症：口燥咽干，胸闷咳嗽，呼吸不利，口干欲饮。

3）审舌脉：舌红，苔黄，脉滑数。

4）择治法：清肺泄热，通利水道。

5）据兼症化裁：肺俞、曲池、尺泽、阴谷。

6）操作：肺俞、曲池、尺泽、阴谷施用泻法，余穴操作同基础治疗。

5. 中气不足

1）抓主症：小便频数，淋漓不尽，尿如细线，滴沥不爽，甚或点滴不通。

2）察次症：语声低弱，动则喘甚，少气懒言，神疲肢倦，纳呆食少，下腹坠胀，甚或临厕努挣，气坠脱肛。

3）审舌脉：舌淡，苔薄白，脉濡弱。

4）择治法：补气升提，化气利水。

5）据兼症化裁：脾俞、气海、肾俞。

6）操作：脾俞、气海、肾俞、关元施用补法或温针灸或灸法，余穴操作同基础治疗。

6. 肾阳虚衰

1）抓主症：小便无力，排尿踌躇，淋漓不尽，尿如细线，断续而出，滴沥不爽，时或自遗，夜尿频数。

2）察次症：神疲肢倦，纳呆便溏，神气怯弱，动则喘甚，腰膝酸软。

3）审舌脉：舌淡，苔薄白，脉沉细或沉迟。

4）择治法：补肾益精，化气行水。

5）据兼症化裁：肾俞、太溪。

6）操作：肾俞、太溪施用补法或温针灸或灸法，余穴操作同基础治疗。

六、中医特色技术

1. 头针疗法

取穴　足运感区（头部双侧泌尿生殖区）。

操作　局部常规消毒，用 1.5 寸毫针与头皮成 15°～30°夹角平刺入冠状腱膜下，自前后正中线中点旁开左右各 1cm，向后引平行于前后正中线的 3cm 长的直线，进针后沿皮推进 1 寸左右，得气后，捻针 3min，每分钟 200 转，留针 30min，其间行针 1 次，每日 1 次，10 次为 1 个疗程。

2. 电针疗法

取穴　三阴交、委阳、八髎穴。

操作　局部常规消毒，以上穴位均直刺。三阴交、委阳进针得气后，以针感寻经上传为佳，接通电针治疗仪，用低频连续波，以患者能够耐受为度。留针 30min，每日 1 次，10 次为 1 个疗程。

3. 火针疗法

对于中气不足、肾阳虚衰型癃闭可以选择火针治疗。

取穴　脾俞、肾俞、三焦俞、膀胱俞、气海、关元、三阴交、太溪，每次选 4～5 穴。

操作　以中粗火针，快速点刺，每 2～3 日治疗 1 次，5 日为 1 个疗程，休息 2～3 日，继续治疗。

4. 芒针疗法

取穴　气海、关元、秩边。

操作　气海透关元，针用泻法，使感应下行，放散至尿道；秩边深刺，使产生较强烈的感应向尿道放散。

5. 耳针疗法

取穴　膀胱、尿道、交感、外生殖器、肾、三焦、皮质下。

操作　每次选 2～3 穴，局部严格消毒，用 0.5 寸毫针，刺入 0.2～0.3 寸即可，得气后留针 30min，其间每隔 10min 重复捻转 1 次，每次小幅度来回捻转 1～2min，每日 1 次，10 次为 1 个疗程。或用王不留行贴压。

6. 穴位注射疗法

取穴　按照不同证型选用不同的药物和穴位治疗。

1）肾阳虚衰：参附注射液等，选取肾俞、关元俞、志室、蠡沟交替使用。

2）浊瘀阻塞：丹红注射液等，选取三焦俞、膀胱俞、漏谷穴、血海穴交替使用。

3）湿热内蕴：双黄连注射液，选取阴陵泉、三阴交、秩边穴、承山穴交替使用。

4）肺热气壅：清开灵注射液等，选取肺俞、曲池、尺泽、阴谷交替使用。

5）肝郁气滞：柴胡注射液等，选取肝俞、胆俞、阳陵泉、行间交替使用。

6）中气不足：黄芪注射液等，选取脾俞、胃俞、气海俞、足三里交替使用。

操作　选用 2mL 注射器抽取上述证型对应药物，选取相应穴位插入注射针，待有酸、胀感和回抽无血时，缓慢分两个穴位各注入 1mL 药物，穴位要轮换进行注射，隔日注射 1 次，5 次为 1 个疗程，休息 7 日可进行下一疗程，直至痊愈，一般治疗 3 个疗程即可见效。

7. 艾灸疗法

艾灸疗法适用于良性前列腺增生症属肾阳虚衰及中气不足者。可采用艾炷灸肾俞、脾俞、三焦俞，用中号艾炷，点燃后放在穴上，当患者感到灼痛时，将余艾移去，再换新炷点燃，每穴 3～5 壮。也可在上穴放置姜片或附子饼，再放艾炷施灸。若阳虚畏寒症状较突出，水肿较甚，可在腹部用隔附片大号艾炷灸关元、气海、神阙、水分、会阴、八髎、中极等以加强其壮阳利水之功，以患者皮肤微红，能够耐受为度，每日 1 次，每次 30min，10 次为 1 个疗程。

8. 穴位贴敷疗法

1）大葱，剥去老皮切碎，捣烂，敷神阙穴。一般于敷药后 24～48h，小便通畅。

2）大蒜 2 枚，蝼蛄 2 个。将药捣烂，用油纱布 2 层包裹，压成药饼，贴神阙穴。

9. 推拿疗法

1）患者取坐位，指腹推背部足太阳膀胱经，上起于双肺俞穴，下至下髎穴，双侧各 10 遍，横擦腰骶，以透热为度。按揉双肺俞、三焦俞、肾俞各 60 次。

2）患者仰卧，横擦胸部，以透热为度，点按双内关、合谷各 60 次；按揉三阴交和涌泉穴各 60 次，双手重叠用掌根向耻骨联合部推按，逐渐加大力度，同时配合震颤手法。

3）随症加减：小便淋漓不尽者，加揉曲骨、按揉膀胱俞，点揉太冲各 60 圈；小腹坠胀，神疲乏力者，加擦大椎透热，按揉双脾俞，按揉足三里各 60 圈；腰膝酸痛者，加按揉命门，点按太溪、委中各 60 下；情绪抑郁或烦躁者，加横擦章门，以透热为度，点按太冲穴 60 下。

10. 食疗方

（1）肺热气壅型

临床表现　小便涓滴不爽或点滴不通，咽干、烦渴欲饮，气短喘促，或有咳嗽，或发热汗出，舌质红，苔黄，脉滑数。

食疗药膳

1）鱼腥草车前草煲猪肺：鱼腥草 25g，车前草 25g 煎汤取汁。猪肺 150g 切块洗净，煲汤，调味饮汤食猪肺。

2）败酱瓜仁芦根金钱草粥：败酱草 30g，芦根 15g，冬瓜仁 15g，金钱草 25g，白米 60g。前 4 味中草药加 1000mL 水煎成 500mL，去渣，和白米煮粥服，每日 1～2 次。

（2）中气不足型

临床表现　小腹胀坠，时欲小便而不得出，语声低弱，动则喘甚，少气懒言，神疲肢倦，纳呆食少，气短乏力，舌淡，苔薄白，脉濡弱。

食疗药膳

1）升麻芝麻煲猪大肠：升麻 10g，黑芝麻 70g，猪大肠 1 段（约 30cm）。将猪大肠洗净，入上二药于猪大肠内，两头扎紧，煮熟，去升麻及黑芝麻，调味后饮汤吃猪大肠。有便秘者，可连同黑芝麻吃下。

2）参芪升麻薏苡仁煲猪小肚：猪小肚 1 具，党参 20g，黄芪 20g，升麻 10g，北柴胡 10g，薏苡仁 20g，洗净猪小肚同上药煲汤，调味后饮汤吃猪小肚。

七、各家发挥

（一）高维滨教授经验

高维滨教授选取次髎、会阳穴，治疗小便控制不利，尿失禁等一系列问题，效果显著。高教授认为次髎、会阳穴为足太阳膀胱经穴位，针刺之可以疏通膀胱经经气，化气行水，活血化瘀，通利小便。且膀胱经络于肾，针刺会阳、次髎，也可补益肾气，以加强肾主水的功能。从现代医学角度看，会阳、次髎位于腰骶部，支配前列腺的神经从此经过，从 S_2 发出的副交感神经支配膀胱逼尿肌，经过会阳的阴部神经支配尿道外括约肌，电针发出的脉冲电流直接影响神经对前列腺及膀胱的调节功能，从而改善排尿费力、尿细如线甚则排尿不出等膀胱梗阻症状，促进前列腺的局部血液循环，改善增生的前列腺的充血肿胀，从而影响尿液的代谢。

1. 毫针治疗

取穴　会阳、次髎。

操作　令患者先取俯卧位，局部常规消毒后，用 28 号 1.5 寸毫针快速刺。

2. 电针治疗

针下得气后，接脉冲电针机，正极接次髎，负极接会阳，用疏波，电流量由小到大，针感传至外阴部为佳，每日 1 次，每次 30min，6 次后休息 1 日。

（二）金泽教授经验

金泽教授运用电针选取足运感区、曲骨、中极、关元、横骨、三阴交穴治疗前列腺增生，收获良好成效。足运感区，对应颅内旁中央小叶，系高级排尿中枢投射区，针刺此区能兴奋大脑高级排尿中枢的功能，恢复对皮质下排尿中枢的调节。曲骨、中极、关元为任脉穴，曲骨为任脉、足厥阴之会，中极、关元为足三阴和任脉之会，三穴相配可调任脉气血；横骨为冲脉、足少阴之会，针刺横骨对膀胱功能有调节作用，对膀胱张力紧张者能使张力降低，对膀胱张力松弛者能使张力增高。针刺曲骨、中极、关元、横骨体现了针灸取穴局部治疗作用的思想，因为其所在位置恰于膀胱、前列腺之上，有明显改善局部症状的作用，再结合针刺足运感区、远端脾经三阴交穴，以及使用电针，能达到立竿见影的效果。

1. 头针治疗

取穴　双侧足运感区。

操作　所选穴位常规消毒，用 0.30mm×40mm 毫针针刺，足运感区取双侧沿头皮平刺 30mm，待针体进入帽状腱膜下层指下不紧不松而有吸针感时为佳。

2. 体针治疗

取穴　曲骨、中极、关元、横骨、三阴交。

操作　嘱患者排空小便后取仰卧位，直刺 35～38mm，使针感放射至尿道内口、会阴及大腿内上侧；三阴交取双侧，直刺 35mm，以局部有酸胀感为佳。

3. 电针治疗

上述诸穴得气后，双侧足运感区，曲骨与关元各一组，接 KWD-808 型脉冲针灸治疗仪，选用疏密波，电流量以患者能够耐受为度，留针 30min。每日 1 次，10 次为 1 个疗程，疗程间休息 2～3 日。

（包大鹏）

第二十节　水　　肿

水肿是因机体感受外邪，劳倦内伤，或饮食失调，气化不利，津液输布失常，致体内水液滞留，泛滥肌肤，以头面、眼睑、四肢、腹背，甚至全身浮肿为主要临床特征的一类病证，严重者还可能伴有胸腔积液、腹水等。现代医学认为水肿是由于体内液体交换失衡，而导致组织间隙过量的体液潴留。当液体在体内组织间隙呈弥漫性分布时呈全身性水肿，液体积聚在局部组织间隙时呈局部水肿。本病的发病机制十分复杂，主要与血浆胶体渗透压降低、低血容量状态、肾素-血管紧张素-醛固酮系统的过度活化及静脉和淋巴回流障碍等有关。临床上可见于多种疾病，如急慢性肾小球肾炎、肾病综合征、继发性肾小球疾病等。

中医学认为，水肿既是一种疾病，亦是症状性名词，临床多种疾病都可能出现水肿的症状。关于"水肿"的记载，最早可追溯到《黄帝内经》，书中根据临床表现及病因病机的不同，还提出了"水胀""肾水""风水""溢饮""涌水""石水""胕肿"等相关名词，都是围绕本病的病因及症状进行的相关描述。其中"水胀""风水""胕肿"可辨为肾性水肿。《素问·气厥论》又将水肿分类为风水、大腹水、毛水、燥水、疽水、皮水、水分、湿水。

一、临床诊断要点、分级标准及鉴别诊断

参照国家中医药管理局出版的《中医病证诊断疗效标准（2017 年版）》制定水肿的诊断标准如下。

（一）临床诊断要点及分级标准

1. 临床诊断要点

1）水肿先从眼睑或下肢开始，继及四肢、全身。轻者仅眼睑或足胫浮肿；重者全身皆肿，甚则腹大胀满，气喘不能平卧。

2）可出现尿闭或尿少，恶心呕吐，口有秽味，鼻衄牙宣，头痛，抽搐，神昏谵语等危象。

3）可有乳蛾、心悸、疮毒、紫癜及久病体虚病史。尿常规、24h 尿蛋白总量、抗核抗体、肝肾功能、血浆蛋白、心电图、肝肾 B 超等有助于水肿的诊断。

2. 水肿分级标准

按程度可将水肿分为 4 级。

1）无水肿。

2）轻度水肿：水肿仅见于眼睑、眶下软组织、胫骨前、踝部皮下组织，指压后可见轻度下陷，平复较快。

3）中度水肿：全身疏松组织均有可见性水肿，指压后可出现明显或较深的组织下陷，平

复缓慢。

4）重度水肿：全身组织严重水肿，低垂部皮肤紧张发亮，甚至有液体渗出。

（二）鉴别诊断

1. 全身性水肿

1）心源性水肿：指原发的疾病为心脏病，由于心脏功能障碍而引起的水肿。其诊断应具备以下主要特点：①有心脏病病史及症状表现，如心悸、呼吸困难或气急、端坐呼吸、咳嗽、吐白色泡沫样痰等；②心脏病的体征，如心脏扩大、心脏器质性杂音、颈静脉扩张、肝淤血肿大、中心静脉压增高、血液循环时间延长、肺底湿啰音等；③水肿表现为全身性凹陷性水肿，双下肢最为明显，与体位有关。水肿的程度与心功能的发展和变化密切相关，心力衰竭好转水肿则明显减轻。

2）肾源性水肿：由于肾脏疾病不同，所引起的水肿表现及机制有很大差异。肾源性水肿初起时，低垂部位的水肿往往不如眼睑部或面部显著。患者常发现晨起时眼睑或面部浮肿、肿胀，后来才扩布至全身。与心源性水肿不同，它没有明显的血液循环动力学障碍，无体循环静脉淤血，外周毛细血管内的流体静压无明显增高，患者一般能平卧，无明显的下垂部位和体位的影响，因而水肿时，机体内潴留的过多的体液，首先分布在皮下组织疏松和皮肤松软的部位。肾源性水肿在临床常见于肾病综合征、急性肾小球肾炎和慢性肾小球肾炎。

3）肝源性水肿：以腹水为主要表现，而双下肢足、踝等部位表现却不明显，肝性腹水最常见的原因是肝硬化，且多见于失代偿期的肝硬化患者，此时由于肝静脉回流受阻及门脉高压，特别是肝窦内压力明显升高，滤出的液体主要经肝包膜渗出并滴入腹腔，加之肝脏蛋白质合成障碍使血浆白蛋白减少。醛固酮和抗利尿激素等在肝内灭活减少可使钠、水潴留，均为肝源性水肿发生的重要因素。

4）内分泌代谢疾病所致水肿：①甲状腺功能减退症：由于组织间隙亲水物质增加而引起的一种特殊类型的水肿，称为黏液性水肿。该水肿特点为非凹陷性，水肿不受体位影响，水肿部位皮肤增厚、粗糙、苍白、温度减低；②甲状腺功能亢进症：部分患者可出现凹陷性水肿及局限性黏液性水肿，其原因可能与蛋白质分解加速而致低蛋白血症及组织间隙黏多糖、黏蛋白等胶体物质沉积有关；③原发性醛固酮增多症：可出现下肢及面部轻度水肿，其主要原因为醛固酮及去氧皮质酮分泌过多致水钠潴留；④库欣综合征：出现面部及下肢轻度水肿，其原因是肾上腺皮质激素分泌过多，引起水钠潴留；⑤腺垂体功能减退症：多出现面部黏液性水肿，伴上肢水肿；⑥糖尿病：部分患者在发生心肾并发症前即可出现水肿。

5）营养不良性水肿：由于慢性消耗性疾病长期营养缺乏、蛋白丢失性胃肠病、重度烧伤等所致低蛋白血症或维生素 B_1 缺乏症，可产生水肿。其特点是水肿发生前常有体重减轻表现。皮下脂肪减少所致组织松弛，组织压降低，加重了水肿液的潴留。水肿常从足部开始逐渐蔓延至全身。

6）妊娠性水肿：大多数妇女在妊娠后期出现不同程度的水肿，其中多数属于生理性水肿，待分娩后水肿可自行消退，部分妊娠妇女的水肿为病理性的。妊娠性水肿主要原因为水钠潴留，血浆胶体渗透压降低，静脉和淋巴液回流障碍。

7）结缔组织疾病所致水肿：可见于系统性红斑狼疮、硬皮病、皮肌炎等。

8）变态反应性水肿：常见致敏原有致病微生物、异种血清、动植物毒素、某些食物及动物皮毛等。

9）药物所致水肿：①药物过敏反应，常见于解热镇痛药、磺胺类药物、某些抗生素等；②药物性肾脏损害，见于某些抗生素、磺胺类药物、别嘌醇、木通、雷公藤等；③药物致内分泌紊乱，见于肾上腺皮质激素、性激素、胰岛素、萝芙木制剂、甘草制剂和钙拮抗剂等，引起水肿的原因为水钠潴留。

10）经前期紧张综合征所致水肿：育龄期妇女在月经来潮前 7～14 日出现眼睑、下肢水肿，其原因可能与内分泌激素改变有关。

11）特发性水肿：水肿原因不明，可能与内分泌功能失调有关，绝大多数见于女性，水肿多发生在身体低垂部位。

12）功能性水肿：患者无引起水肿的器质性疾病，而是在环境、体质、体位等因素的影响下，使体液循环功能发生改变而产生的水肿，称为功能性水肿。功能性水肿包括：①高温环境引起的水肿；②肥胖性水肿；③老年性水肿；④旅行者水肿；⑤久坐椅者水肿。

2. 局部性水肿

1）炎症性水肿：见于蜂窝织炎、疖肿、痈、丹毒、高温及化学灼伤等。

2）淋巴回流障碍性水肿：见于非特异性淋巴管炎、淋巴结切除后、丝虫病等。

3）静脉回流障碍性水肿：见于静脉曲张、静脉血栓和血栓性静脉炎、上腔静脉阻塞综合征、下腔静脉阻塞综合征等。

4）血管神经性水肿：是一种发生于皮下疏松组织或黏膜的局限性水肿，为一种暂时性、局限性、无痛性皮下黏膜下水肿，好发于上唇。

5）神经源性水肿：以发作性局限性皮肤或黏膜水肿，无疼痛、无瘙痒及皮色改变为主要临床特征。普遍认为本病的发病基础是自主神经功能不稳定所致，常因食物或药物过敏引起急性局限性水肿，本病也可有家族遗传倾向。

6）局部黏液性水肿：是较少见的内分泌疾病，多发生于突眼性甲状腺肿，甲状腺手术后或者是复发的病例常多见。局部黏液性水肿多发生在下肢，尤其多见于胫骨前及足部的皮肤。此外，眼睑、阴囊、前额、肩部或背部也可以出现。皮肤结节状增厚、隆起质硬，呈红色、棕色、紫色或是正常的颜色。皮肤粗糙、毛孔粗大如猪皮样，局部温度较低也不痛，多呈对称性。病因可能和垂体分泌促甲状腺激素过多，引起局部透明质酸分泌增多有关。

二、审析病因病机

中医学认为，水肿的病因主要包括风邪袭表、疮毒内犯、外感水湿、饮食不节及禀赋不足，而形成本病的病机为肺失通调、脾失转输、肾失开阖及三焦气化不利。

1）风邪袭表：风为六淫之首，风寒或风热之邪，侵袭肺卫，肺失通调，风水相搏，发为水肿。

2）疮毒内犯：肌肤疮毒，或咽喉肿烂，火热内攻，损伤肺脾肾，致津液气化失常，发为水肿。

3）外感水湿：久居湿地，冒雨涉水，湿衣裹身时间过久，水湿内侵，困遏脾阳，脾胃失其升清降浊之能，水无所制，发为水肿。

4）饮食不节：过食肥甘，嗜食辛辣，久则湿热中阻，损伤脾胃；或因生活饥饿，营养不足，脾气失养，以致脾运不健，脾失转输，水湿壅滞，发为水肿。

5）禀赋不足：久病劳倦，先天禀赋薄弱，肾气亏虚，膀胱开阖不利，气化失常，水泛肌肤，发为水肿；或因劳倦久病，脾肾亏虚，津液转输及气化失常，发为水肿。

三、明确辨证要点

水肿辨证首先要以阴阳为纲，辨清阳水、阴水，其次要辨清虚实、病邪性质及脏腑病位，还须注意寒热虚实的错杂与转化。

1）辨阳水、阴水：阳水多由感受风邪、疮毒而来，发病较急，每成于数日之间，浮肿由面目开始，自上而下，继及全身，肿处皮肤绷急光亮，按之凹陷即起，身热烦渴，小便短赤，大便秘结，脉滑有力。而阴水多因饮食劳倦、先后天脏腑亏损，或阳水失治、误治转化所致，发病缓慢，浮肿由足踝开始，自下而上，继及全身，肿处皮肤松弛，按之凹陷不易恢复，甚则按之如泥，身冷不热，不渴，小便或短但不赤涩，大便溏薄，脉沉细无力。

2）辨虚实：年轻体壮，病程短，发病迅速，肿势急剧，咽喉肿痛或皮肤疮疡，小便短赤或不通，大便秘结，多属实；年老体衰，病程长，浮肿按之如泥，畏寒肢冷，腰膝酸软，小便清长，大便稀溏，多属虚。阳水病久，失治误治形成阴水，由实转虚；阴水复感外邪，而致水肿加剧，则转阳水，但证属本虚标实。

3）辨病邪性质：水肿以头面为主，恶风头痛者，多属风；水肿以下肢为主，纳呆身重者，多属湿；水肿伴有咽痛、溲赤者，多属热；因疮痍、猩红赤斑而致水肿者，多属疮毒。

4）辨脏腑病位：水肿有在肺、脾、肾、心之差异。若水肿较甚，咳喘少气，不能平卧者，病变部位多在肺；水肿日久，纳食不佳，身重倦怠，苔腻者，病变部位多在脾；水肿反复，腰膝酸软者，病变部位多在肾；水肿以下肢明显，心悸怔忡，甚则不能平卧者，病变部位多在心。

四、确立治疗方略

1）水肿治疗应以发汗、利尿、泻下逐水为基本原则，具体应用视阴阳虚实不同而异。阳水以祛邪为主，应予发汗、利水或攻逐，临床应用时配合清热解毒、理气化湿等法；阴水当以扶正为主，健脾温肾，同时配以利水、养阴、活血、祛瘀等法；对于虚实夹杂者，则当兼顾，或先攻后补，或攻补兼施。

2）水肿病位在肺、脾、肾，基本病机为肺失通调、脾失转输、肾失开阖，致三焦气化不利，水湿输布失常，泛溢肌肤。因此治疗上以通调三焦气机为主。阳证属肺气不宣，水液失于输布，着重调肺与膀胱经穴，毫针刺用泻法，上宣肺气，下输膀胱，通调水液；阴证属脾肾阳虚，水液失于运化气化，故着重调督脉、脾肾经穴及其背俞穴，毫针刺用补法，宜灸，温壮肾阳，健运脾阳，共奏温阳利水之效。

3）注意水肿病迁延日久出现兼证及变证，需随证治之。

五、辨证论治

（一）基础治疗

治法　发汗利尿，泻下逐水。

取穴　百会、足三里、三阴交、肾俞、阴陵泉、太溪、复溜、水分、水道。

操作　毫针刺，以上穴位均采用平补平泻手法，必要时可加用电针治疗。

（二）辨证加减

1. 风水相搏

1）抓主症：眼睑浮肿，继则四肢及全身皆肿，来势迅速。可兼恶寒，发热，肢节酸楚，小便不利等症。

2）察次症：偏于风寒者，兼恶寒，咳喘；偏于风热者，伴咽喉红肿疼痛。

3）审舌脉：风热者，舌质红，脉浮滑数；风寒者，舌苔薄白，脉浮滑或浮紧。

4）择治法：疏风清热，宣肺行水。

5）据兼症化裁：肺俞、三焦俞、列缺。

6）操作：肺俞、三焦俞、列缺三穴施用泻法，余穴操作同基础治疗。

2. 湿毒浸淫

1）抓主症：眼睑浮肿，延及全身，皮肤光亮，尿少色赤，身发疮痍，甚则溃烂。

2）察次症：恶风发热。

3）审舌脉：舌质红，苔薄黄，脉浮数或滑数。

4）择治法：宣肺解毒，利湿消肿。

5）据兼症化裁：委中、承山。

6）操作：委中、承山二穴采用泻法，余穴操作同基础治疗。

3. 水湿浸渍

1）抓主症：全身水肿，下肢明显，按之没指，小便短少。

2）察次症：身体困重，胸闷，纳呆，泛恶。

3）审舌脉：舌淡，苔白腻，脉沉缓。

4）择治法：运脾化湿，通阳利水。

5）据兼症化裁：丰隆、公孙。

6）操作：丰隆、公孙二穴施用泻法，余穴操作同基础治疗。

4. 湿热壅盛

1）抓主症：遍体浮肿，皮肤绷急光亮。

2）察次症：胸脘痞闷，烦热口渴，小便短赤，大便干结。

3）审舌脉：舌红，苔黄腻，脉沉数或濡数。

4）择治法：分利湿热。

5）据兼症化裁：中脘、丰隆、内庭。

6）操作：中脘、丰隆、内庭施用泻法，余穴操作同基础治疗。

5. 脾阳虚衰

1）抓主症：身肿日久，腰以下为甚，按之凹陷不易恢复，脘腹胀闷，纳减便溏。

2）察次症：面色不华，神疲乏力，四肢倦怠，小便短少。

3）审舌脉：舌质淡，苔白腻或白滑，脉沉缓或沉弱。

4）择治法：健脾温阳利水。

5）据兼症化裁：脾俞、水分。

6）操作：脾俞、水分二穴施用补法，余穴操作同基础治疗。

6. 肾阳虚衰

1）抓主症：水肿反复消长不已，面浮身肿，腰以下甚，按之凹陷不起，尿量减少或反多。

2）察次症：腰酸冷痛，四肢厥冷，怯寒神疲，面色苍白，心悸胸闷，喘促难卧，腹大胀满。

3）审舌脉：舌质淡胖，苔白，脉沉细或沉迟无力。

4）择治法：温肾助阳，化气行水。

5）据兼症化裁：关元、气海。

6）操作：关元、气海二穴施用补法，余穴操作同基础治疗。

六、中医特色技术

1. 艾灸疗法

取穴　足三里、关元、气海。

操作　以灸处有温热感觉而无痛楚，皮肤红润为度。每周 3 次，每穴灸 15min，连续治疗 3 个月。

2. 穴位贴敷疗法

取穴　脾俞、阴陵泉、关元、足三里。

操作　将石韦、白术、丹参和黄芪等中药药材按照 1∶1∶1∶3 的比例研磨成粉末，加适量蜂蜜、姜汁，搅拌成糊状，剂量共为 60g，每次选取 1～2 穴进行敷贴，敷贴前应清洁患者皮肤，每 48h 更换 1 次穴位，共治疗 3 个月。

3. 穴位注射疗法

取穴　肾俞、足三里。

操作　用黄芪注射液 10mL 注射双侧肾俞穴、足三里穴（每穴 2.5mL），同时施用补法，隔日 1 次，10 日为 1 个疗程，疗程间休息 1 周，连续观察 1～10 个疗程。

4. 耳穴压豆疗法

取穴　肾、脾、输尿管、膀胱、肝。

操作　在充足的光线下，操作者左手轻提患者耳背，用酒精消毒整个耳廓，将准备好的王不留行药籽胶布准确地贴压在上述穴位上，每 3 日更换 1 次，双耳交替敷贴，嘱患者每日按压王不留行药籽胶布 3～5 次，每穴按压 1～2min，按压以稍感疼痛为度。若患者穴位过于敏感，疼痛不能耐受，则让其自行揭去，每周为 1 个疗程，连续治疗 4 个疗程。

5. 穴位埋线疗法

取穴　肾俞、足三里、脾俞、阴陵泉。

操作　常规消毒局部皮肤，镊取一段长 1～2cm 的已消毒羊肠线，放置在专用埋线针针管的前端，后接针芯，左手拇食指绷紧或捏起进针部位皮肤，右手持针，刺入到所需的深度；当出现针感后，边推针芯，边退针管，将羊肠线埋植在穴位的皮下组织或肌层内，针孔处覆盖消毒纱布并固定。治疗过程分为埋线治疗期和巩固保健期，埋线治疗期：15 日埋线 1 次，4 次为 1 个疗程；巩固保健期：1 个月埋线 1 次，2 次为 1 个疗程。

6. 电针疗法

取穴　三焦俞、肾俞、脾俞、气海俞、志室。

操作　针刺上述穴位得气后，在三焦俞穴、肾俞穴接上低频直流电，每次电针及留针 30min，每日 1 次，共连续治疗 20 日。

7. 药浴疗法

取桂枝 15g，白芷 15g，川芎 15g，红花 15g，花椒 10g，艾叶 10g，续断 20g，威灵仙 15g，透骨草 15g，将上述中药材制成药包，放入水温为 40~50℃的木桶或足浴盆中，进行足药浴熏蒸治疗，每日 1 次，2 周为 1 个疗程。

七、各家发挥

（一）孙申田教授经验

孙申田教授认为水肿病的发生，与平素饮食不节，多食生冷密切相关，当机体脾气受损，脾为湿困，失其健运，水湿不运，泛于肌肤，则引发水肿。治疗原则当以温脾行水，调神通络，针刺督脉、手厥阴心包经的腧穴，以调神益智，行气利水；针刺足太阴脾经，以温中运脾，行水消肿。诸穴相配，水道可通，水肿可消。同时孙教授还提出，当脾气虚弱，无力运化水湿时，水湿泛于肌肤，而发为水肿。主要病因病机是脾主运化，布散水谷精微、调节水液代谢功能失调。治宜行气利水，调神通络，以达到消水肿的目的。

1. 脾阳不足证

取穴 主穴：百会、情感区。配穴：完骨、内关、足三里、阴陵泉、三阴交、公孙、太冲神庭。

操作 取穴处常规皮肤消毒，采用 0.35mm×40mm 毫针，百会、神庭穴手法要求捻转稍加提插，由徐到疾，捻转速度达 200r/min 以上，连续 3~5min。其余腧穴常规针刺，施以补法，诸穴得气后使用 C6805-Ⅰ型电麻仪，连续波刺激 20min。每日 1 次，针刺留针时间为每次 40min，2 周为 1 个疗程。

2. 湿聚困脾证

取穴 主穴：百会、情感区。配穴：风池、内关、足三里、三阴交、太冲。

操作 取穴处常规皮肤消毒，采用 0.35mm×40mm 毫针，百会、情感区手法要求捻转稍加提插，由徐到疾，捻转速度达 200r/min 以上，连续 3~5min。其余腧穴常规针刺，施以补法，诸穴得气后使用 G6805-Ⅱ型电麻仪，连续波刺激 20min。每日 1 次，针刺留针时间为每次 40min，2 周为 1 个疗程。

（二）程为平教授经验

程为平教授擅用"程氏项针"治疗本病，临床疗效显著。"程氏项针"是程教授以传统经络学说、现代神经纤维学说及全息疗法为理论基础，结合多年临床经验总结并创立项部针刺方法，通过针刺所选腧穴达到治疗周身疾病的目的。此针法将项区从左到右、自上而下分为三部九区，其中项下七区（九区）位于项区下部两侧，针刺此区可起到通调下焦、益精补肾、壮骨强筋和行气活血的作用。临床上常用于治疗急慢性肾小球肾炎、泌尿系结石等疾病。

取穴 项下七区。

操作 "程氏项针"以透刺为主，即一针透多穴，是将毫针刺入穴位后按一定方向透刺至另一（几）穴（部位）。选取 0.30mm×40mm 一次性无菌针，每穴针刺 0.5 寸深，每针每穴透刺后行"通行调平"手法，"通"即捻转，通行经络；"行"即提拉捻转，行气和血；"调"

即捻转加摇法，调畅气机；"平"即捻转加摆法，平衡阴阳，共行针 10min，留针 30～40min，每日 1 次，4 周为 1 个疗程。

（黄鹏展）

第二十一节　压力性尿失禁

压力性尿失禁（stress urinary incontinence，　SUI）是指打喷嚏、咳嗽、大笑或运动等腹压增高时出现不自主的尿液自尿道口漏出；尿动力学检查表现为充盈性膀胱测压时，在腹压增高而无逼尿肌收缩的情况下出现不随意的漏尿。中国成年女性 SUI 的患病率高达 18.9%，在 50～59 岁年龄段，SUI 的患病率最高，为 28%。

压力性尿失禁主要表现为尿液的不自主流出，根据压力性尿失禁的临床表现及特点，将其归属于中医学"遗尿""遗溺"范畴，《素问·宣明五气》中记载："膀胱不利为癃，不约为遗溺"，并指出其病位在膀胱。其病因涉及先天禀赋欠缺、肺脾亏虚、元气素虚加之产后大伤气血、年老体衰肾亏等。其病位在膀胱，涉及肺、脾、肾及肝等多个脏腑。

一、临床诊断要点与鉴别诊断

参照中华医学会妇产科学会分会妇科盆底学组在 2017 年发布的《女性压力性尿失禁诊断和治疗指南》制定诊断标准如下。

SUI 的病理生理机制包括：①膀胱颈及尿道下移；②尿道黏膜的封闭功能减退；③尿道固有括约肌功能下降；④支配控尿组织结构的神经系统功能障碍。

SUI 的诊断主要依据主观症状和客观检查，并需除外其他类型的膀胱疾病。

（一）临床诊断要点

1. 诊断标准

（1）基本病史和检查

病史：包括全身状况，压力性尿失禁症状，漏尿次数及严重程度，泌尿系统的其他症状，其他病史（既往病史、月经生育史、生活习惯、活动认知能力、并发疾病和使用药物情况、盆腔手术史和放疗史等）。

查体：一般状态、全身检查、专科检查和神经系统检查。专科检查应了解外生殖器有无盆腔器官脱垂及程度；外阴部有无长期感染所引起的异味、皮疹；双合诊了解子宫位置、大小和盆底肌收缩力等；直肠指诊检查肛门括约肌肌力及有无直肠膨出。神经系统检查包括会阴感觉、球海绵体肌反射及肛门括约肌肌力的检查。

（2）初步评估

初步评估包括压力试验及指压试验，尿常规检查。尿常规检查阳性或存在下尿路症状者行中段尿培养检查，尿培养检查阳性者行药物敏感试验并进行抗生素治疗（以除外感染引起的排尿异常）。还包括工作和休息状态的 3 日排尿日记（可准确记录患者的排尿情况、尿失禁状况和次数，并可作为治疗效果的评价手段），排尿日记的内容包括每次排尿的时间、排尿量，漏尿时间和类型。测量残余尿。有条件者可进行棉签试验和尿垫试验。

2. SUI 严重程度的评价

SUI 严重程度的评价有主观分度和客观检查。客观检查主要基于尿垫试验，临床常用简单的主观分度。

（1）主观分度

根据临床症状采用 Ingelman-Sundberg 分度法。

轻度：尿失禁发生在咳嗽、打喷嚏时，不需使用尿垫。

中度：尿失禁发生在跑跳、快步行走等日常活动时，需要使用尿垫。

重度：轻微活动、平卧体位改变时发生尿失禁。

（2）客观检查

1h 尿垫试验：试验时膀胱要充盈，持续 1h，从试验开始患者不再排尿。预先放置经称重的尿垫（如卫生巾）。试验开始 15min 内患者喝 500mL 白开水；之后的 30min，患者行走，上下 1 层楼的台阶。最后 15min，患者应坐立 10 次，用力咳嗽 10 次，原地跑步 1min，拾起地面物体 5 次，再用自来水洗手 1min。试验结束时，称重尿垫，要求患者排尿并测量尿量。漏尿量≥2g 为阳性。轻度：2g≤漏尿量＜5g；中度：5g≤漏尿量＜10g；重度：10g≤漏尿量＜50g；极重度：漏尿量≥50g。

3. 分型诊断

对于临床表现与查体不甚相符，以及经初步治疗效果不佳的患者，建议进行尿失禁的分型诊断。主要分为尿道高活动型 SUI 和尿道内括约肌功能障碍型 SUI。可以通过尿动力学检查结果进行分型。

（1）腹压漏尿点压（abdominal leak point pressure，ALPP）结合影像尿动力学检查进行分型

Ⅰ型 SUI：ALPP≥90 cmH₂O。

Ⅱ型 SUI：ALPP 60～90 cmH₂O。

Ⅲ型 SUI：ALPP≤60 cmH₂O。

（Ⅰ型和Ⅱ型为尿道高活动型 SUI，Ⅲ型为内括约肌功能障碍型 SUI。）

（2）以最大尿道闭合压（maximum urethral closure pressure，MUCP）进行分型

MUCP＞20cmH₂O（或＞30cmH₂O）提示尿道高活动型 SUI。

MUCP≤20cmH₂O（或≤30cmH₂O）提示内括约肌功能障碍型 SUI。

（二）鉴别诊断

1. 膀胱过度活动症

膀胱过度活动症指膀胱充盈时，逼尿肌非自主收缩引发的尿频、尿急和紧迫性尿失禁的症候群，其症状与压力性尿失禁有相似之处，但膀胱颈抬举试验阴性，膀胱尿道造影示膀胱尿道后角正常，尿动力学检查示尿道压力正常；膀胱逼尿肌压增高，反射亢进。

2. 充溢性尿失禁

充溢性尿失禁指膀胱过度膨胀时发生的非随意性排尿，患者可无排尿感觉，排尿后膀胱内仍有很多剩余尿，因此，又称为慢性尿潴留或假性尿失禁，此种尿失禁常继发于良性前列腺增生、糖尿病性神经病变和脊髓损伤等。

3. 真性尿失禁

由于膀胱颈括约肌和尿道内括约肌功能失调，尿液持续不断地从尿道口滴出，患者无排

尿感觉，膀胱始终处于空虚状态。

4. 神经源性尿失禁

神经源性尿失禁是由神经系统疾病所致的膀胱尿道功能障碍，常见于脑血管疾病、帕金森病和脊髓损伤等，根据疾病种类的不同，可出现逼尿肌反射亢进的紧迫性尿失禁或反射无力的充溢性尿失禁两种。

5. 尿道憩室

尿道憩室多见于女性，因排尿后憩室内充满尿液，所以，当直立行走或用力时尿液可随之流出，其表现酷似压力性尿失禁，但尿道憩室患者表现为排尿后漏尿；排尿后阴道前壁可有囊性肿物，挤压肿物可见尿液或脓液流出，尿道镜检查和尿道加压造影时可见到憩室。

6. 膀胱膨出

膀胱膨出，有尿失禁病史，且伴下腹和会阴部坠胀感，检查膀胱剩余尿多，用力时阴道前壁膨出，膀胱尿道造影示尿道后角及尿道倾斜角均在正常范围内，膀胱膨出行阴道前壁修补后症状改善，而压力性尿失禁在手术后症状无明显改善。

7. 尿漏

尿漏是指尿液通过尿道周围瘘孔滴出而不是经尿道口流出，常见于输尿管异位开口、膀胱阴道瘘、输尿管阴道瘘等疾病，通过询问病史，详细体检，寻及漏尿的具体部位，一般不难鉴别。

二、审析病因病机

1）膀胱失约：膀胱能够储藏、排出小便，膀胱功能正常时，其开阖受到制约，能够保证小便被正常排出，不会出现漏尿。SUI 的发病与膀胱功能是否正常密不可分，不论何种原因导致的膀胱生理功能发生异常，都会使膀胱无法约束、固摄尿液，导致遗溺、小便不禁。

2）肾气亏虚：肾主尿液的排出，若肾气亏虚，水液不能被正常蒸腾气化，则会发生遗溺。肾与膀胱相表里，肾主司膀胱开阖，若下焦阳气虚寒，肾之阳气亏虚，会导致膀胱开阖出现异常，发生遗尿。故肾气亏虚会从这两方面导致 SUI 的发病。

3）肺脏虚寒：肺具有宣发肃降的功能，通过肃降能将水液下布至膀胱。内伤于肺，或外感袭肺时，会引起肺脏虚弱，将过多的水液下布于膀胱，出现遗尿症状。

4）肝失疏泄：肝体不足，疏泄异常，气机运行出现问题，影响体内水液的代谢及膀胱对尿液的约束功能，约束力降低，尿液会不由自主地流出，即为遗溺。

5）脾虚气陷：脾气虚弱，水谷运化能力降低，水停于内，不能运散，则患者会出现时时自遗的症状。脾胃损伤，中气下陷，对水道的约束能力减低，不能固摄，则致膀胱咳，即咳嗽的时候出现遗尿症状。

6）胎产所伤：女性妊娠期间，腹内孕有胎儿，极易使膀胱受到伤害，出现产后压力性尿失禁。生产大耗气血，产妇多出现气血亏虚，肾中阳气得不到正常的温化，则肾之阳气亏虚，膀胱开阖出现异常，发生遗尿。同时，气虚也会导致膀胱的统摄能力降低，膀胱气化失司，就会出现遗溺症状。

三、明确辨证要点

本病重在辨其虚实寒热，虚寒者多，实热者少。虚寒者病程长，体质弱，尿频清长，苔质淡，苔薄滑，或苔有齿印，舌体胖嫩，兼见面白神疲，纳少乏力，肢冷自汗，大便溏薄，反复感冒等症。实热者病程短，体质尚壮实，尿量少、黄燥，舌质红，苔黄，兼见面红唇赤，性情急躁，头额汗多，齘齿夜惊，睡眠不佳，大便干结等症。

四、确立治疗方略

压力性尿失禁常见的证型有肾气亏虚、气血亏虚、湿热下注等3种，此病在中医理论指导下辨证施治常有较好疗效。

1）肾气亏虚型：本证多因先天禀赋不足，老年体弱，久病劳损亏耗肾气而成。肾与膀胱相表里，肾气亏虚而致膀胱气化失常，不能约束尿道，故在腹压突然增加的时候尿液不受膀胱固摄而出。治疗宜以固肾缩尿，托气升阳为原则。

2）气血亏虚型：诸先天不足，年老体弱，尤其是生育过多，有难产史的患者，多见气血亏虚型。气为血之帅，血为气之母，气血两虚，难以为继，血不养气，气不助血，如病及下焦，而致下焦虚陷，尿液失于固摄而成失禁之症。气血亏虚，故在咳嗽、矢气之际，气迫下焦膀胱，约束失责，而致尿液溢出，如气血虚甚，站立亦有不约之苦。治疗方面，以益气养血，收敛固涩为原则。

3）湿热下注型：本证多因饮食不节，伤及脾胃，脾胃生湿，内兼有热，湿热蕴结，流注下焦，伤及膀胱经脉，气机不畅而致膀胱潴蓄不固，水泉不禁。或因肝气郁滞，郁而化热，克侮脾胃，化湿化热，下注膀胱而致。其他也有因外阴不洁或房事不洁，直接感染湿热之邪为病。治疗遵循化湿清热、行气降浊之法。

五、辨证论治

（一）基础治疗

治法　益肾固脬。取膀胱的背俞穴、募穴为主。
取穴　中极、膀胱俞、肾俞、三阴交。
操作　毫针常规刺，用平补平泻法。刺中极时针尖朝向会阴部。

（二）辨证加减

1. 肾气亏虚
1）抓主症：小便频数色白，滴沥不净，咳嗽、大笑时自动溢出。
2）察次症：乏力疲劳，腰膝酸软，形寒肢冷，白带无味。
3）审舌脉：舌淡，苔白，脉虚。
4）择治法：固肾缩尿，托气升阳。
5）据兼症化裁：关元、命门。

6）操作：关元、命门施以补法，肾气不固、脾肺气虚可加灸，余穴操作同基础治疗。

2. 气血亏虚

1）抓主症：小便失禁，或咳嗽时，或矢气时，甚则站立而尿液不禁自出。

2）察次症：气短声低，体倦乏力，面色萎黄，头晕，健忘。

3）审舌脉：舌淡红，苔薄白，脉虚无力。

4）择治法：益气养血，收敛固涩。

5）据兼症化裁：肺俞、脾俞。

6）操作：肺俞、脾俞不可直刺、深刺，采用补法，余穴操作同基础治疗。

3. 湿热下注

1）抓主症：小便频数色黄，滴沥不净，咳嗽等腹压增高时自动溢出。

2）察次症：肢体困重，肢热或汗，带下黄臭。

3）审舌脉：舌红，苔黄，脉滑。

4）择治法：化湿清热，行气降浊。

5）据兼症化裁：秩边透水道、阴陵泉。

6）操作：上述穴位施以泻法，余穴操作同基础治疗。

六、中医特色技术

1. 头针疗法

取穴　顶中线。位于头顶部正中线上，百会穴至前顶穴之间的连线上，属督脉。

操作　常规消毒后，应用 50mm 一次性针灸针从百会刺向前顶捻转斜刺达 1.5 寸，进针得气后快速捻转，频率达 150r/min 以上，持续捻转 2～3min 后，留针 10～15min。

2. 电针疗法

取穴　气海、关元、中极、足三里、三阴交。

操作　进针，腹部三穴针刺时要求针感放射至前阴部，其余穴位稍捻转得气后，将电麻仪电极夹持于上述穴位的留针针柄上，电针用疏密波或断续波，频率为 50Hz，电流强度为 1～5mA，时间为 30min，以患者能够耐受为度，每日 1～2 次。

3. 温针灸疗法

取穴　百会、关元、气海、中极、足三里、三阴交、阴陵泉、脾俞、肺俞、肾俞、膀胱俞、次髎。

操作　穴区常规消毒，取 40mm 或 50mm 一次性针灸针，每次取 5～6 对穴，取穴时每次必取的是腹部腧穴或背部腧穴，仰卧取腹部腧穴时不取背部腧穴，俯卧取背部腧穴时不取腹部腧穴，腹部和背部交替取穴。毫针刺得气留针，将艾炷置于腹部或背部的腧穴的针柄上，点燃艾炷，温针灸 20min。

4. 耳针疗法

取穴　膀胱、尿道、肾、肺、脾。

操作　用 28 号毫针，刺入 2～3 分即可，留针 20～30min；埋针法：一般每次埋单侧耳，必要时可埋双侧。每日自行按压 3～4 次。留针时间为 2～4 日。压丸法：用镊子将中间粘有王不留行的小方胶布（面积约为 7mm2）贴于穴区，并粘牢贴紧。待各穴贴压完毕，即予按压，直至耳廓发热潮红。按压时宜采用拇食指分置耳廓内外侧，夹持压物，行一压一松式按压，反复对压每穴持续 0.5min 左右。每日按压 3～4 次，每周换贴 1～2 次。

5. 穴位贴敷疗法

取穴 神阙。

操作 煅龙牡各 30g，五味子、五倍子各 15g，肉桂、冰片各 6g，共研细末备用。每次 3～6g，用醋调成膏状贴敷。适用于虚证。

6. 热敏灸疗法

热敏化腧穴探查：检测室保持安静，室内温度保持在 20～30℃，患者选择俯卧或侧卧位，充分暴露腰部，采用特制精艾绒艾条，用点燃的艾条在患者中极、气海、次髎、肾俞高发热敏穴区域，距离皮肤 3cm 左右施行温和灸，当患者感受到艾热发生透热（艾热从施灸部位皮肤表面直接向深部组织穿透）、扩热（以施灸点为中心向周围扩散）、传热（灸热从施灸点开始循某一方向传导）和非热觉中的一种或一种以上感觉时，即为发生腧穴热敏现象，该探察穴区为热敏腧穴。在上述热敏腧穴上实施艾条温和悬灸，每日 1 次，每次艾灸时间以热敏灸感消失为度，连续热敏灸治疗 10 次后，休息 1 日，10 次为 1 个疗程。

七、各家发挥

（一）孙申田教授经验

孙申田教授在治疗压力性尿失禁时运用"孙氏腹针"结合头针的方法。孙氏腹针是选用孙申田教授独创腹部十穴区，即将人体腹部皮肤划分为十个区块，各分区的定位及主治均不相同。

头部穴位应用"经颅重复针刺刺激疗法"，在足运感区针刺后立即行快速的捻转手法刺激，要求每分钟的捻转速度必须达到 200 转以上，持续 3min，且每 15min 就要进行 1 次手法操作。足运感区在头部的位置正好是中央旁小叶在体表投影的位置，中央旁小叶是人体排尿反射高级中枢，可有效控制脊髓排尿中枢，支配膀胱括约肌与膀胱逼尿肌的运动。刺激足运感区，能够加强高级排尿中枢对低级排尿中枢的控制能力，减轻患者漏尿症状。其次，头为诸阳之会，说明头部对人体各脏腑功能的正常运行十分重要，压力性尿失禁的发生主要是由于脏腑虚寒，膀胱失约，开阖无度导致的，针刺足运感区能够增强脏腑阳气，达到阴阳平衡，制约有度的效果。此外，头部有六阳经和任督二脉由此经过，故刺激人体头部能够有效激发人体经气，提高神经纤维活性，加强肌肉兴奋性。

腹九区在腹部，脐上 0.5 寸左右旁开各 1 寸，向下引 2cm 的直线，平行于腹正中，靠近肾经，肾主司二便，与人体排尿、排便功能密切相关，针刺腹九区能够温煦肾阳，固涩止遗，提高人体控尿能力，减少漏尿。同时孙氏腹针将肠道看作大脑投影，腹九区所在的位置相当于头针的足运感区，刺激此处就能发挥控制排尿的作用。

取穴 主穴：足运感区（旁中央小叶区）（双侧）、腹九区（双侧）、百会、宁神。配穴：气海透关元、三阴交（双侧）。

操作 百会、足运感区（旁中央小叶区）、宁神应用"经颅重复针刺刺激疗法"，气海透关元用滞针提拉法，三阴交用补法。腹九区沿皮刺，提插捻转以得气，随后行平补平泻法。

（二）高维滨教授经验

高维滨教授擅用电针治疗此病，疗效显著。在治疗时通常选用背部腧穴，同时针刺位于旁中央小叶的高级排尿中枢，具有直接调整膀胱皮层排尿中枢的作用。选择针刺肾俞兴奋交感神经，抑制膀胱逼尿肌收缩，同时使尿道内括约肌收缩，增大了膀胱容量。针刺会阳，可以刺激臀部皮神经和阴部神经干的分布区，可不同程度地影响盆神经和阴部神经传入支的兴奋，通过汇聚神经元及相应靶核 S2～4 的整合作用，抑制或兴奋传出神经的冲动及神经递质的释放，对膀胱逼尿肌及尿道内、外括约肌进行调节，增加二者之间的协调功能，促进正常的排尿反射活动。配合电针低频刺激不仅兴奋传入神经，而且由于脉冲电活动刺激上行传入纤维，反射性刺激兴奋脊髓及高级排尿中枢，使排尿中枢发放冲动下行至膀胱，支配逼尿肌及括约肌，促进二者协调运动，从而达到调节排尿的目的。

取穴　肾俞、会阳。

操作　患者取侧卧位，针刺得气后，使用电针治疗仪，导线正极接肾俞，负极接会阳，选用疏波或疏密波，电流量由小到大，以患者能够耐受为度，针感传至外阴为佳，留针 30min。每日 1 次，6 次后休息 1 日，共治疗 1～3 个疗程。

（三）王顺教授经验

王顺教授认为，上星透头临泣、前顶透正营、百会透承灵是治疗压力性尿失禁的有效穴位，这些穴位位于督脉与足太阳膀胱经交会处，内接督脉之阳气，外连膀胱之经气。足太阳膀胱经与膀胱气化功能密切相关。故刺激该穴能激动两经之气，使阳气启动，膀胱开阖则尿失禁诸症消除。上星透百会，百会透目窗，前顶透正营，百会透承灵，这些区域位于旁中央小叶的头皮投射部位，针刺可提高大脑皮质中枢对排尿的调节作用，抑制过度的脊髓反射性膀胱收缩，当膀胱内尿量增多引起尿意，大脑皮质即可发出冲动，经下行纤维至脊盆低级中枢，抑制脊髓的副交感中枢，并兴奋骨盆前角的运动神经元和腰髓的交感中枢，使逼尿肌松弛，故此方法治疗压力性尿失禁疗效显著。

取穴　上星透头临泣，百会透目窗，前顶透正营，百会透承灵。

操作　患者取仰卧位，以 0.38mm×50mm 毫针与头皮成 15°夹角快速刺入所选穴位帽状腱膜下 1～1.5 寸，针尖指向所透穴位。行快速小幅度捻转，行针 5min，留针 1h，每日 1次，10 次为 1 个疗程，共治疗 2 个疗程。

（四）盛国滨教授经验

盛国滨教授认为小便失禁，病位主要在膀胱，膀胱的贮尿和排尿功能依赖于肾的气化。肾气不足，气化失常，固涩无权，则膀胱之开阖失度，即可出现小便失禁。故盛国滨教授在治疗尿失禁时选用穴位四神聪、肾俞和会阳。四神聪与膀胱经、督脉相连，可以固摄膀胱和尿道，肾俞和会阳在膀胱经上，可以培肾固摄，扶正培元。中极为膀胱经的募穴，关元为任脉穴位，任脉起于胞中，为治疗溺溲异常之要穴。现代医学认为，排尿反射涉及自主神经、躯体神经，由位于额叶旁中央小叶、脑干的高级中枢和位于脊髓的低级中枢所控制，排尿过程主要由膀胱逼尿肌内括约肌、尿道外括约肌协同完成。四神聪穴相当于额叶旁中央小叶的体表投影区，针刺四神聪穴提高了大脑皮质中枢（旁中央小叶）对排尿的调节作用，经下行纤维至脊髓低级中枢，抑制脊髓的副交感中枢，并兴奋脊髓前角的运动神经元和腰髓的交感中枢，使逼尿肌松弛，尿道括约肌收缩；肾俞位于 L_2 棘突下，取之可兴奋交感神经；会阳穴深部有阴部神经主干，可使其兴奋性提高，尿道外括约肌收缩力增加，从而改善症状。

针刺取穴 四神聪、肾俞（双侧）、会阳（双侧）。

艾灸取穴 中极、关元。

操作 四神聪取 40 号 1.5 寸毫针以 15°～30°角斜刺进针，捻转频率为 180r/min，持续 2min，每 10min 重复捻转 1 次，留针 30min。双侧肾俞和会阳，取 40 号 2.5 寸毫针常规针刺 1.5 寸，采用电针疗法，同侧相连，正极接肾俞，负极接会阳，选疏波，电流量以患者能够耐受为度，每次留针 30min，艾灸每次 20min，温度以患者能够耐受为度。每日针灸 1 次。

（五）程为平教授经验

程为平教授擅用扬刺腰阳关治疗压力性尿失禁，其认为，腰阳关下的马尾神经主管膀胱，针刺腰阳关可刺激马尾神经，使膀胱括约肌松弛，尿道括约肌收缩，增强膀胱气化功能。

取穴 腰阳关。

操作 针尖朝下直刺腰阳关，得气后，于腰阳关上下左右各 1 寸处针刺 4 针，针尖方向朝腰阳关刺入。并配以关元俞、气海俞、大肠俞、次髎、三阴交。留针 40min，20min 时捻针各 15s，并艾灸命门穴。

（祝鹏宇）

第二十二节　郁　　证

郁证，又称抑郁症，是最常见和多发的情感障碍疾病，以显著而持久的情绪低落为主要临床特征，且情绪低落与环境不相称，并伴有相应的行为和认知改变，严重者可以出现精神症状和自杀倾向，大部分患者有反复发作的倾向，部分可有残留症状或转为慢性。本病的病因和发病机制尚不十分明确，可能与下丘脑-垂体-肾上腺轴，5-羟色胺、多巴胺、γ-氨基丁酸等神经递质，促炎性因子、脑源性神经营养因子等细胞因子，脑电生理的改变，脑结构的改变，心理因素，社会因素和遗传因素等有关。

抑郁症属于中医学"郁证"范畴。中医学关于"郁证"的记载可以追溯到春秋战国时期，《素问·六元正纪大论》曰："木郁达之，火郁发之，土郁夺之，金郁泄之，水郁折之。"东汉张仲景在《金匮要略·妇人杂病脉证并治》中记载了属于"郁证"的"脏躁"和"梅核气"两种病证。明代虞抟《医学正传·郁证》首次采用了"郁证"这一病证名称。中医学"郁证"是以心情抑郁、情绪不宁、胸部满闷、胸胁胀痛，或易哭易怒，或咽中如有异物梗阻等症为主要临床表现的一类病证。郁有广义和狭义之分。广义的郁，包括外邪、情志等因素所致之郁。狭义的郁，单指情志不舒之郁。明代以后的医籍中记载的郁证，多单指情志之郁。中医学的"郁证"比较符合西医学所讲的抑郁症。

一、临床诊断要点与鉴别诊断

（一）临床诊断要点

依照《国际疾病分类第 10 版（ICD-10）》制定抑郁发作的标准如下。

1. 症状标准

（1）典型症状

1）心境低落。

2）兴趣和愉快感丧失。

3）精力不济和疲劳感。

（2）常见症状

1）集中注意和注意的能力降低。

2）自我评价和自信降低。

3）自罪观念和无价值感（即使在轻度发作中也有）。

4）认为前途暗淡悲观。

5）自伤或自杀的观念或行为。

6）睡眠障碍。

7）食欲下降。

2. 严重程度

（1）轻度抑郁发作

除了具有典型症状中的两条之外，至少存在两条常见症状。

（2）中度抑郁发作

除了具有典型症状中的两条之外，至少存在三条（最好四条）常见症状。

（3）重度抑郁发作

除了具有三条典型症状之外，至少存在四条常见症状，其中某些症状应达到严重的程度。

重度抑郁发作的患者常表现出明显的痛苦或激越。如以激越或迟滞这类主要症状为突出特征时，上述表现可不明显。自尊丧失、无用感、自罪感可以很突出。在极严重的病例，自杀是显而易见的危险。重度抑郁发作中几乎总是存在躯体症状。

3. 病程标准

抑郁发作须持续至少 2 周。

4. 排除标准

抑郁症的诊断需排除其他精神疾病。

（二）鉴别诊断

1. 精神障碍类疾病

（1）精神分裂症

精神分裂症的情感反应不是低落，而是平淡或淡漠。如果出现妄想，其内容都比较荒谬，并且持续时间长，在临床上占主导地位。

（2）神经衰弱

轻度抑郁症常有情绪低落、头疼、头晕、失眠等主诉，易误诊为神经衰弱。但神经衰弱情感以焦虑、脆弱为主，自知力良好，症状波动性大，求治心切。

（3）广泛性焦虑障碍

焦虑的诊断需要有肯定的自主神经功能紊乱，如紧张、出汗、心慌、发热等。若只有烦恼或过度担心，而没有自主神经功能的症状，不应考虑焦虑症的诊断。

（4）反应性抑郁

鉴别要点在于患者的起病和精神症状与心理因素联系密切；临床症状充分反映心理内容；情感波动性大，易受外界影响。此外，精神活动迟钝不明显；失眠多为入睡困难，与抑郁症多为早醒不同。

（5）更年期抑郁症

更年期抑郁症一般更年期发病，情感活动多以焦虑、激越为主，而无明显精神运动性抑郁。自责、自罪、妄想和疑病妄想较突出，往往有比较明显的自主神经功能障碍。

（6）癫痫性病理心境恶劣

此种情绪障碍的起始、终末均较急，持续时间也较短，缺乏典型的情感低落和运动性抑制状态，而以紧张恐惧和烦闷为主。

2. 躯体疾病

躯体疾病与抑郁症的关系可以分为 4 种。

1）躯体疾病是抑郁症的直接原因。

2）躯体疾病是抑郁症的诱因，即作为抑郁症的心理学因素存在。

3）躯体疾病与抑郁症同在，两者没有直接的关系。

4）抑郁症是躯体情况的直接原因，如抑郁症伴随的躯体症状。

要把这几种情况区别开来，完善的病史追问、详细的体格检查、必要的辅助检查必不可少。它们常可提供重要的证据。即使躯体疾病诊断成立，不能认为患者的情绪低落完全是由于躯体疾病导致而不予以积极治疗，因为抑郁症状的改善也有利于躯体疾病的治疗。

3. 痴呆

抑郁症尤其是老年性抑郁症可以出现假性痴呆。它与阿尔茨海默病的鉴别要点如下。

1）起病的缓急：抑郁症痴呆症状起病较急，阿尔茨海默病起病缓慢。

2）回答问题的反应：抑郁症患者多不愿回答问题，而阿尔茨海默病患者会尽可能编造。

3）康复快慢：抑郁症患者经过抗抑郁治疗症状改善较快，而阿尔茨海默病患者改善缓慢。

4）体征：阿尔茨海默病患者可具有神经系统体征，抑郁症患者则无。

二、审析病因病机

郁证多因郁怒、忧思、恐惧等七情内伤，使气机不畅，出现湿、痰、热、食、瘀等病理产物，进而损伤心、脾、肾，致使脏腑功能失调，加之机体脏气易郁，最终发为本病。

七情过极，刺激过于持久，超过机体的调节能力，导致情志失调，尤以悲忧恼怒最易致病。若恼怒伤肝，肝失条达，气失疏泄，而致肝气郁结。气郁日久化火，则为火郁；气滞血瘀则为血郁；谋虑不遂或忧思过度，久郁伤脾，脾失健运，食滞不消而蕴湿、生痰、化热等，则又可成为食郁、湿郁、痰郁、热郁。

三、明确辨证要点

1）辨脏腑：郁证的发生主要为肝失疏泄，但病变影响的脏腑有所侧重，应依据临床症状，结合六郁，辨明受病脏腑。一般来说，气郁、血郁、火郁主要关系于肝；食郁、湿郁、痰郁主要关系于脾；而虚证则与心的关系最为密切。

2）辨虚实：实证病程较短，表现为精神抑郁、胸胁胀痛、咽中梗塞、时欲太息、脉弦或滑。虚证则病已久延，症见精神不振、心神不宁、虚烦不寐、悲忧善哭。病程较长的患者，亦有虚实互见的情况。正气不足，或表现为气血不足，或表现为阴精亏虚，同时又伴有气滞、血瘀、痰结、火郁等病变，则成为虚实夹杂之证。

四、确立治疗方略

1）郁证初起多以气滞为主，为肝郁气结证，应首当理气开郁，并应根据是否兼有血瘀、火郁、痰结、湿滞、食积等而分别采用活血、降火、祛痰、化湿、消食等法。

2）虚证则应根据损及的脏腑及气血阴精亏虚的不同情况而补之，或养心安神，或补益心脾，或滋养肝肾。对于虚实夹杂者，则又当根据虚实的偏重而兼顾。若血瘀症状较重，而见精神抑郁、性情急躁、胸胁刺痛、舌质有瘀点瘀斑、脉弦或涩，可活血化瘀、理气解郁。

3）郁证的治疗多以理气为先，但理气药多辛香燥烈，久用耗气伤血，在临证选药时宜选用药性平和、理气而不伤阴之品。

4）郁证一般病程较长，用药不宜峻猛，否则欲速则不达。郁证实证的治疗，应注意理气而不耗气，活血而不破血，清热而不败胃，祛痰而不伤正，燥湿而不伤阴，消食而不伤脾；郁证虚证的治疗，应注意补益心脾而不过燥，滋养肝肾而不过腻。

五、辨证论治

（一）基础治疗

治法　调神理气，疏肝解郁。以督脉及手足厥阴、手少阴经穴为主。
取穴　水沟、百会、内关、神门、太冲。
操作　水沟用雀啄泻法；神门用平补平泻法；百会、内关、太冲用泻法。

（二）辨证加减

1. 肝气郁结
1）抓主症：精神抑郁，情绪不宁，胸胁胀痛。
2）察次症：胸部满闷，痛无定处，脘闷嗳气，不思饮食，大便不调，女子月事不行。
3）审舌脉：舌质淡红，苔薄腻，脉弦。
4）择治法：疏肝解郁，理气畅中。
5）据兼症化裁：膻中、期门。
6）操作：膻中、期门均用泻法，余穴操作同基础治疗。

2. 气郁化火
1）抓主症：急躁易怒，胸胁胀痛。
2）察次症：性情急躁，头痛失眠、健忘；或身体某部有发热或发冷感。
3）审舌脉：舌红少苔，脉弦细数。
4）择治法：理气解郁，活血化瘀。
5）据兼症化裁：行间、侠溪。

6）操作：行间、侠溪均用泻法，余穴操作同基础治疗。

3. 痰气郁结

1）抓主症：精神抑郁，咽中如物阻塞。

2）察次症：胸部闷塞，胁肋胀痛，咽中之物咽之不下，咯之不出，或见咳嗽有痰，或吐痰而不咳嗽，或兼胸胁刺痛。

3）审舌脉：舌淡胖，边有齿痕，脉滑。

4）择治法：行气开郁，化痰散结。

5）据兼症化裁：丰隆、廉泉。

6）操作：丰隆、廉泉均用泻法，余穴操作同基础治疗。

4. 心神惑乱

1）抓主症：精神恍惚，心神不宁。

2）察次症：多疑善惊，悲忧善哭，喜怒无常，或时时欠伸，或手舞足蹈，或骂詈喊叫等。临床表现多种多样，但同一患者每次发作多为同样几种症状的重复。

3）审舌脉：舌质淡，脉弦。

4）择治法：甘润缓急，养心安神。

5）据兼症化裁：通里、心俞。

6）操作：通里、心俞均用泻法，余穴操作同基础治疗。

5. 心脾两虚

1）抓主症：多思善虑，纳差神疲。

2）察次症：头晕健忘，心悸失眠，夜寐多梦，或心悸胆怯；或面色无华，少气懒言，自汗，或食后腹胀。

3）审舌脉：舌质淡，舌苔薄白，脉细弱。

4）择治法：健脾养心，补益气血。

5）据兼症化裁：心俞、脾俞。

6）操作：心俞、脾俞均用补法，余穴操作同基础治疗。

6. 肝肾阴虚

1）抓主症：情绪不宁，目光畏光，腰酸肢软。

2）察次症：急躁易怒，视物昏花，头痛头胀，眩晕耳鸣，烘热自汗阵作，或遗精，妇女则月经不调。

3）审舌脉：舌质红，少津；脉弦数，或弦细数。

4）择治法：滋养阴精，补益肝肾。

5）据兼症化裁：肝俞、肾俞。

6）操作：肝俞、肾俞均用补法，余穴操作同基础治疗。

（三）兼证取穴

1. 咽部异物哽塞感明显
取穴　天突、照海。
操作　均用平补平泻法。

2. 癔症性失明
取穴　听宫、耳门。

操作　均用补法。

3. 癔症性失语

取穴　廉泉、通里。

操作　均用泻法。

4. 癔症性瘫痪

取穴　上肢加曲池、合谷，下肢加阳陵泉、隐白。

操作　曲池、合谷、隐白用泻法，阳陵泉用补法。

5. 癔症性意识障碍

取穴　中冲、涌泉。

操作　均用泻法。

六、中医特色技术

1. 推拿按摩疗法

体位　患者取俯卧位，全身放松，呼吸自然，医者立于患者侧方，亦可取用坐位，伏于椅背，医者立其后方。

部位　督脉，足太阳膀胱经背段，背部按压。

手法　滚法、一指禅推法、掌揉法、点按法（柔按法）、掌按法、提捏法、掌压法、擦法。

操作　①掌按背部：用双手掌置于大椎与腰骶部正中相对向下向外用力按压，然后两手掌分置于肩背部与腰骶部同时用力向下按腰背部各3遍，坐位者不可行此法。②滚法：滚法施于腰背部及两侧膀胱经，用掌指关节滚华佗夹背穴及腰眼，自上而下，往返多次，以肺俞、厥阴俞、心俞、肝俞、胆俞、脾俞、胃俞、肾俞、大肠俞等为重点穴位。③一指禅推腰背部诸穴：推腰背部督脉及膀胱经诸穴。④掌揉法：以掌根揉两侧腰背部膀胱经。⑤提捏督脉：以单手或双手拇指与示指相对，将脊柱上皮肤用力提起，边移边提，一直从长强提至大椎，操作1～3遍。⑥提捏膀胱经：用单手或双手的拇指与示指相对，将脊柱旁边的条形肌肉用力提起，边移边提，边提边拿。先自上而下（从颈部以下做到臀部以上），再自下而上（从臀部以上做到颈部以下）操作。上下反复操作2遍。操作中注意对称提捏，不宜用力抓拧。⑦点按及揉按背俞穴及背部压痛点：此为重点手法。将双手拇指指端放在大椎穴左右各旁开一横指的地方，用一定的力量揉按并持续数秒，上、下、左、右移1cm左右的距离再揉按。如此操作直至整个背部揉按完毕。如遇到疼痛敏感的部位可以适当加长按压时间，疼痛点提示此处经气郁滞不通，气血流通受阻，通过揉按可以疏利经气，部分缓解这些不适。郁证患者常于此时出现嗳气。⑧掌压法：用双手按压腰痛部脊柱（督脉所在）。坐位患者可不行。⑨擦法：先用手掌横擦命门区，然后用小鱼际直擦督脉，接着用手掌直擦腰背部两侧膀胱经，最后擦整个腰背部，以微热为度。

2. 拔罐疗法

闪罐　患者取俯卧位，肩部放平。用止血钳或镊子等夹住95%酒精棉球，一手握罐体，罐口朝下，将棉球点燃后立即伸入罐内摇晃数圈随即退出，速将罐叩于背俞穴上，随后用腕力取下反复操作由上至下，至皮肤潮红时止。闪罐的目的在于打开浮络，激发经气，以便后续操作。

走罐　①纵向走罐：走罐方向平行于脊柱。督脉：在皮肤表面和玻璃罐口涂上少许液状石蜡。先用闪火法把罐吸拔在大椎穴处，向下沿督脉至腰俞，达尾骶，上下推拉数次；膀胱经：将玻璃罐从督脉旋转至膀胱经，上达肺俞，下抵秩边，上下推拉。②横向走罐：走罐方向垂直于脊柱。五脏背俞穴及膈俞：将玻璃罐依次旋至肺俞、心俞、膈俞、肝俞、脾俞、肾俞，在垂直于脊柱的方向上进行横向推拉，最终使患者背部形成网状罐印。吸拔力的大小，以推拉顺手、患者疼痛能够耐受为度，观察经走罐部位皮肤充血情况，颜色变为紫红色尤以局部出现紫色（血瘀）即可。

若罐印较深，为紫红色，或局部出现紫色瘀血则不必再行着罐。若因患者精神紧张或耐受力低，背部颜色为红色或浅红色，则可在五脏背俞穴、膈俞再行留罐 3～5min 以加强刺激。起罐后将液状石蜡擦净。郁证的走罐法 6 周为 1 个疗程，每周 2 次。

3. 艾灸疗法

（1）心脾两虚

取穴　足三里、内关、心俞、脾俞等。

操作　所有穴位采用艾条灸，补法，以温热为度，艾灸 20min；也可采用艾炷直接灸（无瘢痕灸），补法，共 3 壮。隔日 1 次，10 次为 1 个疗程。

（2）肝肾两虚

取穴　三阴交、太溪等。

操作　采用艾条灸，补法，以温热为度。可配合多功能艾灸仪治疗。艾灸 20min，隔日 1 次，10 次为 1 个疗程。

（3）肝郁脾虚

取穴　足三里等。

操作　采用艾条灸，补法，以温热为度。可配合多功能艾灸仪治疗。艾灸 20min，隔日 1 次，10 次为 1 个疗程。

（4）气滞血瘀

取穴　气海、关元、中脘、血海、膈俞等。

操作　所有穴位可采用直接灸（无瘢痕灸），补法，共 3 壮，或者悬灸，以温热为度，艾灸 20min，隔日 1 次，10 次为 1 个疗程。

4. 眼针疗法

治法　调神疏肝，理气解郁。

取穴　主穴：肝区、心区。配穴：心脾两虚、"梅核气"者配脾区；心肾阴虚者配肾区。

操作　沿皮横刺法为主，也可以眶外埋皮内针。

穴解　根据眼针的取穴原则，取心区以养心安神，取肝区以疏肝解郁、理气畅中。根据不同证型，辨证论治取穴，心脾两虚者加脾区以健脾养心；"梅核气"者加脾区以化痰散结行气；心肾阴虚者加肾区以滋养心肾。

5. 耳针疗法

取穴　神门、心、交感、肝、脾。

操作　毫针刺，或揿针埋藏，或王不留行贴压。

6. 穴位注射疗法

取穴　风池、耳穴心、内关。

操作　用丹参注射液，每穴每次 0.3～0.5mL，每日 1 次。

7. 食疗方

（1）小麦粥

配方　小麦 30～90g，大枣 5 枚，粳米 50g。将小麦洗净加水煮熟，捞去小麦，再入大枣、粳米煮熟；或将小麦捣碎，同大枣、粳米同煮粥食用。

功效　养阴血，益心气，安心神。

（2）安神代茶饮

配方　龙齿 30g，石菖蒲 30g，水煎代茶饮。

功效　宁心安神。

七、各家发挥

（一）孙申田教授经验

"经颅重复针刺刺激治疗法"是孙申田教授基于经颅电刺激、经颅磁刺激的发展提出的，遵循"凡刺之法，必本于神"的原则，将摩擦力、生物电场等物理学、生物学、解剖学的理论概念引入针灸之中，使头针与调神结合，形成独特的"神安病减"理论。

"孙氏腹针"根据现代医学大脑皮质功能定位理论，在腹部选取穴位（区），将其作为大脑皮质功能定位的投影区。"孙氏腹针"将刺激信号透腹壁直接作用于肠脑（即肠神经系统），兴奋肠神经系统的神经元，调节体内神经肽的分泌、释放及利用。肚脐与百会穴重合，取穴定位以肚脐即腹部的百会穴为中心展开，分为四个部分，十个刺激穴区。腹一区及腹五区对于情感障碍、抑郁、焦虑、失眠及其他精神方面症状具有很好的疗效。

取穴　头针区：百会穴、情感区（共三针，第一针位于神庭穴与印堂穴的中点，针刺方向逆督而上，第二、三针于目内眦上方，平行于第一针，方向与第一针相同或相反）。

腹针区　腹一区（距离剑突下 0.5 寸处为第一穴，在该穴旁开 0.5 寸处各选一穴，共三穴，针尖向肚脐方向平刺 1.5 寸）、腹五区（以脐为中心，在脐上、下、左、右 0.5 寸处各选一穴，直刺约 1 寸深）。

体针组　选取百会、印堂、内关、神门、膻中、三阴交、照海等。

操作　百会处选取 0.35mm×40mm 毫针，情感区选取 0.25mm×25mm 毫针。上述穴位针刺后，捻转速度 200r/min 以上，并配以偶尔提插手法，持续 3～5min，休息 10min 左右，再重复 1～2 次，留针 30min 左右。腹针区、体针组均采用 0.30mm×40mm 毫针，连续波，频率为 20Hz。每日 1 次，每次 30min。

（二）高维滨教授经验

"电项针疗法"是高维滨教授结合传统医学、现代神经解剖学理论及多年临床经验所总结出来的将针刺与电刺激相结合的一种疗法。风池穴和供血穴下的解剖结构即是脑干，电针刺激风池穴与供血穴，脉冲电流通过网状结构上行激动系统使大脑皮质兴奋性增强，恢复兴奋过程与抑制过程的平衡，从而达到调整中枢神经系统功能平衡的作用。此外，电项针还可以通过升高细胞因子 IL-1p 的含量，来调节情绪使其兴奋，从而改变患者的抑郁状态。

取穴　风池、供血穴。

操作　采用 0.35mm×60mm 毫针，常规消毒后缓慢进针，进针深度约 30mm，行提插捻转手法至得气。将电针仪的两组导线分别连接同侧的风池穴、供血穴，正极在上，负极在下，通以脉冲电流，采用疏波，电流量达到使头部前后轻度抖动。每日 1 次，每次 30min，6 周为 1 个疗程。

（三）王顺教授经验

王顺教授提出的"调神畅情三六九针法"以调神为重点，包括三经、腹六针、头九针。人体的基本结构是"形与神俱"，即在"形"尚处于"未病"状态前，"神"是人体各种抗病能力的总称，"神"不畅者，即我们所说的精神焦虑抑郁，将会导致人体免疫功能损害。通过"调神"来预防和调整所出现的偏差，调动人体的自我调节能力，从而使人体功能保持在健康状态，把"调神"作为调整和治疗的基本手段，才是中医学的基本特色。王顺教授提出的"三六九"不是狭义的头九针、腹六针、三经；重点在于刺激的量，通过调节不同的刺激量而达到补虚泻实的作用。"调神畅情三六九针法"的直接作用点在于调节脑神，通过脑-肠神经轴的内分泌功能，调节内分泌及肠道免疫系统功能。该针法在调神畅情的基础上，通过选穴、手法、量化、深度的选择与把控，提高临床疗效。

取穴　头九针：百会、印堂、上星、安眠。

腹六针　巨阙、中脘、太乙、滑肉门。

三经　心经-神门；心包经-大陵、劳宫；膀胱经-申脉、通谷。

操作　选用常规无菌操作，0.25mm×25mm 毫针，被施术者，只需要酸、麻、胀感即可，在临床施术中，要求小幅度提插捻转，持续时间 3～5min，休息 10min 后再重复刺激，一般施术 3 次。每日 1 次，4 周为 1 个疗程。

（四）孙远征教授经验

"原络通经针法"是由传统中医针灸学中的主客原络配穴演化而来，在传统主客原络配穴基础上结合临床辨证论治，确定病变所在经络、脏腑后，选择该经络、脏腑的原穴及相表里经的络穴，结合督脉百会穴而成。依据虚则补之，实则泻之的原则进行手法操作。临床应用于治疗情志类疾病，如焦虑、认知功能障碍、血管性痴呆、抑郁等疾病，均取得显著疗效。

（1）肝郁脾虚型

取穴　百会、太冲、光明、太白、丰隆。

操作　百会用平补平泻法，太冲用泻法，太白用补法，光明、丰隆用泻法。每次留针 30min，每日 1 次。

（2）肝郁气滞型

取穴　百会、太冲、光明、冲阳、公孙。

操作　百会、光明、公孙用平补平泻法，太冲、冲阳用泻法。每次留针 30min，每日 1 次。

（3）心脾两虚型

取穴　百会、神门、支正、太白、丰隆。

操作　百会用平补平泻法，神门、太白用补法，支正、丰隆用平补平泻法，每次留针 30min，每日 1 次。

（4）肾虚肝郁型

取穴　百会、太溪、飞扬、太冲、光明。

操作　百会、飞扬用平补平泻法，太溪用补法，太冲、光明用泻法。每次留针 30min，每日 1 次。

（5）胆胃湿热型

取穴　百会、丘墟、蠡沟、足三里、公孙。

操作　百会用平补平泻法，丘墟、蠡沟、足三里、公孙用泻法。每次留针 30min，每日 1 次。

（五）程为平教授经验

1. "程氏丁字针法"

"程氏丁字针法"为程为平教授多年临床经验总结得出的有效针刺方法，临床治疗抑郁症效果显著。"程氏丁字针法"可补益脑髓，调整阴阳脏腑，使阴阳平衡、脏腑协调、调神解郁，进而改善其抑郁状态，达到治疗目的。此外，临床试验研究表明，"程氏丁字针法"可能加强了对颞叶区杏仁核的刺激，通过调节 5-HT、去甲肾上腺素（NE）等单胺类递质的代谢和释放，增加其浓度，从而改善抑郁状态。

取穴　主穴：先取百会 1 针，而后平行于百会两侧各旁开 3 寸，每隔 1 寸，刺 1 针，左右各 3 针；再取督脉穴前顶、囟会、上星、神庭。配穴：外关、阳池、神门、太溪、太冲等。

操作　选用 1.5 寸毫针，局部消毒后，根据辨证虚实采用顺经为补、逆经为泻的针刺方法，针刺深度为 0.5～0.8 寸。每日针刺 1 次，得气后留针 40min，每 20min 捻转 1 次，频率为 300r/min 以上。临床依据患者兼症配以体穴，并根据辨证施治采用补泻手法，以增强疗效。

2. "加强扬刺法"

郁证的病机多为肝失疏泄、脾失健运、心失所养及脏腑阴阳气血失调等。程为平教授认为此病虽发于五脏，但病位在脑，脑神被抑是其根本病机，脑主情志，脑是调节情志变化的主体，是主导心理状态的最重要基础，故总结出"加强扬刺法"。研究表明，扬刺百会和四神聪穴可以改善大脑血液循环，激发调节脑神经功能活动，故作为治疗抑郁症的主穴。加强扬刺百会、四神聪可强化针刺的刺激范围，加大刺激量，更有效地起到疏通气机、养脑宁心安神、安和五脏之功效。

取穴　主穴：百会、四神聪。再以各四神聪穴为中点，向前后、左右各作一延长线，两延长线的交点各加刺 1 针，或于两四神聪穴连线的中点各加刺 1 针，此即加强扬刺百会、四神聪。配穴：心脾两虚者，加内关、神门、三阴交、足三里；阴虚火旺者，加太溪、大陵；痰气郁结者，加丰隆、太冲、中脘；心烦剧者，加间使；心慌焦虑者，加通里。

操作　百会平刺 0.5～1 寸；四神聪平刺 0.5～0.8 寸；其余扬刺穴，平刺 0.5～0.8 寸；八针方向均朝向百会。针刺时间为 45min，每 15min 行针 1 次，每次每穴 10～15s，以得气为度，行针手法采用"实则泻之、虚则补之"的原则，每日针刺 1 次。

（孙晓伟）

第二十三节　肥　　胖

肥胖是指当进食能量大于人体消耗量，过剩的能量以脂肪的形式储存在体内，引起体内脂肪细胞数量增多和体积增大，体重明显超标的现象。单纯性肥胖是肥胖最常见的一种类型，占肥胖人群的 95% 左右。这种肥胖患者全身脂肪分布比较均匀，无内分泌紊乱现象，无代谢障碍性疾病，其家族往往有肥胖病史。单纯性肥胖的产生与遗传、社会环境、心理、运动等因素有关。

中医学关于"肥胖"的记载，可追溯到《黄帝内经》，中医典籍中记载肥胖与消瘅等病证有关，极度肥胖者常易合并消渴、头痛、眩晕、胸痹、中风、胆胀、痹证等。中医学的肥胖是由于过食、缺乏体力活动等多种原因导致体内膏脂堆积过多，使体重超过一定范围，或伴有头晕乏力、神疲懒言、少动气短等症状的一种疾病，是多种其他疾病发生的基础。西医学中的单纯性肥胖可归属本病范畴，可参照本节辨证论治。

一、临床诊断要点与鉴别诊断

（一）临床诊断要点

1. 诊断标准（必备条件）

1）以形体肥胖为主要表现。

2）起病缓慢，病程长，常伴有身体沉重、头晕乏力、行动迟缓，甚或动则喘促等症状。一旦形成肥胖，不易短时间内减轻体重。

3）常有嗜食肥甘，缺乏运动的习惯，或有肥胖病的家族史。可因长期过重的精神压力及不适当地服用药物诱发。

4）肥胖病变日久，常变生他病，易合并消渴、眩晕、中风等。

2. 支持标准

测量体重、身高、腰围、臀围、血压，进行血脂、血糖、血清胰岛素、黄体生成素、皮质醇、睾酮等检查，计算体重指数可反映身体肥胖程度，腰围或腰臀比可反映脂肪分布，必要时行 CT 或 MRI 计算皮下脂肪厚度或内脏脂肪量检查，也可通过身体密度测量法、生物电阻抗法、双能量 X 线吸收法测定体脂总量。不同的测量方法采用不同的判断标准。

1）体重指数（body mass index， BMI）：是国际上常用的衡量人体胖瘦程度和是否健康的一个标准，本文参考 BMI 的 WHO 标准、亚太标准、中国标准对肥胖进行临床诊断划分。BMI 计算公式为体重（kg）÷身高 ^{2}（m^2），根据 WHO 定下的标准，亚洲人的 BMI 若高于 22.9kg/m^2 便属于过重。由于亚洲人和欧美人属于不同人种，WHO 的标准不是非常适合中国人的情况，为此根据 BMI 的划分细则也制定了中国的参考标准（表 2-6）。

表 2-6 亚洲成人 BMI 标准及相关疾病危险性表

分类	BMI（kg/m^2）	相关疾病危险性
体重过低	<18.5	低（但其他疾病危险性增加）
正常范围	18.5～22.9	平均水平
超重	≥23	增加
Ⅰ度肥胖	25～29.9	中度增加
Ⅱ度肥胖	≥30	严重增加

2）腰围（waist circumference，WC）：是反映脂肪总量和脂肪分布的综合指标，WHO 推荐的测量方法是被测者站立，双脚分开 25～30cm，测量位置在水平位髂前上棘和第 12 肋下

缘连线的中点。测量者坐在被测量者一旁，将测量尺紧围软组织，但不能压迫，测量周径读到 0.1cm。腰围较腰臀比更简单可靠，现在更倾向于用腰围代替腰臀比预测中心性脂肪含量。WHO 建议男性 WC＞94cm、女性 WC＞80cm 为肥胖。中国肥胖问题工作组建议：对中国成人来说，男性 WC≥85cm、女性 WC≥80cm 诊断为腹部脂肪蓄积。

3）臀围（hip circumference，HC）：臀围比腰围能更加准确地预测腹部脂肪和全身脂肪。是臀部后最突出部位的水平围长。测定时并足直立，测量部位在臀部最宽处。亚洲男性平均为 88.82cm；亚洲女性平均为 91.66cm；欧美男性平均为 98.37cm；欧美女性平均为 96.69cm。身高臀围指数=（臀围/身高）×100：亚洲男性平均为 52.07，亚洲女性平均为 57.78；欧美男性平均为 56.03，欧美女性平均为 59.34。由此可见，臀围平均值两性差不多，（臀围/身高）×100 平均值女性明显大于男性。

4）腰臀比（waist-to-hip ratio，WHR）：是早期研究中评测肥胖（中心性肥胖）的指标，侧重评价人体围度，是腰围和臀围的比值。关注腰臀比，能认识自己的身心健康情况，为自己创建一个警戒线，因此腰臀比是一个很合理的健康指数。人种和性别是腰臀比重要的影响因素，白种人男性 WHR 大于 1，女性 WHR 大于 0.85 被定义为腹部脂肪堆积。

5）体脂百分比：是指将脂肪含量用其占总体重的百分比的形式表示。一般用于动物脂肪部分重量与整个身体的分量相除，再乘以 100%，脂肪包含必需脂肪及储存脂肪。体脂百分比一般认为男性体脂＞25%，女性＞33%是诊断肥胖的标准。成年人的体脂百分比可通过以下公式用 BMI 的数值进行计算：体脂百分比=（1.20×BMI）+（0.23×年龄）-（10.8×性别）-5.4，其中男性为 1，女性为 0。正常成年男性体脂百分比为 10%～19.9%，女性为 20%～29.9%。

6）CT 和 MRI 测量：是确定内脏脂肪过度堆积的"金指标"。通常以腹内脂肪面积 100cm^2 作为判断腹内脂肪增多的界点。但这两项检查价格昂贵且不适用于群体调查。

（二）鉴别诊断

由内分泌疾病、代谢障碍性疾病、药物因素、下丘脑疾病、颅脑损伤等原因导致的肥胖都属于继发性肥胖，又称为内源性肥胖或病理性肥胖。其主要表现为短时间内身体脂肪大量堆积，体重迅速增加，伴有相应原发疾病的临床表现及肥胖特点。原发病包括皮质醇增多症、甲状腺功能减退症、弗勒赫利希综合征、多囊卵巢综合征、胰岛素瘤、劳-穆-比综合征、糖尿病等。

1. 皮质醇增多症

皮质醇增多症亦称库欣综合征，是由于肾上腺皮质功能亢进，产生过多的皮质醇所导致的一系列症状。疾病初期可表现为均匀性肥胖，且多为轻到中度肥胖，但随着疾病发展逐渐转变为向心性肥胖。特征性表现为满月脸、水牛背、锁骨上窝脂肪沉积增多，常伴高血压、糖代谢异常等。

2. 甲状腺功能减退症

甲状腺功能减退症是由于自身免疫性疾病、药物、手术等原因导致的甲状腺激素产生不足或甲状腺激素的作用减弱，从而引起的全身性低代谢综合征。由于甲状腺激素不足或缺乏时，细胞间液增多，自微血管漏出的白蛋白和黏蛋白的含量也增多，体液大量潴留在机体内，导致黏液性水肿、体重增加而表现为肥胖。患儿有身材矮小，表情呆滞，皮肤苍白、粗糙等临床特征。

3. 弗勒赫利希综合征

本病常见病因为脑炎、脑外伤或颅内肿瘤,少数为血管病变或先天缺陷引起神经内分泌功能紊乱,使促性腺激素释放激素分泌不足而致病。幼儿和学龄期男孩儿多见,临床以肥胖伴性发育障碍为主要表现,可能伴有颅内压增高表现、尿崩症等,肥胖常在短期内迅速出现,脂肪分部以乳房、下腹部和阴阜最明显,面部和四肢相对较瘦。

4. 多囊卵巢综合征

多囊卵巢综合征是育龄期妇女最常见的内分泌代谢疾病。本病多在青春期发病,以雄激素过高的临床或生化表现、持续无排卵、卵巢多囊改变为特征,表现为多毛、痤疮、月经异常、不孕、肥胖。50%以上的患者表现为肥胖,且常呈腹部肥胖型。肥胖与胰岛素肥胖、雄激素过多等有关。

5. 胰岛素瘤

胰岛素瘤常有典型的 Whipple 三联征表现,即低血糖症状、昏迷及精神神经症状,空腹或劳动后易发作。临床表现为反复发作空腹低血糖,患者有脸色苍白、虚弱、多汗、焦虑、心率加快、饥饿感等症状。由于血糖低,迫使患者通过增加进食以缓解症状。食欲亢进加上高胰岛素血症使合成代谢增加,导致患者肥胖。

6. 劳-穆-比综合征

劳-穆-比综合征是由单基因突变所致的常染色体隐性遗传病,多有家族性发病史,多见于近亲结婚后代,患者双亲近亲婚配率高达 51%。主要临床表现:①眼部特征:患者约 97%有眼底视网膜色素样变性,典型者约为 70%。典型眼底变化:视网膜色素沉着,周边开始,早期小,晚期呈骨细胞样,向后极扩展,这是本病最特异性的改变。②多指(趾)畸形:见于 80%的患者,出生时即有,可单侧可多侧,可对称可不对称,多为轴后型。③肥胖:见于90%的患者,肥胖通常呈均匀分布,但躯干尤其是腹、腰、臀部更为明显。④性发育不全:见于约85%的患者,男女比例约 2:1,男性表现为睾丸小,隐睾或睾丸缺如,阴茎短小,阴毛稀少或呈女性分布;女性表现为月经不调,经少或闭经等。⑤智力低下。⑥其他:耳聋、扁平颅、牙齿排列不齐、先天肛门闭锁、先天性心血管异常等。

7. 糖尿病

2 型糖尿病是由于遗传因素、环境因素、自身免疫系统缺陷,导致胰岛 B 细胞损伤和消失,并最终导致胰岛素分泌减少或缺乏。临床上经常与肥胖症、血脂异常、高血压等疾病同时或者先后发生,由于血液中含糖量大大增高,导致内分泌紊乱、代谢异常等,造成身体的新陈代谢减慢,能量过度堆积,出现肥胖。除此之外,长期注射胰岛素,脂肪细胞对胰岛素不敏感,造成脂肪细胞上的胰岛素受体较少,从而影响脂肪的消耗,导致体重进一步加重。

二、审析病因病机

中医学认为,肥胖主要由年老体弱、饮食不节、缺乏运动、先天禀赋不足、七情过度、脾胃失调等多种致病因素长期相互作用、虚实夹杂而致机体气血阴阳紊乱发为肥胖。其本在脾,与肾气虚衰、心肺的功能失调及肝失疏泄有密切关系。本病病机多为标实本虚,阳气偏衰,痰湿偏盛。初期过食肥甘厚味,超过肺、脾、肾的运化输布能力,致使膏脂化痰为浊,湿浊化热,胃热滞脾,脾虚不运,更则及肾,而成脾肾两虚之象;随着病情发展,肾气虚衰,失于化气行水,而致水湿内停,成痰化饮,滞于经络,溢于肌肤,而成脾肾阳虚之象;肥胖日久，病理产物堆积，阻滞气血经脉，可出现阴虚内热，气滞血瘀，痰湿壅盛之象。极度肥胖者常与消渴、头痛、眩晕、胸痹、中风、胆胀、痹证等疾病相伴。

1）过食肥甘厚腻，胃强脾弱，纳运失常，聚脂成膏，溢于外则皮肉膏肥，余于内则膏脂丰满，阻碍气机升降出入，影响脏腑功能，正气耗损，痰湿聚而为邪，多表现为气虚或阳虚之证。

2）由脾及肾，肾气虚衰，不能化气行水，水湿痰聚，气滞血瘀，泛滥于肌肤，阻滞于经络，土壅木郁，肝失疏泄，乃由虚证转化为实证或虚实夹杂之证。

3）病理产物之间相互夹杂转化，日久多可化热，而成郁热、痰热、湿热、瘀热等，影响经脉气血的运行，损害脏腑的功能，更可变生他疾，缠绵难愈。

三、明确辨证要点

肥胖是由于多种内在因素而导致的一种外在表现。首先要辨清标本虚实，其次要定位脏腑病位。

1）辨标本虚实：本病多为标实本虚之候，本虚多为脾肾气虚，或者心肺气虚；标实多为痰湿膏脂内停，或兼水湿、血瘀、气滞等。标实要辨明水湿、痰湿及瘀血的不同，本虚要辨明气虚，还是阳虚。

2）辨明脏腑病位：肥胖病有在脾、在肾、在心肺的不同，临证时要详细辨证。肥胖病变与脾的关系最为密切，临床症状常见为身体重着，腹大胀满，神疲乏力，头重胸闷，或有恶心，痰多。病久累及于肾，主要症状为腰膝酸软，四肢无力，嗜睡，形寒肢冷，夜尿频多，下肢浮肿。病在心肺者，则见心悸气短，少气懒言，神疲自汗等。

四、确立治疗方略

肥胖多本虚标实，虚实相兼。本多以气虚为主，标则多为血瘀痰湿。结合此特点，治疗方略中多以补虚泻实为原则。补虚则用健脾益气；泻实常用化痰祛湿，结合利水、消导、行气、化瘀、通腑等方法，用以祛除体内水湿、膏脂、瘀血、痰浊等。祛湿化痰法为治疗此病的最常用方法，贯穿于治疗始终。

由于长期饮食不节，可损伤脾胃，导致脾虚不运，甚至脾病及肾，导致脾肾两虚，此时则应健脾益气，利水渗湿。脾虚日久，运化失常导致气滞血瘀，此时应理气解郁，活血化瘀。脾病及肾，肾阳虚衰，不能化气行水，水湿内停，脾肾阳虚，此时应温补脾肾，利水化湿。

五、辨证论治

（一）基础治疗

治法　健脾祛湿，化痰消脂。取任脉、足阳明、足太阴经穴为主。

取穴　中脘、天枢、关元、气海、脾俞。

操作　诸穴均视患者肥胖程度及取穴部位的不同而比常规针刺深 0.5～1.5 寸，可用电针。中脘、天枢用平补平泻法，其余穴位采用补法。

（二）辨证加减

1. 痰湿内盛

1）抓主症：形盛体胖，身体重着，肢体困倦。

2）察次症：胸膈痞满，痰涎壅盛，头晕目眩，口干不欲饮，嗜食肥甘厚味，神疲嗜卧。

3）审舌脉：舌淡胖或大，苔白腻或白滑，脉滑。

4）择治法：化痰利湿，理气消痞。

5）据兼症化裁：三阴交、丰隆、水分。

6）操作：三阴交、丰隆可用补法，水分用平补平泻法，余穴操作同基础治疗。

2. 胃热火郁

1）抓主症：肥胖多食，消谷善饥，形体肥胖。

2）察次症：可有大便不爽，甚或干结，尿黄，或有口干口苦，喜饮水。

3）审舌脉：舌红苔黄，脉数。

4）择治法：清泻胃火，佐以消导。

5）据兼症化裁：曲池、内庭、合谷、上巨虚。

6）操作：曲池、内庭可用泻法，合谷、上巨虚用平补平泻法，余穴操作同基础治疗。

3. 脾虚不运

1）抓主症：肥胖臃肿，神疲乏力，身体困重。

2）察次症：胸闷脘胀，四肢轻度浮肿，晨轻暮重，劳累后明显，饮食如常或偏少，既往多有暴饮暴食史，小便不利，便溏或便秘。

3）审舌脉：舌淡胖，边有齿痕，苔薄白或白腻，脉濡细。

4）择治法：健脾益气，利水渗湿。

5）据兼症化裁：三阴交、水分。

6）操作：三阴交可用补法，水分用平补平泻法，余穴操作同基础治疗。

4. 脾肾阳虚

1）抓主症：形体肥胖，易于疲乏。

2）察次症：可见四肢不温，甚或四肢厥冷，喜食热饮，小便清长。

3）审舌脉：舌淡胖，苔薄白，脉沉细。

4）择治法：温补脾肾，利水化湿。

5）据兼症化裁：命门、脾俞、肾俞、关元、太溪。

6）操作：命门、脾俞、肾俞、关元、太溪用补法，余穴操作同基础治疗。

5. 气郁血瘀

1）抓主症：肥胖懒动，喜太息，胸闷胁满，面晦唇暗，肢端色泽不鲜，甚或青紫。

2）察次症：可伴便干，失眠，男子性欲下降甚至阳痿，女性月经不调，量少甚或闭经，经血色暗或有血块。

3）审舌脉：舌质暗或有瘀斑瘀点，舌苔薄，脉或滑或涩。

4）择治法：理气解郁，活血化瘀。

5）据兼症化裁：气海、阴陵泉、丰隆。

6）操作：气海、阴陵泉二穴施用补法，丰隆用平补平泻法，余穴操作同基础治疗。

（三）兼证取穴

1. 消渴症

取穴   三阴交、胰俞、内庭、上巨虚、下巨虚。

操作   三阴交、胰俞用补法，内庭用泻法，余穴用平补平泻法，留针 30min。

2. 心悸气短

取穴   神门、内关。

操作   均用平补平泻法，留针 30min。

3. 嗜睡

取穴   申脉、照海、关元、太溪、气海。

操作   均用平补平泻法，留针 30min。

4. 便秘

取穴   天枢、支沟、阳陵泉。

操作   支沟用泻法，余穴用平补平泻法，留针 30min。

5. 月经不调

取穴   关元、中极、三阴交。

操作   均用平补平泻法，留针 30min。

6. 高血压

取穴   百会、曲池。

操作   曲池用泻法，余穴用平补平泻法，留针 30min。

7. 口渴

取穴   承浆、足三里、太溪。

操作   均用平补平泻法，留针 30min。

8. 食欲旺盛

取穴   内庭、上巨虚、下巨虚。

操作   辨证取穴，实证用泻法，虚证用补法，留针 30min。

六、中医特色技术

1. 针刺配合耳穴贴压疗法

针刺取穴   主穴：中脘、天枢（双）、曲池（双）、气海、滑肉门（双）、阴陵泉（双）、丰隆（双）、太冲（双）。配穴：胃热火郁配内庭（双）、大横（双）、上巨虚（双）；脾虚不运配下脘、足三里（双）、三阴交（双）。

耳穴贴压取穴   胃（双）、脾（双）、三焦（双）、内分泌（双）、皮质下穴（双）。

操作   患者取仰卧位，选用 0.35mm×40mm 针灸针，75%酒精局部常规消毒，避开血管进针，快速刺入皮下后，行捻转提插手法，进针深度以得气为度，针刺局部要求有酸、麻、胀感，留针 30min。在针刺的同时，耳廓常规消毒，用王不留行胶布贴压相应耳穴，每 2~3 日更换 1 次，局部避水，每日三餐前按压 3~5min，以酸、麻、胀、痛感为佳。4 周为 1 个疗程，连续治疗 2 个疗程。

2. 电针疗法

取穴 天枢（双）、大横（双）、大巨、腹结、中脘、下脘、足三里（双）、丰隆（双）。

操作 患者取仰卧位，选用 0.35mm×40mm 毫针，胃热火郁型：针用泻法，嘱患者吸气时，快速进针，捻转得气后，大幅度捻转提插 1～2min，起针时，再次大幅度捻转提插 1～2min，摇大针孔，起针后并不立即按揉针孔；痰湿内盛型：针用平补平泻法，嘱患者吸气时，快速进针，捻转得气后，小幅度均匀捻转提插 1～2min，起针时，再次小幅度均匀捻转提插 1～2min，快速起针并按压针孔。连接 G6805-Ⅱ型电针仪，选择连续波，频率为 1Hz，逐渐加大输出强度，以患者腹部振动为佳，留针 0.5～1h。每日 1 次，10 次为 1 个疗程，连续治疗 3 个疗程。

3. 穴位埋线疗法

取穴 主穴：天枢、大横、带脉、阴陵泉、丰隆（均取双侧），中脘。配穴：腹结、阿是穴（脂肪容易堆积处）。脾虚湿阻型加脾俞、足三里；胃热湿阻型加曲池、内庭；肝郁气滞型加肝俞、太冲；脾肾两虚型加脾俞、肾俞；阴虚内热型加三阴交、肾俞；便秘加腹结、上巨虚。穴位均取双侧。

操作 患者取仰卧位，碘伏消毒局部穴位后，用无菌镊子将线体放入一次性埋线针内。右手持埋线针迅速刺入，得气后，拔出针体，将线体留置于体内。出针后，用消毒棉球按压针孔 15～30s 以防出血，并嘱患者于治疗后 8h 内埋线处勿触碰水。每两周治疗 1 次，3 次为 1 个疗程，连续治疗 3 个疗程。

4. 电针联合艾灸疗法

电针取穴 肺俞、心俞、膈俞、肝俞、胆俞、脾俞、胃俞、三焦俞、肾俞、大肠俞、小肠俞。穴位均取双侧。

艾灸取穴 华佗夹脊穴。

操作 患者取俯卧位，背俞穴常规消毒后，选用 0.35mm×40mm 毫针进行针刺，朝脊柱方向斜刺，配合提插捻转手法至有针感后，将电针仪连接背俞穴，选择疏密波，电流强度以患者能够耐受为度，留针 30min。电针结束后，嘱患者休息 10min 左右，消毒华佗夹脊穴，用点燃的艾条在华佗夹脊穴从胸椎到腰椎距离皮肤 3cm 左右施行温和灸，当患者感受有艾热，发生透热、扩热、传热和非热觉中一种以上感觉时则重点选用该穴位进行回旋灸、雀啄灸，施灸 30～60min，使热感扩散并向下肢及腰骶部渗透。每周治疗 2 次，连续治疗 3 个月。月经期停止治疗，待月经过后继续治疗。

5. 拔罐疗法

施术者在患者腹部均匀涂抹医用凡士林润滑剂，采用内径 4cm 的玻璃火罐，按脾经、胃经走向在腹部走罐，下起中极，上至中脘，其中脾经以平补为主，从下至上，5 秒/次，在大横穴、腹哀穴处加强；胃经以泻为主，从上至下，2 秒/次，在天枢穴、水道穴、阿是穴处加强。施术者用双手握住罐体，在皮肤表面上下来回推动 6～8 次，直至腹部刺激部位出现红晕、充血后，将罐取下，每周治疗 1 次，持续 12 周。

6. 中药联合运动疗法

中药汤剂 半夏 12g，白术 15g，苍术 15g，陈皮 9g，白扁豆 10g，山药 15g，茯苓 15g，薏苡仁 30g，厚朴 12g（剂量可随患者体质量情况相应调整）。每日 1 剂，水煎，早晚分服。疗程为 3 个月。

运动疗法 以慢跑、中快速步行（115～125 步/分）、等低强度、长时间的有氧运动为主；

每周运动 3～6 次，每次 40～90min，距离以 4～6 km 为宜，一般不应少于 0.5h。锻炼要循序渐进，负荷强度以感觉稍微吃力但能坚持为佳，以出汗后再坚持 5～10min 效果最佳。疗程为 3 个月。

7. 气功疗法

腹部减肥气功：两脚与肩等宽，两膝微屈，全身放松，舌抵上腭，两眼微闭，排除杂念，用鼻吸气要缓、匀、细、长，意念随吸气贯入丹田，腹部同时尽量向外凸起，不能再凸时，用口把气呼出，同时腹部尽量向内凹陷。以上称为加强自然腹式呼吸法，重复 36 次。然后再用逆腹式呼吸法，即吸气时尽量使腹部向内凹回，不能再凹时，呼气时尽量向外凸起，重复 36 次。收功之后，双拳轻击腹部 100 次。早晚各 1 次，每次 30min。

8. 食疗方

（1）痰湿内盛

薏米赤豆粥：薏苡仁 50g，赤小豆 50g，泽泻 10g。将泽泻先煎取汁，用汁与赤小豆、薏苡仁同煮为粥。

（2）胃热火郁

1）盐渍三皮：西瓜皮 200g，冬瓜 300g，黄瓜 400g。将西瓜皮刮去蜡质外衣，冬瓜削去绒毛外衣，黄瓜去瓤，均洗干净，以不同火候略微煮熟，待凉切成条块，置于容器中，用盐、味精适量腌渍 12h 食用。

2）雪梨兔肉羹：兔肉 500g，雪梨 400g，车前草 15g。雪梨榨汁，车前草煎取汁 100mL，兔肉煮熟后，加梨汁、车前草汁同煮，成羹后即可。

（3）脾虚不运

1）苡仁实脾粥：粳米 15g，南瓜 20g，薏苡仁 20g，莲子 8g，炒谷芽 8g（包）。将薏苡仁提前浸泡 12h，滤水后与其他材料一同放入锅内，加水 600mL 煮成稀粥。每日 1 次，与早餐同服。

2）茯苓茶：茯苓 5g，陈皮 2g，花茶 2g。茯苓、陈皮先煎 20min，再用来冲泡花茶，代茶频饮。

3）鸡丝冬瓜汤：鸡脯肉 100g，冬瓜片 200g，党参 3g。鸡脯肉切丝与党参同放在砂锅内，加水 500g，小火炖至八成熟，放入冬瓜片，加盐、黄酒、味精适量，冬瓜熟透即可。

（4）脾肾阳虚

1）附片鲤鱼汤：制附片 6g，鲤鱼 1 条（约 500g）。将鲤鱼开膛，洗干净待用。用清水煎煮制附片 1～2h，去渣取汁，再用药汁煮鲤鱼，待鱼熟时，加入姜末、葱花、盐、味精调味即可。

2）二仙烧羊肉：仙茅 9g，淫羊藿 9g，生姜 6g，羊肉 100g，食盐、味精各少许。羊肉切片，放入砂锅内加入清水适量，再将仙茅、淫羊藿、生姜用纱布裹好，放入锅中，用文火煮至羊肉熟烂，入佐料即可，食肉饮汤。

3）韭菜粥：韭菜 20g，粳米 100g，杜仲 10g，薏苡仁 20g，调料适量。将杜仲水煎三次，去渣取汁，将粳米、薏苡仁放入汁中煮粥，粥成后放入韭菜，调味食之。

（5）气郁血瘀

1）山楂银菊茶：山楂、金银花、菊花各 10g。三味共煎取汁代茶饮。

2）降脂饮：枸杞子 10g，何首乌 15g，决明子 15g，山楂 15g，丹参 20g。文火水煎，汁约 500mL，代茶频饮。

3）玫瑰茶：玫瑰花 3 枚，菊花 3 枚，茉莉花 5 枚，益母草 10g。先将益母草清洗干净，以取水煎煮 10min 后取汁，以之冲泡三花，代茶饮。

七、各家发挥

丛慧芳教授经验

向心性肥胖是多囊卵巢综合征的重要表现，同时也是代谢综合征标志指征及诊断标准之一。丛慧芳教授认为肾虚"痰瘀带脉"是多囊卵巢综合征的发病之本，同时也是多囊卵巢综合征的病机关键。穴位埋线疗法是传统针法的衍生，其能够调节下丘脑-垂体-卵巢轴的分泌功能，并且通过线体进一步刺激穴位，使产生持续性、长久性的刺激来疏通经络，调理气血，从而通调带脉、充盈肾气，带脉调达、肾气充盈则痰瘀自散，多囊卵巢综合征的各种症状则自然改善。基于该理论丛慧芳教授多采用穴位埋线疗法治疗多囊卵巢综合征，从而改善本病引起的向心性肥胖。

取穴　主穴：带脉（双）、维道（双）、五枢、章门（双）、天枢（双）、关元、气海、肾俞（双）。配穴：中脘、阴陵泉（双）、梁丘（双）、血海（双）、三阴交（双）、丰隆（双侧），另外在带脉循行上，每两寸取一阿是穴。

针具的选择　一次性使用埋线针，规格 0.7mm×60mm；胶原蛋白线，规格 4-0，长度 2cm。

操作　备齐无菌埋线针具，操作者手部消毒后用碘伏对埋线穴位进行消毒，将 2cm 长的胶原蛋白线从针尖方向装入 0.7 号一次性埋线针针头内，针头内的毫针稍往后退，使线头完全没入针尖内；左手拇、食指张弛、握紧或提起进针部位皮肤，右手提针，迅速刺入皮下，使用"平补平泻法"，得气后，边推针，边退针管。

疗程　每 14 日埋线 1 次，1 个月经周期为 1 个疗程，连续治疗 3 个疗程，治疗时避开经期。

（李虹霖）

第三章 骨伤科病证

第一节 项 痹

项痹是由于风、寒、湿等邪气痹阻项部经络，影响气血运行，导致颈项部强硬疼痛，上肢疼痛、重着、麻木等症状的一种疾病。现代医学称之为颈椎病，是中年人的多发病，以颈肩臂痛，上肢无力，麻木，颈部活动受限，有的尚有头痛、头晕、耳鸣、视物不清等症状为主要表现的综合征。

本病相当于西医的颈椎骨质增生、颈项韧带钙化、颈椎间盘突出、增生性颈椎炎、颈椎间盘萎缩退化等改变刺激或压迫颈神经根、椎动脉、交感神经、脊髓而产生的一系列症状和体征的综合征。

一、临床诊断要点与鉴别诊断

参照 2009 年中国康复医学会颈椎病专业委员会的《颈椎病诊治与康复指南》制定诊断标准如下。

（一）临床诊断要点

1. 诊断依据

1）多发于 40 岁以上中年患者，有慢性劳损或急性外伤史。由于颈部日常活动频繁，活动度大，易受外伤且易发生颈椎退行性病变。

2）长期低头工作的会计，誊写、缝纫、刺绣等职业者或长期使用电脑者，往往呈慢性发病。

3）颈、肩背疼痛，头痛头晕，颈部板硬，上肢麻木。

4）颈部活动功能受限，病变颈椎棘突、患侧肩胛骨内上角常有压痛，可摸到条索状硬结，可有上肢肌力减弱和肌肉萎缩，臂丛神经牵拉试验阳性、椎间孔挤压试验阳性。

5）X 线正位摄片显示，钩椎关节增生，张口位可有凿状突偏歪，侧位摄片显示颈椎曲度变直，椎间隙变窄，有骨质增生或韧带钙化，斜位摄片可见椎间孔变小。CT 及磁共振检查对定性定位诊断有意义。

2. 诊断要点

1）神经根型颈椎病：多数无明显外伤史。大多数患者逐渐感到颈部单侧局限性疼痛，颈根部呈电击样向肩、上臂、前臂乃至手指放射，且有麻木感，或以疼痛为主，或以麻木为主。疼痛呈酸痛、灼痛或电击样痛，颈部后伸、咳嗽，甚至增加腹压时疼痛可加重。上肢沉重，酸软无力，持物易坠落。部分患者可有头晕，耳鸣，耳痛，握力减弱及肌肉萎缩，此类患者的颈部常无疼痛感觉。

临床检查：颈部活动受限、僵硬，颈椎横突尖前侧有放射性压痛，患侧肩胛骨内上部也常有压痛点，部分患者可摸到条索状硬结，受压神经根皮肤节段分布区感觉减退，腱反射异常，肌力减弱。$C_5 \sim C_6$ 椎间盘病变时，刺激 C_6 神经根引起患侧拇指或拇、食指感觉减退；$C_6 \sim C_7$ 椎间盘病变时，则刺激 C_7 神经根而引起食、中指感觉减退。臂丛神经牵拉试验阳性、颈椎间孔挤压试验阳性、压顶试验阳性、压头试验阳性。

X 线检查：颈椎正侧位、斜位或侧位过伸、过屈位 X 线片可显示椎体增生，钩椎关节增生，椎间隙变窄，颈椎生理曲度减小、消失或反角，轻度滑脱，颈韧带钙化和椎间孔变小等改变。

2）脊髓型颈椎病：缓慢进行性双下肢麻木、发冷、疼痛，走路欠灵、无力，打软腿、易绊倒，不能跨越障碍物。休息时症状缓解，紧张、劳累时加重，时缓时剧，逐步加重。晚期下肢或四肢瘫痪，二便失禁或尿潴留。

临床检查：颈部活动受限不明显，上肢活动欠灵活，双侧脊髓传导束的感觉与运动障碍，即受压脊髓节段以下感觉障碍，肌张力增高，反射亢进，锥体束征阳性。

影像学检查：X 线摄片显示颈椎生理曲度改变，病变椎间隙狭窄，椎体后缘唇样骨赘，椎间孔变小。CT 检查可见颈椎间盘变性，颈椎增生，椎管前后径缩小，脊髓受压等改变。MRI 检查可显示受压节段脊髓有信号改变，脊髓受压呈波浪样压迹。

3）椎动脉型颈椎病：主要症见单侧颈枕部或枕顶部发作性头痛、视力减弱、耳鸣、听力下降、眩晕，可见猝倒发作。常因头部活动到某一位置时诱发或加重，头颈旋转时引起眩晕发作是本病的最大特点。椎动脉血流检测及椎动脉造影可协助诊断，辨别椎动脉是否正常，有无压迫、迂曲、变细或阻滞。

X 线检查：可显示椎节不稳及钩椎关节侧方增生。

4）交感神经型颈椎病：主要症见头痛或偏头痛，有时伴有恶心、呕吐，颈肩部酸困疼痛，上肢发凉发绀，眼部视物模糊，眼窝胀痛，眼睑无力，瞳孔扩大或缩小，常有耳鸣、听力减退或消失。心前区持续性压迫痛或钻痛，心律不齐，心跳过速。头颈部转动时症状可明显加重，压迫不稳定椎体的棘突可诱发或加重交感神经症状。

（二）鉴别诊断

1. 神经根型颈椎病

神经根型颈椎病应与尺神经炎、胸廓出口综合征、颈项部肌筋膜炎、肩周炎、腕管综合征、肌萎缩型侧索硬化症、颈神经根肿瘤等疾病鉴别。

1）尺神经炎：尺神经由 C_8 和胸脊神经参与组成，本病多与颈椎病 C_8 脊神经受累者相混淆，两者均可造成小指麻木和手部内在肌影响导致"爪形手"，但尺神经炎患者在肘关节后内侧的尺神经沟处多有较明显的压痛，可触及条索状变性的神经，而且两者感觉障碍分布不同，尺神经炎感觉障碍分布区较 C_8 脊神经分布区小，尺神经前臂处多不波及。

2）胸廓出口综合征（前斜角肌综合征、肩锁综合征及肋锁综合征）：因可压迫臂丛下干或内干前斜角肌挛缩，造成脊神经前支受累，引起上肢疼痛、麻木症状，多以感觉障碍为主，并可引起肌肉萎缩或肌力减弱，查体可见锁骨上窝饱满，可触及条索状前斜角肌或颈肋，用力压迫局部可诱发或加剧症状，爱德生试验（Adson test）多阳性。

3）颈项部肌筋膜炎：又称肌肉风湿病，是指颈项部的筋膜、肌肉、肌腱和韧带等软组织的病变，主要表现为颈项部疼痛、僵硬、活动受限；项韧带患处有特定压痛点，触压此点时，可立即引起传导性疼痛，受凉时疼痛加重，活动后或遇暖时疼痛减轻。检查时肌腱反射正常，症状明显，体征很少；压痛点用 1%普鲁卡因 5～8mL 封闭后疼痛可减轻或消失；X 线检查无明显异常，二者临床症状、体征有一定的差异，X 线和实验室化验有鉴别作用。

4）肩周炎：头颈部体征少于颈椎病，无前臂与手的根性疼痛及神经定位体征。

5）腕管综合征：屈腕压迫试验及腕部叩击试验阳性，肌电图检查可见大鱼际出现神经变性，可协助诊断。

6）肌萎缩型侧索硬化症：是一种原因不明的运动神经元疾病，表现为进行性肌萎缩，从手向近端发展，最后可侵及舌肌和咽部。与颈椎病的不同点为对称性发病；感觉正常，感觉神经传导速度亦正常；无神经根性疼痛。

7）颈神经根肿瘤：临床表现为进行性根性疼痛，有典型阶段性损害体征，可借助 MRI 和脊髓造影进行诊断。

2. 脊髓型颈椎病

脊髓型颈椎病应与脊髓空洞症相鉴别。脊髓空洞症多发于 31～50 岁，男性约为女性的 3 倍，起病隐匿，病程缓慢，临床表现为受累的脊髓节段神经损害的症状，如手、臂的自发性疼痛、麻木、蚁走等；以痛温觉减退或消失而深感觉保存的分离性感觉障碍为主，兼有脊髓长束损害的运动障碍、脊神经营养障碍。

3. 椎动脉型颈椎病

椎动脉型颈椎病应与梅尼埃病相鉴别。梅尼埃病主要是由于耳内淋巴回流受阻引起局部水肿所致，可有明显的头晕、头痛、恶心、呕吐、耳鸣、耳聋等症状，具有发作性眩晕，波动性、进行性和感性听力减退，耳鸣三大特点，行颈椎 X 线或 CT 检查无明显异常。

二、审析病因病机

1）风寒痹阻：风、寒、湿三邪侵入身体，流注经络，可致气血运行不畅，进而引起肢体与关节疼痛、酸麻、重着及屈伸不利。

2）气滞血瘀：气血阻滞，则肝、肾、脾等脏腑缺乏濡养，脏腑本身及其所主之筋骨、肌肉及关节功能也会受到影响。

3）痰湿阻络：肺、脾、肾功能失调，寒、热、燥、湿等外邪侵袭，均会影响人体津液的正常输布和运行，其停聚在机体某部位，即会造成气血、经络运行不畅，进而引起关节疼痛、酸麻等症状。

4）肝肾不足、气血亏虚：久病体弱，肝血不足，肾精亏损，经脉失去濡养，可致肢体筋膜弛缓、手足痿软无力、肢体活动不利、耳鸣、目眩等症状。

三、明确辨证要点

1）辨主症：颈项部强硬疼痛，上肢疼痛、重着、麻木为本病的基本特征，因其分证不同，临床表现各异。

2）辨分期：①急性期：临床主要表现为颈肩部疼痛，颈椎活动受限，稍有活动即可使颈肩臂部疼痛加重，疼痛剧烈时难以坐卧，被动以健肢托住患肢，影响睡眠。②缓解期：临床主要表现为颈僵，颈肩背部酸沉，颈椎活动受限，患肢窜麻疼痛，可以忍受。③康复期：颈肩部及上肢麻痛症状消失，但颈肩背及上肢酸沉症状仍存在，受凉或劳累后症状加重。

3）辨虚实：病程短者多为实证，病程长者多为虚证。痰湿阻络证，肝肾不足、气血亏虚证为虚中夹实证，其治疗较难。

四、确立治疗方略

1）因体质差异、病因有别，根据主要症状选择治疗方案。

2）急性期应颈部制动，避免功能锻炼，防止加重；缓解期采用适当的治疗方法及功能锻炼；恢复期当长期坚持锻炼，保持颈部肌肉强度的稳定性，以防复发。

五、辨证论治

（一）基础治疗

治法 温经散寒，通络止痛。

取穴 颈椎夹脊穴、阿是穴。

操作 阿是穴要求捻转稍加提插直刺 1～1.5 寸，以得气为度，不提插捻转；颈夹脊穴直刺 2～2.5 寸，刺入两棘突之间，接近神经根处，使针感传向上肢末端，以得气为度，不提插捻转。

（二）辨证加减

1. 风寒痹阻

1）抓主症：颈、肩疼痛，颈项僵硬活动不利。

2）察次症：遇寒加重、得温痛减，随气候变化而变。

3）审舌脉：苔薄白，脉沉紧。

4）择治法：温经散寒，通络止痛。

5）据兼症化裁：化热者针刺合谷、大椎穴。

6）操作：用平补平泻法，以患者能够耐受为度。

2. 气滞血瘀

1）抓主症：颈、背疼痛固定不移，痛如针刺。

2）察次症：肢体麻木甚则肌肉萎缩无力。

3）审舌脉：苔薄白，脉弦。

4）择治法：行气活血，化瘀通络止痛。

5）据兼症化裁：化热者针刺合谷、大椎穴、曲池；化湿者针刺足三里。

6）操作：用平补平泻法，以患者能够耐受为度。

3. 痰湿阻络证

1）抓主症：头重如裹，肢体麻木不仁。

2）察次症：纳呆泛呕。

3）审舌脉：苔厚腻，脉弦滑。

4）择治法：祛湿化痰通络。

5）据兼症化裁：化热者针刺合谷、大椎、曲池。

6）操作：用平补平泻法，以患者能够耐受为度。

4. 肝肾不足、气血亏虚

1）抓主症：眩晕头痛，急躁易怒，头重脚轻。

2）察次症：耳鸣耳聋，失眠多梦，肢体麻木。

3）审舌脉：舌红苔少，脉弦细。

4）择治法：补益肝肾，濡养筋脉。

5）据兼症化裁：化风者针刺合谷、风市、翳风、风池。

6）操作：用平补平泻法，以患者能够耐受为度。

六、中医特色技术

1. 中药治疗

（1）内治法

风寒痹阻证

治法：祛风散寒，祛湿通络。

方药：羌活胜湿汤加减。

加减：风偏盛者加用白芷、荆芥等；寒偏盛者加用细辛、附子、生姜等。

气滞血瘀证

治法：行气活血，通络止痛。

方药：桃红四物汤加减。

加减：痛甚者加用延胡索、五灵脂、没药等；麻木明显者加用地龙、蜈蚣、全蝎等。

痰湿阻络证

治法：祛湿化痰，通络止痛。

方药：半夏白术天麻汤加减。

加减：痰偏盛者加用浙贝母、南星等；湿偏盛者加用羌活、秦艽、木瓜等。

肝肾不足证

治法：补益肝肾，通络止痛。

方药：肾气丸加减。

加减：肝阴血亏虚明显者加用白芍、当归、首乌等；肾精不足明显者加用黄精、肉苁蓉、鹿茸等。

气血亏虚证

治法：益气温经，和血通痹。

方药：黄芪桂枝五物汤加减。

加减：气虚明显者加用党参、白术等；血虚明显者加用当归、麦冬、五味子等。

（2）外治法

1）中药离子导入：根据不同的辨证分型，将煎煮好的中药汤剂，用离子导入的方式，深透入颈部。每日 1 剂，每次 15～20 分钟。

2）中药贴敷：急性期用金药膏、汉磁灸热贴及其他活血止痛类膏药；缓解期用寒痛乐熨剂及其他温经通络的膏药。每日 1 贴。

2. 水针疗法

取穴　根据病情需要辨证选取大椎、肩中俞、肩井、颈夹脊、阿是穴等。

操作　每次选取 1～2 组穴位，选择合适的药液进行穴位注射，如当归注射液、银杏叶提取物注射液、黄芪注射液等活血通络、补益气血的药物进行穴位注射，每日 1 次，或隔 1～2 日 1 次。

3. 功能锻炼

做颈项前屈后伸、左右侧屈、左右旋转及前伸后缩等活动锻炼，如"米字操""回头望月"等。

七、各家发挥

（一）孙申田教授经验

1. 神经根型颈椎病

取穴　主穴：百会、大椎、风池（双侧）、C_4～C_6 夹脊穴（双侧）。配穴：肩髃（患侧）、曲池（患侧）、外关（患侧）、中渚（患侧）。

操作　百会穴手法要求捻转稍加提插，由徐到疾，捻转速度在 200r/min 以上，连续 3～5min；大椎穴直刺 1～1.5 寸，以得气为度，不提插捻转；C_4～C_6 夹脊穴直刺 2～2.5 寸，刺入两棘突之间，接近神经根处，使针感传向上肢末端，以得气为度，不提插捻转。其余腧穴常规针刺，施以平补平泻手法，诸穴得气后使用 G6805-Ⅱ型电麻仪，连续波刺激 20min，强度以患者能够耐受为度。每日 1 次，每次 40min，2 周为 1 个疗程。

2. 椎动脉型颈椎病

取穴　主穴：百会、神庭、晕听区（双侧）、太阳（双侧）、完骨（双侧）。配穴：内关（双侧）、足三里（双侧）、阴陵泉（双侧）、丰隆（双侧）、太冲（双侧）。

操作　百会、神庭、晕听区手法要求捻转稍加提插，由徐到疾，捻转速度在 200r/min 以上，连续 3～5min。完骨穴针刺约 1.2 寸深，施以泻法。其余腧穴常规针刺，施以平补平泻手法。诸穴得气后使用 G6805-Ⅱ型电麻仪，连续波刺激 20min，强度以患者能够耐受为度。每日 1 次，每次 40min，2 周为 1 个疗程。

穴解　百会、神庭配晕听区可调神益智，醒神开窍，通络止晕；配太阳穴可通经活络，活血止痛；配完骨穴可祛风化湿，调畅气血，同时通以电针治疗，可改善脑后循环进而改善其后组动脉供血；配内关、太冲穴可行气活血，通经活络；配足三里、阴陵泉、丰隆穴可健脾和胃，祛湿化痰。

3. 脊髓型颈椎病

取穴　主穴：运动区（双侧）、大椎、风池（双侧）、C_4～C_7 夹脊穴（双侧）。配穴：肝俞（双侧）、肾俞（双侧）、足三里（双侧）、阳陵泉（双侧）、悬钟（双侧）、三阴交（双侧）。

操作　运动区手法要求捻转稍加提插，由徐到疾，捻转速度在 200r/min 以上，连续 3～5min。大椎穴直刺 1～1.5 寸深，以得气为度，不提插捻转，C_4～C_7 夹脊穴要求直刺 2～2.5 寸深，刺入两棘突之间，接近神经根处，使针感传向上肢末端，其效最佳，以得气为度，不提插捻转。其余腧穴常规针刺，施以补法。诸穴得气后使用 G6805-Ⅱ型电麻仪，连续波刺激 20min，强度以患者能够耐受为度。每日 1 次，每次 40min，2 周为 1 个疗程。

穴解　根据大脑功能定位与头皮表面对应关系，取双侧运动区施以一定手法，使其刺激信号穿过高阻抗颅骨而作用于大脑运动细胞，从而兴奋锥体束而发挥治疗作用。大椎穴属于督脉，诸阳之会穴，针之能振奋诸阳经经气，通阳活络，调畅气血；$C_4 \sim C_7$ 夹脊穴为病变局部腧穴，可疏调局部经络气血，通络止痛，并促使其受压的脊髓修复和再生；肝俞、肾俞、悬钟相配可滋补肝肾，充养髓海；足三里可滋补后天之本，补益脾胃，化生气血，配三阴交滋补肝肾，调畅气血。诸穴合用，以促病愈。

（二）程为平教授经验

1. 针灸治疗

程为平教授指出对于颈椎病，应首先排除脊柱结核和脊髓的肿瘤，明确诊断后施以治疗。其治疗要点为根据不同的临床类型、病期长短、病情轻重、患者健康状况及患者对治疗效果的反应等进行全面的分析，及时调整治疗方案。

（1）风寒痹阻证

治法　祛风散寒，除湿止痛。

取穴　主穴：阿是穴、风池。配穴：外关、阴陵泉、颈夹脊、天柱、曲池。

操作　阿是穴、外关、阴陵泉、天柱、曲池手法要求捻转稍加提插直刺 1～1.5 寸，以得气为度，不提插捻转；颈夹脊穴直刺 2～2.5 寸，刺入两棘突之间，接近神经根处，使针感传向上肢末端，以得气为度，不提插捻转。每日 1 次，每次 40min，2 周为 1 个疗程。

（2）气滞血瘀证

治法　行气活血，通经止痛。

取穴　主穴：阿是穴、天柱、外关。配穴：膈俞、血海。

操作　阿是穴、天柱、外关手法要求捻转稍加提插直刺 1～1.5 寸，以得气为度，不提插捻转；其余腧穴常规针刺，施以泻法。每日 1 次，每次 40min，2 周为 1 个疗程。

（3）肝肾不足证

治法　补益肝肾，通络止痛。

取穴　主穴：天柱、昆仑。配穴：太溪、肝俞、气海。

操作　天柱手法要求捻转稍加提插直刺 1～1.5 寸，以得气为度，不提插捻转；其余腧穴常规针刺，施以补法。每日 1 次，每次 40min，2 周为 1 个疗程。

2. 中药治疗

桂芍葛细姜黄汤是程教授多年临床验方，组成：桂枝 10g、芍药 15g、葛根 30g、细辛 5g、姜黄 10g。麻木重者加鸡血藤 20g、夜交藤 20g、威灵仙 20g；疼痛重者加没药 10g、延胡索 10g、僵蚕 10g；湿热重者加秦艽 20g；风瘀互结者加川芎 15g、白芷 15g、防风 15g。功效：通经活络，祛风止痛。

（三）高维滨教授经验

高维滨教授运用夹脊电针疗法治疗本病，可收行气活血之功，临床效果颇佳。

取穴　以主要病变椎体旁的夹脊穴为主，同时再取上下各 1 对夹脊穴，共 3 对。

操作　针刺时针尖方向斜向脊柱侧，得气后，将 3 组导线正负极左右交叉连接，选用疏波，电流量以局部肌肉出现节律性跳动，患者能够耐受为度。每次治疗 30min。

注意事项

1）针刺时针尖不宜过深及向外，以免伤及椎动脉。电流强度不宜过大，以免发生意外。

2）颈椎变形程度较轻的病例针刺治疗效果较好，变形程度越高效果越差。

3）若使用本疗法疗效不显著，可考虑为椎间孔的上下间距窄，可用牵引疗法。

（刘　鹏）

第二节　漏　肩　风

漏肩风，又称肩关节周围炎，为一种常见于 50 岁左右成人的软组织退行性、炎症性病变，发病率女性多于男性。漏肩风属于中医学"肩痹"的范畴。中医学关于"肩痹"的最早记载可追溯到《黄帝内经》，中医典籍中记载的"肩痛""肩不举""头项颈痛""背曲肩随"等多种病证，都是围绕本病症状进行的相关描述。

本病在临床上主要表现为肩关节逐渐产生疼痛，夜间加重，活动受限。本病的病因和发病机制为肩周的肌肉、肌腱、韧带、滑囊和关节囊等软组织发生慢性无菌性炎症，导致关节内外粘连，阻碍肩关节活动所致。可因外伤、慢性劳损、较长时间不活动或固定，或局部受风寒侵袭等诱因而发作。

一、临床诊断要点与鉴别诊断

诊断的首要核心标准：明确肩关节周围炎。一旦明确诊断为肩关节周围炎，按照以下标准进行诊断。

（一）临床诊断要点

参考 2015 年中国针灸学会发布的《循证针灸临床实践指南：肩周炎》中指定的西医诊断标准，结合该标准依据的"Codman（柯德曼）五项"，议定如下。

1. 诊断标准

1）发病较为缓慢。

2）肩部疼痛（肩关节三角肌止点周围），发病初期呈阵发性，随后逐渐加重，夜间加重，气候变化或劳累后加重。

3）肩关节各个方向主动、被动活动均受限，以外展、上举、内旋、外旋更为明显。

4）三角肌、冈上肌等肩周肌肉早期可出现痉挛，晚期可发生失用性肌萎缩，出现肩峰突起、上举不利等典型症状。

5）X 线检查多为阴性，病程久者可见骨质疏松。

2. 疾病分期

根据肩周炎的临床表现，一般可分为三期。

1）急性期（冻结进行期）：起病急骤，疼痛剧烈，肌肉痉挛，关节活动受限，夜间疼痛加重，难以入眠。压痛范围广泛，喙突、喙肱韧带、肩峰下、冈上肌、肱二头肌长头肌腱、四边孔等部位均可出现压痛。X 线检查无异常，持续 2～9 个月。

2）慢性期（冻结期）：疼痛症状相对减轻，但压痛范围仍较为广泛，由于急性期肌肉保护性痉挛造成关节功能受限，可发展到关节痉挛性功能障碍。X 线检查偶见肩峰、大结节骨质疏松及囊样变，持续 4～12 个月。

3）功能恢复期：疼痛及僵硬逐渐消失，关节功能逐渐恢复至正常，持续 5～12 个月。

（二）鉴别诊断

1. 肩碰撞综合征

肩碰撞综合征同样表现为患侧肩关节的活动度降低，但其被动活动度常大于主动活动度，一般不累及肩关节的外旋活动。若患者出现被动外旋活动度明显减小，应考虑为原发性或继发性肩周炎。

2. 胸廓出口综合征

胸廓出口综合征即臂丛神经、锁骨下动静脉在胸廓出口处受到颈肋或痉挛肥厚的前、中斜角肌等的压迫而产生的血管或神经受压引起的症候群。患者一般有臂丛神经受压症状，即颈、肩臂麻木、疼痛、乏力等，主要以尺神经受累为主，肩、上肢抬高可以使上述症状加重，但肩部麻木、疼痛并不按根性痛分布。若患者出现肢体苍白、发冷为锁骨下动脉受压而致；若表现为肢体间歇性肿胀，静脉瘀血青紫为锁骨下静脉受压而致。体格检查可见 Adson 试验阳性，肋锁压迫试验阳性，过度外展试验阳性。X 线检查可以排除：颈肋、颈 1 横突肥大，锁骨及第 1、2 肋骨畸形。

3. 肩黏液囊炎

肩峰下滑囊炎属于肩黏液囊炎，多见于冈上肌腱炎或冈上肌膜断裂，一般继发于相邻组织的病变。原发性肩峰下滑囊炎多因急性外伤、过度劳损所致，青年人多见，具体表现为肩峰下疼痛，局限性隆起，有囊性波动感。在三角肌前后缘处向外突出，加压于前缘时三角肌后边膨大突出，而加压后缘则三角肌前缘膨出。压痛点多位于肱骨大结节，肩关节活动外展及旋转明显受限。肩周炎一般无直接外伤，患者多为 50 岁前后的老年人，疼痛部位多位于肩肱关节及其周围的软组织，三角肌前后无局限性隆起包块，三角肌前后缘加压，局部无前后膨大突出表现，压痛点多在肩肱关节及周围的软组织处，肩关节各方向活动受限。

4. 肱二头肌长头肌腱炎

肱二头肌长头肌腱炎所致肩痛特点为肩关节外展后伸时痛重，关节外展外旋运动受限，而其他方向运动并不受限。肩周炎所致肩痛特点为局限隐痛，肩部做上举、外展及旋转活动时疼痛明显加重，肩关节各方向活动明显受限。检查肩周炎患者时，可以发现于肩峰下滑囊、喙突、肱二头肌长头腱、冈上肌附着点等处广泛压痛；而肱二头肌长头肌腱炎患者常见肩前相当于肱骨结节间沟内的肱二头肌腱长头部位局限性深压痛，无其他部位压痛点。体格检查时，肱二头肌长头肌腱炎患者可见肱二头肌抗阻力试验阳性，而肩周炎患者一般无此体征。部分肩周炎患者可以自愈，但肱二头肌长头肌腱炎患者无此倾向。

二、审析病因病机

1）禀赋不足：患者素体虚弱，卫外不固，或脾虚失运，气血生化乏源，致体虚易感。

2）感受外邪：久居湿地，涉水冒雨，睡卧当风，寒热交错，或风寒湿痹日久迁延，郁而化热，或因素体阳虚而致风寒湿热之邪乘虚侵袭人体，留注经络而致。

3）饮食失调：过食肥甘厚腻，脾胃受损，痰热内生，与体内瘀血胶结，导致经络痰瘀互结，气血运行不畅为痹。

4）年老久病：年老体虚，肝肾不足，肢体筋脉失养；或病后气血不足，腠理空疏，外邪乘虚而入。

5）劳逸失当：劳欲过度，精气亏损，卫外不固；或激烈活动，正气受损，汗出腠理开，外邪入侵。此外，因跌仆外伤致肢体筋脉气、血经脉阻滞，亦与痹证发生有关。

三、明确辨证要点

痹证首先要辨清邪气偏盛与虚实。痹证常有邪气偏盛之别，且因病程不同常有虚实之分，临证需仔细辨别其主次偏重。

1）辨邪气偏盛：风、寒、湿、热为病各有偏盛，可根据临床主症辨别：①风邪盛者为行痹：如疼痛游走不定；②寒邪盛者为痛痹：疼痛剧烈，痛有定处，遇寒加重，得热则减；③湿邪盛者为着痹：痛处重着、酸楚、麻木不仁；④热邪盛者为热痹：病变处焮红灼热、疼痛剧烈。

2）辨虚实：根据发病特点及全身症状辨别。①实证：初期，风、寒、湿、热邪气见症明显；②虚证：病至中晚期，气血耗损，损及脏腑，肝肾不足；③虚实夹杂证：病程缠绵，痰瘀互结，肝肾亏虚。

四、确立治疗方略

1）痹证治疗以祛邪通络、宣痹止痛为治疗原则，根据邪气的偏盛，分别予以祛风、散寒、除湿、清热、化痰、行瘀，兼以舒筋通络。久痹正虚者，应重视扶正，以益气养血、培补肝肾为法。虚实夹杂者，宜标本兼顾。

2）痹证属于本虚标实之证，急性期常见于风、寒、湿、热等实证，治以祛风除湿散寒；间歇期或慢性期为痰瘀互结、肝肾亏虚等虚证，故治疗以祛痰化瘀、补肝肾、补血活血等为主。病程日久应辅以补益气血、补养肝肾、祛痰、化瘀等治法，兼顾虚实，标本并治。

五、辨证论治

（一）基础治疗

治法　通经活络，舒筋止痛。以局部穴位为主，配合循经远端取穴。

取穴　肩前、肩髃、肩髎、肩贞、阿是穴、曲池、阳陵泉。

操作　先刺远端穴，行针后鼓励患者活动肩关节；肩部穴位要求有强烈的针感，可加灸法、电针治疗。

（二）辨证加减

1.手阳明经证

1）抓主症：肩部疼痛、酸重，有压痛，关节活动受限。

2）察次症：以肩前区疼痛为主，后伸疼痛加剧。

3）据兼症化裁：合谷。

4）操作：合谷施以平补平泻法，余穴操作同基础治疗。

2. 手少阳经证

1）抓主症：肩部疼痛、酸重，有压痛，关节活动受限。

2）察次症：以肩外侧疼痛为主，外展疼痛加剧。

3）据兼症化裁：外关。

4）操作：外关施以平补平泻法，余穴操作同基础治疗。

3. 手太阳经证

1）抓主症：肩部疼痛、酸重，有压痛，关节活动受限。

2）察次症：以肩后侧疼痛为主，肩内收时疼痛加剧。

3）据兼症化裁：后溪。

4）操作：后溪施以平补平泻法，余穴操作同基础治疗。

4. 手太阴经证

1）抓主症：肩部疼痛、酸重，有压痛，关节活动受限。

2）察次症：以肩前近腋部疼痛为主且压痛明显。

3）据兼症化裁：列缺。

4）操作：列缺施以平补平泻法，余穴操作同基础治疗。

六、中医特色技术

（一）急性期（冻结进行期）

1. 毫针刺法

（1）条口穴透承山穴

取穴　条口。

操作　患者取坐位，常规消毒针刺部位，选用 0.3mm×75mm 毫针，向承山方向直刺条口穴，针刺深度为 2～3 寸，行捻转泻法，强刺激使得气。行针时，嘱咐患者进行患肩主动运动 5min，后协助患者做被动运动 5min。留针 20～30min，每 15min 行针 1 次，每次行针均协助患者进行患侧肩关节运动。

疗程　每日 1 次，一般 5 次为 1 个疗程，直至疼痛消失。

注意事项　针刺前，应提前与患者沟通，提醒患者该穴透刺针感强烈，消除患者疑虑或误会。患肩被动运动时，患肩活动幅度应该以患者自身可耐受程度为宜，避免过度拉伸损伤关节肌肉。

（2）局部取穴配合条口穴

取穴　主穴：肩髃、肩髎、臂臑、条口、阿是穴。配穴：手太阴经证，配尺泽、孔最；手阳明经证，配肩井、曲池、合谷；手少阳经证，配清冷渊、外关；手太阳经证，配天宗、秉风、肩贞、支正。

操作　患者取侧卧位，充分暴露患侧肩部，常规消毒，快速直刺进针，针刺深度为 1.5～2 寸，捻转得气。起针后，患者取坐位，取条口穴透刺（选用 0.3mm×75mm 毫针，深度为 2～3 寸），得气后强刺激，嘱咐患者进行患侧肩部主动运动 5min，后协助患者做被动运动（外旋、后伸、外展、内收）5min。

疗程 每日 1 次，一般 5 次为 1 个疗程，直至疼痛消失。

注意事项 针刺前，应提前与患者沟通，提醒患者该穴透刺针感强烈，消除患者疑虑或误会。患肩被动运动时，患肩活动幅度应该以患者自身可耐受为宜，避免过度拉伸损伤关节肌肉。

2. 毫针刺法的辅助治疗

（1）电针法

方法 针刺腧穴得气后，接电针仪，每次选 2～3 组腧穴，用疏密波，中等刺激，持续时间为 20～30min。

疗程 每日 1 次，5 次为 1 个疗程。

注意事项 连接电针时，应缓慢逐渐增加电量，以患者能够耐受为宜，禁止突然大幅度调节电量，慎防意外。

（2）特定电磁波治疗仪（TDP）照射

方法 在患侧肩部予以 TDP 照射 30min，以皮肤潮红为度。

疗程 每日 1 次，一般 5 次为 1 个疗程，直至疼痛消失。

注意事项 局部照射时，应注意照射患侧部位的时间及距离，谨防灼伤患者皮肤。

（3）运动针法

方法 远端取穴针刺得气后，嘱咐患者进行患侧肩关节主动运动 5min，后协助其做患侧肩关节被动运动 5min。

注意事项 患侧肩部被动运动时，注意在患者耐受的范围内，活动幅度逐渐加大，避免因过度拉伸而损伤肩关节。

3. 穴位注射疗法

取穴 阿是穴。

操作 用利多卡因，或维生素 B_{12} 注射液，或当归注射液。患者取侧卧位，充分暴露施术部位，局部常规消毒后，将针头快速刺入皮下组织，然后提插数下，得气后，回抽未见回血，然后缓慢注入药物，每个部位 1mL，每次选取 3～5 个部位。根据不同部位，常选用 5mL 或 10mL 注射器，5～7 号针头。

疗程 隔日治疗 1 次，1 周为 1 个疗程。

注意事项 当两种及以上药物混用时，需注意药物配伍禁忌。注射时应注意回抽有无回血，避免将药物注入血管。有药物过敏史者，注射前应做皮试。

4. 推拿治疗

治法 温经活血，通络止痛，松解粘连，滑利关节，松筋整理。

部位及取穴 肩臂部；肩井、肩髃、肩前、肩贞、天宗、秉风、曲池、手三里、合谷等局部取穴。

操作

1）温经活血：患者取坐位，医者位于患肩侧，用一手扶住患者上臂将其轻微向外展，另一手在患肩臂处施滚法及揉法，包括患者肩前、肩后部、三角肌等压痛明显的位置，同时协助患者将患肢做外展、旋外和旋内的关节运动，并用拿法和捏法施于上臂部，约 5min，使患肩微微发热，局部皮肤微红。

2）通络止痛：患者取坐位，医师站于患肩侧，用点按、弹拨法按顺序点按、弹拨肩臂部局部穴位，约 5min，以患者感到酸胀为度。

3）松解粘连：患者取坐位，医师站于患肩侧，对患侧肩部有粘连或压痛点的部位施弹拨法，以解痉止痛，剥离粘连，手法过程需以患者能够耐受为度，慎勿过度用力，以免损伤肩关节或肌肉。

4）滑利关节：患者取坐位，医师站于患肩侧，一手扶住患肩，另一手握住患侧上肢腕部或托住肘部，使肩关节做环转摇动运动，活动范围从小到大，重复 10 次；然后扳动患侧肩关节内收、外展、后伸及内旋运动各 3 次。继而拿捏患侧肩部 2min，然后握住患侧手臂腕部，慢慢提起患肢，使其上举，在此期间牵拉提抖患侧上肢，重复 10 次。

5）松筋整理：患者取坐位，医师站于患肩侧，用搓法施于肩部到前臂，反复从肩部到前臂由上至下搓动 3 次，随后牵拉提抖患肢 30s，用推法从患侧肩顺着上臂外侧沿向下推至掌根 2 次。

5. 耳穴透刺疗法

取穴　主穴：取患侧耳穴肩、肩关节、锁骨。配穴：同时有肘部以下症状者可配患侧耳穴肘、腕、指。

操作　选用 0.3mm×25mm 一次性毫针，常规消毒患侧耳部皮肤，用左手固定患者耳廓，拇指在前，食指和中指从后方将所刺耳穴顶起，右手持针，从耳穴肩的上端呈小于 10° 的角度刺入，然后沿着皮下与皮下软骨之间通达到耳穴肩关节及锁骨的皮下，若针刺难以通贯 3 穴，可采用 2～3 支毫针相接连续刺入。进针后，用小幅度的捻转手法数下，留针期间可行针 2～3 次，加强刺激，留针 30min。针毕，即刻令患者主动活动上肢及肩关节，反复数分钟，尽量在耐受的范围内加大运动幅度，越难活动的方向越是要多主动活动。

疗程　此方法用于肩周炎急性期止痛治疗。

（二）慢性期（冻结期）及功能恢复期

1. 毫刺针法

取穴　主穴：肩髃、肩髎、臂臑、阿是穴。配穴：①辨证配穴：风寒湿型，配大椎、阴陵泉；瘀滞型，配间使、三阴交；气血虚型，配足三里、合谷。②根据疼痛部位配穴：手太阴肺经，配尺泽、孔最；手阳明大肠经，配肩井、曲池、合谷；手少阳三焦经，配清冷渊、外关、中渚；手太阳小肠经，配天宗、肩贞、养老。

操作　患者取侧卧位，充分暴露患侧肩部，常规消毒针刺部位，选用直径 0.3mm、长度 40～50mm 的毫针，快速直刺进针，深度为 1.5～2 寸，捻转得气。

疗程　每日或隔日 1 次，治疗 2 周至 1 个月。

2. 毫针刺法的辅助治疗

（1）灸法

操作　患者取侧卧位，暴露患侧肩部，针刺得气后，30min 的留针期间内，取 1.5cm 长的艾条，分别插在针柄上（每次选取 3～4 穴），逐一点燃。

疗程　每日或隔日 1 次，治疗 2 周至 1 个月。

注意事项　感觉障碍者慎用灸法；注意艾条与皮肤的距离，以患者感觉温热而不被灼伤为度。

（2）刺络拔罐疗法

操作　患者取侧卧位，选取肩部疼痛或压痛明显部位2～3处，常规消毒局部，用三棱针迅速点刺，再以闪火法拔罐（选用规格为直径 4cm 左右的玻璃罐）5～10min，令每罐出血3mL 左右。每次刺络拔罐部位交替轮换。

疗程　2～3日1次，每次选取肩部疼痛或压痛明显部位2～3处，治疗2～3周。

注意事项　刺络拔罐部位24h内勿进行洗浴，以防感染。

（3）火针疗法

取穴　阿是穴。

操作　穴区常规消毒后，将火针置酒精灯上烧红，迅速点刺阿是穴2～3次，出针后用干棉球轻轻按压针眼。

疗程　疼痛剧烈可每日治疗1次，慢性疼痛可3～5日治疗1次。

注意事项　注意避开重要血管和神经分布处。针刺后，局部呈红晕或红肿未完全消失，应避免洗浴，以防感染。外感发热患者不宜用火针治疗。针后若局部发痒则不能搔抓，若针刺较深，治疗后可用消毒纱布贴敷1～2日，以防感染。

（4）功能锻炼

1）搭肩运动：患侧上肢取屈曲位，手伸向对侧肩上，肘部尽量接近胸壁，每次坚持动作2min。重复动作5～10次。

2）旋转运动：在可承受范围内，患肩尽量做大幅度旋转上肢动作，由前向后进行5次，再从后向前旋转5次。

3）上举运动：患者面对墙壁，用患侧手沿墙壁做从下向上摸高爬动，尽量上举患侧手臂，在耐受范围内爬至最高点后，再缓慢向下爬动至起点。重复动作5～10次。

4）摸耳运动：患侧手臂从头后部伸向对侧耳后，尽力接近至触及耳朵，重复动作5～10次。

5）拉手运动：嘱患者双手向后背伸，用健侧手握住患侧手腕部，逐渐向上提拉，以患者能够耐受为度，避免过度拉伸。或可双手背伸同时握住毛巾两端，用健侧手带动患侧手向上提。重复动作5～10次。

3. 中药熏蒸

体位　患者取坐位，暴露患侧肩部。

中药　将中药颗粒剂（羌活、独活、桑寄生、桂枝各25g，当归、赤芍、红花、伸筋草、威灵仙各20g，细辛10g）加入开水冲泡成1200mL，并将其加入中药熏蒸仪药槽之中。

操作　接通电源，将熏蒸仪喷气口对准患肩，进行熏蒸。

注意事项　患肩与熏蒸仪保持25cm距离，30min 1次。4周为1个疗程。

4. 小针刀疗法

定位　患者取坐位，裸露患侧肩部，用手指端在患肩上寻找压痛点（包括冈上肌、冈下肌、大小结构间沟、三角肌、小圆肌、大圆肌等肌肉起止点处）。

消毒及麻醉　在压痛点处触及硬性条索，标记后在对应皮肤位置铺上无菌洞巾，对该区域做常规消毒处理后皮下表皮麻醉。

操作　针刀刺入标记点，角度平行于肌纤维走向，达到骨面，采取先纵行后横行的手段剥离，切开剥离后出针。完成治疗后在刀口位置挤出瘀血，贴敷创可贴。

疗程　每周进行1次。

七、各家发挥

（一）孙申田教授经验

孙申田教授法宗《灵枢》，结合多年临证经验，将漏肩风分为五型：手太阴型、手阳明型、手太阳型、手少阳型、混合型；提出采取经络辨证循经取穴的针刺方法来治疗漏肩风，不仅起效快、效果明显、能减轻患者痛苦，而且配合患者主动活动患侧肩部，取效甚佳，止痛效如桴鼓。在循经远端取穴后，配以肩部活动时疼痛点即阿是穴，应用"五刺"中的"合谷刺法"松解患肩局部粘连，更大程度上改善患者肩部疼痛、活动不利的症状。轻症漏肩风者，针刺1~2次即愈。

1. 按经络辨证方法循经远端取穴

（1）手太阴型

主症　肩部前方内侧至肘部、近腋部前方疼痛，活动不利。

取穴　鱼际。

经验总结　针刺得气后，嘱咐患者主动活动患侧肩关节，立即止痛。

（2）手阳明型

主症　肩部前方疼痛为主，活动不利。

取穴　合谷（患侧）或迎香（健侧）。

经验总结　独取一穴不效时，可以首尾取穴，即同时针刺迎香、合谷。

（3）手少阳型

主症　肩关节后方疼痛为主，活动不利。

取穴　中渚或丝竹空。

经验总结　独取一穴不效时，可以首尾取穴，即同时针刺中渚、丝竹空。

（4）手太阳型

主症　肩部后方连肩胛骨疼痛为主，活动不利。

取穴　腕骨。

经验总结　若连脊柱或颈椎疼痛可加后溪，或单取后溪。

（5）混合型

主症　全肩疼痛，疼痛位置无明显突出。

取穴　多经辨证、循经取穴联合应用。

经验总结　配合阿是穴及"合谷刺法"效果更佳。

2. 针刺辅助治疗

孙申田教授提出结合"运动针法"治疗肩周炎，即在针刺过程中，让患者主动做肩关节外展、内收、旋后、旋前等运动，促进患侧气血循环，结合经络辨证循经取穴，治疗效果立竿见影，且增强患者主动活动的信心，减少因患者不敢活动而加重肩关节粘连的情况。

3. "合谷刺法"具体应用

取穴　在进行"运动针法"时，选取患者活动肩关节时的痛点，用拇指按压，若有压痛即为针刺穴，即阿是穴。

操作　选取0.35mm×50mm毫针，直刺阿是穴，进针一定深度使得气，然后采取挑刺法稍加挑刺阿是穴深部，再将毫针提至皮部，然后分别向前、向后、向左、向右方向进针，达到一定深度，得气后再行挑刺法，针刺毕出针，嘱咐患者主动活动肩关节，即刻止痛。

经验总结　针具选取稍粗者，刺激量大，效果更好，具体情况以患者可耐受为主。

（二）孙远征教授经验

"经络所过，主治所及"，孙远征教授指出，治疗本病宜择用循经远取动法，即按经络辨证选取主穴进行针刺，与此同时，协助患者做肩关节的主动或被动的小范围、低速度的上抬，内、外展，内收外旋活动，以达到止痛的效果。

《灵枢·经脉》言："盛则泻之，虚则补之，热则疾之，寒则留之。"在本病中医辨证中，急性期多属实证，因此治疗漏肩风急性期时，孙远征教授常用泻法。刺时根据患者病情，给予深刺长留针，留针 30～40min，每隔 10min 捻转 1 次，小幅度捻转，得气即可。

1. 手阳明经型

临床症状及取穴　以肩髃处疼痛为主，且伴有患侧肩关节上举、外展活动不利，取合谷穴。

穴解　手阳明经病候可见"肩前臑痛，大指次指痛不用"。合谷穴为手阳明大肠经原穴，肩髃处部位属手阳明大肠经，阳明经为多气多血之经脉，因此针刺合谷穴有疏通手阳明经气血，通络止痛之效。

2. 手太阳经型

临床症状及取穴　以臑俞穴处疼痛为主，可伴有后伸、内旋活动障碍，取后溪穴。

穴解　臑俞穴属手太阳经，后溪为手太阳小肠经输穴，"输主体重节痛"，针刺该穴可缓解患肩重着、骨节酸痛，起疏通手太阳经气血，通络止痛之效。

3. 手少阳经型

临床症状及取穴　以肩髎穴处疼痛为主，可伴有外展、伸举、内旋活动障碍，取中渚穴。

穴解　肩髎穴附近属手少阳三焦经所过，手少阳经病候"是主气所生病者……耳后、肩、臑、肘、臂外皆痛，小指次指不用"，而中渚穴为该经输穴，针刺中渚可疏通手少阳经气血，缓解该经所行肩部的疼痛、活动不利，起通络止痛之效。

4. 手太阴经型

临床症状及取穴　以肩前穴处疼痛为主，可伴有外旋、后伸活动障碍，取鱼际穴。

穴解　肩前穴处为手太阴经所过，手太阴经病候"臑臂内前廉痛厥"。针刺鱼际，取"上病下取"，疏通肩部手太阴经所过部位气血，起行气通络止痛之效。

5. 混合型

临床症状及取穴　患者肩部疼痛部位涉及 2 条或以上的经脉，则根据经络所过辨证取经，联合诸经主穴，以针刺治疗。

穴解　诸经取穴穴解，参见上文。

（三）高维滨教授经验

高维滨教授认为，正常情况下，肩部肌群由 C_5～T_1 脊神经支配，在中枢神经系统调控下完成肩关节运动。因劳损、骨质增生、炎症刺激、小关节错位造成颈椎内外平衡失调，继而刺激、牵拉颈椎附近脊神经，从而引起神经支配的肌肉紧张、痉挛而产生疼痛。小关节错位可使前斜角肌痉挛，肩部紧张疼痛。交感神经受刺激，可使患侧肩部血液循环不足，患者常自觉患侧肩部冷痛感，偶遇风寒疼痛加重。肩关节活动障碍日久，可发生肌肉萎缩、肌力减退的情况。而肩关节由于活动不利且血液循环较差，关节滑囊中滑液分泌异常，导致肩部肿胀不适，形成肩关节周围性炎症。若不及时合理治疗，可致肩关节粘连、肌挛缩，最终导致肩关节活动功能丧失。结合多年临证经验，高教授提出以下治疗方法。

1. 电针疗法

取穴　病变节段的三对夹脊穴，肩髃、肩髎、新极泉（腋前皱襞顶端外0.3寸）。

操作　针刺时稍向脊柱方向直刺，针刺一定深度，捻转使得气。然后用电针仪的三组导线正极与负极交错连接，选用疏波，逐渐调大电量，观察患者局部肌肉，调至电针出现节律性跳动即可，注意电流量需在患者可耐受范围内，留针30min。起针后，再次针刺以上3穴，捻转行针使产生酸、麻、胀感后再次出针。随后让患者做肩部功能锻炼。

2. 功能锻炼

高维滨教授认为，功能锻炼对于漏肩风的疗效巩固，以及预防患侧肩关节发生粘连，帮助患者逐渐恢复肩部关节活动功能有重要作用。临床上，需与患者耐心交代，使之每日在可耐受的范围内坚持功能锻炼，逐渐加大运动强度，以早日恢复肩关节的正常活动功能。

1）爬墙锻炼：嘱患者站在墙壁面前，用患侧上肢触摸墙壁，从下至上，上肢做爬行状，缓缓向上爬动至上肢所能触及最高点后，再逐渐往下爬落至起点。如此活动，重复6次。

2）体后拉手：嘱患者双手背伸至身后，用健侧手部握住患侧手腕，若未能触及患侧手腕，可以背伸后双手握住绳子或者毛巾两端，用健侧手带动患侧手做双手平行上抬动作，以活动肩关节，双手缓慢抬至可承受最高点后，再缓慢下落至原点。如此活动，重复6次。

3）外旋锻炼：嘱患者直立，背靠墙壁，双手握拳，上肢屈曲，上臂紧贴身体，以肩关节为中心，用肘部沿墙壁向外滑动做外旋运动。如此活动，重复6次。

注意事项：需嘱咐患者功能锻炼期间必须以耐受为度，且需要持之以恒，切勿因求愈心切而过度拉伸，造成二次损伤。

（张　迪）

第三节　扭　挫　伤

扭挫伤指间接暴力使肢体和关节突然发生超出正常生理范围的活动，外力远离受损伤的部位，发病却在关节周围，其关节及关节周围的筋膜、肌肉、肌腱、韧带、软骨盘等过度扭曲和牵拉造成损伤，比较符合西医学所说的软组织扭挫伤。本病一般可分为急性和慢性积累性两大类别。根据损伤部位可分为肩部扭挫伤、腕部扭挫伤、踝关节扭挫伤、颈部扭挫伤和腰部扭挫伤。本病属中医学"筋伤"范畴。

一、临床诊断要点与鉴别诊断

（一）临床诊断要点

1. 肩部扭挫伤

1）受到外伤后，肩部肿胀及疼痛逐渐加重，肩关节活动受限。

2）肿痛初时较轻微，之后逐渐加重，轻者1周内症状明显减轻，重者可伴有组织的部分纤维断裂或并发小的撕脱性骨折，症状可迁延数周。

3）若肩部肿痛范围较大，需找出肿痛部位的中心点，根据压痛处最敏感的部位，判断出损伤的确切位置。

4）主要体征为压痛、活动性疼痛及运动障碍。

2. 腕部扭挫伤

1）受过外伤后，腕部疼痛、肿胀，活动时加重，局部压痛，腕关节活动受限。

2）受伤部位肿胀、疼痛和压痛。

3）桡骨茎突疼痛和压痛，多为桡侧副韧带损伤。

4）尺骨茎突疼痛和压痛，多为尺侧副韧带损伤。

5）腕部掌屈疼痛，多为腕背侧韧带损伤。

6）腕部背伸时疼痛，多为腕掌侧韧带损伤。

7）腕部酸痛无力，尺骨小头异常突起，按之有松动感，多为下尺桡关节韧带损伤，腕关节 X 线正位片可显示下尺桡关节间隙明显增宽，必要时需与健侧片比较。

8）如果损伤严重，腕关节运动各方向均有疼痛和功能障碍，则可能是韧带肌腱的复合伤或有骨折及半脱位存在。

3. 踝关节扭挫伤

1）受到外伤后，踝关节突然出现肿胀、疼痛，不能走路或勉强行走，但疼痛加重，局部压痛，韧带牵提试验阳性。

2）伤后 2~3 日局部可出现瘀斑。内翻扭伤时，外踝前下方有明显的肿胀和压痛，当足内翻时，外踝前下方发生剧痛；外翻扭伤时，内踝前下方有明显的肿胀和压痛，当足外翻时，内踝前下方发生剧痛。

3）严重扭伤疑有韧带断裂或合并骨折、脱位者，应做与受伤姿势相同的内翻或外翻位 X 线摄片检查。单侧韧带撕裂常显示患侧关节间隙增宽，下胫腓韧带断裂可显示踝关节内外侧间距增宽。

4. 颈部扭挫伤

受到外伤后，颈部单侧疼痛，头多偏向患侧，颈部活动受限，肌肉痉挛，可在疼痛部位触及肿块或条索状硬结。

5. 腰部扭挫伤

1）受到外伤后，腰部疼痛剧烈，疼痛持续，深呼吸、咳嗽、打喷嚏等用力时均可使疼痛加重，通常用双手撑住腰部，以防止因活动而产生更剧烈的疼痛，休息后疼痛减轻但不消除，遇冷加重。

2）脊柱多处于强直位，腰部僵硬，腰肌紧张，生理前凸改变，难以伸直和俯仰转侧，严重者难以坐立、行走或卧床难起，有时伴下肢牵涉痛。

3）腰肌及筋膜损伤时，腰部全方位活动受限，棘突旁竖脊肌处、腰椎横突或髂嵴后部有压痛。

4）棘上、棘间韧带损伤时，在脊柱屈曲受牵拉时疼痛加剧，压痛多在棘突上或棘突间。

5）髂腰韧带损伤时，压痛点在髂嵴部与 L_5 间三角区，屈曲旋转脊柱时疼痛加剧。

6）椎间小关节损伤时，腰部被动旋转受限，疼痛加重，脊柱可侧弯，部分棘突可偏歪，棘突两侧深部有压痛。

7）如果挫伤合并肾脏损伤时，可出现血尿等症状。

8）腰部扭挫伤一般无下肢痛，但有时可出现下肢反射性疼痛，多为屈髋时臀大肌痉挛，骨盆有后仰活动，牵动腰部的肌肉、韧带所致。

（二）鉴别诊断

1.肩部扭挫伤鉴别诊断

1）冈上肌腱断裂时，冈上肌肌力消失，上臂不能外展，当帮助患肢被动外展至60°以后，上臂可主动抬高。

2）骨折、脱位，如肱骨外科颈嵌入性骨折、肱骨大结节撕脱性骨折、肩关节脱位及肩锁关节脱位。

3）如有外伤暴力不严重，但引起严重肿胀疼痛者，应排除骨囊肿、骨结核等病变。如有必要，应做X线摄片及其他影像学检查以明确诊断。

2.腕部扭挫伤鉴别诊断

腕部扭挫伤需要与无移位的桡骨远端骨折和手舟骨骨折相鉴别。

1）无移位的桡骨远端骨折肿胀多不明显，压痛局限于桡骨远端。

2）手舟骨骨折时，肿胀和压痛点局限在阳溪穴部位。

摄腕关节X线片可加以鉴别。

3.踝关节扭挫伤鉴别诊断

（1）痛风

共同点：脚掌肿胀疼痛，脚面弥漫性肿胀，向上超过踝关节，关节僵硬，行走不便或行走困难。

不同点：①踝关节扭伤：急性期足面肿痛，周围有青色瘀血，有行走或运动扭伤史。踝关节周围疼痛剧烈，行走时，踝关节僵硬，活动受限。②痛风：发作前一天长时间行走或站立，有虾蟹、黄豆及其相关食品、动物内脏等进食史，患者早晨起床时足部肿胀、疼痛严重，无法接触地面，足部弥漫性肿胀无界限，肿胀范围达踝关节以上，肿胀部位表面光滑有热感，手指轻压皮肤疼痛加剧。

（2）水肿

共同点：肿胀以足面或者踝关节周围为主，无发热症状，走路不利，脚容易疲劳，踝关节活动范围减少，关节有僵硬感。

不同点：①水肿：足部肿胀伴眼睑水肿，气喘，长时间行走加重，足部水肿主要发生在足面或踝关节周围，疼痛不明显，手指轻压患部无痛感，有凹陷，凹陷消失快慢不等，无扭伤或撞伤史，患部无瘀斑。②踝关节扭伤：肿胀主要发生在踝关节周围，在急性期，足面肿胀疼痛，有扭伤史，患部有瘀斑。

4.颈部扭挫伤鉴别诊断

颈部扭挫伤需注意有无手臂麻木、疼痛等神经根刺激症状，必要时可摄X线片检查，以排除颈椎骨折、脱位。

5.腰部扭挫伤鉴别诊断

（1）急性骶髂关节扭伤

急性骶髂关节扭伤有急性扭伤史，单侧腰部及骶髂部疼痛剧烈，站立行走时加重，咳嗽、打喷嚏、弯腰可加重甚至复发；压痛部位位于髂后上棘，可出现足跟及腹股沟放射痛；躯干向患侧微前倾，腰骶部脊柱侧弯，凸侧多向健侧倾斜，患者在站立、坐位、上床时可呈特有姿势。

骨盆分离试验及骶髂关节旋转试验均阳性；X线斜位片可见骶髂关节面排列紊乱，骶髂关节面隆凸部与髂骨关节面隆起部相对，关节间隙较健侧加宽。

（2）急性腰椎间盘突出

急性腰椎间盘突出有急性腰扭伤或着凉史，首先表现为腰痛，其次为根性腰痛，疼痛难忍，有麻、胀、沉及不灵活感，咳嗽、深呼吸等可加重疼痛；棘旁压痛伴放射痛和臀上神经压痛；疼痛性脊椎侧弯，生理前倾消失且后凸，棘突偏斜。若位于L_3，疼痛可放射至大腿前方及小腿前内方，股神经有自发性疼痛及压痛，膝腱反射多减弱或消失，跟腱反射正常，L_3～L_4神经分布的皮肤痛觉减弱，足内侧知觉迟钝；若位于L_4，疼痛可放射至小腿前方、足背、蹈趾，膝跟腱反射无改变，L_5神经分布的皮肤痛觉减退，小腿外侧、蹈趾内侧一半、蹈趾与第二趾之间知觉迟钝；若位于L_5，腰痛放射至足跟及足底，跟腱反射减弱或消失，骶神经分布的皮肤痛觉减退或消失，第二至五趾基底背侧及小腿后侧感觉迟钝。

X线正位片可见腰椎侧弯及椎间隙侧宽于患侧，侧位片腰生理前弯消失或平直，椎间隙前窄后宽；脊髓造影可见椎间盘后外侧膨出和小口径破裂、椎间隙后外侧大口径破裂、全盘变性、椎体内突出、椎间盘经骨突出五种形态改变。

二、审析病因病机

（一）肩部扭挫伤

肩部扭挫伤多因突发性间接暴力致肩关节过度牵拉、扭转，或重物直接打击、碰撞肩部，而造成肩部肌肉或关节囊、筋膜等不同程度的损伤或撕裂，致使脉络破裂，气血凝滞，瘀肿疼痛和功能障碍。

当肩关节处在不同的体位，受到不同方向及形式的旋转力、摆动力、冲压力及撞击力等作用，会造成不同的损伤。

1）碰撞性暴力来自肩关节外侧，首先影响喙锁韧带。

2）跌仆时来自冠状面的侧向暴力，易伤及肩锁关节。

3）上肢外展或上举时，突然受到外力冲击，易导致牵拉性损伤甚至肌腱部分或全部断裂。

当损伤严重、治疗不当而演变为慢性过程时，可继发肩周炎等。

（二）腕部扭挫伤

腕部扭挫伤多因跌仆时手掌或手背接触地面，或用力过大，腕部被迫过度背伸、掌屈和旋转，超出腕关节正常活动范围，导致腕部韧带、筋膜、关节囊扭伤或撕裂。

（三）踝部扭挫伤

踝部扭挫伤多因踝关节突然受到过度的内翻或外翻暴力所致，如在不平的地面上行走或奔跑，上下楼梯、走坡路时不慎失足踩空，或骑车、踢球等运动中摔倒，使踝关节突然过度内翻或外翻而致踝部扭挫伤。

踝部扭挫伤临床上分为内翻扭挫伤和外翻扭挫伤两种。

1）内翻扭挫伤中以跖屈内翻扭挫伤多见，因踝关节处于跖屈时，距骨可向两侧轻微活动而使踝关节不稳定，外侧的距腓前韧带容易损伤，单纯内翻扭挫伤时，容易损伤外侧的腓跟韧带。

2）外翻扭挫伤，虽然因三角韧带较坚强而较少发生，但严重时可引起下胫腓韧带撕裂及腓骨下端骨折。

（四）颈部扭挫伤

颈部扭挫伤多因颈部突然扭转或前屈、后伸所致。例如，在高速行驶的汽车突然减速或停车时，头部猛冲向前，打篮球投篮时头部突然向后倾，嬉闹扭斗时颈部过度扭转或头部受到暴力冲击，均可造成颈部扭挫伤。

（五）腰部扭挫伤

1）多因遭受突然的间接暴力而导致腰肌筋膜、韧带损伤和小关节错缝。

2）脊柱屈曲时，两侧竖脊肌收缩，抵抗体重，维持躯干的位置，此时，如果负重过大或用力过猛，致腰肌强烈收缩，可引起肌纤维撕裂。

3）脊柱完全屈曲时，背伸肌不再收缩，躯干位置主要由棘上、棘间、髂腰等韧带维持，此时，如果负重过大或用力过猛，会造成韧带损伤。

4）腰部活动范围过大、过猛，若突然弯腰转身闪扭，造成脊柱椎间关节受到过度牵拉或扭转，可导致椎间小关节错缝或滑膜嵌顿。

三、明确辨证要点

扭伤在临证时需仔细辨别病程分期。

1）扭伤初期：肢体受到急性损伤后，受伤处由于创伤反应致使气血瘀滞，脉络不通，而产生局部的剧烈疼痛，神经挫伤后则有麻木感或电灼样放射性剧痛；局部脉络受损，血溢脉外，伤后迅速肿胀，出现瘀血斑，其肿胀程度与暴力的大小和损伤的程度有关，在2～3日内瘀聚凝结；由于疼痛和肿胀，肌肉、肌腱、神经损伤，关节内软骨板破裂，而致不同程度的功能障碍。

2）扭伤中期：受伤3～4日后，瘀血渐化，肿胀开始消退，瘀斑转为青紫色，皮肤温热，疼痛渐减。至伤后10～14日，扭挫伤轻者，可获康复；扭伤重者，肿胀消退亦较显著，疼痛明显减轻，功能部分恢复。

3）扭伤后期：重症筋伤2周以后，瘀肿大部分消退，瘀斑转为黄褐色，疼痛渐不明显，功能轻度障碍，此种残余症状，经3～5周，症状可全部消失，功能亦可恢复。少数患者恢复期长，如神经损伤等，或余肿残存，或硬结如块、疼痛隐约、动作欠利，迁延更多时日，最后可成为慢性扭挫伤。

4）慢性扭伤：慢性扭伤的症状则缺乏典型的演变过程，因患病部位不同，劳损的组织结构不同，可有各不相同的症状。或隐痛，或酸楚，或肿胀，或功能障碍，症状常因劳累或受风寒湿邪而加重，必须根据不同部位的特殊症状进行辨证分析。

5）无论是急性还是慢性扭伤，均要仔细确定主要的压痛点，压痛部位往往就是损伤所在部位，对于慢性扭伤患者尤为重要。同时要注意检查关节活动功能情况及关节有无异常活动，对于严重扭挫伤患者，必要时可做X线检查，以除外骨折和脱位。

四、确立治疗方略

1）扭伤的治疗应以辨证论治为基础，要严格贯彻调理气血、筋骨并重、标本兼治、内外结合的治疗原则。既要注意局部损伤的变化，又要重视脏腑、气血的盛衰，既要注意内服药物的治疗，又要重视外用药物的运用；并以八纲辨证和经络、脏腑、气血等辨证为治疗依据，根据损伤的虚实、久暂、轻重或缓急等具体情况，选择应用不同的治疗方法。

2）扭伤的治疗方法有理筋手法、药物、固定、练功、牵引、针灸、封闭、针刀、手术和物理治疗等疗法。因为扭挫伤后的病情、病程及预后的差异很大，所以临床上多采用综合的治疗方法，以达到提高疗效、缩短疗程的目的。

五、辨证论治

（一）基础治疗

1. 肩部扭挫伤

治法　通经活络，舒筋止痛。取局部穴为主，配合循经远端取穴。

取穴　肩髃、肩髎、肩贞、肩前、阿是穴、阳陵泉、条口透承山。

操作　毫针刺，用泻法或平补平泻法。可行透刺法：肩髃透极泉、肩髎透极泉、肩前透肩贞。局部穴位可加灸法。肩关节活动受限者，在局部穴针刺前或出针后刺远端穴，行针后让患者活动肩关节。

穴解　肩髃、肩髎、肩贞分别为手阳明、手少阳、手太阳经穴，与奇穴肩前、阿是穴均为局部选穴，可疏通肩部经络气血，通经活血而止痛；阳陵泉为筋会，可舒筋止痛；条口透承山可疏导太阳、阳明两经气血，为临床经验效穴。

2. 腕部扭挫伤

治法　舒筋通络，活血止痛。以局部穴为主。

取穴　阿是穴。

操作　按照受累肌腱寻找痛点。以阿是穴为中心，向四周透刺2～4针，或进行围刺法，可用电针、温针灸、艾灸等。

穴解　本病属经筋病证，"在筋守筋"，故取局部阿是穴以舒筋通络，活血止痛。

3. 踝关节扭挫伤

治法　舒筋活络，消肿止痛。取局部穴为主。

取穴　阿是穴、申脉、丘墟、养老。

操作　毫针常规刺，用泻法。一般宜先取远端穴位，针刺时配合踝关节活动。

穴解　踝关节扭伤属筋伤病，病在经筋、络脉，"在筋守筋"，故治疗时取扭伤部位穴位为主，以舒通筋络，散除局部气血壅滞，达到"通则不痛"的效果，踝关节扭伤以外踝下方为多见，病在足太阳筋络，取对侧养老穴处压痛点，属缪刺法，也是手足同名经取穴法，治疗此病常有捷效。

4. 颈部扭挫伤

治法　通经活络，舒筋止痛。取局部穴为主，配合循经远端取穴。

取穴　天柱、阿是穴、后溪、悬钟、外劳宫。

操作　毫针刺，用泻法。先刺远端穴，持续捻转，嘱患者慢慢活动颈项，一般疼痛可立即缓解。再针局部的腧穴，可加艾灸或点刺出血。

穴解　足少阳、手太阳循行于颈项部，悬钟、后溪分属两经，与局部天柱、阿是穴合用，远近相配，可疏调颈项部经络气血，舒筋通络止痛；外劳宫又称落枕穴，是治疗颈部落枕的经验穴，有活血通络、解痉镇痛作用。

5. 腰部扭挫伤

治法　活血化瘀，舒筋止痛。

取穴　阿是穴、腰痛点、委中、后溪。

操作　毫针常规刺，用泻法。一般宜先针远端穴位，配合腰部活动。

穴解　阿是穴可通调局部经脉、络脉及经筋之气血，通经止痛；腰痛点为经验用穴；委中为足太阳膀胱经穴，"腰背委中求"，可疏调腰背部膀胱经之气血；后溪为手太阳小肠经输穴，手、足太阳同名经脉气相通，"输主体重节痛"，后溪穴又为八脉交会穴之一，通督脉，故针刺该穴可行气血而通经络，使受伤组织功能恢复正常。

（二）辨证加减

1. 肩部扭挫伤

1）抓主症：明显的外伤史，肩部肿胀、疼痛。肩关节活动受限。

2）察次症：痛在肩前外侧为手阳明经证；痛在肩外侧为手少阳经证；痛在肩后侧为手太阳经证；痛在肩前内侧为手太阴经证。

3）辨证加减：手阳明经证配三间；手少阳经证配中渚；手太阳经证配后溪；手太阴经证配列缺。

2. 腕部扭挫伤

1）抓主症：明显的外伤史。伤后腕部疼痛、肿胀，活动加剧，有压痛，活动受限。

2）察次症：桡前侧疼痛为手太阴经证；桡背侧疼痛为手阳明经证；尺侧疼痛见于手厥阴经证；腕背部正中疼痛为手少阳经证。

3）辨证加减：手太阴、手阳明经证配阳溪、列缺；手厥阴经证配大陵、内关；手少阳经证配外关。

3. 踝关节扭挫伤

1）抓主症：明显的外伤史。受伤后踝关节骤然出现肿胀、疼痛，不能走路或勉强行走，但疼痛加剧。

2）察次症：外踝前下方疼痛为足少阳经证；足跟腱疼痛为足少阴经证；内踝前下方疼痛为足太阴经证。

3）辨证加减：足少阳经证加悬钟；足少阴经证加然谷；足太阴经证加商丘。还可用手足同名经配穴法，即在对侧踝关节找压痛点针刺。

4. 颈部扭挫伤

1）抓主症：明显外伤因素，颈部疼痛，活动加剧，头多偏向患侧。

2）察次症：疼痛在后颈部为督脉、太阳经证；疼痛在侧颈部为少阳经证。

3）辨证加减：督脉、太阳经证配大椎、申脉；少阳经证配风池、肩井。

5. 腰部扭挫伤

1）抓主症：有明显的外伤史。伤后腰部出现持续性疼痛，深呼吸、咳嗽、打喷嚏等用力时均可使疼痛加剧。

2）察次症：痛在后腰部，不可俯仰为足太阳经证；痛在侧腰部，不可转侧为足少阳经证。

3）辨证加减：足太阳经证配攒竹；足少阳经证配瞳子髎。

六、中医特色技术

1. 肩部扭挫伤

（1）推拿手法

患者取坐位，术者立于患侧，一手握住患者手腕，另一只手在肩周用揉、拿、推、擦等手法放松肩关节周围肌肉。然后，一手以虎口贴患处徐徐自肩部向下抚摸至肘部，重复5~6次，接着术者两只手分别抓住患者腕部及肘部，缓慢向内收、外展上举、前屈上举、后伸、内旋与外旋6个方向做节律性牵拉松解运动，可重复数次，每次用力均以引起患者可耐受的疼痛为止，最后术者再双手握患侧手腕，肩外展60°，肘关节伸直，做连续不断的抖动0.5~1min，治疗2~3周。

（2）中药治疗

桃仁承气汤加减主之。处方：桃仁12g，大黄6g，赤、白芍各6g，芒硝6g，甘草6g，桔梗6g，苏木6g，当归6g，川芎6g，枳实6g，丹皮6g。上药打粉制作成散剂，用少量蜂蜜调制，每次服约9g，每日服2次，连服7~9周。

（3）练功方法

1）耸肩：动作由小到大，由慢到快，在悬吊期内即可开始。

2）耸肩环绕：两臂侧平举，屈肘，以指松散触触肩部按顺逆时针方向环绕。

3）展旋：单侧或双侧，手心始终向上，自腰侧旋向后方伸直，移向侧方，屈肘，手心仍向上，手背从前方过头、伸肘，顺滑至侧方，沿前方降下，手心仍向上，回复原势。重复进行，双臂同时做亦可，展旋时配合左右弓步及上身前俯后仰。

（4）其他用药

1）内服药：急性损伤、肿胀期，治宜行气、活血、消肿定痛，可用正骨紫金丹，慢性恢复期宜舒筋通络，可用补筋丸。

2）外用药：可用正骨水、跌打万花油外擦。

（5）理疗方法

电子脉冲理疗仪具有镇痛、缓解肌肉痉挛、改善局部微循环作用，可选择使用。

2. 颈部扭挫伤

（1）理筋手法

患者正坐，术者立于背后，右手扶住患者额部，左手以拇指、中指轮换点压痛点及天柱穴、风池穴等穴，继而用左手拇指、食指在患侧做由下而上的按摩，重复进行数遍。对扭伤者在压痛点周围可以加用擦法和拿捏法，以小鱼际与掌尺背侧在患处做上下来回滚动，再以拇指、食指、中指对握痉挛的颈部肌肉，做拿捏手法，最后视其情况，可加用提端摇手法。筋伤后颈部偏歪者，可做枕颌布带牵引或手法牵引。

（2）药物治疗

内治以祛瘀生新为主，兼有头痛头晕者酌用疏散风邪药物，内服防风归芎汤加减，症状好转后可服用小活络丸。外治以祛瘀止痛为主，局部肿胀者外敷祛瘀止痛类药膏，无肿胀者可外贴伤湿止痛膏。

（3）汤药治疗

栀子50g，重楼9g，将栀子研磨成粉末状，温水调糊外敷患处，用绷带固定，2日1次，蚤休为粉冲黄酒内服，每日2次。

（4）电针疗法

选择患者颈部疼痛最明显的部位，即阿是穴，用1.5寸毫针刺入0.5～1寸，先强刺激，使之得气。再根据疼痛部位选择性地配上患侧的风池、天柱、百劳、肩井、肩中俞、天宗、秉风（选1～3穴）。毫针刺入得气后，接上G6805-Ⅰ型治疗仪，选用连续波，频率适中，输出强度依患者耐受力而定，留针20～30min，每日1次。出针后，选取阿是穴，另配上肩井、大椎、肩中俞、天宗、秉风（选1～2穴），用HCF-2多功能治疗罐，拔在所选穴位上，留罐15～20min，负压控制在0.02～0.03mPa。起罐后，嘱患者左右前后活动颈部。

3. 腕部扭挫伤

（1）理筋手法

患者正坐，术者先在腕部肿痛部位做抚摸、揉、捏等动作，然后拿住拇指及第一掌骨，自外向里摇晃6～7次，再拔伸、屈腕。按上法依法拔伸第2～5指，最后将腕关节背伸。术毕再依肌腱走行方向理顺筋络数次。

（2）练功活动

伤后24h疼痛缓解，可做手指屈伸活动。3～5日后疼痛减轻，应用力做握拳及手指伸展活动。去除外固定后，进行腕关节屈伸及前臂旋转活动。练功活动应以不加重腕部疼痛为标准。

（3）药物治疗

治疗当以活血行气，消肿止痛为主。推荐药物为跌打七厘片，配合24h后局部热敷，使软组织处于舒松协调状态，协助药物顺利达至病所，起到药至病止之目的。

4. 腰部扭挫伤

（1）理筋手法

选用适当的手法治疗腰部扭伤，疗效显著。患者取俯卧位，术者用两手在脊柱两侧的竖脊肌，自上而下进行按揉、拿捏手法，以松解肌肉的紧张、痉挛；接着按压揉摩阿是穴、腰阳关、命门、肾俞、大肠俞、次髎等穴，以镇静止痛；最后术者用左手压住腰部痛点，用右手托住患侧大腿，同时用力做反方向振动，并加以摇晃拔伸数次。如腰两侧俱痛者，可将两腿同时向背侧振动。在整个手法过程中，痛点应作为施术重点区，急性期症状严重者可每日推拿1次，轻者隔日1次。

对椎间小关节错缝或滑膜嵌顿者，用坐位脊柱旋转复位法。患者端坐方凳上，两足分开与肩等宽，以右侧痛为例，助手面对患者，用两腿夹住患者左大腿，双手压住左大腿根部以维持固定患者的正坐姿势。术者坐或立于患者后右侧，右手自患者右腋下伸向前，绕过颈后，手指夹在对侧肩颈部，左手拇指推按在偏右棘突的后下角。当右手臂使患者身体前屈60°～90°，再向右旋转45°，并加以后仰时，左手拇指用力推按棘突向左，此时可感到指下椎体轻微错动，或可闻及复位的响声。最后使患者恢复正坐，术者用拇、食指自上而下理顺棘上韧带及腰肌。

对患者不能坐位施术者，可用侧卧位斜扳法。患者取侧卧位，患侧在上，髋、膝关节屈曲，健侧在下，髋、膝关节伸直，腰部尽量放松。术者立于患者前侧或背侧，一手置于肩部，另一手置于臀部，两手相对用力，使上身和臀部做反向旋转，即肩部旋后，臀部旋前，活动到最大程度时，用力做一稳定推扳动作，此时可听到清脆的弹响声，腰痛一般可随之缓解。

（2）温和灸法

取双侧腰痛点（位于手背第2、3掌骨及第4、5掌骨之间，腕背侧横纹远端与掌关节中点处，一手两穴）采用0.20mm×40mm不锈钢毫针，穴位常规消毒后由两侧向掌中斜刺0.4～0.6寸，得气后行小幅度提插、慢速捻转，使针感扩散至手的整个前下半部，行针时嘱患者做腰部旋转活动，活动幅度由小渐大，反复做屈伸、下蹲、起立动作，反复3～5次，不留针，取出针后，患者取俯卧位，腰部阿是穴处施以温和灸，以皮肤潮红为度。

（3）药物治疗

初期治疗宜活血化瘀，行气止痛，挫伤者侧重于活血化瘀，可用桃红四物汤加土鳖虫、血竭等。扭伤者侧重于行气止痛，可用舒筋汤加枳壳、香附、木香等；兼便秘腹胀者，如体质壮实，可通里攻下，加番泻叶10～15g代茶饮。外贴活血止痛类膏药。后期宜舒筋活络，补益肝肾，内服补肾壮筋汤，外贴跌打风湿类膏药，亦可配合中药熏洗或热熨。

（4）固定方法

局部制动是任何创伤组织修复的基本条件，腰扭伤的损伤范围越广，越需要制动。严重者应绝对卧硬板床2～3周，原则上不少于7～10日，然后用腰围固定3～4周；中度者可采用卧硬板床休息，以减轻疼痛，缓解肌肉痉挛，防止进一步损伤；轻度者可休息数日后，用腰围保护起床活动。

5. 踝部扭挫伤

（1）理筋手法

对单纯韧带扭伤或韧带部分断裂者，可进行理筋。瘀肿严重者，则不宜用重手法。患者平卧，术者一只手托住患者足跟，另一只手握住其足尖，缓缓做踝关节的背伸、跖屈及内翻、外翻动作，然后用两掌心对握内外踝，轻轻用力按压，有散肿止痛作用。并按韧带走行方向由下而上理顺筋络，反复进行数遍，再按摩商丘、解溪、丘墟、昆仑、太溪、足三里等穴。

（2）固定方法

损伤严重者，根据其损伤程度可选用绷带、胶布或石膏外固定，保持踝关节于受伤、韧带松弛的位置。内翻扭伤采用外翻固定，外翻扭伤采用内翻固定，并抬高患肢，以利消肿，暂时限制行走，一般固定3周左右。若韧带完全断裂者，固定4～6周。

（3）药物治疗

取芍药甘草汤：甘草15g，芍药30g。加减：瘀血阻络加醋没药9g，三七、鸡血藤各10g，川牛膝12g；气滞血瘀加陈皮9g，川芎、桑枝、苏木各10g，红花12g。诸药加水500mL，在煎至300mL后停止，随后进行1次复煎，混合摇匀后，早晚服用，每日1剂，1个疗程为14日。

（4）中药外敷治疗

药物组成：大黄60g，栀子60g，香瓜籽60g，桂枝15g，芒硝30g，三七30g，乳香、没药各30g，自然铜30g，细辛10g，冰片10g，地肤子20g，将上药研细，过100目筛，装瓶专用。

治疗方法：洗净患部，视外伤部位大小取药粉加白酒拌湿，浸润约 10min，摊在大于患部的纱布上，贴敷患处，再覆盖塑膜，以保持药物湿度，并用胶布固定，每日 1 帖，5 日为 1 个疗程，2 个疗程后评定疗效。

七、各家发挥

（一）孙申田教授经验

孙申田教授治疗扭伤时习以经络辨证为依据，运用循经取穴，以"病在上，取之于下；病在下，取之于上""在筋守筋"为原则，首尾取穴，配合运动针法和"经颅重复针刺刺激疗法"可起到即刻治疗作用。如治疗肩部扭伤时，取穴为手太阴经之鱼际，手阳明经之健侧迎香，手少阳经之中渚，手太阳经之听宫。且施以泻法，并配合运动针法。治疗踝关节痛时通过区分外踝、内踝的疼痛感觉来确定取穴位置。外踝痛取患侧的瞳子髎和健侧的足运感区，内踝痛取患侧的四白和健侧的足运感区，其中下肢穴位施泻法，足运感区运用"经颅重复针刺刺激疗法"。孙申田教授认为，四白穴属于胃经，合于脾经，其经脉通过经别联系于足阳明胃经；根据大脑皮质功能与头皮表面的对应关系，足运感区为下肢运动感觉代表区，经过捻转达到一定刺激量，可抑制下肢痛觉感觉信号的传递，往往可以达到立竿见影的效果。

对于常见的腰扭伤，孙申田教授根据患者疼痛部位的不同有不同的治法，对于急性期的腰骶部疼痛，由于患者不能俯卧，不能蹲起站立，腰部前屈时疼痛且活动受限，所以取双侧养老穴，操作时运用泻法。因为养老穴为手太阳小肠经的郄穴，主治手太阳之急症，又因手太阳、足太阳为同名经，基于"同气相求，其气相通"的道理，故取养老穴治之。对于脊柱或脊柱两旁肌肉疼痛之腰扭伤，则取穴水沟，运用泻法。古代记载"人中［水沟］除脊膂之疼痛"，水沟是治疗腰扭伤的经验效穴。

（二）高维滨教授经验

高教授在治疗扭伤痛症时，选穴处方是辨病与辨证相结合，近取为主，远取为辅，取穴少而精。在治疗颈部扭伤时，多取 $C_2 \sim C_4$ 夹脊穴、肩髎、肩井、阿是穴。针刺得气后，连接脉冲电针仪，将针夹夹在夹脊穴的针柄上，用疏波，电流量由大到小，通电 20min，每日 1 次，6 次为 1 个疗程，2 个疗程间休息 1 日。治疗肩部扭伤时，根据临床表现判定神经节段，取相应的夹脊穴。再配以肩井、肩髎、曲池、臂臑、曲泽、尺泽、外关、后溪、合谷等。针刺得气后，连接脉冲电针仪，将每组导线上下连接，正极连近脑端夹脊穴，负极连远脑端穴，选密波。每日 1 次，6 次为 1 个疗程，2 个疗程间休息 1 日。

（三）孙远征教授经验

孙远征教授善于运用"循经远取动针法"治疗扭伤后疼痛。

其认为，颈部扭伤时，若项背部疼痛，低头时加重，项背部压痛明显者病变以督脉、太阳经为主，督脉型取水沟，太阳经型取后溪、攒竹。若颈肩部疼痛，颈部向患侧偏斜，且颈侧部压痛明显者病变以少阳经为主，取中渚。若疼痛见于两个部位以上者为混合型，可辨证取穴，同时配以运动疗法，疏通筋脉，调和气血，气血畅通，通则不痛。

肩部扭伤时，活动患侧肩部，根据疼痛部位与经脉循行的关系分为五型：手太阴经"从肺系横出腋下"，疼痛以肩前近腋部为主且压痛明显，取鱼际。手阳明经"上肩，出髃骨之前廉"，疼痛以肩前外部为主且压痛明显，取合谷、迎香（对侧）、条口透承山。手少阳经"循臑外上肩"，疼痛以肩外侧部为主且压痛明显，取中渚、同侧瞳子髎。手太阳经"出肩解，绕肩胛，交肩上"，疼痛以肩后部为主且压痛明显，取后溪。若两个部位以上疼痛者为混合型，可辨证取穴。

腰扭伤时，若疼痛部位在腰脊正中部为督脉型，取水沟。若疼痛部位在腰脊两侧为太阳经型，取攒竹、养老。若两个部位以上疼痛者为混合型，可辨证取穴。配以"循经远取动针法"治疗，以移神导气，通调经脉，使腰部气血畅通，通则不痛。

（祝鹏宇）

第四节　腰　　痛

腰痛又称"腰脊痛"，是指因外感、内伤或挫闪导致腰部气血运行不畅，或失于濡养，引起腰脊或脊旁部位疼痛为主要症状的一种病证。其发病有急性和慢性之分。急性腰痛，病程较短，腰部多拘急疼痛、刺痛，脊柱两旁常有明显的按压痛；慢性腰痛，病程较长，时作时止，腰部多隐痛或酸痛。最常见的腰痛是腰椎间盘突出症所致者。

腰椎间盘突出症是指腰椎间盘发生退行性改变以后，在外力作用下，纤维环部分或全部破裂，单独或者连同髓核、软骨终板向外突出，刺激或压迫窦椎神经和神经根引起的以腰腿痛为主要症状的一种病变。腰椎间盘突出症是骨科的常见病和多发病，是引起腰腿痛的最常见原因。

一、临床诊断要点与鉴别诊断

（一）临床诊断要点

1）腰痛合并坐骨神经痛，放射至小腿或足部。此点对诊断有重要意义。腰痛常发生于腿痛之前，也可两者同时发生，大多有外伤史，也可无明显诱因。疼痛具有以下特点：①放射痛沿坐骨神经传导，直达小腿外侧、足背或足趾。如为 $L_3\sim L_4$ 间隙突出，因 L_4 神经根受压迫，产生向大腿前方的放射痛。②一切使脑脊液压力增高的动作，如咳嗽、打喷嚏和排便等，都可加重腰痛和放射痛。③活动时疼痛加剧，休息后减轻。多数患者采用侧卧位，并屈曲患肢；个别严重病例在各种体位均疼痛，只能屈髋屈膝跪在床上以缓解症状。合并腰椎管狭窄者，常有间歇性跛行。

2）直腿抬高试验阳性。由于个人体质的差异，该试验阳性无统一的度数标准，应注意两侧对比。患侧抬腿受限，并感到向小腿或足部的放射痛即为阳性，有时抬高健侧肢体而患侧腿发生麻痛，系因患侧神经受牵拉引起，此点对诊断有较大价值。

3）脊柱侧凸畸形，脊柱活动受限。脊柱侧凸畸形主要弯曲在下腰部，前屈时更为明显。侧凸的方向取决于突出髓核与神经根的关系，如突出位于神经根的前方，躯干一般向患侧弯。

4）小腿前外或后外侧皮肤感觉减退，拇肌力减退，患侧跟腱反射减退或消失。$L_4\sim L_5$ 椎间盘突出（L_4 神经根受压）时，可有膝反射减退或消失，小腿内侧感觉减退；$L_4\sim L_5$ 椎间盘突出（L_5神经根受压）时，小腿前外侧足背感觉减退，伸肌肌力及第二趾肌力常有减退；$L_5 \sim S_1$椎间盘突出（S_1神经根受压）时，小腿外后及足外侧感觉减退，第3～5趾肌力减退，跟腱反射减退或消失。神经压迫症状严重者患肢可有肌肉萎缩。如突出较大，或为中央型突出，或纤维环破裂髓核碎片突出至椎管者，可出现较广泛的神经根或马尾神经损害症状，患侧麻木区常较广泛，可包括髓核突出平面以下患侧臀部、股外侧、小腿及足部。中央型突出往往两下肢均有神经损伤症状，但一侧较重；应注意检查鞍区感觉，常有一侧减退，有时两侧减退，常有小便失控、湿裤尿床、大便秘结、性功能障碍，甚至两下肢部分或大部分瘫痪。

5）X线片可排除其他骨性病变。需拍腰骶椎正、侧位片，必要时加拍左、右斜位片。常有脊柱侧凸，有时可见椎间隙变窄，椎体边缘唇状增生。X线征象虽不能作为确诊腰椎间盘突出症的依据，但可借此排除一些疾患，如腰椎结核、骨性关节炎、骨折、肿瘤和脊椎滑脱等。重症患者或不典型的病例，在诊断有困难时，可考虑做脊髓造影、CT扫描和MRI等特殊检查，以明确诊断及突出部位。上述检查无明显异常的患者并不能完全除外腰椎间盘突出症。

（二）鉴别诊断

1. 腰椎小关节紊乱

相邻椎体的上下关节突构成腰椎小关节，为滑膜关节，有神经分布。当小关节上、下关节突的关系不正常时，急性期可因滑膜嵌顿产生疼痛，慢性病例可产生后关节创伤性关节炎，出现腰痛。此种疼痛多发生于棘突旁1.5cm处，可有向同侧臀部或大腿后的放射痛，易与腰椎间盘突出症相混。该病的放射痛一般不超过膝关节，且不伴有感觉、肌力减退及反射消失等神经根受损之体征。对鉴别困难的病例，可在病变的关节突附近局部封闭，如症状消失，可排除腰椎间盘突出症。

2. 腰椎椎管狭窄症

间歇性跛行是腰椎椎管狭窄症最突出的症状，患者自述步行一段距离后，下肢酸困、麻木、无力，必须蹲下休息后方能继续行走。骑自行车可无症状。患者主诉多而体征少也是重要特点。少数患者有根性神经损伤的表现。严重的中央型狭窄可出现大小便失禁，脊髓造影和CT扫描等特殊检查可进一步确诊。

3. 腰椎结核

早期局限性腰椎结核可刺激邻近的神经根，造成腰痛及下肢放射痛。腰椎结核有结核病的全身反应，腰痛较剧烈，X线片上可见椎体或椎弓根的破坏。CT扫描对X线片不能显示的椎体早期局限性结核病灶有独特诊断价值。

4. 椎体转移瘤

椎体转移瘤表现为疼痛加剧，夜间加重，患者体质衰弱，可查到原发肿瘤。X线平片可见椎体溶骨性破坏。

5. 脊膜瘤及马尾神经瘤

脊膜瘤及马尾神经瘤为慢性进行性疾患，无间歇好转或自愈现象，常有大小便失禁。脑脊液蛋白增高，奎氏试验显示梗阻。脊髓造影检查可明确诊断。

二、审析病因病机

腰痛的发生主要因外邪侵袭、体虚年老、跌仆闪挫引起经脉受阻，气血不畅；或肾气亏虚，腰府失养；或气血阻滞，瘀血留着，进而痹阻经脉，气血不通，发为腰痛。

1）外邪侵袭：多由居处潮湿，或劳作汗出当风，衣着单薄，或冒雨着凉，或暑夏贪凉，腰府失护，风、寒、湿、热等六淫之邪趁虚侵入，导致经脉受阻，气血运行不畅而发为腰痛。

2）体虚年老：先天禀赋不足，或久病体虚，或年老体衰，或房室不节，以致肾之精气亏虚，无以濡养筋脉而发生腰痛。

3）跌仆闪挫：举重抬重，屏气闪挫，暴力扭转，坠落跌打，或体位不正，用力不当，导致腰部经络气血运行不畅，气血阻滞不通，瘀血留着而发生疼痛。

三、明确辨证要点

腰痛的主要辨证要点是辨别虚实，辨外感与内伤，以及辨病邪性质。

1）辨虚实：外感腰痛，多起病较急，腰痛明显，常伴表证，多属实；内伤者，多起病隐袭，腰部酸痛，病程缠绵，常伴有脏腑症状，多属虚；跌仆闪挫所致者，起病急，疼痛部位固定，多属瘀血为患，亦以实证为主。

2）辨外感与内伤：外感腰痛，起病较急，腰痛明显，常伴有风、寒、湿、热等外邪症状。内伤腰痛，多起病隐匿，腰部酸痛，病程缠绵，常伴有脏腑虚损症状，多见于肾虚。

3）辨病邪性质：腰部冷痛，得热则舒，足寒肢冷，为寒；腰部疼痛重着，难以转侧，身体困重，为湿；腰部热痛，身热汗出，小便热赤，为热；腰痛如刺，痛处拒按，多为闪挫或瘀血。

四、确立治疗方略

1）腰痛治疗当分标本虚实。感受外邪属实，宜祛邪通络，根据寒湿、湿热的不同，分别予以温散或清利；外伤腰痛属实，宜活血祛瘀，通络止痛；内伤致病多属虚，宜补肾固本为主；虚实兼见者，宜分清主次轻重，标本兼顾。

2）治疗之法，需辨证施治而非偏用一法。实则泻之，虚则补之，故感于六淫，由外而内侵袭者，由外祛之，或祛风，或散寒，或利湿，或清热；缘于内伤情志，由内而外者，由内调之，以补肾为主，兼调养气血；中外不相及者，治其主病；两感者，度其虚实，辨其标本，和其五脏，通其六腑，调其荣卫，平其气血，存其津液，顺其气机，以平为期。

五、辨证论治

（一）基础治疗

治法　通经止痛。

取穴　大肠俞、阿是穴、委中。

操作　毫针虚补实泻法。

（二）辨证加减

1. 寒湿腰痛

1）抓主症：腰部冷痛重着，寒冷或阴雨天加重。

2）察次症：转侧不利，静卧病痛不减。

3）审舌脉：舌质淡，苔白腻，脉沉而迟缓。

4）择治法：散寒行湿，温经通络。

5）据兼症化裁：腰阳关、命门。

6）操作：腰阳关温针灸法，余穴操作同基础治疗。

2. 湿热腰痛

1）抓主症：腰部疼痛，重着而热，活动后可减轻。

2）察次症：遇暑湿阴雨天气加重，身体困重，小便短赤。

3）审舌脉：舌质红，苔黄腻，脉濡数或弦数。

4）择治法：清热利湿，舒筋止痛。

5）据兼症化裁：阴陵泉、三阴交、曲池、三焦俞。

6）操作：曲池用毫针泻法，余穴操作同基础治疗。

3. 瘀血腰痛

1）抓主症：腰痛如刺，痛有定处，痛处拒按。

2）察次症：轻者俯仰不便，重者不能转侧，部分患者有跌仆闪挫病史。

3）审舌脉：舌质暗紫，或有瘀斑，脉涩。

4）择治法：活血化瘀，通络止痛。

5）据兼症化裁：血海、膈俞、阿是穴。

6）操作：委中穴刺络拔罐放血，余穴操作同基础治疗。

4. 肾虚腰痛

1）抓主症：腰部隐隐作痛，酸软无力，缠绵不愈。

2）察次症：肾阳虚见局部发凉，喜温喜按，遇劳更甚，面色㿠白，畏寒。肾阴虚见心烦少寐，口燥咽干，面色潮红，手足心热。

3）审舌脉：肾阳虚见舌质淡，苔薄白，脉沉细无力。肾阴虚见舌红少苔，脉弦细数。

4）择治法：肾阳虚治宜补肾壮阳，温煦经脉。肾阴虚治宜滋补肾阴，濡养经脉。

5）据兼症化裁：足三里、三阴交、肾俞。

6）操作：足三里、三阴交、肾俞用毫针补法，余穴操作同基础治疗。肾阳虚加灸法。

（三）兼证取穴

1. 腰痛并伴有下肢小腿外侧、足背放射痛

取穴　相应的夹脊穴、肾俞、大肠俞、环跳、委中、阳陵泉。

操作　毫针平补平泻法。

2. 腰、臀、大腿后侧、小腿后外侧及足外侧放射样、电击样疼痛

取穴　足太阳经证：腰夹脊、秩边、委中、承山、昆仑、阿是穴。足少阳经证：腰夹脊、环跳、阳陵泉、悬钟、丘墟、阿是穴。

操作　毫针虚补实泻法。秩边、环跳以针感沿腰腿部足太阳、足少阳经向下传导为佳，但不宜多次重复。

六、中医特色技术

1. 电针疗法

取穴　主穴：夹脊穴、腰阳关、命门、委中、肾俞。配穴：承山、太溪、昆仑。

操作　同一组输出穴接在一个痛点两边的针柄上，用疏密波，低频率治疗 30min，每日 1 次，14 日为 1 个疗程。

2. 温针灸疗法

取穴　主穴：腰部夹脊穴、腰阳关、肾俞。配穴：症状循太阳经者配委中、承山、秩边；循少阳经者配阳陵泉、环跳、风市、足临泣。

操作　行提插补泻手法，得气后留针，将艾条套于针柄上，根据皮温及患者感受调整距离。

3. 刺络放血疗法

取穴　腰阳关（浅刺）、气海俞（中刺）、大肠俞（中刺）、腰俞（浅刺）、命门（浅刺）、悬枢（浅刺）、腰眼（浅刺）、秩边（深刺）、环跳（深刺）、小肠俞（中刺）、阿是穴。

操作　用三棱针刺络放血拔罐，1 周 1 次，21 日为 1 个疗程。

4. 刮痧疗法

1）先用轻刮法刮腰部督脉循行区域，刮拭 10～20 次为宜。身体消瘦、椎体棘突明显突出者，宜用刮痧板的边角，由上向下依次点压按揉每一个椎间隙 3～5 次，以局部有酸胀感为宜。

2）再刮背腰部脊柱两侧膀胱经第一、二侧线之间的区域。从上向下采用直线重刮法刮拭，每侧刮拭 20～30 次为宜。

3）最后采用直线刮法，刮拭下肢后侧膀胱经，从殷门到委中，从委中到承山。委中穴可用点压按揉法，也可用拍打法。

5. 耳穴疗法

取穴　腰骶椎（耳前耳背各一穴）、神门、交感、皮质下。

操作　找准穴位，常规消毒后，一手固定耳廓，另一手拇、食、中指持针刺入耳穴，一般刺入 0.1～0.3cm，以不穿透对侧皮肤为度，可小幅度捻转，留针 15～30min。或可用耳穴压丸，耳穴放血疗法。

6. 推拿疗法

1）患者俯卧，分别用㨰法、掌根推法、掌擦法在患侧沿太阳经来回 3～5 遍，以背腰部肌肉放松、皮肤微红为度。

2）按揉肾俞、腰阳关、八髎、环跳、委中、承山各 2～3 分钟，以酸胀为度。

3）患者取侧卧位，用推、拉、压、扳行腰椎复位，先复患侧，后复健侧。

7. 食疗方

（1）芝麻杜仲粥

配方　芝麻 30g，粳米 50g，杜仲 15g，黑桃肉 15g。

煎煮法　杜仲加水煎煮 2 次，每次沸后 20min，取药汁 1000mL，与粳米、芝麻、黑桃肉共同煮粥服食，每日 1 剂。

主治　适用于肾阴虚型腰痛。

（2）羊肾粳米粥

配方　羊肾 1 对，粳米 50g，肉苁蓉 30g。

煎煮法　羊肾切片，再将肉苁蓉加入煎煮，取1000mL，与粳米、羊肾煮粥，每日1剂。

主治　适用于肾阳虚型腰痛。

（3）三七地黄瘦肉汤

煎煮法　三七适量，打碎，与生地、大枣、瘦猪肉同煮，加适量清水武火煮沸后改文火煮1h左右加盐调味即可，食肉喝汤，隔日1剂。

主治　适用于瘀血型腰痛。

（4）三七炖田鸡

煎煮法：肥田鸡两只，去皮头及内脏后与打碎的三七、去核大枣同炖，加适量清水武火煮沸后改文火煮1～2h即可，食肉喝汤，每日1剂。

主治：适用于气虚血瘀、脾胃虚弱型腰痛。

（5）三七猪脚筋汤

煎煮法：猪脚筋、精瘦肉各适量，焯过水后与三七、大枣同煮，煮开后改文火煮1～2h即可，食肉喝汤，每日1剂。

主治：适用于气滞血瘀、肾气亏虚型腰痛。

（6）乌头粥

煎煮法：川乌（研末）、蜂蜜、生姜、粳米各适量，加适量的清水慢慢熬煮成稠粥后服食，每日早晚各1次。

主治　适用于寒湿型腰痛。

七、各家发挥

（一）孙申田教授经验

孙申田教授认为腰痛证属精血亏虚、骨髓不充、瘀血阻滞太阳经脉者，治宜通筋活络，安神止痛；腰痛证属经脉气滞、血行不畅、不通则痛者，治宜活血化瘀，行气止痛。孙老治疗各种原因导致的腰痛时指出，长时间的疼痛必然会引起情绪变化，严重者会导致抑郁焦虑等，所以在临床上治疗此类病例，尤其是肿瘤后腰痛患者，一定要配合情感区的应用，从而起到调神镇痛的作用。且强调针刺以后必须在头部相应针刺区域施以捻转手法，要求捻转的频率大于200r/min，每个区域刺激的时间为3～5min，并将此行针手法命名为经颅重复针刺刺激疗法。

1. 针灸治疗

（1）急性腰椎间盘突出症

取穴　主穴：瞳子髎（双侧）、昆仑（双侧）、足临泣（双侧）。配穴：百会、情感区、风池（双侧）、太冲（双侧）。

操作　取穴处常规皮肤消毒，采用0.35mm×40mm毫针，百会、情感区手法要求捻转稍加提插，由徐到疾，捻转速度在200r/min以上，连续3～5min。其余腧穴常规针刺，施以泻法。诸穴得气后使用G6805-Ⅱ型电麻仪，连续波刺激20min，强度以患者能够耐受为度。每日1次，每次40min，2周为1个疗程。

（2）恢复期腰椎间盘突出症

取穴　根据腰椎间盘突出节段，针刺相应的腰部夹脊穴，针刺深度2.5～3寸，接近或达到腰骶部神经根部位，配以环跳、髋骨（委中穴上 2 寸）、阳陵泉、承山、丘墟。

操作　泻法配以电针。

2. 头腹针结合经络辨证治疗

（1）头针

孙老在临床治疗腰痛方面，常常采用焦氏头针，选取足运感区和情感区进行治疗。足运感区位于前后正中线的中点旁开左、右各 1cm，向后引平行于正中线的 3cm 长的直线；情感区是从囟会至神庭及其向左、右各 1 寸及 2 寸的平行线，其直下为额叶的前部。

（2）腹针

孙氏腹针疗法是由孙老首次提出的一种全新的微针疗法。它以腹部是人类的第二大脑即腹脑学说和脑肠肽理论为基础，把腹部看作是大脑的全息影像，参考现代医学大脑皮质功能定位理论在腹部选穴（区），通过影响脑肠肽的分泌、释放和利用，对大脑相应部位进行对应性的调节为机制，促进或改善大脑的功能，使腹脑与大脑和谐配合，达到治疗疾病的目的。孙氏腹针疗法把腹部用腹正中线（剑突-耻骨联合连线）和脐中线（以脐为中点的一条与腹正中线垂直的直线）分为四个部分，十个穴区，上界是肋弓和胸骨的剑突，下界是髂嵴、腹股沟韧带、耻骨结节、耻骨嵴和耻骨联合，外侧界是腋中线。脐以上有四个针刺穴区（腹一区、自主神经调节区、椎体外系区、运动区），脐以下有三个穴区（感觉区、运用区、视区），脐旁有两个针刺穴区（情感二区、腹足运感区、平衡区）。孙氏腹针疗法认为脐以上的四个穴区分别对应大脑的额叶、顶叶，脐以下的两个穴区分别对应大脑的顶叶、枕叶，脐旁对应顶叶、颞叶。

孙老在临床上治疗情志类疾病或长时间的痛症时，常常选取腹一区进行治疗。腹一区主要由三个穴位组成：剑突下 0.5 寸及其左、右各旁开 1 寸的两个穴位，可解郁顺气，养心安神，临床操作时针尖向肚脐方向，以 15° 斜刺入皮下，三针平行，施轻度手法捻转，必要时根据患者情况辅以电针频率较低的连续波刺激，可以更好地增强疗效。

（3）经络辨证

在应对痛症时，孙老擅于诊断疼痛部位所属的经络，根据经络循行的区域在远端进行针刺治疗，效果显著。人体腰部主要有两条经络循行，分别为循行于腰部正中的督脉和循行于腰部左右两侧的足太阳膀胱经，孙老在临床上治疗督脉腰痛时常常选取远端头面部的水沟穴进行治疗，在足太阳膀胱经腰痛之时，则选取远端头面部的攒竹穴进行治疗，并在上述穴位施以轻微的提插捻转刺激，临床疗效满意。

（二）董清平教授经验

董清平教授认为，董氏手法结合针刺内夹脊穴，可使两种方法作用互补，疗效叠加，最大限度解除患者痛苦，具有安全有效、操作规范、指标量化、患者依从性好等特点。董氏手法是名老中医董占一先生长期临床实践的总结，是国家中医药管理局批准的我国第一批中医临床适宜技术推广项目。在中医整体观念指导下，以调整脊柱-骨盆-髋构架系统的力学平衡为核心，达到调节整体，改善局部的目的。

治疗方法：每日 1 次，7 次为 1 个疗程，共 3 个疗程。先施行针刺内夹脊穴，再施以脊-盆-髋手法。

针刺内夹脊：患者取俯卧位，消毒局部皮肤，针刺 $L_2 \sim L_5$ 棘突旁，距后正中线（患侧）0.3 寸，直刺 1.5～2 寸。针刺内夹脊穴时，引出酸胀或痛感，针感强弱与病变轻重程度一致，不行针，留针 20min。取针时用无菌棉签按压片刻。

董氏手法操作程序：A 手法：松脊手法。A_1 手法：点按棘旁；A_2 手法：牵引下点按棘旁；A_3 手法：小斜扳。B 手法：旋盆手法。B_1 手法：点按臀中肌；B_2 手法：牵引下旋盆。C 手法：调髋手法。C_1 手法：髋内收内旋；C_2 手法：髋外展外旋；C_3 手法：双侧屈髋屈膝手法。

（三）高维滨教授经验

高维滨教授认为腰椎间盘突出症是腰腿痛常见原因之一，好发于 30～50 岁的体力劳动者。老年人由于椎间盘退变，平时锻炼少，偶因用力不当易罹患此症。椎间盘退变失去正常的弹性和张力后，由于较重外伤或反复多次的不明显损伤，造成纤维环软弱或破裂，髓核即由该处突出。

1. 夹脊电针疗法

取穴　病变节段的夹脊穴三对。

操作　针刺时针尖方向斜向脊柱侧，得气后，将三组导线左右连接，选用疏波，电流量以局部肌肉出现节律性跳动、患者能够耐受为度。每次治疗 30min，10 次为 1 个疗程，疗程间休息 3 日。

2. 其他经验

1）平时卧硬板床休息，放松腰肌，有益于腰椎间盘还纳。

2）一般新近的病例疗效好，陈旧性病例多数可以缓解病情，部分患者疗效甚佳，有时一次即可见效。

3）突出的椎间盘有时也可以压迫马尾神经而导致尿失禁或排尿困难，应同时治疗排尿障碍。

4）部分患者因软组织阻碍了椎间盘还纳，所以治疗无效。L_5～S_1 间盘脱出者疗效差。

5）中药外用可以减轻病变局部水肿，减轻疼痛，对脱出的椎间盘无还纳作用。

（四）盛国滨教授经验

盛国滨教授认为，腰痛多因督脉受阻，阳气被遏，不通则痛，患者多疼痛难忍，不得转侧。督脉通畅，阳气条达，则机体功能自然恢复正常。

取穴　印堂、攒竹（双侧）。

操作　常规消毒针刺部位。取印堂穴，提捏局部皮肤，向鼻根方向平刺 0.3～0.5 寸，强刺激（捻转角度大于 180°，频率大于 90r/min），以患者流泪效果最佳。针刺攒竹穴时，嘱患者闭眼，向鱼腰方向透刺，用泻法，强刺激，以患者流泪效果最佳。留针 30min，每 5min 行针一次。行针后带针做腰部旋转、俯仰等动作，并随着疼痛的减轻加大动作幅度。

穴解　《灵枢·终始》云："病在上者，下取之；病在下者，高取之。"故根据疼痛部位循经远端取穴。腰部正中线为督脉循行的部位，夹脊两侧为足太阳膀胱经循行的部位，故选取督脉线上的印堂穴、足太阳膀胱经的攒竹穴进行针刺。针刺印堂，可以疏通督脉，促进气血的运行。针刺攒竹穴可以疏通太阳经气，起到活血祛瘀、通络止痛之目的。

（郑祖艳）

第五节 脊髓损伤

脊髓损伤（spinal cord injury，SCI）是脊柱骨折或骨折脱位的严重并发症。是现代脊柱外科最难治与最常见的疾病之一。研究表明，脊髓损伤的发病率为每年 0.04%～0.08%，且呈逐年递增的趋势。造成脊髓损伤的主要原因是：①道路交通事故、高空坠落、各种暴力性外伤所导致的创伤性脊髓损伤；②脊柱结核、肿瘤、侧弯和椎间盘退变等疾病所引起的非创伤性脊髓损伤。根据受伤状态可分为脊髓震荡、脊髓挫裂伤、脊髓压迫等。

脊髓损伤病程可分为原发性脊髓损伤与继发性脊髓损伤。由于各种原因造成的脊柱正常解剖结构移位，机械性损伤造成脊髓局灶性出血、缺氧、水肿、血管痉挛等引起神经传导通路的中断，属于原发性脊髓损伤。继发性损伤则是在原发性损伤的基础上，出现的病理破坏过程，包括炎性反应、兴奋性毒性、电解质紊乱、脂质过氧化反应、神经递质变化等，进一步加速神经细胞毒性和死亡，导致 SCI 患者神经功能障碍进展，出现运动功能障碍、感觉功能障碍、直肠功能障碍、自主神经功能障碍等。

脊髓损伤在中医学中属"痿证""体惰"范畴，痿证最早见于《内经》，《灵枢·寒热病》中曰："身有所伤，血出多，若有所堕坠，四肢懈惰不收，名曰体惰。"中医学认为脊髓损伤多因外伤导致，直接或间接伤及督脉，导致督脉阻滞，累及肺、肝、脾、肾，导致脉络闭阻、阳气不通，气血不能达于四肢，四肢失于濡养而痿弱。《素问·痿论》根据脏腑所属关系：肺主皮毛、心主血脉、肝主筋膜、脾主肌肉、肾主骨髓，将痿证分为痿躄、脉痿、筋痿、肉痿、骨痿等不同名称。《证治准绳》载："痿者，手足痿软而无力，百节缓纵而不收也。"高士宗注解《素问·痿论》云："痿者，四肢痿弱，举动不能，如委弃不用之意。躄，两足废弛也。"痿证的表现多有肢体筋脉弛缓、肌肉无力，不能随意运动，或伴有肌肉萎缩。根据脊髓损伤分期发现，急性脊髓损伤与体惰论述相接近，而痿证包含急、慢性脊髓损伤。

一、临床诊断要点与鉴别诊断

（一）脊髓损伤的部位、性质及损伤分级

1. 判断脊髓损伤的部位及性质

1）判定脊髓损伤程度：鉴别完全性脊髓损伤与不完全性脊髓损伤。

A. 损伤平面以下是否保留部分运动和感觉功能。

B. 运动功能障碍及感觉障碍边界水平是否对称。

C. 下肢腱反射是否存在，是否对称。

D. 会阴部痛觉及足趾屈曲是否存在。

2）判定脊髓损伤节段和水平。

2. 损伤分级

按 1992 年美国脊髓损伤学会（American Spinal Injury Association，ASIA）根据 Frankel 分级制订如下新五级分级标准。

1）完全性损害：在骶段（S_4～S_5）无任何感觉、运动功能保留。

2）不完全性损害：在损伤平面以下包括骶段（$S_4 \sim S_5$）存在感觉功能，但无运动功能。

3）不完全性损害：在损伤平面以下存在运动功能，但大部分关键肌肉的肌力<3级。

4）不完全性损害：在损伤平面以上存在运动功能，但大部分关键肌肉的肌力≥3级。

5）正常：感觉和运动功能正常。

（二）鉴别诊断

1. 癔症性瘫痪

患者遭受外伤后导致中枢神经功能失调而引起的感觉和运动功能障碍，本身并无器质性病变，辅助检查均无异常，通常可引出腹壁及提睾反射，但无病理反射，感觉、运动功能障碍与神经分布不符，可经治疗好转。

2. 脊髓栓系综合征

脊髓栓系综合征患者以儿童及青少年居多，一般无外伤病史，临床表现为下肢运动障碍及括约肌功能障碍。MRI可见增粗短缩的终丝牵拉脊髓圆锥，并可明确脊髓栓系的原因，如脊柱病变、脊柱裂等。

二、审析病因病机

本病的中医病因可分为内、外两类，其中内因多为脾胃虚衰，肾精亏虚，导致气血生化乏源，日久则肢体筋脉痿软迟缓；外因多由机械性损伤导致血溢脉外，形成瘀血，导致四肢失于濡养，出现肢体活动不利。

1）脾胃虚衰：脾为后天之本、气血生化之源，在食物中摄取的精微营养物质，通过脾之升清作用，输布全身，内则濡养内脏，外则充养四肢。若脾胃的功能失常，气血运化失司，则肌肉瘦削，甚则痿弱瘫软。

2）肾精亏虚：肾为先天之本，藏精，主骨生髓，肾精充盛则骨骼强劲有力。若肾精亏虚，不能充养骨髓，髓亏则筋弱，肌肉随之痿软无力，故见腰膝酸软，骨痿足弱，甚则不能行走。

3）跌打外伤：常导致血脉离断，血溢于脉外，形成瘀血，瘀阻于内而阻滞气机，气滞不能行血，而形成恶性循环，导致脏腑、经络失濡，脏腑功能失常。

三、明确辨证要点

辨虚实：凡属温邪初起，邪热未退，肺热伤津，以及湿热浸淫者多属实证，其起病急，发展较快。由脾胃虚弱、肝肾亏虚、气血两虚、肺肾两虚、肾精亏虚所致者属于虚证，其病史较久，起病与发展较慢。

另外，由于肺热熏灼所致之痿证，多是在温热病中或病后突然出现肢体痿软不用。由于肝肾阴虚、气血亏虚和肾精不足所致之痿证，起病缓慢，渐见肢体痿躄不用，并伴有虚性症候群。由于湿热浸淫所致之痿证，多见逐渐下肢痿躄，湿热下注于足者，两足痿软或见微肿，痿弱之象较前者为轻，但有湿热伤阴，实中夹虚之证。

四、确立治疗方略

本病根据临床症状可分为弛缓性瘫痪和痉挛性瘫痪两型。早期多为弛缓性瘫痪，属实证，治宜疏通经络，活血化瘀，针刺刺激宜强。病延日久，瘀血不去，新血不生，证多由实转虚或虚实夹杂，治宜补泻并用、标本兼顾，此时截瘫多为痉挛性，用针刺宜弱，可加灸法。取穴总以督脉及相应华佗夹脊穴为主。

五、辨证论治

（一）急性期

气滞血瘀，经脉闭阻

1）抓主症：病变局部肿胀疼痛，病变部位以下的肢体麻木或筋脉肌肉萎缩，甚至瘫痪。

2）察次症：二便不利或不禁。

3）审舌脉：舌质暗，苔薄白，脉沉弦或沉涩。

4）择治法：活血化瘀，通经活络。

5）据兼症化裁：风池、外关、水沟、阳陵泉、悬钟。

6）操作：毫针常规针刺，采用泻法，风池向鼻尖斜刺，水沟向上斜刺，余穴操作同基础治疗。

（二）恢复期

1. 脾肾阳虚，督脉损伤

1）抓主症：下肢瘫痪，肌痿不仁。

2）察次症：食入不化，面色苍白，肢凉畏寒，口干便溏，小便清长或排尿不利，男子阳痿。

3）审舌脉：舌淡，苔薄白，脉沉细。

4）择治法：温补脾肾，活血通络。

5）据兼症化裁：大椎、腰阳关、肾俞、命门、环跳、殷门、足三里、三阴交、中脘、关元、太溪、伏兔、合谷、血海。

6）操作：毫针常规针刺，采用补法，环跳、殷门、足三里、关元、血海可用灸法，余穴操作同基础治疗。

2. 肝肾阴虚，筋骨失养

1）抓主症：下肢瘫痪，四肢麻木，瘫痪肌肉痉挛抽搐。

2）察次症：头昏耳鸣，腰酸健忘，皮肤干燥，甚或肌肤甲错，口干盗汗，大便时有干燥，小便淋漓，男子精少，女子闭经。

3）审舌脉：舌质红，苔薄白，脉细数。

4）择治法：滋养肝肾，补益气血。

5）据兼症化裁：命门、志室、腰阳关、曲泉、中封、肝俞、肾俞、中脘、气海、足三里、关元、合谷及相应病变部位上下夹脊穴。

6）操作：毫针常规针刺，采用补法，中脘、气海、足三里、关元可用灸法，余穴操作同基础治疗。

（三）兼证取穴

取穴

1）上肢瘫痪：大椎、大杼、肩髃、曲池、手三里、少海、外关、合谷、后溪、病变部位上下夹脊穴、阿是穴。

2）下肢瘫痪：髀关、伏兔、足三里、解溪、病变部位上下夹脊穴。

3）尿便功能障碍：针灸联合附子饼灸。治疗时采用普通针刺治疗，针刺选择气海、关元、中极、委阳、三阴交、足三里。

操作　局部常规消毒后，取 1.5 寸（0.3mm×40mm）毫针，用补法，针刺得气后，留针30min，其间行针 1 次。在针刺得气后，用黄酒将中药和成药饼（药饼组成：公丁香、白附子、炒白芥子、淫羊藿、肉桂、木香、川芎，将药物各等量打成粉状），药饼大小约 4cm×4cm，厚约 1cm，敷在神阙穴周围，在其上加以艾盒灸。治疗过程中如出现黄酒药饼的严重不良反应，应立即停止使用。治疗期间，可通过手法按压腹部，帮助排尿，减少膀胱残余尿。

六、中医特色技术

1.毫针刺法

治疗时可以手、足阳明经穴和夹脊穴为主。治法为祛邪通络，濡养筋肉。主穴选择上肢的曲池、肩髃、合谷、手三里、外关及颈胸夹脊穴，下肢的髀关、伏兔、足三里、三阴交、阳陵泉及腰部夹脊穴。肺热伤津加尺泽、肺俞；湿热浸淫加大椎、阴陵泉；脾胃虚弱加脾俞、胃俞、中脘；肝肾亏虚加肝俞、肾俞、太冲、太溪；上肢肌肉萎缩在手阳明经上多针排刺；下肢肌肉萎缩在足阳明经上多针排刺。其中夹脊穴向脊柱方向斜刺，用平补平泻法；足三里、三阴交用补法，余穴用泻法或平补平泻法，大椎、尺泽可点刺出血。

2.电针疗法

电针主要是通过刺激神经干的方法进行治疗，针刺时务求刺中神经干。主穴可根据瘫痪部位选取，阿是穴每次均取。上肢瘫痪选择扶突针刺 2～3cm，使上肢有触电感；曲池深刺 3～4cm，使前臂有触电感。下肢瘫痪选择冲门针刺 2～3cm，使针感放射至会阴；阿是穴由上、下棘突间刺入，深 4～6cm，法同体针部分。大小便障碍选择中极针刺 3～4cm、关元针刺 3～4cm、会阴针刺 2～3cm，使针感向会阴放射。然后均通以电针，正脉冲不小于 25V，负脉冲不小于 45V，用连续脉冲波，每次通电 5～10min。每日 2 次，每周 12 次，3 个月为 1 个疗程。

3.穴位注射疗法

选取华佗夹脊穴，当归注射液、甲钴胺注射液每穴注入 0.5～1mL，每周 1～2 次，注意勿注入关节腔内。

4.皮肤针疗法

肺俞、脾俞、胃俞、膈俞及手足阳明经体表循行线，用皮肤针叩刺，以皮肤微红为度，隔日 1 次。

5.耳针疗法

选择颈椎、胸椎、腰椎、骶椎、脑、脑点、脾、肝、肾、皮质下。每次取 6～7 穴，中等度刺激，在进行针刺过程中，协助患者进行肢体的被动运动和按摩治疗。留针 30min。每日

1次，两耳交替针刺，10次为1个疗程，或用耳穴压丸法、埋针法。

6. 单方验方

1）补阳还五汤：黄芪30g，赤芍15g，川芎15g，当归尾6g，地龙3g，桃仁15g，红花15g，每日1剂，水煎200mL，午饭、晚饭后半小时分2次温服。诸药合用，益气养营，活血化瘀，疏经通络。

2）健步虎潜丸：龟甲胶12g，鹿角胶12g，狗骨（代替虎骨）12g，川牛膝12g，何首乌12g，杜仲12g，锁阳12g，当归12g，熟地黄12g，威灵仙12g，白芍9g，羌活9g，人参9g，黄柏9g，白术9g，附子（先煎）9g。水煎，每日1剂，早晚各温服250mL。诸药共奏舒筋活络，活血补气，健旺精神之功。

3）复元活血汤：当归10g，柴胡15g，红花10g，天花粉10g，大黄15g，桃仁15g，甘草片6g。上述中药煎煮去渣留汁400mL，每日1剂，分早晚2次温服。此方行气通络，活血化瘀。

七、各家发挥

（一）孙申田教授经验

孙申田教授采用督脉电针治疗外伤后脊髓损伤所致截瘫，主穴选取大椎穴及命门穴，以脊髓损伤平面的上下界为取穴标志，不拘于穴位，可配合相应前段的夹脊穴。治疗时患者取侧卧位或俯卧位（腹部垫高，使脊椎间隙暴露）。穴位与针具严密消毒，在无菌操作方法下进行针刺，将针沿两椎间隙刺入2～2.5寸（约相当于脊髓硬膜外），出现麻或电击样感觉后，再加用电针治疗仪，根据患者耐受程度不同而逐渐加大电流量，留针30min，一般15次为1个疗程，如穴位准确、深度适宜，则可表现为瘫痪肢体随电针频率的变化而表现相应的不自主抽动。此法操作简单，无副作用，取得了令人满意的疗效。

（二）高维滨教授治疗经验

高维滨教授提出电场疗法治疗脊髓损伤后截瘫，选择损伤脊髓节段相应的夹脊穴，毫针刺入取得针感后，分别连接电针仪的导线，正极在上，负极在下，波形选择疏密波，电流输出强度以诱发瘫痪的双下肢肌肉收缩为宜。通过这种针刺加电场刺激的方法，许多脊髓损伤患者能够独立站立或行走，并能恢复或改善排便功能。

（三）孙忠人教授治疗经验

孙忠人教授将传统经穴理论与现代肌动学理论结合，取督脉穴、背俞穴及肌肉关键点进行针刺，治疗颈膨大以下脊髓损伤所致截瘫。治疗时患者取侧卧位，手及针刺部位常规消毒，选择损伤平面上两个节段和下两个节段的督脉穴及背俞穴各4个，以及双侧下肢的肌肉关键点（环跳、髀关、伏兔、承扶、殷门、承筋、血海、阴陵泉、足三里、三阴交、悬钟及太溪穴）进行针刺。其中，由身柱至脊中的督脉穴斜刺0.5～1寸，由悬枢至腰阳关的督脉穴直刺0.5～1寸，肺俞至胆俞的背俞穴斜刺0.5～0.8寸，脾俞至大肠俞的背俞穴直刺0.5～0.8寸，下肢环跳穴直刺2～2.5寸，其余下肢各穴均直刺0.5～1寸。进针后行平补平泻手法，提插捻转，频率在80次/分，以得气为度。针刺后留针期间连接电针仪，督脉穴和背俞穴电极线行上下连接（其中胸第 2～7 节段腧穴不连接电极，防止电流通过心脏，避免造成心搏骤停），正极连在损伤平面上方，负极连在损伤平面下方。下肢关键点髀关、血海一组；承扶、殷门一组；阴陵泉、三阴交一组；足三里、悬钟一组，各穴选用疏密波，治疗 30min，强度以患者能够耐受，且肌肉有明显收缩为度。

（四）唐强教授治疗经验

唐强教授采用针灸配合推拿的方式治疗脊髓损伤后神经源性膀胱。

1）针刺治疗：穴位选择三阴交、中极、关元穴，使用规格为 0.25mm×40mm 的一次性使用无菌针及电针仪进行针刺治疗。在患者小便后或导尿后进行针刺治疗，穴位周围皮肤用 75% 酒精棉球常规消毒，三阴交直刺 0.5～1 寸，中极直刺 0.5～1 寸，关元直刺 0.5～1 寸，缓慢进针，用平补平泻法。在针刺取得针感后，将关元穴和中极穴接连电针，选择连续波（频率 50Hz）进行治疗。

2）推拿治疗：运用掌摩法、点按法、拿揉法，在小腹、大腿内侧，点按中极、气海、足五里穴。在患者小便后或导尿后进行推拿治疗，患者取仰卧位，医生立于患者体侧。先用掌摩法，顺时针摩小腹 5～8min，点按中极、气海、足五里，每穴 1min；用轻柔和缓的手法，拿揉患者双侧大腿内侧肌肉 5min，结束治疗。针刺和推拿方法每次治疗 20min，每日 1 次。每周治疗 6 次，2 周为 1 个疗程，每个疗程间可休息 1～2 日，共治疗 4 个疗程。

（五）盛国滨教授治疗经验

盛国滨教授采用齐刺电针法治疗脊髓损伤。齐刺电针法即把主穴分为脊髓损伤平面、上平面（脊髓损伤节段的上 1 个节段）、下平面（脊髓损伤节段的下 2～3 个节段）三个平面取穴。针刺时每个平面均在正中先刺 1 针，并于两旁（夹脊穴）各刺 1 针，3 针齐用。上肢呈弛缓性瘫痪的配双侧的肩髃、曲池、外关、合谷；下肢呈弛缓性瘫痪的配双侧的髀关、伏兔、阳陵泉、足三里。然后应用电针仪于主穴上、下同侧连线，正极接上点，负极接下点，波形用密波。配穴上、下肢分别同侧上下连线，波形用疏波。每日 1 次，每次 30min，10 次为 1 个疗程，疗程间可间隔 2 日。这种治疗方法可直接作用于脊髓及其包膜，有利于调节病变部位的血液供应和神经功能。

（尹洪娜）

第四章　皮肤科病证

第一节　瘾　疹

瘾疹，又称荨麻疹，也称"风疹块"，为皮肤科的一种常见病、多发病，以皮肤黏膜潮红、皮肤出现红色或白色风团为特征；是由于肥大细胞活化脱颗粒、释放组胺、合成细胞因子及炎症介质等引起皮肤、黏膜小血管反应性扩张及血管渗透性增加，导致真皮水肿而出现的一种局限性水肿反应，属于变态反应类的一种皮肤疾病。

病程小于 6 周的为急性荨麻疹，急性荨麻疹发病突然，身体任何部位均可发生局限性皮疹风团，小如芝麻，大似豆瓣，多呈鲜红或淡黄白色。其数目随刺激而增多。可融合成环状、地图状等多种形态。风团可迅速消退，时隐时现。若单纯在眼睑口唇等组织疏松处，易发生浮肿，边缘不清，自觉灼热，瘙痒剧烈。可有恶寒、发热等症状。

在古医籍中，荨麻疹又被称为"瘾疹""风瘙""赤疹""赤白游风""风矢""风瘙隐胗""鬼饭疙瘩"等。引起本病的病因病机错综复杂，不只是外感邪气的侵袭，内在脏腑的失和亦是十分重要的因素。

一、临床诊断要点与鉴别诊断

（一）临床诊断要点

1）发病前常有外因接触史，如进食鱼、虾或接触花粉、尘螨等。

2）起病急，突然出现皮损为大小不等、形状不一的红色风团，境界清楚，皮损时起时消，剧烈瘙痒，发无定处，退后不留痕迹。

3）急性发作期病情常反复，迁延数日，但未超过 6 周。

（二）鉴别诊断

1. 血管性水肿

血管性水肿为慢性复发性真皮深层及皮下组织的大片局部性水肿。虽然病因及发病机制与荨麻疹相同，但其血浆是从真皮深部或皮下组织的小血管内皮细胞间隙中渗出，进而进入到周围疏松组织内引起的。

2. 胃肠炎及某些急腹症

荨麻疹样血管炎风团持续时间长达 24～72h，并且伴有发热、关节痛、血沉增快和低钾血症等。病理检查为破碎性血管炎改变，伴有呕吐、腹泻、腹痛等症状时应与胃肠炎及某些急腹症鉴别。

3. 丘疹性荨麻疹

丘疹性荨麻疹为婴儿及儿童常见病，成人亦可发病，大多与虫咬有关，多见于夏、秋两季。初发为散在的红色风团，呈圆形或不规则形，其上可有粟粒至绿豆大小丘疹或丘疱疹。不久风团即消失，丘疹继续存在。好发于四肢伸侧及臀部，剧烈瘙痒，常有抓痕、血痂。日久可伴有苔藓化及继发性脓疱疮，附近淋巴结常有肿大。皮损经 2～10 日消退，易再发，病程迁延，至秋末开始消退。

4. 丘疹状固定性荨麻疹

丘疹状固定性荨麻疹多由丘疹性荨麻疹反复搔抓形成，少数为原发。初发皮损与丘疹性荨麻疹无异，但风团消退后留有绿豆至黄豆大小浸润性结节，瘙痒剧烈。反复搔抓后，结节逐渐增大、变硬，常持续数周至数月不退。部分患者可转变为结节性痒疹。

5. 血清病

血清病于初次大量或反复注射异种动物血清后出现，常见于破伤风抗毒素注射后。主要表现为风团、淋巴结肿大、发热与关节痛，偶可见喉头水肿。少数患者可有神经症状，如木僵、昏迷、瘫痪、周围神经炎。

二、审析病因病机

1）外感邪毒：人体肌肤腠理不密，卫气不能固护，风寒之邪乘虚侵犯肌表，经络不通，导致内不得通达，外不得疏泄，营卫功能不和，气血运行失常，而发为本病；风湿之邪容易阻滞气机，使得气的运动功能失调，阳气不得宣发；燥热之邪易灼伤津液，肌肤失养，而出现瘙痒剧烈，风团色红。

2）情志内伤、脏腑失调：瘾疹的发生与心火上炎、脾肺气虚、胃肠热盛、肝火风热等脏腑功能失调有密切的关系。七情过极，最容易导致人体气机失常，"气为血之帅"，从而影响血液的正常运行，血液运行不畅不能濡养肌肤则肌腠失养；气郁而化火，火热蒸腾脉中血液则血热肉腐，而产生各种皮肤疾患。

3）饮食失调：饮食不节，多食鱼腥海味、辛辣酒浆等湿热性质的食物，郁久化热生风，引动伏邪而发病；或饮食不洁，损伤脾胃，积而生虫，湿热虫毒熏蒸肌肤，与肌肤腠理间的气血相搏而发为本病。

4）素体因素：素体不足、禀赋不耐、内外合邪，引起营卫失和是本病发病的根本。如素体湿热，若饮食不当，则湿热内蕴，伤及脾胃，脾失健运，又外感风邪，气机失利，风热之邪内不得疏泄、外不得透达而发为本病；表虚则阳气虚，卫外不固，外邪易侵袭机体而发本病。

总之，本病的发病多在先天不足、禀赋不耐的基础上，复感风、寒、湿、热、虫、毒等邪而发，或因饮食不节、情志不畅等而诱发。由于人体正气相对虚弱，且体质各异，或内有食滞、邪热，复感风寒、风热之邪；或平素体弱，阴血不足，皮疹反复发作，经久不愈，气血耗伤；或患有慢性疾患，内不得疏泄，外不得透达，郁于皮肤腠理之间，邪正交争而发病。

三、明确辨证要点

1）查病因：凡能导致疾病发生的原因都是病因，又称致病因素。本病致病因素多种多样，包括外感六淫、七情内伤、饮食失宜、劳逸失度等。此外，痰饮、瘀血这些病理产物亦可成为新的病因，导致疾病的发生。

2）分急缓：急性荨麻疹多为红色或粉红色风团，稍高出皮肤，剧烈瘙痒，伴有恶寒、发热、烦躁，重则出现黏膜水肿，苔薄白或薄黄，脉浮。急性荨麻疹常突然发病，一般迅速消退，不留任何痕迹。临床辨证以实证、表证为主。风邪是其最主要的外因，常兼夹寒、热、湿邪；饮食不当，肠胃湿热亦为其发病病因。治疗以疏风为主，兼风寒者配伍辛温之品而疏风散寒；兼风热者配伍辛凉之品而疏风清热；风邪久羁者多配伍搜风之品而搜风清热；兼风湿者多配伍除湿之品而疏风胜湿；肠胃湿热者多配伍通腑导滞之药。

3）定病位：各种原因导致内不得疏泄，外不得透达，营卫不和而发荨麻疹。荨麻疹病位为肌表营卫，与脾、肾、肝亦相关，病在卫分，邪在肌表；病入营分，可出现血虚、血瘀等证。病在脾者可见脘腹胀满、头身困重，兼有脾虚者见神疲乏力、便溏等；病在肾者，可见腰膝酸软；病在肝者见心烦易怒、面红目赤、失眠多梦等，且风团多于夜间发作。

四、确立治疗方略

本病总以祛风止痒为治法，以祛风散寒、祛风散热、活血通络、养血除风为基本治疗原则。治疗中应注意寻找和去除可能使荨麻疹复发、加重的因素，根据分型及严重程度，选择合适的治疗方法。根据肺主皮毛、肺与大肠相表里、督脉主一身之阳、阳明经多血多气等理论，结合辨证分型进行选穴配穴，以疏导经络，调和气血。

五、辨证论治

（一）基础治疗

治法　疏风和营。

取穴　膈俞、曲池、合谷、血海、委中。

操作　用毫针泻法，风寒束表或者湿邪较重者可以艾灸，血虚风燥者只针不灸。配穴按照虚实补泻法操作。

（二）辨证加减

1. 风寒束表

1）抓主症：风团色淡红或淡白，暴露部位易发。

2）察次症：遇冷发疹加重，得热则减。

3）审舌脉：舌体胖、质淡，苔白腻，脉浮紧或迟或缓。

4）择治法：祛风散寒，活血通络。

5）据兼症化裁：若兼见发热恶寒、头痛等病证，可以针肺经及肺俞、肾俞、命门穴。

6）操作：用毫针泻法，湿邪较重者可以艾灸。

2. 风热犯表

1）抓主症：风团鲜红，灼热剧痒。

2）察次症：伴有发热恶寒，咽喉肿痛，遇热皮疹加重。

3）审舌脉：舌苔薄白或微黄，脉浮数。

4）择治法：祛风散热，凉血通络。

5）据兼症化裁：若烦热口渴、舌红少津，可以针刺曲池、合谷、风门、肺俞、心俞等穴以清热。

6）操作：用毫针泻法为主。

7）据变证转方：大便秘结，口舌生疮，可按揉腹部，点按天枢、大横、中脘、气海、间使、上巨虚以通腑泄热。

3. 血虚风燥

1）抓主症：反复发作，迁延日久，午后或夜间加剧。

2）察次症：心烦易怒，口干，手足心热。

3）审舌脉：舌红少津，脉沉细。

4）择治法：疏通三焦气机，养血除风。

5）据兼症化裁：若兼见乏力气短，神疲懒言，汗出恶风，可针刺肝俞、心俞、足三里、三阴交。

6）操作：用毫针泻法为主。

7）据变证转方：汗出恶风，针刺行间、太冲。

六、中医特色技术

1. 中药熏洗疗法

苦参、地肤子、白鲜皮、当归、丹参、牡丹皮、土茯苓、红花、紫草、防风、蝉蜕、蛇床子、乌梢蛇各 30g，水煎取汁，全身熏洗。

2. 封脐疗法

用吴茱萸、防风各 2g，研成细末，以米醋调成糊状，敷在脐上，以填平脐窝为度，用保鲜膜覆盖，再以胶布固定，7 日为 1 个疗程。

3. 推拿疗法

点揉风池，按揉肩井，揉百会、大椎、曲池、足三里、中脘、三阴交、血海、太冲、神阙，每穴 2～5min，每日 1～2 次。

4. 耳穴贴压疗法

取穴　耳尖、耳中、风溪、内分泌、肺、脾、大肠、枕、肾上腺。

操作　局部皮肤消毒，右手持血管钳，将贴有王不留行的小胶布压在相应的穴位上，并嘱患者用拇指和食指捏压上述各穴位，每日 3 次，隔日换贴另一侧耳穴，10 次为 1 个疗程。

5. 耳穴药物注射疗法

取穴　内分泌穴、荨麻疹区。

操作　患者取坐位，施术者先用毫针柄在双耳荨麻疹区探寻明显的压痛点，局部消毒，每侧荨麻疹区与内分泌穴分别注入氯苯那敏注射液 0.1mL，成一皮丘，注意不可刺穿耳壳，每月注射 1 次。

6. 针刺结合耳穴贴压疗法

（1）针刺

取穴 取双侧合谷、曲池、足三里、血海。

操作 针刺得气后施以平补平泻法。

（2）耳穴贴压

取穴 风溪、肺、神门、肾上腺、胃。

操作 将王不留行药籽贴压于上述耳穴上。

7. 刺血拔罐疗法

取穴 大椎、双侧肩井、双侧肺俞、双侧膈俞；双侧耳尖、耳垂。

操作 充分暴露患者背部，先在大椎、双侧肩井、双侧肺俞、双侧膈俞按揉，使局部血管充盈，局部皮肤及术者双手做常规消毒，以左手拇指、食指固定腧穴周围皮肤，右手持三棱针点刺 2～3 针，用口径大小合适的火罐迅速拔在刺血部位；另采用闪火法进行拔罐，从督脉的大椎穴开始，自上而下，依次往下拔至腰骶部；再沿着背部膀胱经自上而下，依次往下拔至腰骶部。时间为 10～15min，依次起罐，血罐起罐后用无菌棉签擦拭，再做常规消毒。双侧耳尖、耳垂点刺放血。

嘱患者治疗期间禁食煎炸、辛辣、酒类等物，禁食海鲜、鸡蛋、牛肉等发物，每周治疗 3 次，隔日治疗 1 次，3 次为 1 个疗程。

8. 刺络拔罐结合穴位埋线疗法

（1）刺络拔罐

取穴 尺泽、委中、曲池。

操作 以三棱针点刺出血，然后加以拔罐治疗。每周 2 次，6 次为 1 个疗程。

（2）穴位埋线

取穴 主穴：曲池、合谷、血海、膈俞、三阴交。配穴：风热犯表型加大椎、风门；风寒束表型加风门、肺俞；血虚风燥型加风门、脾俞、足三里。

操作 患者先俯卧，选取上述背部穴位，用甲紫标记。施术者戴消毒橡胶手套，穴位皮肤常规消毒，将埋线针针芯退出适量，用镊子将备好的羊肠线放入埋线针针管前端。将羊肠线埋入穴内肌肉浅层，针孔处贴创可贴。背部腧穴治疗完毕后，患者取仰卧位，选取四肢部腧穴操作，方法同上。20 日治疗 1 次，3 次为 1 个疗程。

注意事项 ①在过饥、过饱、过劳、醉酒、精神紧张、大汗、大渴时不宜埋线。②对初次埋线者，或体弱的患者，选取舒适体位，防止晕针。③肺俞、膈俞、脾俞、胃俞分别位于 T_3、T_7、T_{11}、T_{12} 旁，其下紧邻肺脏、肾脏，埋线进针时向脊柱方向成 45°角斜刺，以免伤及脏器。④严格无菌操作，防止感染。治疗期间均不使用其他治疗方法，埋线穴区 24h 内不得触水，以防感染。指导患者埋线 2 日后，每日睡前自行按压各穴 10～20min。嘱咐患者在治疗期间避免接触过敏性物品，以清淡饮食为主，忌烟酒、海鲜及辛辣刺激性食物，保持大便通畅。⑤埋线后，留置在穴位内的羊肠线不应露出皮面。如有露出，应将线头抽出，重新埋线。⑥治疗室温度适宜，保持安静，空气流通，注意观察患者反应，嘱其如有不适即告知治疗医师。⑦定期随访患者，如有不适及时处理。

9. 艾炷隔姜疗法

取穴　双侧曲池、血海、三阴交、膈俞、百虫窝。

操作　每穴 3～7 壮，每壮约黄豆大小，每日施灸 1～2 次，至症状完全消失而停止治疗。

10. 针刺配合隔蒜灸疗法

针刺取穴与操作　主穴：曲池、三阴交、血海。配穴：委中、尺泽、合谷、足三里、大椎、风市。每次辨证选取主、配穴 3～5 个，采用轻刺激，施平补平泻法。

隔蒜灸取穴与操作　足三里、血海、曲池、大椎、膈俞、外关、太溪。用带小孔新鲜大蒜片，放在选好的穴位上，上置艾炷点燃施灸，以患者感到局部灼烫为度，用补法。

以上两种疗法隔日交替使用。

11. 穴位注射疗法

取曲安奈德混悬注射剂 40mg（1mL），与 1%利多卡因注射液 10mL 混合均匀。取双侧血海穴，皮肤常规消毒，注射针头进入 2.5～3cm 处（儿童酌减），如回抽无血液，每穴分别注入上述混合注射液各 4.5mL（儿童酌减），速拔出针，用无菌棉签按压注射针口，至针口无血液渗出。

取双侧膈俞穴，常规消毒，进针 0.5～0.9cm（儿童酌减），如回抽无血液，即时注入上述混合注射液，每穴各 1mL，拔针，用无菌棉签按压注射针口。

以上血海、膈俞各穴位均注射 1 次。穴位注射前及注射后要注意去除病因。高血压、糖尿病、肺结核、消化性溃疡等患者禁用。

12. 梅花针加耳穴贴压疗法

梅花针叩刺　选取患者足太阳膀胱经背俞穴，即患者取俯卧位，取其 T_1～L_5 脊柱两侧 3 寸以内区域，常规消毒，梅花针由上而下中等程度呈面形叩刺，至皮肤潮红，每次 10～15min，每日 1 次，连续治疗 7 日。

耳穴贴压　用探针在双耳寻找敏感点（肺、荨麻区、神门、内分泌、肾上腺）。选穴后用 75%酒精消毒，用小镊子将粘有王不留行的胶布对准穴位贴压，用手指把贴好的穴位逐个按压至耳朵发热、发红。并嘱患者每日自行按压 5 次，每次按压 1min，隔日换 1 次。

七、各家发挥

（一）孙申田教授经验

1. 后溪刺

取穴　后溪。

操作　握拳取之，直刺深 1 寸，可后溪透劳宫，合谷可深刺 2～3 寸。

2. 神阙拔罐

取穴　神阙。

操作　用一枚大头针扎入塑料盖，将酒精棉球插到大头针上并点燃。立即将玻璃瓶罩在上面，待吸力不紧后取下，连续拔 3 次，每日 1 次，3 日为 1 个疗程。

3. 曲池氦-氖激光针

取穴　曲池。

操作　以氦-氖激光针对准曲池，输出电流 7mA，照射距离 30cm，光斑直径 1～2mm，每次照射时间 10min，5 日为 1 个疗程。

4. 大椎刺血拔罐

取穴　大椎。

操作　用三棱针迅速刺入，不留针，加拔火罐约半小时，7 日后再治疗 1 次，平均 2～3次即愈。

（二）王选章教授经验

王选章教授认为本病发生是由于内外因共同作用所致。内因缘于平素饮食失节，过食辛辣、煎炸、肥甘之品，以致脾胃失和，湿热内生；外因由于失于调护，感寒受风，风寒束于肌表，"寒性收引"，导致湿热不得宣泄，风寒不得外散，寒热互结郁于肌肤腠理而发。故本病乃外寒里热之证，治疗以里清外散为原则，以泄热散寒、疏风止痒为治法，使湿热内清，风寒外散，疹去自安，取风池、合谷、曲池、足三里，采用针刺、艾灸；取肺俞、大椎、风市、血海，采用梅花针叩刺并拔罐。

（毕海洋　宋　萌）

第二节　蛇　串　疮

蛇串疮，又称带状疱疹，是由水痘-带状疱疹病毒引起的疱疹性、炎症性皮肤病，在临床表现为群集成簇性丘疱疹，水疱，多沿某一周围神经分布，排列呈带状、单侧性，有明显神经痛为特点。本病的病因和发病机制主要为免疫力低下的人群初次感染此病毒后，病毒进入皮肤的感觉神经末梢，持久潜伏于脊髓后根神经节的神经元中。细胞免疫下降时，病毒被激活，使受累神经节发炎或坏死，产生神经痛。同时，再活动的病毒沿周围神经纤维移动到皮肤，在皮肤上产生带状疱疹所特有的节段性丘疱疹。

蛇串疮中医学又名"甑带疮""缠腰火丹""蛇形丹""蛇窠疮""缠腰龙""火带疮""蜘蛛疮""火腰带"等。此病首次被记录在隋代巢元方所著的《诸病源候论》中，名曰"甑带疮"，其文指出"甑带疮者，绕腰生，此亦风湿搏于血气所生，状如甑带，因此为名，又云此疮缠腰背则杀人"。

一、临床诊断要点与鉴别诊断

参照《2020 带状疱疹中国专家共识（完整版）》制定标准如下。

（一）临床诊断要点

1. 典型临床表现

发疹前有轻度乏力、低热、食欲不振等全身症状，患处皮肤自觉灼热感或神经痛，触之有明显的痛觉敏感，也可无前驱症状即发疹。好发部位为肋间神经（占 53%）、颈神经（20%）、三叉神经（15%）及腰骶部神经（11%）。

患处先出现潮红斑，很快出现粟粒至黄豆大小丘疹，成簇状分布而不融合，继而迅速变为水疱，疱壁紧张发亮，疱液澄清，外周绕以红晕。皮损沿某一周围神经区域呈带状排列，多发生在身体的一侧，一般不超过正中线。病程一般为 2～3 周，老年人为 3～4 周。水疱干涸、结痂脱落后留有暂时性淡红斑或色素沉着。

神经痛为主要症状，可在发疹前、发疹时及皮损痊愈后出现。疼痛可为钝痛、抽掣痛或跳痛，常伴有烧灼感，多为阵发性，也可为持续性。老年、体弱患者疼痛较为剧烈。

2. 特殊临床类型

1）眼带状疱疹：多见于老年人，表现为单侧眼睑肿胀，结膜充血，疼痛常较为剧烈，常伴同侧头部疼痛，可累及角膜形成溃疡性角膜炎。

2）耳带状疱疹：系病毒侵犯面神经及听神经所致，表现为外耳道疱疹及外耳道疼痛。膝状神经节受累同时侵犯面神经时，可出现面瘫、耳痛及外耳道疱疹三联征，称为 Ramsay-Hunt 综合征。

3）顿挫型带状疱疹：仅出现红斑、丘疹而不发生水疱。

4）无疹性带状疱疹：仅有皮区疼痛而无皮疹。

5）侵犯中枢神经系统大脑实质和脑膜时，发生病毒性脑炎和脑膜炎。

6）侵犯内脏神经纤维时，引起急性胃肠炎、膀胱炎，表现为腹部绞痛、排尿困难、尿潴留等。

7）播散性带状疱疹：恶性肿瘤或年老体弱患者，病毒经血液播散导致广泛性水痘样疹并侵犯肺和脑等器官，可致死亡。

8）其他：尚有大疱性、出血性、坏疽性等表现的带状疱疹。

（二）鉴别诊断

1. 接触性皮炎

皮炎的部位及范围与接触物接触部位一致，境界非常鲜明，但如接触物为气体、粉尘，则皮炎呈弥漫性而无一定的鲜明界限，多发生在身体暴露部位。

自觉症状大多有痒和烧灼感或胀痛感，少数严重病例可有全身反应，如发热、畏寒、头痛、恶心等。病程有自限性，一般去除病因后，处理得当，1～2 周可痊愈。反复接触或处理不当，可以转为亚急性或慢性皮炎，呈红褐色苔藓样变或湿疹样改变。

2. 疥疮

疥疮是由疥螨在人体皮肤表皮层内引起的接触性传染性皮肤病。可在家庭及接触者之间传播流行。临床表现以皮肤柔嫩之处有丘疹、水疱及隧道，阴囊瘙痒性结节，夜间瘙痒加剧为特点。皮损为针尖大小的丘疱疹和疱疹。指缝处常可发现由疥虫所掘出的隧道，在隧道口可用针尖挑出雌虫，常伴夜间剧痒。皮损若经久不愈，常出现继发性变化，如抓痕、血痂、点状色素沉着、湿疹样变和脓疱。部分患者可在阴囊、阴茎等处可出现淡色或红褐色，绿豆至黄豆大半球炎性硬结节，有剧痒，称为疥疮结节。

二、审析病因病机

1）肝郁化火，热溢肌肤：情志不遂，肝气郁结，久而化火，外感毒邪，内外之邪相合，循经外溢肌肤导致红斑、水疱，大而色红，作痒作痛，痛如火烧。

2）脾虚失健，蕴湿化热：形劳则伤脾，脾虚失健，蕴湿化热，外感毒邪，湿热外毒蕴结肌肤以致水疱累累，色黄且白，疱液泛溢，灼热疼痛。

3）年老体弱，气滞血瘀：年老体弱者，在疱疹破溃消退后，多因气虚而血行不畅，且无力鼓邪外出，不能将邪毒肃清，终致气血凝滞，余邪阻滞，经络不通，局部失于濡养，而致病程迁延，疼痛麻木，持续不能缓解。

三、明确辨证要点

蛇串疮首先要辨清标本虚实。但病久常标本虚实夹杂，临证需仔细辨别其主次偏重。

1）辨脏腑：疱疹周围有红晕和疱疹内水液清亮，疱疹密集成片，呈带状分布，患者自觉疱疹部位灼热疼痛，可伴有发热，口苦，咽干，烦急易怒，大便干，小便色黄，其病位多在肝，属肝火上扰；患带状疱疹后病情缠绵难去，皮肤上时有新起水疱，疱水较多，易于破溃，疱疹周边颜色淡红，疼痛不甚明显，伴口不渴，自汗畏风，食少腹胀，大便时溏，小便清长者，病多在脾，属脾虚湿蕴。

2）察虚实：本病为本虚标实之证，即表现以机体脏气虚弱症状为主者，多缠绵难愈，腰膝酸软，体瘦眩晕，遇烦劳而加重，多属虚证；标实表现为气郁、血瘀、痰凝三者夹杂，因"虚""郁""瘀""痰"而致经络气血阻滞，脉络不通，流行失司，故见麻木、疼痛等症。

四、确立治疗方略

本病治疗以清热利湿、行气止痛为主要治法。

1）蛇串疮初期，本虚之象并不明显，症状轻浅在表，可以是前驱期或病情的早期，以清热利湿为主。

2）消退初期，湿热毒邪未尽，邪毒稽留，壅滞经络，以致气滞血瘀，不通则痛，以活血通络止痛为主。

3）病程日久，正气耗损，气血两虚，以致脉络空虚，失于濡养，不荣则痛，以扶正祛邪与通络止痛并用。

五、辨证论治

（一）基础治疗

治法 泻火解毒，通络止痛。

取穴 以局部阿是穴、病变相应节段夹脊穴及手足少阳经穴为主。阿是穴、夹脊穴、支沟、阳陵泉、行间。

操作 皮损局部围针、浅刺，在疱疹带的头、尾各刺一针，两旁则根据疱疹带的大小选取数点，向疱疹带中央沿皮平刺。或用三棱针点刺疱疹及其周围，拔火罐，令每罐出血 3～5mL。夹脊穴向脊柱方向斜刺 1.5 寸，行捻转泻法，可用电针。

（二）辨证加减

1.肝经郁热
1）抓主症：群集成簇性丘疱疹，水疱，多沿某一周围神经分布。

2）察次症：兼见皮鲜红，灼热刺痛，疱壁紧张；口苦咽干，心烦易怒，大便干燥，小便黄。

3）审舌脉：舌质红，苔薄黄或黄厚，脉弦滑数。

4）择治法：清泄肝火，解毒止痛。

5）据兼症化裁：太冲、丘墟。

6）操作：太冲、行间采用泻法，余穴操作同基础治疗。

2. 脾虚湿蕴

1）抓主症：群集成簇性丘疱疹，水疱，多沿某一周围神经分布。

2）察次症：皮损色淡，疼痛不显，疱壁松弛；口不渴，食少腹胀，大便时溏。

3）审舌脉：舌淡，苔淡白或白，脉沉或滑。

4）择治法：健脾利湿，解毒止痛。

5）据兼症化裁：足三里、三阴交、丰隆。

6）操作：足三里、三阴交采用补法，足三里亦可用隔姜灸，余穴操作同基础治疗。

3. 气滞血瘀

1）抓主症：群集成簇性丘疱疹、水疱，多沿某一周围神经分布。

2）察次症：疼痛放射到附近部位，痛不可忍，坐立不安，重者可持续数月或更长时间。

3）审舌脉：舌暗，苔白，脉弦细。

4）择治法：理气活血，通络止痛。

5）据兼症化裁：血海、合谷。

6）操作：合谷、血海用平补平泻法，余穴操作同基础治疗。

六、中医特色技术

1. 梅花针叩刺疗法

取穴　皮损部位。

操作　梅花针叩刺皮损区皮肤，至皮肤潮红、散在出血为度。每日治疗 1 次，7 日为 1 个疗程。

2. 三棱针速刺疗法

取穴　皮损部位。

操作　三棱针迅速刺入皮损区皮肤约 2mm，留针 2s 左右出针，以微出血为度。每日治疗 1 次，7 日为 1 个疗程。

3. 火针疗法

取穴　皮损部位。

操作　常规消毒皮损及周围组织，不擦破水疱，将毫火针于酒精棉球火把下烧红后刺入疱疹内，疾入疾出，同时沿皮损边缘点刺，间隔 0.5～1.5cm。用棉签挤出疱疹内液体。

4. 刺络放血疗法

取穴　皮损部位。

操作　常规消毒皮损部位，用三棱针或 2mL 一次性注射器针头在皮损部点刺，宜微渗血为度，然后选择大小合适的玻璃罐（视疱疹面积大小，定火罐的型号和数量），迅速拔在刺络部位及病损两端，留罐 10～15min，隔日 1 次，7 次为 1 个疗程。

5. 电针围刺疗法

取穴 皮损部位。

操作 以局部围刺取穴为主，针刺后在围刺部位连接电针仪，波形选择密波，时间以 40min 为宜，每日 1 次，7 日为 1 个疗程。

6. 食疗方

（1）枸杞叶粥

配方 枸杞叶 30g，粳米 50g。

制法 先把枸杞叶摘洗干净，再与粳米一起加水熬粥。

功效 清热泻肝。

用法 随量作早晚餐食用。

（2）马齿苋薏米粥

配方 薏米 30g，马齿苋 30g。

制法 先将薏米和马齿苋加水煮熟，再加红糖调味。

功效 清热解毒，健脾化湿。

用法 每日 1 剂，连用 7 日。

（3）柴归陈皮蛋

配方 柴胡 15g，当归 9g，陈皮 9g，鸡蛋 1 个。

制法 以上四味加水适量，一同煮至蛋熟。

功效 行气活血，健脾和胃。

用法 吃蛋饮汤，每日 1 剂，连用 7 日。

七、各家发挥

（一）孙申田教授经验

取穴 主穴：T_{12}～L_5 夹脊穴、脊中、腰俞。配穴：皮损局部腧穴、百会、神庭。

操作 脊中穴针刺要求直刺 1.5～2 寸深，腰俞穴向上以 45°角斜刺 1～1.5 寸，T_{12}～L_3 夹脊穴针尖向脊柱方向以 45°角斜刺入腧穴，达 1.5 寸深，以上各腧穴均以得气为度，不提插捻转。皮损局部周围用毫针沿皮围刺。百会、神庭穴要求手法由徐到疾捻转，捻转速度 200r/min，连续 3～5min。诸穴得气后接 G6805-Ⅱ型电针仪，上正下负，密续波刺激 20min，强度以患者能够耐受为宜。每日 1 次，每次 40min，2 周为 1 个疗程。嘱患者针刺后注意保持体位勿动，同时忌食辛辣、鱼蟹等发物食品。

（二）高维滨教授经验

高教授临证擅运用夹脊针配合电针治疗带状疱疹。其认为，带状疱疹病毒具有嗜食性，喜食神经髓鞘粗纤维，导致髓鞘脱落，轴突外漏，出现生物电流短路，使患者出现电击样剧痛。此外，高教授指出，部分疱疹后神经痛难以显效，可能与病变部位的肌肉、皮肤形成瘢痕，刺激了神经末梢有关。

1. 夹脊针疗法

取穴 主穴取相应节段夹脊穴；配穴为相应病变区内阿是穴。

操作　相应夹脊穴针刺要求直刺 1.5～2 寸；在皮肤损害四周离疱疹 0.5～1 寸处进行围刺，针尖朝向疱疹区中心，成 15°～25°角斜刺，根据病灶大小针刺 4～8 针。留针 30min，每日 1 次，6 次为 1 个疗程，疗程间休息 1 日。

2. 夹脊电针疗法

取穴　相应节段夹脊穴，或病灶两侧阿是穴。

操作　将正极连接夹脊穴，负极连接阿是穴，用密波，电流量以患者能够耐受为度。每次 30min，每日 1～2 次，6 次为 1 个疗程，疗程间休息 1 日。

（三）孙远征教授经验

孙远征教授基于调神理论治疗本病，收效显著。

取穴　百会、神庭、本神（双侧）、内关（双侧）、神门（双侧）。

操作　穴位常规消毒后，选用 0.40mm×40mm 毫针，百会穴针尖向后平刺；神庭、本神（双侧）穴针尖分别沿经脉循行向上、向下各平刺一针，上述四个穴位进针深度约为 30mm，针刺得气后捻转，频率约 200r/min，捻转 2min，留针 30min 后再次重复上述捻转手法操作。内关穴直刺 13～25mm、神门穴直刺 8～13mm，施以平补平泻手法，得气后留针 30min，操作完成后起针。

（张　淼）

第三节　压　疮

压疮，又称压力性溃疡、褥疮，是由压力、剪切力或摩擦力所导致的发生在皮肤、肌肉或皮下组织的局限性损伤，常患于骨隆突处。患者身体因局部长期受压，血液循环障碍，发生持续缺血、缺氧、营养缺乏而引起组织坏死，是长期卧床患者在临床上常见的并发症。

在中医典籍中，"席疮"是与"压疮"雷同的名词。最早记载有关压疮的医书为明代申斗垣的《外科启玄》，该书中记载"席疮乃久病之人挨擦磨破而不可逆性而成"。在清代顾世澄编著的《疡医大全》第三十五卷明确记载了压疮的好发对象和部位："席疮乃久病着床之人，挨擦磨破而成。上而背脊，下而尾闾，当用马屁勃软衬，庶不致损而又损，昼夜呻吟也。病患但见席疮，死之征也""席疮乃大病后久而生眠疮也，乃皮肉先死，不治"。清代钱襄所著《侍疾要语》，是现存的古代中医文献中最早且较全面论述褥疮的中医护理专书，它叙述了长期卧床的患者预防席疮的具体措施，如"久病消瘦，皮肤或碎，须垫以灯草圈则痛处不着褥席"。

一、临床诊断要点与鉴别诊断

（一）临床诊断要点

1）常见于昏迷、瘫痪等长期卧床患者。

2）损害发生于长期受压的骨突出部位，如尾骶部、坐骨结节、足外踝、足跟部，亦见于枕部、脊柱、肩胛等部。

3）皮损初发为灰色或青红色，境界清楚，中心颜色较深，可发生水疱，并逐渐形成溃疡、坏死，溃疡可深达肌肉甚至骨组织。

4）常有继发感染，特别是铜绿假单胞菌感染。

（二）分期

参照美国国家压疮咨询委员会（National Pressure Ulcer Advisory Panel，NPUAP）2007年所制定的分期系统，现将压力性损伤分为六期，即可疑深部组织损伤期、Ⅰ期、Ⅱ期、Ⅲ期、Ⅳ期、不明确分期。

可疑深部组织损伤期：皮下软组织受到压力或剪切力的损害，局部皮肤完整但可出现颜色改变，如紫色或红褐色，或导致充血的水疱。与周围组织相比，这些受损的区域软组织可能伴有疼痛、硬块、黏液样渗出、潮湿、发热或冰冷。

Ⅰ期：皮肤下局部出现压之不褪色的红色，通常发生在骨突处，对于深色皮肤部位可能看不见明显的肤色改变，但局部的皮肤颜色或许与周围的皮肤不同。

Ⅱ期：部分皮层缺损，伴有真皮层暴露，伤口床可呈粉红色或红色，湿润。也可能表现为完整或破裂的浆液性水疱，脂肪和深部组织不可见，无肉芽组织、腐肉和焦痂。

Ⅲ期：全皮层缺失，溃疡处可见到脂肪，也可见到肉芽组织，在伤口边缘会出现卷边的现象，也有可能会出现腐肉或者焦痂的存在，但未达骨、肌腱或肌肉。

Ⅳ期：全层皮肤和组织缺损，溃疡处可见或可直接触及筋膜、肌肉、肌腱、韧带、软骨或骨骼，可见腐肉或焦痂。经常出现卷边、潜行或窦道。组织损伤深度因解剖位置而异。

不明确分期：全层伤口，失去全层皮肤组织，溃疡的底部被腐痂或痂皮覆盖。只有充分去除腐痂或痂皮，才能明确其分期。

（三）分型

1. 清疡型压疮

压疮由皮肤表层向纵深扩展，形成深部组织坏死的溃疡，有皮下潜行，伴有渗出，多合并感染，慢性溃疡周边组织增厚，愈合困难。根据其累及范围又分为四度。

Ⅰ度：累及表皮及真皮。

Ⅱ度：深达皮下脂肪。

Ⅲ度：深达肌层深筋膜。

Ⅳ度：深度达到骨和关节。

2. 滑囊炎型压疮（闭合性压疮）

压疮发生在坐骨结节滑囊部位，滑囊受压后有滑囊炎，可抽出黄色血性液体。表皮无明显破损，但深部组织有坏死，亦有破溃形成窦道，多合并有深部感染。根据其累及范围分为三度。

Ⅰ度：滑囊部分表皮无充血，滑囊内积液，可抽出黄色或血色滑囊液。

Ⅱ度：局部皮肤破溃，内腔大，有渗出，多合并感染。

Ⅲ度：皮肤破溃疮面增大，深部组织坏死，累及周边组织，有窦道形成。

（四）鉴别诊断

压疮伤口的鉴别诊断需要综合考虑病史、症状、体征及辅助检查，与各种溃疡相鉴别。

1. 动脉性溃疡

动脉性溃疡多由下肢动脉粥样硬化闭塞引起，好发于下肢，常位于胫前、踝外侧、脚背或脚趾。临床表现多见于皮温降低，皮色变白，间歇性跛行和肢体静息痛等；其溃疡以干性坏疽多见，开始为暗黑色脓样损害，逐渐形成溃疡，或坏死化脓，上覆溃疡面黑痂，伴有剧痛，溃疡上有暗红色、灰色污秽腐肉和黑色基化，溃疡可较浅，亦可深达筋膜。如伴发感染，可发生湿性坏疽或气性坏疽，呈钻孔样分界线，较小，大量组织脱落，底层灰白，有大量坏死性焦痂及少量渗出液。疼痛剧烈，夜间加重，疼痛时下垂足部会缓解。

2. 静脉性溃疡

静脉性溃疡多由慢性静脉功能不全引起，好发于足踝下 1/3、足踝前内侧或足踝周围。典型表现为皮肤脂质硬皮病，白色萎缩和湿疹，凹陷性浮肿，静脉扩张或曲张，不同程度的疼痛，溃疡大小不等，形状不规则，有中等至大量渗出液。以小腿疼痛或中度胀痛为多见，疼痛时抬高足部会缓解。

3. 神经性溃疡

神经性溃疡多由糖尿病、脊髓及其他周围神经病变所致，好发于足部受压部位、脚趾尖端、趾间、足部外侧。临床表现多见于足边缘部有溃疡或坏疽，溃疡大小不等，圆形多见，深，边缘高耸，可能有潜行窦道，感染频繁。对疼痛及温度的知觉减少或缺乏，出现感染时有疼痛。

4. 糖尿病足溃疡

糖尿病足溃疡为发生于糖尿病患者的局部神经异常和下肢远端外周血管病变相关的足部感染、溃疡或深层组织破坏，好发于足外部或足背。临床表现多见于肢端供血不足，颜色发绀或苍白，肢端发凉、麻木，感觉迟钝或丧失，肢端刺痛或灼痛，溃疡面多形态不规则。

5. 癌性溃疡

癌性溃疡为原发皮肤恶性肿瘤或转移性皮肤癌导致的皮肤溃疡，肿瘤手术后残留恶性肿瘤细胞的进一步生长导致组织异常增生、溃破、感染；在手术切口部位，肿瘤复发或扩散时可发展为一个不愈合的外科手术伤口。真菌性损害是癌细胞浸润皮肤组织的产物，可导致一个突出的结节并伴有形状怪异的生长，易感染、出血和产生气味难闻的渗液。溃疡性损害是癌症浸润性皮肤损害，可导致火山口或腔洞形成，组织脆弱，易出血、感染和产生气味难闻的渗液，溃疡面多形态不规则，肿瘤常会引起程度不一的疼痛。

二、审析病因病机

中医学认为，本病因久卧伤气，气虚而血行不畅，外因久着席褥，着床局部长期受压，气血难以运行濡养，复受擦磨破损，染毒肉腐溃烂而成。严重者邪毒壅滞，可损筋伤骨。若正不胜邪，毒不外泄，反陷入里，客于营血，内传脏腑，可成内陷危症。

三、明确辨证要点

1）查病因：体虚者，局部长期受压及摩擦，可致局部肌肤失养而坏死肉腐，形成疮疡。

2）抓主症：初起受压部位皮肤出现暗红，渐趋暗紫，可出现水疱，继之色黑，痛或不痛，疮周肿势平坦散漫；可发生皮肤坏死，液化溃烂，脓液臭秽，范围扩大，腐肉脱落，形成溃疡，深及筋膜、肌肉、骨膜。

3）定病位：本病好发于受压与摩擦部位，如骶尾部、髋部、足跟部、脊背部。

4）断预后：若疮面腐肉渐脱，新肉生长，色泽鲜红，疮周皮肉生长较快，褥疮可愈合。若腐烂蔓延不止，溃疡日渐扩大，肿势继续发展，溃疡出现绿色脓水，腥臭稀薄，或如粉浆污水，伴体虚形瘦，则褥疮迁延难愈，甚至出现脓毒走窜、内传脏腑之重症，预后较差。

四、确立治疗方略

褥疮初期，多因久卧耗气，皮肤长期被压，气虚而血行不畅，导致气滞血瘀，皮肤失于濡养而出现红斑或红肿破溃，治疗以理气活血为主；褥疮病程较长，全身进行性营养消耗较明显，总体以气血亏虚为主，后蕴毒腐溃，皮肤坏死，液化溃烂，脓液臭秽，范围扩大，腐肉脱落，形成溃疡，此时治疗当益气养阴、理气托毒；若后期疮周肤色苍白，脓水稀薄或如粉浆污水，疮面难愈，伴周身困乏，疲软无力，为后期气血两虚，宜补气养血、托毒生肌。

褥疮的治疗重在护理，对长期卧床的患者要定时翻身，易受压的部位应保持皮肤干燥，床褥平整干燥柔软，或用气垫床，或用50%酒精擦洗，或用红花酒（红花15g，白酒100mL）按揉受压部位；或用滑石粉外搽。发现受压部位皮肤颜色变暗应及时处理。

五、辨证论治

（一）基础治疗

取穴 内关、三阴交、足三里、阳陵泉、阿是穴。

操作 用泻法。并可用毫针点刺或梅花针扣刺局部，轻轻挤压出血，每日1次或隔日1次；阿是穴即在离疮面0.5cm的地方，从不同的方向对称斜刺入皮下，留针30min，其间行针5～6次，每日1次。

（二）辨证加减

1. 气滞血瘀

1）抓主症：局部皮肤出现红斑，继而紫暗红肿或有破溃。

2）察次症：皮肤刺痛或溃疡。

3）审舌脉：舌边有瘀斑，苔薄，脉弦。

4）择治法：理气活血。

5）据兼症化裁：太冲、血海、膈俞、合谷。

6）操作：诸穴皆泻。

2. 蕴毒腐溃

1）抓主症：褥疮溃烂，腐肉及脓水较多，或有恶臭，重者溃烂可深及筋骨，四周漫肿。

2）察次症：伴有发热或低热，精神萎靡，不思饮食。

3）审舌脉：舌红苔少，脉细数。

4）择治法：益气养阴，理气托毒。

5）据兼症化裁：大椎、悬钟、阴陵泉。

6）操作：大椎、阴陵泉用泻法，悬钟用补法。

3. 气血两虚

1）抓主症：疮面腐肉难脱，或腐肉虽脱但疮色淡，愈合缓慢。

2）察次症：伴有面色无华，神疲乏力，纳差食少。

3）审舌脉：舌淡苔少，脉沉细无力。

4）择治法：补气养血，托毒生肌。

5）据兼症化裁：气海、血海、脾俞。

6）操作：气海、血海、脾俞用补法。

六、中医特色技术

1. 火针疗法

取穴　阿是穴、合谷、太冲、悬钟。

操作　选择细火针或者中粗火针，于阿是穴行散刺法。对褥疮较深，伤口小，形如烧瓶口者，不便直接使用火针针刺，因为深层组织不能暴露在外，不能确认疮口是否有神经、动脉，为安全起见需配合手术切开，暴露疮底后再行火针刺；合谷、太冲、悬钟选择细火针，快针刺法点刺，不留针，深 0.1～0.2 寸；余穴以中粗火针快针点刺 0.2～0.3 寸。

2. 艾灸疗法

1）取适宜体位，充分暴露疮面，局部疮面清洁后，将艾条点燃对准患处，以雀啄法灸疮面，回旋灸疮面周围肿胀处，两法交替进行。一般每处灸 20min，对昏迷、局部感觉障碍者，可通过医生的手指感觉来测知患者局部的受热程度，防止烫伤。每日 1～2 次。

2）隔姜灸：将新鲜姜片贴在红肿或似溃非溃的疮面上，将艾炷放置在姜片上，每次灸 5～10 壮，每日 1 次。

3. 内治疗法

（1）气滞血瘀证

脉症　局部皮肤出现红斑，继而出现暗紫红肿或有破溃，舌边有瘀斑，苔薄，脉弦。

治法　理气活血。

方药　血府逐瘀汤加减。

药物加减　脓水过多，加紫花地丁、白花蛇舌草、草河车；疮周暗红未破者，加三七粉、血竭；疮面脓腐稠者，加桔梗、浙贝母、皂荚刺；气短乏力者，重用黄芪；脓少或无脓者，加皂荚刺、夏枯草。

（2）蕴毒腐溃证

脉症　褥疮腐烂，腐肉及脓水较多，或有恶臭，重者溃烂可深及筋骨，四周漫肿；伴有发热或低热，精神萎靡，不思饮食；舌红苔少，脉细数。

治法　益气养阴，理气托毒。

方药　生脉散、透脓散加减。

药物加减　壮热神昏，心烦不安者，加安宫牛黄丸。

（3）气血两虚证

脉症　疮面腐肉难脱，或腐肉虽脱但疮色淡，愈合缓慢；伴有面色无华，神疲乏力，纳差食少；舌淡苔少，脉沉细无力。

治法 补气养血，托毒生肌。

方药 托里消毒散加减。

药物加减 疮面久不收敛者，加鹿角胶、龟板胶、阿胶；纳差食少者，加炒谷芽、炒麦芽、神曲；大便干燥者，加火麻仁、郁李仁。

4. 外治疗法

1）初起：红斑未溃者，做局部轻轻按摩，在受压部位放置软垫，并用白酒湿敷，湿敷后外扑滑石粉。

2）溃腐期：表浅溃腐者，用红油膏掺九一丹外敷，每日1～2次。渗液较多者，可用0.5%小檗碱溶液或黄连、黄芩等药煎液局部湿敷，渗液减少后再用红油膏掺九一丹外敷。如有坏死下积液者，应做扩创引流并清除坏死组织，再敷药。

3）收口期：用生肌玉红膏掺生肌散或海浮散外敷，每日2次。

4）疮面清洁后，除去腐肉，用白糖撒在疮面上，用胶布叠瓦式封闭疮面，外覆盖纱布，然后用绑带包扎，3～5日更换辅料1次。

5）用药期间，如脓水过多，疮面周围出现湿疹样变化时，可用祛湿止痒剂如青黛散外敷。

七、各家发挥

孙忠人教授经验

1. 针刺治疗

孙忠人教授在治疗褥疮时采用傍刺法，于疮面中央位置直刺；同时距离疮面外缘正常皮肤处进行平刺，随后连接电子脉冲治疗仪，导线端连接针柄端，用以输送脉冲电流，波形为疏密波，通电时间为30min。每日治疗1次。

2. 围刺治疗

针刺前，在患处及其周围先用碘伏消毒，用针灸针在疮缘约1cm上下左右各平刺1针，针刺深度为0.5寸，随后连接电子脉冲治疗仪导线端于针柄端，用以输送脉冲电流，两两相对进行电刺激治疗，时间约为15min。予以翻身、局部按摩、保持床单清洁干爽，每日治疗1次。

（蔡国锋）

第四节 斑 秃

斑秃，是一种突然发生的、头发呈斑块状脱落的慢性皮肤疾病，其患处皮肤薄而且光亮，一般没有自觉症状，但少数人可有瘙痒、刺痛感等，是临床上常见的局限性脱发疾病，其病因及其发病机制亟待深入阐明，涉及遗传、免疫等多种因素，同时与内分泌失调、应激情绪有关，神经精神因素也可以诱导本病的发生。斑秃可发生于任何年龄，多见于青年人，男女均可发病。近年来，随着社会节奏的加快，人们生活水平不断提升，越发增大的工作压力，也使斑秃的发病率呈逐年增长趋势。

斑秃属于中医学"油风"范畴，俗称"鬼剃头""鬼舐头"。此病名在明代《外科正宗》

一书中首见，《黄帝内经》中有"毛拔""毛脱""发坠"等病名，《难经》中称为"毛落"，《外科真全》一书中称为"油风毒"，《本草纲目》中称为"梅衣秃"，《诸病源候论》称之为"鬼舐头"。历代医家对本病皮损特点的描述，符合西医学所说的斑秃。

一、临床诊断要点与鉴别诊断

参照中华医学会皮肤性病学分会毛发学组发表的《中国斑秃诊疗指南（2019年版）》制定标准如下。

（一）临床诊断要点

1. 诊断标准

1）本病可发生于任何年龄，中青年多见，无明显性别差异，多有精神创伤及过度紧张史。

2）头发突然发生斑状脱发，脱发斑多呈圆形、椭圆形或不规则形，数目不等，大小不一，可单发或多发。其皮损部位主要见于头发，严重者也可累及胡须、眉毛、睫毛、阴毛、腋毛及体毛等全身毛发脱落，脱发斑通常边界清晰，皮肤外观基本正常；脱发区皮肤光滑，边缘头发多松动，容易拔出，拔出时可见发根近端萎缩，呈上粗下细的感叹号（！）样。

3）患者一般无明显自觉症状，多在无意中发现。少数患者可有轻度头皮痒感或头皮紧绷感；常在过度劳累、睡眠不足、精神紧张或受精神刺激后发生。本病病程缓慢，可持续数月或数年，多数能自愈，但也有反复发作或边长边脱者。开始生长新发时往往纤细柔软，呈灰白色霉毛，以后逐渐变粗变黑，最后恢复正常。

4）在脱发活动期，脱发斑扩大或数量增加，可有断发，脱发区边缘拉发试验阳性。在皮肤镜下可见黑点征、断发及感叹号（！）样发等。

5）本病可自愈，但可复发。对健康无甚影响。

2. 绝对排除标准

出现下列任何1项即可排除斑秃的诊断（但不应将有明确其他原因引起的症状算入其中）。

1）先天性秃发：因遗传因素完全或部分无发或见毛发发育不良且稀少者。

2）后天性秃发：多见于内分泌功能障碍性疾病，严重急性传染病，慢性疾患如结核，皮肤病如梅毒、麻风、黄癣、脂溢性脱发、脱发性毛囊炎等，以及其他原因引起脱发者，有头癣等头部疾病者，拔毛癖者。

3）瘢痕性秃发：感染性皮肤病如黄癣、秃发性毛囊炎等，某些非感染性皮肤病如扁平苔藓、局限性硬皮病等，赘生物如皮脂腺痣、基底细胞上皮瘤等，其他如机械、外伤、放射性原因引起者。

（二）鉴别诊断

1. 休止期脱发

休止期脱发具体表现为头皮弥漫性缓慢进展的头发稀疏、脱落增加，部分患者病程较短，有自限性；可发生于高热、创伤、应激、失血、应用药物后及部分自身免疫性疾病、甲状腺疾病等。拉发试验阳性，发根处呈棒状，病理示毛囊总数、密度及大小正常，休止期及退行期毛囊比例增加，无毛囊及周围炎症表现。

2. 弥漫性斑秃

弥漫性斑秃多发生于中青年女性，表现为突然发生的弥漫性脱发增加，可出现不均匀的稀疏斑或秃发斑，脱发区域皮肤光滑，无明显炎症，拉发试验强阳性。皮肤镜下可见黑点征，伴有营养不良性短毳毛、感叹号发、断发，病理可见毛囊的退行期、休止期与生长期的比例升高，以及毛球周围淋巴细胞为主的炎症浸润，可自行恢复。

3. 假性斑秃

假性斑秃好发于中年男性，初起时可有圆形、类圆形脱发区，以后逐渐进展或增多，可部分融合。秃发区可出现萎缩且略凹陷，表面光滑发亮，病情进展数年或数月后往往不再发展。

4. 前额纤维性脱发

前额纤维性脱发常见于绝经后女性，病程较长，主要表现为前额发际线发生带状稀疏或秃发，病变处残留毛囊口处可有紫红斑或丘疹，局部头皮轻度萎缩呈苍白色，部分患者伴有眉毛部分或全部脱落。

5. 头癣

头癣残留毛根附有鳞屑或癣痂，断发中可查到真菌，而斑秃的断发处毛根检测不出真菌的存在。

6. 白癣

白癣为灰白色鳞屑性斑片，真菌检查阳性，多见于儿童，可通过皮损组织病理检查鉴别。

7. 拔毛癣

拔毛癣会导致患者出现头发稀少，患者常有精神异常，不自觉地拔除毛发，二者可以通过临床表现鉴别。

8. 秃发性毛囊炎

秃发性毛囊炎也可引起头发稀疏，但秃发性毛囊炎会出现萎缩性瘢痕，以致头发不能生长，可以此鉴别。

9. 梅毒性脱发

梅毒性脱发虽也呈斑状秃发，头发无瘢痕形成，但边缘不规则，呈虫蛀状。脱发区脱发也不完全，数目众多，好发于后侧。伴有其他梅毒症状，梅毒血清学检查阳性。

10. 麻风脱发

中、晚期的瘤型麻风患者多见头发脱落，一般是从额部和枕部发际开始，呈小片不规则形脱落，继之向前额和顶部发展，但即使严重的脱发，沿浅表血管走向的头发，往往残留而不脱落，脱发处如无皮损，多无浅感觉障碍。

11. Brocq 假斑秃

Brocq 假斑秃是一种少见的瘢痕性脱发疾病，因临床表现类似斑秃而得名。1888 年由 Brocq 命名并描述，表现为散在、非对称性分布的圆形或椭圆形光滑肉色脱发斑，多见于顶枕部，亦有发生于须部者。

二、审析病因病机

中医学认为，肝藏血，肾藏精。肝肾不足，精血亏虚是脱发的主要病因，同时与血热生风，肝郁血燥，气血两虚等致病因素长期相互影响有关。

1）气血不足，阴血亏虚，腠理卫外不固，风邪乘虚而入，以致风盛血燥，失于对毛发的滋养，故致其脱落。或因肝肾阴亏，气血不足，正气渐虚，腠理失于固摄，风邪乘虚而入，使之风盛血燥，发根失养，基底松动不固，发为斑秃。

2）因情志失调、饮食失节、产后、久病、劳倦过度等，导致脏腑亏虚，脏腑功能失调，气血生化失源，气血两亏或肝肾两虚，阴血虚损，失于化生精血之功，致毛根空虚，毛发生长失于营养之源，故毛发脱落。

3）情志失调，肝郁气滞，致气血运行失调，气滞血瘀，血行不畅，脉络瘀阻，久之毛发失去阴血荣养，进而影响毛发生长或脱发。

4）肺气的虚实影响着毛发衰盛，气虚推动无力，不能输精于皮毛，使毛发失养，导致脱发。

5）肝郁致气滞，气滞致血瘀，血瘀致毛窍失于气血的营养供应，毛根松动，致使毛发脱落。

三、明确辨证要点

本病分为虚实两端，本虚标实，虚者多为气血不足，肝肾亏虚；实者多为内外风邪、血热、血瘀，而且不同病机可能相互影响，相互掺杂，比如气血亏虚可以兼见肝肾亏损，同时见到局部血瘀。

四、确立治疗方略

1）斑秃实证以清热通瘀为主，血热清则血循其经，血瘀祛则新血易生；虚证以补摄为要，精血得补则毛发易生。

2）斑秃多因肝肾虚亏，阴血不足，同时兼有心肾不交，气血亏虚，不能营养肌肤腠理，而致腠理不固，风邪乘虚侵入，风盛则血燥，治疗当以滋补肝肾，滋阴养血，养血祛风，大补气血为主。

3）斑秃临床上也多见于血热生风、气滞血瘀的实证所致，血热生风型治则为清热凉血祛风，气滞血瘀型治疗应当活血行气祛瘀。

4）斑秃的治疗应尽量去除可能的诱发因素，使患者劳逸结合、改善睡眠，对其进行心理上的疏导，向其解释病程和预后，减轻患者心理负担。

五、辨证论治

（一）基础治疗

治法　祛风邪、活血瘀、补气血、养肝肾。以督脉、足少阳经穴为主。

取穴　脱发区（局部斑秃所在的区域）、百会、上星、头维、生发穴（风池与风府连线中点）、翳明、太阳、风池、鱼腰透丝竹空。

操作　毫针刺，实证用泻法，虚证用补法。脱发区围刺。头部穴位针刺后可加用电针治疗。每次取 3～5 穴，每日或隔日 1 次。

（二）辨证加减

1. 血热风燥

1）抓主症：突然脱发成片，偶有头皮瘙痒，或伴头部烘热。

2）察次症：心烦易怒，急躁不安。

3）审舌脉：舌质红，苔薄，脉弦。

4）择治法：凉血息风，养阴护发。

5）据兼症化裁：大椎、曲池、外关、行间、内庭、风府。

6）操作：大椎、曲池、外关、行间、内庭五穴采用泻法，风池、风府二穴采用平补平泻法，余穴操作同基础治疗。

2. 气滞血瘀

1）抓主症：病程较长，头发脱落前先有头痛或胸胁疼痛等症。

2）察次症：夜多恶梦，烦热难眠。

3）审舌脉：舌质暗红，有瘀点、瘀斑，苔薄，脉沉细。

4）择治法：通窍活血，祛瘀生发。

5）据兼症化裁：血海、膈俞、三阴交、合谷、内关。

6）操作：血海、三阴交、合谷三穴采用泻法，余穴操作同基础治疗。

3. 气血两虚

1）抓主症：多在病后或产后，头发呈斑块状脱落，并呈渐进性加重，范围由小而大，毛发稀疏枯槁，触摸易脱。

2）察次症：唇白，心悸，气短懒言，倦怠乏力。

3）审舌脉：舌质淡，舌苔薄白，脉细弱。

4）择治法：益气补血，养血生发。

5）据兼症化裁：脾俞、足三里、气海。

6）操作：脾俞、足三里、气海三穴采用补法，余穴操作同基础治疗。

4. 肝肾不足

1）抓主症：病程日久，平素头发焦黄或花白，发病时呈大片均匀脱落，甚或全身毛发脱落。

2）察次症：头昏，耳鸣，目眩，腰膝酸软。

3）审舌脉：舌质淡，苔薄，脉细。

4）择治法：滋补肝肾，养阴生发。

5）据兼症化裁：肝俞、肾俞、太溪。

6）操作：肝俞、肾俞、太溪三穴采用补法，余穴操作同基础治疗。

六、中医特色技术

1. 梅花针疗法

取穴　脱发区、风池（双侧）、百会、上星穴、沿头皮足太阳膀胱经循行部位。

操作　脱发区局部叩刺，沿头皮足太阳膀胱经循行部位移动叩击，以潮红为度，每日或隔日1次，20日为1个疗程。

2. 体针结合梅花针疗法

取穴　脱发区、百会、膈俞、风池。

操作　在脱发区消毒后，用梅花针叩刺 2～3min，直到局部头皮潮红充血或稍微渗血，然后用姜片涂抹，每日 1 次，每 10 次为一个完整疗程，1 个疗程结束后，再隔 3 日进行下一个疗程；针刺主穴为百会、膈俞、风池，有兼症者随症加减配穴，得气后留针 30min，每日 1 次，20 日为 1 个疗程，连续治疗 3 个疗程。

3. 耳针疗法

取穴　肺、肾、皮质下、内分泌、交感、肾上腺、神门、肝。

操作　隔日 1 次，留针 0.5～1h。或埋针，3～7 日更换 1 次，连续治疗 3 个疗程。

4. 电针疗法

取穴　脱发区、百会、生发穴、四神聪，血虚配三阴交、足三里，血瘀配三阴交、合谷。

操作　脱发区围刺，其他穴位常规操作，然后连接电针，应用疏密波，电流输出以患者可耐受为度，共留针 30min，起针后用皮肤针叩刺患处，以微渗血为度。每日 1 次，20 日为 1 个疗程，连续治疗 3 个疗程。

5. 火针疗法

取穴　脱发区。

操作　患者取舒适体位（常采取坐位），对毛发脱落部位皮肤进行常规消毒。点燃酒精灯，一手持酒精灯，另一手的拇指、食指、中指持针，置针于火焰的外焰，将针头烧至发白，用针灸针从脱发区边缘向中心密刺，针刺间距 1mm 左右。速刺急退，刺破即可，勿要过深，以少量出血为度。操作完毕后对皮损部位进行常规消毒即可。每周治疗 1 次，治疗过程中根据皮损转归情况选择终止火针治疗。

6. 围刺疗法

取穴　脱发区。

操作　将脱发区用 2%碘酒、75%酒精常规消毒后，用毫针于病变处四周进行平刺围针，进针深度为 0.3～0.5 寸。斑秃区域小的用 4 根 0.25mm×25mm 毫针，区域大的部位用 4 根以上毫针，由患部边缘处斜刺向斑秃的中心，快速斜刺进针，采用捻转手法使得气，局部有酸胀感为度。

7. 穴位注射疗法

取穴　双侧足三里穴或双侧三阴交穴。

操作　给予丹参注射液 1mL 穴位注射，每周 1 次，30 日为 1 个疗程，连续治疗 3 个疗程。

8. 穴位埋线疗法

取穴　主穴：脱发区、阿是穴。配穴：第一组为肾俞、膏肓、脾俞、肝俞、曲池；第二组为足三里、肺俞、百会、三阴交、膈俞。两组交替取穴。

操作　首先，充分暴露患者脱发区（阿是穴），常规消毒后，用利多卡因局部麻醉，医者在无菌操作下，将羊肠线穿入针芯，在局麻进针点成 15°角刺入，将羊肠线埋入穴位中，用无菌棉球按压止血，最后贴上无菌创可贴。配穴埋线与此相仿，但是不用局麻，可直接快速刺入穴位，得气后，用无菌棉球按压止血，贴上创可贴。主穴埋线每个月 1 次，配穴埋线 10～20 日 1 次，每 4 次为 1 个疗程。

9. 艾灸疗法

取穴　脱发区、百会、血海、足三里。

操作　以患者灸处有温热感觉而无痛楚，灸至皮肤红润为度。每周 3 次，每穴灸 15min，连续治疗 30 天。

10. 鲜姜擦或隔姜灸疗法

取穴　脱发区。

操作　①鲜姜擦法：将鲜姜切开，在脱发区擦至皮肤微红为止，每日 1 次。②隔姜灸：将厚度为 0.2～0.3cm、中央刺有数个小孔的鲜姜片贴于患处，其上放置直径 2cm、高 2cm 的艾炷，由炷顶点燃施灸，以皮肤有温热感而不烫为度，每日 1 次。

11. 中药涂擦疗法

将干姜 30g、补骨脂 60g、骨碎补 60g 浸入 75%的医用酒精中，3 日后外搽斑秃处，每日 1 次。2 周为 1 个疗程，连续治疗 2 个疗程。

12. 中医五行音乐疗法

聆听由石峰按照中医五行理论创作，中华医学会音像出版社出版的《中国传统五行音乐》（正调式）中的宫调、角调和羽调。使用耳机进行聆听，音量在 20～40dp 为宜，以本人感觉舒适、悦耳为度。每日 9：00am 听宫调音乐，5：00pm 听羽调音乐，入睡前听角调。每日各 1 次，每次 30～60min。4 周为 1 个疗程，共治疗 2 疗程。

七、各家发挥

孙申田教授经验

孙申田教授在治疗本病时，头部脱发区应用"梅花针叩刺法"。通过梅花针叩刺皮损表面，促使毛细血管扩张，改善局部血运，加强血液循环，并通过刺激皮损皮肤表层的感觉神经末梢，进而引起中枢神经反射作用。除此之外，梅花针通过局部叩刺，可促进药物吸收，可使有效成分经皮肤渗透吸收入血液、淋巴液等，发挥其作用。

取穴　局部梅花针叩刺，或毫针局部围刺。

操作　叩刺以局部皮肤潮红为度；根据脱发区面积大小，不分针数围刺。

按语　此方法可有效改善脱发症状，还能促使白发变黑发，但需长期坚持治疗，针具最好选择长 1 寸、直径 30mm 的细针。

（黄鹏展）

第五章　妇科、儿科病证

第一节　月　经　不　调

月经不调是以月经的周期、经期、经量等发生异常的疾病，是妇科临床常见病及多发病，其病因复杂多样，情绪异常、寒冷刺激、节食、嗜烟酒等因素均可导致本病的发生，多见于排卵性功能失调性子宫出血、生殖器炎症或肿瘤等疾病中。

中医学对妇产科疾病的认识较早，在中医古籍中提到的"月事不以时下""经候不匀""月水不调""经不调""经乱""失信"等，均为本病的别称，并指出月经不调的发生常与房劳多产、饮食伤脾、感受寒邪、情志不畅等因素有关。

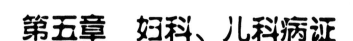

一、临床诊断要点与鉴别诊断

（一）临床诊断要点

参照马宝璋主编的《中医妇科学》、《中药新药临床研究指导原则》2002 年试行版、中华医药学会主编的《中医妇科常见病诊疗指南》2012 年版制定标准如下。

1）月经先期：月经周期提前 7 日以上，甚至 10 余日一行，月经量及行经天数基本正常，连续 2 个月经周期以上者。

2）月经后期：月经周期推后 7 日以上，甚至 3～5 个月一行，月经量及行经天数基本正常，连续 2 个月经周期以上者。

3）月经先后无定期：月经周期有时提前、有时推后超过 7 日，但不超过 2 周，月经量及行经天数基本正常，连续出现 3 个月经周期以上者。

（二）鉴别诊断

1. 月经先期与经间期出血鉴别

本病若提前至 10 余日一行者，应注意与经间期出血相鉴别。后者发生在两次月经之间，出血量较月经量少，持续数小时至 2～7 日自行停止，或为带下夹有血丝。基础体温（BBT）和月经来潮 12h 内诊断性刮宫有助于鉴别。

1）病史：有血热病史或平素嗜食辛辣，或有情志内伤等病史。

2）症状：月经提前来潮，周期不足 21 日，且连续出现 2 个月经周期及以上，经期基本正常，可伴有月经过多。

3）检查：①妇科检查：一般无明显盆腔器质性病变。②辅助检查：BBT 监测呈双相型，但黄体期少于 11 日，或排卵后体温上升缓慢，上升幅度＜0.3℃；月经来潮 12h 内诊断性刮宫，子宫内膜呈分泌反应不良。

2. 月经后期与早孕、胎漏、异位妊娠鉴别

月经后期应与早孕、胎漏、异位妊娠等相鉴别。月经后期既往有月经不调史，月经周期延后 7 日以上，连续 3 个月经周期以上。辅助检查生殖器无器质性病变；妊娠试验阴性；BBT 低温相超过 21 日；生殖内分泌功能检测提示卵泡发育不良等。

1）早孕：育龄期妇女月经过期未潮；尿或血检查妊娠试验阳性；B 超检查见宫内孕囊；早孕反应；子宫体增大。

2）胎漏：月经过期后又见阴道少量出血，或伴轻微腹痛；辅助检查妊娠试验阳性；子宫增大符合妊娠月份；B 超检查见宫内孕囊。

3）异位妊娠：月经逾期后又见阴道少量出血，或突然出现一侧下腹部撕裂样剧痛，甚至出现昏厥或休克；辅助检查妊娠试验阳性；B 超检查宫内未见孕囊，或于一侧附件区见有混合性包块。

3. 月经先后无定期与崩漏鉴别

月经先后无定期应与崩漏相鉴别，后者表现为阴道出血完全没有周期性，并同时出现经期和经量的异常；性激素检查雌、孕激素及垂体激素异常；BBT 监测呈单相型；子宫内膜诊断性刮宫可帮助诊断。

二、审析病因病机

（一）月经先期

本病的病因病机主要是气虚和血热。气虚则统摄无权，冲任不固；血热则热扰冲任，伤及胞宫，血海不宁，均可使月经先期而至。

1. 气虚

1）脾气虚：体质素弱，或饮食失节，或劳倦思虑过度，损伤脾气，脾伤则中气虚弱，冲任不固，经血失统，以致月经先期来潮。脾为心之子，脾气既虚，则赖心气以自救，久则心气亦伤，致使心脾气虚，统摄无权，月经提前。

2）肾气虚：年少肾气未充，或绝经前肾气渐虚，或多产房劳，或久病伤肾，肾气虚弱，冲任不固，不能制约经血，遂致月经提前而至。

2. 血热

1）阳盛血热：素体阳盛，或过食辛燥助阳之品，或感受热邪，热扰冲任、胞宫，迫血下行，以致月经提前。

2）阴虚血热：素体阴虚，或失血伤阴，或久病阴亏，或多产房劳耗伤精血，以致阴液亏损，虚热内生，热伏冲任，血海不宁，则月经先期而下。

3）肝郁血热：素性抑郁，或情志内伤，肝气郁结，郁久化热，热扰冲任，迫血下行，遂致月经提前。

（二）月经后期

月经后期的发生，有虚有实。虚者，机体营血不足，血海空虚，不能按时满溢。实者，经脉不通，冲任受阻，气血运行不畅，因而后期。其主要病因病机为肾虚、血虚、血寒、气滞。

1. 肾虚

先天禀赋不足，肾气不足，肾气亏虚会引起精亏血少；房劳多产进而伤肾，血海不能按时满溢最终引起月经后期。

2. 血虚

素体虚弱，久病失血，产育过多，饮食减少，脾虚乏源等，使血海不能按时满溢。

3. 血寒

素体阳虚，久病伤阳，生化失期，气虚血少，冲任不充，血海不能按时满盈。

4. 气滞

素体抑郁，情志不遂，肝郁气滞，肝失条达，气不宣达，血为气滞，血行不畅，冲任阻滞，血海不能按时满盈。

（三）月经先后无定期

月经先后无定期的发病机制主要是肝肾功能失常，冲任失调，血海蓄溢无常。

1. 肝郁

肝藏血，司血海，主疏泄。肝气条达，疏泄正常，血海按时满盈，则月经周期正常。若情志抑郁，或忿怒伤肝，则致肝气逆乱，疏泄失司，冲任失调，血海蓄溢失常；若疏泄太过，则月经先期而至，若疏泄不及，则月经后期而来。

2. 肾虚

肾为先天之本，主封藏，若素体肾气不足或多产房劳、大病久病，损伤肾气，肾气不充，开阖不利，冲任失调，血海蓄溢失常，遂致月经先后无定期。

三、明确辨证要点

本病宜根据月经期、量、色、质的异常及伴随月经周期或绝经前后出现明显不适的症状，同时结合全身症状，运用四诊八纲辨脏腑、气血、经络的寒热虚实。

1. 月经先期

一般而言，月经先期，伴见量多、色淡、质稀者属气虚，其中兼有神疲肢倦、气短懒言等为脾气虚，兼有腰膝酸软、头晕耳鸣等为肾气虚；伴见量多或少、色红、质稠者属血热，其中兼有面红口干、尿黄便结等为阳盛血热，兼有两颧潮红、手足心热者为阴虚血热，兼有烦躁易怒、口苦咽干等为肝郁血热。

2. 月经后期

一般而言，月经后期，伴见量少、色暗淡、质清稀，或兼有腰膝酸软、头晕耳鸣等属肾虚；伴见量少、色淡红、质清稀，或兼有头晕眼花、心悸少寐等属血虚；伴见量少、色淡红、质清稀，或兼有小腹隐痛、喜暖喜按等属虚寒；伴见量少、色暗有块，或兼有小腹冷痛拒按、得热痛减等属实寒；伴见量少、色暗红或有血块，或兼有小腹胀痛、精神抑郁等属气滞；伴见量少，经血夹杂黏液，或兼有形体肥胖、腹满便溏等属痰湿。

3. 月经先后无定期

一般而言，月经先后无定期，伴见经量或多或少、色暗红、有血块，或经行不畅等属肝郁；伴见量少、色淡暗、质稀，或兼有头晕耳鸣、腰酸腿软等属肾虚。

四、确立治疗方略

1）月经先期治疗原则重在益气固冲，清热调经。

2）月经后期治疗原则重在调理冲任、疏通胞脉以调经，虚者补之，实者泻之，寒者温之，滞者行之，痰者化之。

3）月经先后无定期的治疗原则重在疏肝补肾，调和冲任。

五、辨证论治

1. 月经先期

1）抓主症：月经周期提前 7 日以上，甚至 10 余日。

2）察次症：月经量多，色深红或紫，质黏稠，心胸烦热，为实热证；月经量少或量多，色红质稠，两颧潮红，手足心热，为虚热证；月经量多，色淡质稀，神疲肢冷，心悸气短，纳少便溏，为气虚证。

3）审舌脉：舌红苔黄，脉数，为实热证；舌红苔少，脉细数，为虚热证；舌淡，脉细弱，为气虚证。

4）择治法：清热益气调经。取任脉及足太阴经穴为主。

5）据兼症化裁：关元、三阴交、血海。

6）操作：毫针常规刺，行平补平泻法。实热、虚热只针不灸，气虚可加灸。

2. 月经后期

1）抓主症：月经推迟 7 日以上，甚至 40 日或 50 日以上。

2）察次症：月经量少色暗，有血块，小腹冷痛，畏寒肢冷，为实寒证；月经色淡而质稀，量少，小腹隐痛，喜暖喜按，为虚寒证。

3）审舌脉：苔薄白，脉沉紧，为实寒证；舌淡苔白，脉沉迟，为虚寒证。

4）择治法：温经散寒，补血调经。取任脉及足阳明、太阴经穴为主。

5）据兼症化裁：气海、归来、三阴交。

6）操作：毫针常规刺，行补法。血寒、血虚、肾虚可加灸。

3. 月经先后无定期

1）抓主症：连续 2 个周期以上月经或提前或错后 7 日以上。

2）察次症：月经色紫暗，有块，胸胁、乳房、小腹胀痛，善太息，嗳气，为肝郁证；经来先后不定，量少，色淡，腰骶酸痛，头晕耳鸣，为肾虚证；经量多，色淡质稀，神疲乏力，纳少腹胀，为脾虚证。

3）审舌脉：苔薄白，脉弦，为肝郁证；舌淡苔白，脉沉弱，为肾虚证；舌淡，苔白，脉缓，为脾虚证。

4）择治法：疏肝益肾，调理冲任。取任脉及足太阴经穴为主。

5）据兼症化裁：关元、三阴交。

6）操作：毫针常规刺，行补法。肾虚可加灸。

六、中医特色技术

（一）月经先期

1. 耳针疗法
取穴　内生殖器、皮质下、内分泌、肝、脾、肾。
操作　毫针刺法、埋针法或压丸法。

2. 穴位注射疗法
取穴　脾俞、肾俞、肝俞、三阴交、血海、足三里、关元。
操作　每次选用2～3穴，选当归注射液或丹参注射液，常规穴位注射。

3. 食疗方
杞子莲子山药羹　配方为枸杞子、莲子、山药各30g。将上三味药食洗净后入锅加水炖熟，每次月经来潮前一周，每日可吃1～2次。

4. 腹针食疗法
（1）腹针疗法
取穴　主穴：中脘、下脘、气海、关元（名"引气归元"），双滑肉门、双大陵（名"腹四关"），气穴，子宫。配穴：血寒凝滞加天枢、归来；肝气郁结加太冲、期门；气滞血瘀加太冲、血海；脾肾气虚加足三里、三阴交、太溪。

操作　采取轻捻转慢提插手法，引气归元穴位组诸穴针刺至地部，子宫穴斜45°向会阴方向进针，针刺至会阴部有酸胀感，其余腹部穴位针刺至人部，配穴按虚补实泻法操作。于经前10日开始针刺，每日1次，每次留针30min，至行经时停针，连续治疗2个月经周期。

（2）食疗法
当归头1～2个切片，鸡蛋1个。

以水400mL煮至150mL左右加冰糖调味，喝汤吃鸡蛋。月经停止后第1日开始食疗，连续服用3日，治疗2个月经周期。

（二）月经后期

1. 偶刺法
取穴　气海、关元、子宫、气穴、肝俞、肾俞、命门、上髎。
操作　直刺0.5～1寸，关元和上髎以酸麻胀感传至少腹及会阴部为度。行捻转补法。
辨证论治　血寒凝滞者加血海、膈俞；阴血亏虚者加太溪、三阴交；肝气郁结者加太冲、期门。

2. 针药结合疗法
取穴　关元、中极、归来、子宫、足三里、三阴交。
操作　关元、中极、子宫直刺1.5～2寸，以针感向会阴部放射为宜；归来、足三里、三阴交直刺1～1.5寸。行捻转补法。
辨证论治　肾虚配肾俞、太溪；血虚配血海、膈俞；气滞配行间、太冲、地机；痰湿阻滞配丰隆、天枢。

配合中药人工周期疗法　①经后期：相当于月经周期的第 5～10 日，此时 BBT 为低温相，中药治拟滋补肾阴，养冲任，兼顾肾气，以六味地黄汤加味。②排卵前期：相当于月经周期的第 11～14 日，此时 BBT 为低温向高温转变阶段，中药治拟益肾助阳，调气活血，方用肾气汤加味。③排卵后期：相当于月经周期的第 15～24 日，此时 BBT 为高温相，中药治拟补肾填精，阴中求阳，方用二仙汤合六味地黄汤。

3. 安神调经针法

取穴　神庭、四关（双侧）、三阴交（双侧）。

操作　神庭平刺，四关、三阴交直刺。

4. 艾灸疗法

取穴　关元、血海、太冲、三阴交等。

操作　悬灸或艾灸盒。

5. 食疗方

黑木耳红枣汤配方　黑木耳 50g，红枣 20 个，红糖 50g，先将黑木耳用温水泡发，剪去蒂部并洗净后与洗净的红枣一起炖烂，然后放入红糖再煮 10min 左右，每次月经来潮前一周，每日可吃 1～2 次。

（三）月经先后无定期

1. 联合用火灸疗和脐灸疗法

火灸疗　餐后 1～2h 进行火疗。患者取平卧位，将 2～3 条热毛巾敷在患者的腹部，然后，在热毛巾的中央位置洒上酒精，用点火器点燃酒精，让火焰持续燃烧 5～15s，然后，用湿毛巾将火焰扑灭。重复上述操作 3～5 次后，在患者的腹部涂抹火龙精油。进行火灸疗的时间为 20min。进行火灸疗前后，应告知患者大量饮用温水，并禁止其食用凉食和饮用冰水。同时，告知患者在接受火灸疗结束后 6h 内不能沐浴。

脐灸疗　患者取平卧位，以患者腹部的正中线为基准，分别按摩其腹部两侧的穴位，将延胡索 30g，没药 15g，麝香 10g，透骨草 10g 混合并研磨成粉末后，用姜泥调制成膏状，对患者的脐部进行常规消毒，然后取适量的药膏填满脐部，将艾灸条置于患者脐部上方，在距离其脐部 1.5～3cm 处施灸。进行艾灸的时间为 30min。连续治疗 3 个月。

2. 针药结合疗法

针灸　针刺腹部双侧子宫、双侧天枢、关元、中脘、双侧合谷、双侧三阴交、八髎穴，加腹及腰骶部艾灸治疗，每日 1 次。以 1 周为 1 个疗程，治疗 3 个疗程。

药剂　采用中药方剂葛根汤合小柴胡汤，再增加牛膝、桃仁等治疗。组方：葛根 30g，桂枝 10g，白芍 10g，大枣 15g，炙甘草 6g，麻黄 6g，柴胡 10g，黄芩 10g，党参 10g，牛膝 30g，郁金 30g，桃仁 10g，通草 10g。每日 1 剂，每剂经水煎至 200mL，早晚各服用 1 次。

3. 中医序贯疗法

首先口服归肾调经汤Ⅰ号，药方组成为当归、茯苓、枸杞子、知母、淫羊藿、山茱萸各 15g，山药、制首乌、熟地黄、菟丝子各 20g，陈皮、黄柏、炙甘草各 10g。服用时间为患者月经周期第 7 日或者停经后，疗程为 10 日。

而后服用归肾调经汤Ⅱ号，其药方组成类似于Ⅰ号，但去掉山茱萸，加入红花 6g、巴戟天 15g、柴胡 9g、桃仁 10g，疗程为 7 日。

再接着服用归肾调经汤Ⅲ号，患者月经来潮时停止服用，其药方组成基于Ⅱ号，去掉巴戟天、淫羊藿，并加入牛膝、泽兰各 15g。若患者月经来潮，则在第 5 日或者停药 1 周后重复上述治疗措施。对于上述药方均采用水煎法，剩余 400mL 药汤，可服用 2 次，每日 1 次，共循环 5 个月。

4. 食疗方

乌鸡杞子汤配方　乌骨鸡 50g，枸杞子 15g，先将乌骨鸡洗净后炖熟，然后放入枸杞子再煮 15min 左右，每日可吃 1 次。

5. 电耳针加耳穴按压疗法

取穴　主穴：子宫、内分泌、肝、肾。配穴：经期延长，经量过多者加脾、肾上腺、缘中；闭经、月经周期紊乱者加盆腔、神门、缘中。

操作　用 G6805 针灸治疗仪的探穴电极头电刺激患者的指定耳穴，每穴微电刺激 10～20s，重复 3～4 次，电针后在每个耳穴上加贴磁珠按压，每日按压 2～3 次，每周治疗 2 次，10 次为 1 个疗程，两侧耳穴交替治疗，一般连续治疗 3～5 个疗程。

七、各家发挥

（一）张缙教授经验

张缙教授治疗月经病在腹部穴位多用盘针法。盘针法是在腹部行针时可以加强得气的手段，汪机云"左盘按针为补，右盘提针为泻"，说明盘针法可诱导寒热。得气后用押手守气，即守住已至之气，勿使其从针下佚失，在此基础上才可施以不同的手法。盘针法是腹部行针时最佳的取气方法，是将针刺入人体腹部腧穴得气后，按倒针柄，将针向一个方向盘转（每盘 360°）的手法。盘时用拇、食、中三指捏住针尾，以腕为轴进行左右盘针，盘时要扳倒针身，针体需弯，然后才能盘。向左或右盘，每盘 3～5 次，有时左右交替，进针的深度必须达25mm 以上，否则不能盘。

1. 月经先期

取穴　关元、气海、血海、三阴交。

操作　关元：以毫针速刺进针，盘针取气，得气，使气下行至阴部，押手守气，同时刺手紧握针用力推针缓缓向下，热至，将热送至病所；气海：以毫针直刺 0.8 寸，用盘法得气，闭其上气，针尖向下，针感送至阴部，留针 30min；血海：毫针直刺 0.8 寸，得气后留针 30min；三阴交：以毫针直刺 1 寸，得气后留针 30min。

穴解　本病的病机是冲任失调，应清热益气调经。关元为任脉与足三阴经的交会穴，可益肝肾、调冲任；气海可以补气摄血调经；血海为足太阴经穴，有和气血、调冲任的作用；三阴交为足三阴经的交会穴，可调理肝、脾、肾三脏，养血调经。

张缙教授所采用的盘针法是腹部行针时最佳的取气方法，用刺手拇、食、中三指指甲扣住针尾，将按倒之针体用腕力回旋（盘旋），主要也是唯一用于腹部软肉处的手法，在腹部行针时勿忘此法。

2. 月经后期

取穴　关元、气海、三阴交、地机、太溪。

操作　关元：毫针直刺 0.8 寸，用盘法得气，闭其上气，针尖向下，使针感送至阴部，留针 30min；气海：毫针针刺 1 寸，与关元穴同手法，留针 30min；三阴交：毫针直刺 1.2 寸，得气后留针 30min；地机：毫针直刺 1.2 寸，得气后留针 30min；太溪：毫针直刺 0.5 寸，得气后留针 30min。

（二）孙远征教授经验

孙远征教授在针灸治疗月经不调中取穴以任脉、足太阴经穴为主，月经先期宜针不灸，用平补平泻法；月经先期、月经先后不定期针灸并用。

取穴　主穴：气海、三阴交。配穴：①月经先期：太冲、太溪；②月经后期：血海、归来；③月经先后不定期：肾俞、交信、脾俞、足三里。

操作　脾俞斜刺 0.5～0.8 寸，余穴直刺 0.5～1.5 寸。

穴解　此方配穴的主要作用是通调冲任，理气和血，任主胞胎，任脉经气畅旺，则月事调和。气海为任脉经穴，可调一身元气，因气为血帅，气充则能统血；脾胃为生血之本，脾气旺则血有所统，故配取三阴交穴，血热经早，加太冲清肝热，太溪益肾水而调经。经迟因血瘀者，泻血海、归来、气海等穴，以行气活血，血虚者补法并灸，能温经养血。经乱为先天肾气和后天气血均虚，故配肾俞、交信以培本固元，脾俞、足三里扶助中焦而资气血生化之源。

（三）姜淑明名家经验

姜淑明教授认为针灸能对月经的异常起到调整作用，从而为用针灸控制"人工周期"提供了可能。通过针灸任、冲、带脉对妇女月经周期开展治疗，疗效多在针灸治疗 7 日内显著，病情多在 3～4 周稳定。姜淑明教授通过临床实践，在治疗月经不调中通常取用如下穴位。

取穴　主穴：关元穴、气海穴。配穴：气虚配脾俞、肾俞、足三里穴；阴虚配内关、太冲穴；实热配血海、水泉穴；血瘀加三阴交穴。

操作　脾俞斜刺 0.5～0.8 寸，余穴直刺 0.5～1.5 寸。

姜淑明教授认为月经周期的生理变化主要是子宫内膜的周期性变化，受卵巢内分泌周期性变化所控制，即卵巢、脑垂体、下丘脑分泌的几种激素相互作用的结果。针灸对月经不调的治疗只有根据中医理论来循经辨证施治其疗效才能提高。

（刘　丹）

第二节　痛　经

痛经即女子经期或行经前后出现的周期性小腹疼痛，或痛引腰骶，其则剧痛难忍，并伴有恶心呕吐，头昏厥逆。痛经既是病名，又是症状。如行经初期感觉下腹部轻微胀痛，或腰部酸胀，是一种生理现象，不作痛经论治。

痛经发生于初潮后的几年内，生殖器官无器质性病变者，称为原发性痛经或功能性痛经。其中经行小腹疼痛剧烈，其则恶心呕吐，四肢厥冷，并伴经量过多，掉下腐肉样血片（即子宫内膜片状脱落）者，称作膜样痛经或脱膜性痛经。因生殖器官的器质性病变而发生的痛经，如子宫内膜异位症、急慢性盆腔炎症等引起的痛经，称为继发性痛经。本节主要阐述原发性痛经。

痛经又名"经行腹痛""月水来腹痛""经痛"等，病变部位在子宫、冲任。原发性痛经常见证型有肾虚血瘀、气滞血瘀、寒湿凝滞、肝郁化火、气血虚弱、肝肾不足等。膜样痛经常见证型有肾虚瘀浊、脾虚瘀浊、肝郁夹瘀等。本病临床虽有虚实之分，但以本虚标实证居多，如及时治疗，一般能获愈，预后良好。

一、临床诊断要点与鉴别诊断

（一）临床诊断要点

1. 病史

应注意患者的年龄、发育情况、婚否、分娩过程，以及既往月经情况。包括月经有无周期、持续时间、疼痛发生的性质及时间，有无经期过度劳累、精神紧张及情绪激动，有无经期受寒及过食生冷食物等。

2. 临床表现

1）腹痛：一般于初潮后数月出现，其特点是月经来潮数小时前已感疼痛，月经开始时疼痛逐步或迅速加剧，呈阵发性下腹部绞痛、胀痛、坠痛，并放射到腰骶部、股内侧及阴道、肛门。一般疼痛可持续数小时甚至 1～2 日，以后疼痛逐渐减轻，甚至消失。腹痛剧烈时，可伴有面色苍白、出冷汗、手足发凉，甚至出现晕厥、虚脱等症状。

2）胃肠道症状：如恶心、呕吐、腹泻及肠胀气或肠痉挛痛等。一般可持续数小时，1～2日后症状逐渐减轻、消失。

3. 妇科检查

应注意有无生殖器质性疾病，子宫的形态、位置、大小和质地是否正常，两侧附件有无增厚、包块及压痛等。盆腔生殖器官无明显异常病变，有时也可见宫颈口狭小，子宫过度倾曲。

4. 辅助检查

1）基础体温测定，呈双相曲线。高温相多维持在 12 日以上。

2）经血前列腺素测定：显示有异常增高。

3）B 超：监测卵泡变化。

5. 诊断提示

1）关于本病的诊断，目前多以周期性腹痛等临床表现为依据，临证时需详细询问病史，分析病因、症状及体征。应首先排除盆腔病变，必要时需进行有关检查，尤其是妇科检查。可初步了解子宫的大小、位置，盆腔内有无粘连、肿块结节或增厚。如果需要与子宫内膜异位症、子宫肌瘤、经血引流受阻、盆腔粘连、感染充血等疾病鉴别时，可进一步做超声检查，子宫探针检查及子宫输卵管造影、宫腔镜、腹腔镜等检查。

2）由于主观感觉很难衡量疼痛的严重程度，临床常以有无呕吐、晕厥，能否坚持学习和工作，或是否需卧床等作为痛经程度的判断标准。

3）通过放免法测定子宫内膜及月经血中 $PGF_{2\alpha}$ 的含量，不仅有利于痛经的诊断，而且还可判断痛经程度。

（二）鉴别诊断

1. 子宫内膜异位症

其痛经的特点为继发性并进行性加重，多发生在 30～40 岁的妇女。妇科检查常于子宫直肠陷凹及子宫骶骨韧带处扪及一个或数个触痛性硬结节或包块。月经期结节增大或出现新的结节。另外，直接活体组织检查及腹腔镜检查多可确诊。

2. 经血引流受阻所致腹痛

其腹痛特点为有周期性，伴月经过少甚或闭经。常见于先天性阴道畸形；宫颈手术后瘢痕形成，使宫颈口狭窄甚至闭锁；人工流产或刮宫术时操作粗暴，导致子宫颈管及宫腔粘连。通过询问病史及妇科检查，可明确诊断。

3. 异位妊娠破裂

异位妊娠破裂多有停经史，孕后可有一侧少腹隐痛及不规则阴道流血史，发作时突然腹痛如撕裂，剧痛难忍，伴面色苍白，冷汗淋漓，手足厥冷，或伴有恶心呕吐，但亦有无明显停经史即发生异位妊娠破裂者。

4. 先兆流产

先兆流产有停经史及早孕反应，可见阴道流血，妊娠试验阳性，B超检查见子宫腔内有孕囊。

5. 肿瘤蒂扭转、破裂、变性

除有卵巢肿瘤病史和叩诊可查及外，往往突然发作，过去并无明显周期性痛经史，此次发作亦与月经周期无关。

6. 卵泡破裂或黄体破裂

卵泡破裂或黄体破裂也可致腹腔内出血，出现突发性下腹痛。前者多发生于月经周期的中段，后者多发生于经前或妊娠早期，一般有诱因可查，如性交、剧烈运动或腹部挫伤等。

7. 急性盆腔炎

除腹部胀痛外，多有高热、烦渴等，并伴有带下异常。

上述几种妇科痛证均与月经周期性发作无关，应详加鉴别。其他内外科腹痛，如急性阑尾炎、胃肠出血等，亦需根据病史、症状、体征等仔细鉴别。

二、审析病因病机

中医学认为，痛经致病因素有生活所伤、情志不和、六淫为害，痛经的病位在冲任与胞宫，其发生与冲任、胞宫的周期性生理变化密切相关。病因病机可概括为"不荣则痛"或"不通则痛"，其证重在明辨虚实寒热。若素体肝肾亏损，气血虚弱，经期前后，血海满而溢泄，气血骤虚，冲任、胞宫失养，故"不荣则痛"；若由于肝郁气滞、寒邪凝滞、湿热郁结等因素导致瘀血阻络，客于胞宫，损伤冲任，气血运行不畅，故"不通则痛"。

1）寒凝血瘀：经期产后，感受寒邪，或过食生冷，或迁居寒冷之地，寒邪客于胞宫，血得寒则凝，以致瘀阻冲任，血行失畅。经前、经期气血下注冲任，加重胞脉气血壅滞，"不通则痛"，发为痛经。

2）气滞血瘀：素性抑郁，忧思郁怒，肝郁气滞，气滞血瘀，滞于冲任、胞宫而作痛；若血不循经，滞于胞宫，日久成瘀，阻碍气机流畅。气滞与血瘀相互为病，最终导致"经水不利"而腹痛发作。

3）湿热蕴结：素体湿热内蕴，或经期、产后调养不慎，感受湿热邪气，与血相搏，流注下焦，蕴结胞中，气血凝滞，"不通则痛"，发为痛经。

4）气血虚弱：脾胃素虚，化源匮乏，或大病久病或失血过多，气血不足，胞脉空虚，经期或行经后气血亏虚益甚，故冲任、胞宫失于濡养而发病；兼气虚推动无力，血行迟缓，冲任经脉不利，亦可发病。

5）肝肾亏损：素禀虚弱，或房劳多产，或久病耗损，导致肝肾亏虚，精亏血少，水不涵木；经后血海空虚，冲任、胞宫失去濡养，"不荣则痛"，发为痛经。

三、明确辨证要点

痛经的主症是伴随月经周期出现小腹疼痛，所以，辨证时首先应识别疼痛的属性，并根据疼痛发生的时间、性质、部位、程度，结合月经的期、色、量、质，兼证，舌，脉，以及患者的素体情况等辨其寒热虚实及轻重。

1）辨虚实：如经血量少、质稠、挟块而痛发于经前者，多属实；经血量少、色暗红、质薄而痛发于经后者，多属虚；痛为掣痛、绞痛、灼痛、刺痛、拒按者属实；痛为隐痛、重痛、坠痛、喜揉按者属虚。另外肠痈、癥瘕、胃脘痛等疾病出现的腹痛证，亦可发生在经期或于经期加重。故临证时，需详细问诊并依据辅助手段加以鉴别。

2）析轻重：原发性痛经有轻重之分。轻者小腹疼痛明显，或伴腰部酸痛，但尚可坚持工作和学习，有时需服止痛剂。重者小腹疼痛难忍，坐卧不安，不能坚持工作和学习，多伴有腰骶疼痛，或兼有呕吐、泄泻、肛门坠胀、面色苍白、冷汗淋漓、四肢厥冷、低血压等，甚至昏厥。

四、确立治疗方略

对痛经的治疗，总以理气血为主，因于寒者，宜温而通之；因于热者，宜清而通之；因于气滞血瘀者，宜行而通之；因于虚者，则宜补而通之。此外，痛经患者的服药方法，临床也当适时用药。即经前或经期腹痛者，多在经前4～5日开始服药，以迎而夺之，见血后1～2日即可停药；经后腹痛者，宜在见血后第1日开始服药，连服1周，以补中求通，使正气得复。经间期则应根据患者的素体情况进行调理。如此连续治疗三个周期，可收良好效果。

五、辨证论治

（一）基础治疗

1. 实证
治法　行气活血，调经止痛。以任脉、足太阴经穴为主。
取穴　中极、三阴交、地机、次髎、十七椎。
操作　毫针泻法，寒凝者加艾灸。

2. 虚证
治法　调补气血，温养冲任。以任脉、足阳明、足太阴经穴为主。
主穴　关元、足三里、三阴交、次髎、十七椎。
操作　毫针补法，可加艾灸。

（二）辨证加减

1. 气滞血瘀

1）抓主症：经前或经期小腹胀痛拒按。

2）察次症：经行不畅，色紫暗有块，块下痛减，胸胁、乳房胀痛。

3）审舌脉：舌紫暗，或有瘀点，脉弦涩。

4）择治法：活血化瘀，行气止痛。

5）据兼症化裁：气海、气穴、合谷、三阴交、太冲。

6）操作：气海、气穴、三阴交、太冲施以泻法；合谷施以补法，余穴操作同基础治疗。

2. 寒凝胞中

（1）阳虚内寒

1）抓主症：经前或经期小腹冷痛，经量偏少。

2）察次症：经血色清质稀，小腹喜温喜按，四肢欠温。

3）审舌脉：舌白苔薄，脉沉弱无力。

4）择治法：温经散寒，暖宫止痛。

5）据兼症化裁：中极、水道、命门、阴陵泉。

6）操作：中极、命门、阴陵泉施以补法，水道用平补平泻法，余穴操作同基础治疗。

（2）寒湿凝滞

1）抓主症：经前或经期小腹冷痛，经量偏少。

2）察次症：经血色紫暗有血块，伴腰酸形寒，肢体酸楚，或关节酸痛。

3）审舌脉：舌苔白腻，脉细濡。

4）择治法：温经散寒除湿，活血理气止痛。

5）据兼症化裁：中极、气海、子宫、血海、三阴交、太冲。

6）操作：中极、气海、子宫、血海、三阴交、太冲均施以泻法，余穴操作同基础治疗。

3. 湿热下注

1）抓主症：经前或经期小腹疼痛，有灼热感。

2）察次症：月经量多或经期长，色暗红，质稠或有血块；或伴低热，小便黄赤。

3）审舌脉：舌红，苔黄腻，脉滑数或濡数。

4）择治法：清热除湿，化瘀止痛。

5）据兼症化裁：关元、三阴交、隐白、阴陵泉。

6）操作：关元、三阴交、隐白、阴陵泉均施以泻法，余穴操作同基础治疗。

4. 气血虚弱

1）抓主症：经期或经后小腹隐痛喜按。

2）察次症：月经量少，色淡质稀，神疲乏力，头晕心悸，面色苍白，失眠多梦。

3）审舌脉：舌质淡，苔薄，脉细弱。

4）择治法：益气补血止痛。

5）据兼症化裁：气海、关元、肾俞、足三里。

6）操作：气海、关元、肾俞、足三里施以补法，余穴操作同基础治疗。

5. 肝肾亏损

1）抓主症：经期或经后小腹绵绵作痛，喜按。

2）察次症：腰骶酸痛，月经量少，色淡暗，质稀，头晕耳鸣，面色晦暗，失眠健忘，或伴潮热。

3）审舌脉：舌质淡红，苔薄白，脉沉细。

4）择治法：益肾养肝止痛。

5）据兼症化裁：膈俞、肝俞、脾俞、肾俞、关元、气海、足三里。

6）操作：膈俞、肝俞、脾俞、肾俞、关元、气海、足三里均施以补法，余穴操作同基础治疗。

六、中医特色技术

（一）食疗方

艾叶粳米粥　鲜艾叶 40g（干品减半）、粳米 50g，红糖适量。先将艾叶加水煎煮，取汁 500mL，再将粳米淘洗干净，兑入药汁，以武火煮沸，加红糖搅匀，改用文火煮至米烂汤稠为度。从月经过后 3 日开始服，约在下次来月经前 3 日停服，每日 2 次，早、晚空腹温热服食，适用于虚寒性痛经。

山楂酒　将山楂 500g（干品减半）去核，洗净，切碎，放入瓶中，加入 60°优质白酒 300mL，浸泡 10～15 日，每日振摇 3～5 次。于经前 2 日始服，每日 2 次，每次 10～20mL，连服 7 日，适用于气滞血瘀型痛经。

（二）针刺疗法

1. 耳针疗法

取穴　主穴：内生殖器、内分泌、缘中、神门、艇角。配穴：交感、肝、肾、皮质下。气滞血瘀加肝，寒湿凝滞加脾、胃，湿热下注加三焦、腹，气血虚弱加心、脾，肝肾亏损加肝、肾。

操作　于经前 1 周开始治疗，每日 1 次。疼痛较重者，可用埋针法。每次取一侧耳穴，两耳交替，治疗至月经干净。

2. 皮肤针疗法

取穴　选背腰部夹脊穴或背俞穴，下腹部任脉、肾经、脾经、胃经。

操作　用皮肤针叩刺，中等刺激至局部皮肤潮红，隔日 1 次。

3. 穴位注射疗法

取穴　关元、气海、足三里、三阴交、地机。

操作　每次选 2～3 穴，用利多卡因或当归注射液，每穴每次注入药液 2mL，隔日 1 次。

4. 电针疗法

取穴　中极、关元、三阴交、血海、地机、足三里。

操作　针刺得气后，接上电针治疗仪，通以疏密波或连续波，以中度刺激为宜，每次通电 15～30min。每日 1～2 次。经前 3 日施治，至疼痛缓解为止。

5. 艾灸疗法

取穴　关元、气海、曲骨、上髎、三阴交。

操作　每次取 3 穴，于经前 3 日用艾条温和灸，每穴灸 20min，每日 1 次，4 日为 1 个疗程，适用于各型痛经。

6. 梅花针疗法

用梅花针轻叩腰椎至尾椎、脐部至耻骨联合处（以不出血为宜），可调节冲、任、督脉之气，达行气止痛之功。每次月经前 3～5 日开始，每日 1 次，每次 15min，连用 3 个周期。

（三）外治法

1. 敷脐疗法

取穴　神阙穴。

操作　将当归、川芎、吴茱萸等研为细末，加白酒和凡士林调为膏糊状，于经前 3 日敷脐部，经至改敷关元穴，可疏通经络、祛寒止痛。

2. 痛经药物热敷疗法

药物组成　川乌、徐长卿、艾叶、威灵仙、红花、冰片。

操作　将诸药粉碎成细末加入发热剂，混匀，取适量装入无纺布复合袋，立即封口，再装入复合塑料袋，封口即得。用时剪开塑料外袋，取出内袋轻揉或抖动数次，固定于下腹部，10min 后，发热温度达 40～70℃，可持续 36～48h，3 个月为 1 个疗程。

（四）中成药

1）少腹逐瘀丸：具有活血祛瘀，温经止痛的作用，用治寒凝血瘀之痛经。每次 1 丸，每日 2～3 次口服。

2）调经活血片：具有疏肝解郁，利气行血，调经止痛之功效。用治肝郁气滞之痛经。每次 5 片，每日 3 次，口服。

3）痛经丸（《中华人民共和国药典》）

处方：当归、白芍、川芎、熟地黄、香附（醋制）各 10g，木香 6g，青皮 6g，山楂 10g，延胡索 10g，炮姜 6g，肉桂（后下）6g，丹参 10g，茺蔚子 10g，红花 6g，益母草 15g，五灵脂（醋制）10g。蜜泛为丸。

服法：每次 6～9g，每日 2～3 次，临行经时服。

适应证：血瘀型痛经。

4）益母草膏：益母草（干品）30g，山楂 30g，红花 10g，红糖适量。每日 3 次，每次 1 匙，适用于血瘀型痛经。

5）田七痛经胶囊：经期或经前 5 日服用，每次 3～5 粒，每日 3 次。经期后可继续服用，每次 3～5 粒，每日 2～3 次，以巩固疗效。适用于各型痛经，尤其是因寒致痛者。

6）金佛止痛丸：每次 5～10g，每日 2～3 次，适用于各型痛经，寒证者须用姜汤送服。

7）七制香附丸：每次 1 丸，每日 2 次，适用于肝郁气滞，气血运行不畅所致的痛经。

8）济坤丸：每次 1 丸，每日 2 次，适用于气滞血瘀而兼有心脾两虚之痛经。

9）女金丹：每次 1 丸，每日 2 次，适用于气血两亏或寒湿客于胞中所致的痛经。

七、各家发挥

（一）孙申田教授经验

1. 原发性痛经

取双侧三阴交穴，用毫针快速刺入皮下，进针深度为 0.8～1 寸，针尖略偏向心方向，快速提插捻转，使局部有麻胀感，以向上传导为最佳，行针 2min 后留针 30min，留针期间每 5min 行针 1 次以加强针感。

2. 虚寒型痛经

针刺双侧列缺穴，大多患者会产生明显的传导到子宫部的远端循经感传，且痛经症状随即迅速消失，小腹子宫部感到温暖或轻松；少部分患者虽未有明显循经感传现象，但痛经症状也得到了缓解。

3. 特殊针法

（1）烧山火法

取三阴交、水道，每日各选一穴，按烧山火法进行，待热感到达病所停针，急出针，不闭针孔；灸关元、中极两穴 20min，每日 1 次。

（2）梅花针法

用梅花针叩打胸、腰背、骶部，重点刺腰背、骶部及腹股沟、气海、三阴交。于经前 1 周开始治疗，隔日 1 次，7 次为 1 个小疗程，15 次为 1 个大疗程，1 个大疗程后休息半个月再治疗。

（3）眼针疗法

根据循经取穴、看眼取穴、按经取穴的取穴原则，在"眼周眶区"找到穴位反应点，用 0.30mm×13mm 毫针沿皮刺，不施手法，留针 5～10min，每日 1 次，10 次为 1 个疗程。

（二）高维滨教授经验

1. 针药并用

（1）针刺治疗

取穴　主穴：中极、地机、三阴交。配穴：寒湿凝滞，加水道、阴陵泉、丰隆；肝郁气滞，加太冲、气海、阳陵泉；肝肾亏损，加肝俞、肾俞、太溪；气血虚弱，加足三里、关元；湿热下注，加阴陵泉、合谷。

操作　主穴虚则用补法，实则用泻法，根据辨证选用配穴。

（2）中药治疗

多用当归、川芎、红花、桃仁、乳香、没药、透骨草、穿山甲、山楂、肉桂、桂枝、制附子、木香、厚朴、柴胡、车前子、泽泻等活血化瘀，行气止痛。

2. 耳针治疗

取子宫、卵巢、屏间、下脚端、肾。虚证加脾、胃；实证加肝。用耳针针刺，平补平泻，使局部有胀、热感，留针 30min，经前 7 日开始治疗，每日 1 次，两耳交替。

3. 耳针加电针治疗

取穴　主穴：子宫、卵巢、内分泌、交感。配穴：寒湿凝滞，加皮质下、脾；肝郁气滞，加肝、胃、下腹；肝肾亏虚，加肝、肾、神门；气滞血瘀，加胃、下腹、会阴 1、会阴 2。

操作　毫针刺入，电针仪夹子宫、卵巢，留针 15min。

（三）王顺教授经验

1. 针刺疗法

取穴　①体穴：或独取关元俞，或单取神阙，或单用列缺，但大多用关元、三阴交、气海等。②耳穴，法一：取子宫、神门、内分泌、卵巢、脾、肝、肾。法二：子宫、卵巢、内分泌、皮质下、交感为主，并随症加减。③特殊取穴：取足穴冲谷、气关、足内临泣、血府、天癸、公孙、水泉为主，配合足底按摩。

操作 据证选法，随症加减。

2. 针刺与灸法并用

（1）针刺

王顺教授认为临床痛经以实证多见，故应温通经脉、行气活血，取主穴中极，用一穴多针加艾灸治疗，或合并左右交替针刺内外膝眼。

（2）灸法

1）单纯灸法治疗：气滞血瘀取关元、太冲、三阴交；气血虚弱加腰阳关。

2）温针灸：寒湿凝滞取关元、足三里、三阴交；肝肾亏损加气海。

3）温针灸腰夹脊穴（$L_3 \sim L_5$）：取生姜绞碎成末去汁（留姜末备用），涂督脉命门至腰俞穴一段，将药粉 0.5g（丁香、肉桂各半研末）铺上，在其上加一张桑皮纸，将姜末隔纸置于穴上呈长方体，然后将呈虫状艾绒放在姜上正中，从两边点燃，同时配合耳穴贴压。

4）中药粉：以麝香、延胡索、乳香、没药、透骨草为主，寒湿凝滞加吴茱萸；血热夹瘀加黄连，填神阙，外用活血膏固定，最后用艾条灸，同时为更好止痛，可在发作时针灸腰奇穴。

3. 针药并用

针刺照海，行强刺激手法，每日 2 次，同时配合内服自拟痛经方：香白芷 10g，川芎 10g，当归 15g，制香附 15g，白芍 15g，延胡索 15g，甘草 10g。肝郁气滞加佛手 15g，广木香 10g；气滞化火加炒栀子 15g；血瘀加桃仁 15g，或莪术 10g；气血虚弱加黄芪 15g，阿胶 10g；寒湿凝滞加炮姜 10g，苍术 10g；肝肾亏虚加女贞子 15g，巴戟天 15g；量多者酌情减当归、川芎用量；腰痛者加杜仲 15g，川断 15g。经前 1 周开始，水煎服，每日 1 剂，连服 7 日，1 个月为 1 个疗程。

（赵佳辉）

第三节 绝经前后诸证

绝经前后诸证，又称经断前后诸证，是指妇女在绝经期前后出现精神倦怠、易怒烦躁、月经失调、烘热汗出、健忘失眠，或尿频失禁等多种与绝经期相关的症状。西医学认为卵巢功能衰退、雌激素分泌减少是形成本病的主要原因。在此期间卵巢功能逐渐衰退，卵泡发育不全，丧失排卵功能，致生育能力低下、月经紊乱以至绝经。雌激素水平低下，对垂体的负反馈作用降低，出现了下丘脑和垂体功能亢进，导致内分泌功能失调、代谢障碍及自主神经功能紊乱等一系列绝经期综合征症状。雌激素减少还干扰了中枢神经递质的代谢和正常分泌，成为绝经期妇女情感异常、精神行为改变、心理状态不稳定的基础。

绝经前后诸证在中医古籍中，尚未找到直接的记载，却有许多描述、症状与其相类似的疾病，如"郁证""脏躁""百合病""失眠""心悸"等。如《金匮要略·妇人杂病脉证并治》提到："妇人脏躁，喜悲伤欲哭，象如神灵所作，数欠伸，甘麦大枣汤主之。"又如《金匮要略·百合狐惑阴阳毒病证治》曰："百合病者，百脉一宗悉致其病也。意欲食复不能食，常默默欲卧不能卧，欲行不能行。"

一、临床诊断要点与鉴别诊断

参照中华医学会主编的《临床诊疗指南·妇产科分册》，并结合改良 Kupperman 评分法制定标准如下。

诊断的首要核心标准：明确绝经前后诸证。一旦明确诊断为绝经前后诸证，按照以下标准进行诊断。

（一）临床诊断要点

1. 诊断标准

（1）必备条件

1）月经紊乱或已绝经。

2）血管舒缩症状：潮热、汗出、心悸、胸闷、血压波动。

3）神经、精神症状：头痛、眩晕、头晕、耳鸣、抑郁、失眠、紧张、焦虑、易激动、四肢麻木、关节痛、皮肤感觉异常等。

4）泌尿生殖系统萎缩症状：在绝经后出现阴道烧灼感、性交疼痛、尿频尿急、反复泌尿道感染等。

5）改良 Kupperman 总评分≥15 分。

（2）临床确诊绝经前后诸证需要具备的条件

1）不符合绝对排除标准。

2）具备以上所述表现至少 3 项，其中 1）、2）、5）为必备项。

3）没有警示征象。

2. 支持标准（支持条件）

（1）与内分泌变化有关的症状

1）心血管系统症状：有阵发性潮热，常从胸部开始，涌向颈部、头部，使面部发红，持续数秒至数分钟，随之出汗，时而寒战。伴有心悸，气短，头晕，手足发凉、麻木，血压波动等。

2）精神、神经症状：有情绪不稳定，容易激动、烦躁、多疑或抑郁、不安、好哭、失眠、记忆力减退，有时感觉过敏或感觉异常，如皮肤麻木、蚁走感，可有关节痛、头痛。

3）生殖系统症状：有月经紊乱，周期延长，经量减少，或周期缩短、经量增多，或出现绝经期功血、闭经以至绝经。外阴、阴道萎缩，分泌物减少，阴道皱襞展平、干涩，子宫萎缩、盆底松弛而阴道壁膨出、子宫脱垂，尿道括约肌松弛而致尿失禁。性欲减退。

4）物质代谢障碍：表现为胆固醇、三酰甘油、低密度脂蛋白增高，而容易发生动脉硬化和冠心病；由于骨质丢失，使骨质疏松而发生骨节疼痛、骨折、椎体压缩变形、身高缩短和驼背。

（2）神经、精神及心理症状

精力不易集中，记忆力减退，头晕头痛，倦怠乏力，失眠易醒，性格改变，抑郁悲观，自卑自怜等。

（3）非特异性及老年性外阴、阴道炎

非特异性及老年性外阴、阴道炎表现为阴道瘙痒、灼热、疼痛，阴道分泌物增多，呈黄色水样或脓性。妇科检查见阴道黏膜充血，或呈点状出血，或见浅表溃疡，老年妇女阴道皱襞消失，上皮菲薄，大阴唇萎缩，阴道口变小，月经充血。

3. 绝对排除标准

1）不符合本病的西医诊断标准及中医诊断标准者。

2）过敏体质。

3）怀疑妊娠者。

4）怀疑患有与性激素相关的恶性肿瘤者。

5）怀疑患有乳腺癌者、乳腺 B 超检查有异常发现者。

6）原因不明的阴道流血或子宫内膜增生者。

7）双侧卵巢切除、子宫切除、卵巢功能障碍、妇科器质性病变者。

8）伴随有心、脑血管，累及肝、肾及造血系统等的严重原发性疾病，精神病患者。

9）近 6 个月内使用过性激素或能够影响性激素水平的药物。

（二）鉴别诊断

1. 不规则子宫出血

对不规则子宫出血的患者，当按阴道出血症状鉴别诊断处理，特别要排除妇科肿瘤引起的出血，必要时可采用子宫内膜活检或分段诊断性刮宫、B 超检查等以明确诊断。

2. 梅尼埃病

围绝经期眩晕、耳鸣严重者当与梅尼埃病鉴别。该病的特点是突然发作的剧烈眩晕，伴恶心、呕吐、视力减退或耳鸣；发作时有规律性、水平性眼球震颤，并有明显的缓解期。前庭功能试验减弱或迟钝，电测听力可有重震现象。

3. 皮脂醇增多症、围绝经期高血压应与下列疾病鉴别

围绝经期高血压应与皮脂醇增多症（库欣综合征）相鉴别。皮脂醇增多症以青壮年多见，可出现高血压、月经紊乱、骨质疏松、肥胖等症状，实验室检查，24h 尿 17-酮类固醇、17-羟皮质类固醇增高。

4. 原发性高血压

围绝经期高血压应与原发性高血压相鉴别。围绝经期综合征高血压多不稳定，波动明显，主要为收缩压增高明显，而原发性高血压多持续升高，一般在更年期前有高血压史。

5. 心绞痛

围绝经期可出现"假性心绞痛"症状，应与心绞痛鉴别，而实际上鉴别较为困难。心绞痛发作时可有心电图描记异常，典型者 ST 段下降或 T 波倒置，用硝酸甘油含化，症状可缓解。

6. 甲亢

围绝经期综合征表现出的烘热、汗出等应与甲亢患者所出现的类似症状鉴别。

7. 骨质疏松症

围绝经期骨质疏松症当与发生在更年期的皮质醇增多症、蛋白质缺乏性骨质疏松症鉴别。一般通过病史和实验室检查可协助诊断。

8. 尿道感染

在更年期出现尿道症状，主要应与尿道感染鉴别。由于绝经前后诸证表现多端，加之"异病同症"现象，很难做出鉴别，因此临床对年过 40 的患者主诉某些症状时，不可贸然诊断为"围绝经期综合征"或其他疾病，当详细了解病史，分析症状，辅以必要的检查，进行本病的

诊断与鉴别诊断，从而辨病辨证论治。

二、审析病因病机

妇女在绝经前后，肾气渐衰，天癸渐竭，冲任二脉虚衰，月经将断而至绝经，生殖能力降低而至消失，此本是妇女正常的生理衰退变化，但由于体质因素，肾虚天癸竭的过程加剧或加深，或工作和生活的不同境遇，以及来自外界的种种环境刺激等的影响，难以较迅速地适应这一阶段的过渡，使阴阳失去平衡，脏腑气血不相协调，因而围绕绝经前后出现诸多证候。

1）肾阴虚："七七"之年，肾阴不足，天癸渐竭，若素体阴虚，或多产房劳者，数脱于血，肝肾同居于下焦，乙癸同源。复加忧思失眠，营阴暗耗，肾阴益亏，脏腑失养，遂发经断前后诸证。若肾水不足以涵养肝木，易致肝肾阴虚或肝阳上亢。若肾水不足，不能上济于心，心火独亢，热扰心神，神明不安，出现心肾不交；肾阴虚，精亏血少，不能上荣于脑，出现脑髓失养等。

2）肾阳虚：绝经之年，肾气渐衰，若素体阳虚，或过用寒凉及过度贪凉，可致肾阳虚惫。若命门火衰而不能温煦脾阳，出现脾肾阳虚；若脾肾阳虚，水湿内停，湿聚成痰，易酿成痰湿；或阳气虚弱，无力行血，而为瘀，出现肾虚血瘀。

3）肾阴阳俱虚：肾藏元阴而寓元阳，阴损及阳，或阳损及阴，真阴真阳不足，不能濡养、温煦脏腑或激发、推动机体的正常生理活动而致诸症丛生。

三、明确辨病及辨证要点

1）辨病之主次要表现：根据本病患者多数已年逾40岁，肾气-天癸-冲任-子宫生殖轴功能低下，因此，在结合诊断与鉴别诊断的同时，又当注意有无肾气虚之征象及其相关症状，才能确诊为绝经前后诸证，在流行病学调查中肾气虚是围绝经期人群出现率最高的病证，所以，中医学诊断绝经前后诸证，当以肾气虚为本病的主要表现，如腰脊酸软、全身骨痛、足跟痛、耳鸣、性欲淡漠、膝软无力、牙齿松脱、头晕、健忘、小便清长；同时又可见相间出现相关的他脏症状，如潮热、盗汗、手足心烦热、咽喉不爽、烘热、汗出；身寒怕冷、手足冰凉、下肢肿胀、夜尿频多；心悸、失眠易醒、自汗、注意力不集中、记忆力减退；倦怠懒言、嗜卧、食后腹胀、食欲不佳、大便稀薄、颜面浮肿；胸胁胀痛、小腿抽筋、眼花、易怒、抑郁、情绪不安、易激动、手指发麻；胸闷、气短，等等。这些症状三两成群相间出现，是为绝经前后诸证。

2）辨证之阴阳属性：需特别注意不同属性的病证可出现相同的症状，如头昏、心悸、失眠、腰脊骨痛、足跟痛等，在肾阴虚中可见，亦可见于肾阳虚，但阴阳属性不同，治法迥异。因此辨证时当根据出现的不同证候结合更年期的特殊生理、素体情况、生活条件、社会家庭环境、心理状态及其他诱发因素，综合分析，辨识证的属性，从而分证论治。

四、确立治疗方略

绝经前后诸证以肾虚为本，治疗上应注重调肾中阴阳，清热不宜过于苦寒，祛寒不宜过于温燥，更不可妄用克伐，以免犯虚虚之戒。并注意有无水湿、痰浊、瘀血之兼夹证而综合施治。

五、辨证论治

（一）基础治疗

治法　滋补肝肾或补益脾肾。

取穴　气海、关元、足三里、三阴交、太溪、太冲。

操作　每次选用3～5穴，针刺用补法或平补平泻法，留针20～30min，每日或隔日针灸治疗1次，15次为1个疗程。

（二）辨证加减

1. 肾阴虚

1）抓主症：绝经前后，月经紊乱，月经提前量少或量多，或崩或漏，经色鲜红。

2）察次症：兼见头目晕眩、耳鸣，头部面颊阵发性烘热，汗出，五心烦热，腰膝酸疼，足跟疼痛，或皮肤干燥、瘙痒，口干便结，尿少色黄。

3）审舌脉：舌红，少苔，脉细数。

4）择治法：滋养肾阴，佐以潜阳。

5）据兼症化裁：心俞、肾俞、三阴交、太溪、劳宫。

6）操作：心俞、肾俞、三阴交、太溪直刺用补法，劳宫刺入即出，不留针，余穴操作同基础治疗。

2. 肾阳虚

1）抓主症：经断前后，经行量多，经色淡暗，或崩中漏下。

2）察次症：精神萎靡，面色晦暗，腰背冷痛，小便清长，夜尿频数，或面浮肢肿。

3）审舌脉：舌淡，或胖嫩边有齿痕，苔薄白，脉沉细弱。

4）择治法：温肾扶阳。

5）据兼症化裁：脾俞、肾俞、足三里、关元、气海。

6）操作：脾俞、肾俞、关元、气海、足三里施提插补法，使局部酸胀为度。以上各穴均可加灸3～5壮，余穴操作同基础治疗。

（三）兼证取穴

1. 心烦

取穴　大陵。

操作　用泻法，留针20min。

2. 潮热

取穴　照海。

操作　用泻法，留针20min。

3. 纳少便溏者

取穴　脾俞、足三里。

操作　施温针灸或小艾炷灸。

4. 失眠多梦

取穴　神门。

操作　用平补平泻法，留针 20min。

六、中医特色技术

1. 头针疗法

取穴　选取额中带（自神庭穴向下 1 寸，左右旁开 0.25 寸条带），额顶带后三分之一（神庭至百会）。

操作　局部常规消毒，用 30 号 1.5 寸毫针，在额中带并排进 2 针，在额顶带后 1/3 并排进 2 针，针尖与头皮成 30°夹角，快速刺入头皮下，当针尖抵达帽状腱膜下层，指下轻松感时，沿头皮平刺入 1 寸。快速捻转，在行针时嘱患者吸气、憋气后，手按左侧胸部，在憋不住气时松手行胸式呼吸数次。每次捻转 2～3min，留针 1h，每隔 15min 行针 1 次。每日 1 次。

2. 电针疗法

取穴　主穴：双侧阴谷、复溜。配穴：百会、安眠、神门、内关、血海、阴陵泉、三阴交、太溪、太冲。

操作　每次选取其中 8 穴，交替使用。针刺前，先令患者仰卧并外展髋部，将阴谷穴所在部位进行常规皮肤消毒后，用 40mm 长的毫针，顺经络走行方向斜刺 0.8～1 寸，接着针刺复溜穴，直刺 0.5～0.8 寸。针刺阴谷与复溜时，采用补法，穴位有酸麻重胀感后，在毫针柄处连上电针仪，取密波，强度以患者适合为要，刺激时间为 30min。其余各穴则采取传统平补平泻的针刺手法，各穴出现酸麻重胀感后，留针 30min。

3. 梅花针扣刺疗法

取穴　围绝经期失眠，取肾俞、腰骶部位与肚脐周围。阴虚火旺选取百会、心俞、三阴交、太溪；心脾两虚选心俞、脾俞、中脘、足三里；肝郁化火加百会、风池、太冲、肝俞、胆俞；心虚胆怯加心俞、胆俞、阳纲、魂门、神门。

操作　以上穴位均用梅花针叩刺，隔日 1 次。

4. 耳穴贴压疗法

取穴　心、神门、交感、内分泌、肾、皮质下、脾、肝。

操作　患者耳廓常规消毒，用探测笔在所选耳穴部及邻近部位以相同的力度按压，观察患者疼痛反应，探到疼痛敏感点后，做好标记，进行王不留行贴压。嘱患者每日按压 5 次，以能耐受为度，每穴每次按压 0.5～1min，按压时局部产生酸、麻、轻微胀痛感或耳廓发热更好。两耳互相交替进行按压，3 日更换一次敷贴。治疗时以连续 15 日为 1 个疗程，每一疗程完毕休息 2 日。

5. 隔物灸法

药饼成分　吴茱萸、菟丝子、生地、丁香。

取穴　关元穴、三阴交（双）。

操作　治疗时，患者仰卧，将吴茱萸、菟丝子、生地、丁香等研为面调入少许凡士林制成饼状，然后贴敷到患者关元穴及两侧三阴交，再在穴位皮肤上方 3～5cm 处，运用艾条进行温和灸。每日 1 次，4 周为 1 个疗程。

6. 刮痧疗法

选取部位　督脉循行处，足太阳膀胱经背部循行处，治疗侧重点为五脏背俞穴及阿是穴，通过振奋全身阳气、补益先后天之本，调理脑和胞宫。

操作　患者取俯卧位，充分暴露背部及腰骶部，以督脉和足太阳膀胱经左右第1、2侧线共5条纵线为刮痧部位。先在患者背部涂上医用液状石蜡，再用边缘钝滑的刮痧板与皮肤成45°～90°角从上向下刮拭背部皮肤，先刮督脉，然后刮拭膀胱经的第1、2侧线，每个部位刮8～20次，平均5～10min；再用刮痧板的一角点压按揉患者的五脏背俞穴，肾俞、脾俞、肺俞用补法（力量较轻、速度较慢、刺激时间较短），心俞、肝俞用小泻法（力量较重、速度较快、刺激较长），每个穴位点刮0.5～1min。在刮痧过程中若患者局部有酸、麻、胀痛或刺痛的异常感觉出现，也应在相应部位点刮 0.5～1min。力度应根据患者体质和承受度来决定，刮至出痧即可，不可强求出痧。每周1次，1个月为1个疗程，共治疗3个疗程。

7. 食疗方

配方　粳米适量，甘草10g，浮小麦15g，大枣10枚。

加减　肾阳虚加核桃仁10g；肾阴虚加枸杞子10g。

用法　每日2次，可早、晚各服用1次。

主治　可改善围绝经期失眠。

七、各家发挥

（一）孙远征教授经验

1. 调任安神法针刺治疗围绝经期抑郁症

孙远征教授采用调任安神法针刺治疗围绝经期抑郁症。其认为围绝经期抑郁症是一种发生在围绝经期的精神疾病，以情感忧郁、焦虑、紧张为主要临床表现，伴有烦躁、压抑、内主不安、记忆力减退、缺乏自信、行动迟缓等表现，严重者对外界冷淡、丧失情绪反应，呈无欲状态。中医学认为补肾疏肝法能调节患者下丘脑-垂体-卵巢功能，纠正内分泌紊乱。任脉是奇经八脉之一，足三阴经在小腹与任脉相交，手三阴经借足三阴经与任脉相通，故总任一身之阴经，调节阴经气血，称为"阴脉之海"，具有调节月经，促进女子生殖功能的作用，故有"任主胞胎"之说。所以调任脉可以减轻围绝经期抑郁症患者的抑郁程度，改善围绝经期的一系列症状。

取穴　百会、神庭、气海、关元、中极、子宫、合谷、太冲、神门、内关穴。

操作　用平补平泻手法，行捻转针法使得气，留针40min。每日1次，连续治疗6个疗程。

2. 俞募配穴为主治疗更年期综合征

孙远征教授认为，更年期综合征与肾、心、肝、脾有关。肾虚为致病之本，是本病的主要病机。肝肾乙癸同源，肾阴不足，精亏不能化血，水不涵木，导致肝肾阴虚，肝失柔养，肝阳上亢。肾与心关系密切，若肾阴不足，不能上济心火，常使心火独亢，出现心火亢盛证候。肾为先天之本，脾为后天之本，先后天相互充养，脾赖肾阳以温煦，先天之精亦靠后天之水谷以滋养。本法取背俞穴调理脏腑功能，治疗脏腑疾病，再取募穴补肾壮元，益气和血之功效。

取穴　肝俞、脾俞、肾俞、心俞、膈俞、关元、中极、百会、神门、三阴交。

操作　患者先取俯卧位，背俞穴，手法以平补平泻为主，针感以酸、麻、胀为佳，中等强度刺激，留针 20min，中间行针 1 次。再取仰卧位针刺其他穴位，操作同前。

（二）时国臣教授经验

时国臣认为肾气的盛衰是影响妇女生长发育各个阶段的关键因素，肾气充盛与渐衰是月经来潮与经断不来的内在原因，肾气的衰退引起诸脏乃至全身功能失调是围绝经期综合征发病的根本原因。故采用俞募配穴法治疗本病。

取穴　心俞、巨阙、肝俞、期门、脾俞、章门、肾俞、京门。

操作　将穴位分为 2 组，左侧募穴配右侧背俞穴为一组，右侧募穴和左侧背俞穴一组。两组穴位轮流埋线。

（三）邹伟教授经验

邹伟教授运用益肾调肝针刺法治疗围绝经期抑郁症。其认为围绝经期抑郁症多发生在 45～55 岁的女性，处于逐步向肾气渐衰、太冲脉衰少、天癸竭过渡的时期。肾主藏精，是先天之本，主生长、发育、生殖，肾精盈亏在女性的生长发育中起关键作用；肝藏血，主疏泄而调情志，体阴而用阳。肝肾同源，肝肾阴亏则人体阴阳失调，出现一系列躯体及精神神经症状。故采用本法治疗围绝经期抑郁症。

取穴　百会、印堂、四神聪、期门（双侧）、太冲（双侧）、太溪（双侧）、足三里（双侧）、三阴交（双侧）。

操作　患者取仰卧位，百会向后平刺 0.5 寸，印堂提捏起平刺 0.5 寸，二者均行小幅度高频率捻转；四神聪、期门平刺 0.5 寸，太冲、太溪直刺 0.5 寸，足三里、三阴交直刺 1 寸，均行提插捻转手法，手法以平补平泻为主，针感以酸、麻、胀为佳，中等强度刺激，针刺得气后留针 50min，其间行针 2～3 次。

（四）丛慧芳教授经验

丛慧芳教授应用针药并用治疗围绝经期综合征，认为妇人在绝经前后，肾气渐弱，冲任二脉虚衰，天癸渐竭，月事将断，生殖能力低下，这是一个转折时期。若机体脏腑气血不相协调，阴阳平衡失调，则会出现一系列症状；其根本病机在于枢机不利，女性在"七七，天癸竭"这一阶段，肾之阴阳由高水平向低水平过渡，这一过渡需要枢机维系，当"地道不通"，则可引动"枢机不利"致脏腑、气血、阴阳失调发为本病。治疗上应以和解枢机为原则。采用自拟和枢更年颗粒辅以具有调和枢机作用的腧穴针刺。

取穴　天枢、照海、内关、三阴交、五枢穴。

操作　得气后每穴行快速均匀提插捻转 30～60s，留针 30min，留针期间再行针 1 次。

中药　给予口服自拟和枢更年颗粒治疗。

（五）侣雪平教授经验

围绝经期失眠，其临床表现为入睡困难，或睡后易醒、醒后不能入睡或早醒，甚至彻夜难眠，常伴有烘热汗出、心烦易怒、手足心热、盗汗、咽干及月经紊乱或闭经等围绝经期综合征的一些症状。西医主要采用镇静、安眠的药物治疗，此法容易产生耐药性、成瘾性及截断性反应。

取穴 主穴：太溪（补法）、三阴交（补法）、百会（平补平泻法）、四神聪（平补平泻法）、神门（平补平泻法）、申脉（泻法）、照海（补法）。配穴：耳穴心、肾、肝、神门、内分泌、交感。

操作 以上主穴针刺得气后行捻转补泻手法。耳穴用王不留行置于剪好的胶布中央，对准耳部所选穴位贴压好，贴压时稍施加压力。

（杨　菲）

第四节　小儿脑瘫

小儿脑瘫，即小儿脑性瘫痪的简称，是指小儿由多种原因（如感染、缺氧、缺血、外伤等）引起的脑损伤，造成脑实质损害，出现非进行性中枢性运动功能障碍和姿势异常为主要表现的临床综合征，同时伴有不同程度的智力障碍，癫痫，视觉、听觉、言语、行为、情绪等障碍。

中医学虽无"脑性瘫痪"之名，但中医典籍中与本病相关的描述记载也屡见不鲜，它可归属于中医学的"五迟""五软""痿证"等范畴。早在《诸病源候论·小儿杂病诸候》中就记载有"齿不生候""数岁不能行候""头发不生候""四五岁不能语候"。《小儿药证直诀·杂病证》云"长大不行，行则脚细；齿久不生，生则不固；发久不生，生则不黑"，记载了五迟的某些典型症状。《张氏医通·婴儿门》指出其病因是"皆胎弱也，良由父母精血不足，肾气虚弱，不能荣养而然"。《活幼心书·五软》认为："良由父精不足，母血素衰而得。"

一、临床诊断要点与鉴别诊断

（一）临床诊断要点

1）母孕期、围生期、新生儿期有高危因素的病史及特异症状。

2）具有发育神经学的症状主要包括整体发育的延迟，特别是运动发育的延迟和原始反射的残存两个方面。

3）神经学症状包括姿势异常、肌紧张异常、肌力异常、腱反射异常、病理反射阳性等特异的神经学症状。

4）辅助检查

A.头部影像学检查：进行 CT 或 MRI 检查，明确是否存在脑畸形、脑积水、硬膜下血肿，若要明确脑损伤的部位、脑萎缩的程度时需要进行检查。

B.神经电生理学检查（脑电图、肌电图、诱发电位）为脑瘫的诊断、治疗、预后的判断提供了依据。

（二）鉴别诊断

1. 扭转痉挛

扭转痉挛又称变形性肌张力障碍，临床上以肌张力障碍和肢体、躯干剧烈而不自主扭转为特征，肌张力在扭转时增高，扭转停止时正常。最初症状多呈一侧下肢轻度运动障碍，足呈内翻、跖屈，行走时足跟不着地，足尖拽地。不自主动作以躯干及肢体近端更为严重，入睡后症状可完全停止。

2. 脑白质营养不良

患儿出生时表现为明显肌张力低下，随着病情的发展逐渐出现四肢肌张力增高、惊厥、共济失调、智力进行性减退等，鉴别要点在于病情呈进行性发展，脑脊液中蛋白质含量增高，检测血清尿或外周血白细胞中芳香硫酸酶 A 的活性可确诊。

3. 大脑半球良性肿瘤

痉挛性偏瘫应与大脑半球良性肿瘤鉴别，缓慢生长的大脑半球良性肿瘤运动功能呈进行性丧失，并伴有颅内压增高表现及局部脑功能受损表现，CT 及 MRI 检查可明确部位。

4. 小儿颈椎损伤、脊髓肿瘤及先天畸形等脊髓病变

小儿颈椎损伤、脊髓肿瘤及先天畸形等脊髓病变，可结合病史进行局部 X 线、CT、MRI 及血管造影检查来诊断。

5. 孤独症

部分孤独症患儿行走时常使用脚尖着地，有时误认为是脑瘫痉挛型，体检可发现跟腱无挛缩，足背屈曲无障碍，腱反射无亢进，无病理反射。

6. GM1 神经节苷脂病 I 型

GM1 神经节苷脂病 I 型（婴儿型）属全身性 GM1 沉积病，出生后出现肌张力低下，吸吮无力，运动发育落后，晚期肌张力增高，呈去大脑强直状态。GM1 神经节苷脂病 I 型病情进展迅速，且有特殊外貌，表现为前额突出，鼻梁凹陷，耳位低，舌大，人中长，面部多毛，患儿发育迟缓，不能注视，有眼震，听觉过敏，惊吓反射明显，早期出现严重惊厥，1～2 个月患儿在视网膜黄斑部有樱桃红点，6 个月后出现肝脾肿大，脊柱后弯关节挛缩，晚期呈去大脑强直状态，对外界反应消失，多在 2 岁以内死亡。

7. 小脑退行性病变

共济失调型脑瘫应与进行缓慢的小脑退行性病变鉴别，后者随年龄增长症状逐渐加重。

8. 唐氏综合征

唐氏综合征又称先天愚型、21 三体综合征。为最常见常染色体疾病，部分新生儿时期症状不明显，表现为活动减少，面部无表情，对周围无兴趣，肌张力明显低下，肌力减弱，可误认为是脑瘫肌张力低下型，但唐氏综合征患者膝反射减弱或消失，且莫罗反射减弱或未见引出，可通过染色体检查确诊本病。

9. 婴儿进行性脊髓性肌萎缩症

婴儿进行性脊髓性肌萎缩症，一般出生 3～6 个月后发病，肢体活动减少，上下肢对称性、进行性无力，表现为以近端为主的迟缓性瘫痪，智力正常，表情机敏，眼球灵活，肌张力低下，肌肉萎缩，腱反射减退或消失，常伴有呼吸肌功能不全，反复患呼吸道感染，肌肉活组织检查可协助确诊。

二、审析病因病机

"五迟""五软""五硬""痿证""拘挛""痴呆"等病证的发生，多因先天胎禀不足，肝肾亏损；后天失养，气血虚弱所致。

1）先天胎禀不足：中医学认为小儿脑瘫多因父母精血亏虚，而致胎元不足，胎失所养，

形成胎儿的精来之于父，血来之于母，精血虚损，胎失所养而致小儿先天禀赋不足，精不足，则脑髓空虚；血不足，则不能濡养于心。髓海受损，心脾不足，气血亏虚，气滞痰生，痰瘀阻络，脑窍蒙蔽，精乏髓枯，心窍蒙蔽，筋脉失养，而致小儿后天失养，精血不达四肢，致肢体痿软或拘挛不用等。或孕期时母体劳累、营养不良；或宫内感染、窒息、早产、多胎等因素致使胎儿在母体内未能得到充足的气血荣养，加之生产时颅内出血、缺血、缺氧等因素而致痰瘀阻滞经络，筋脉失养，窍道不通，气血不能输布于脑髓和四肢；或肾气亏损，则筋骨痿弱，发育迟缓，或脾虚气弱，气血运行无力，脑失所养，中州之气不足，则不能营养四肢，四肢痿软；或胎中受惊、产时受风等因素引动肝风。

2）后天失养：肝气旺盛，脾气虚弱，肝气恃强凌弱，脾土功能更弱可致气血生化乏源，加重肝贮藏和调节血量功能失常，造成四肢筋脉拘挛等；或是由于脾虚不能抑制肝木，导致肝气的相对亢盛，筋脉和肌肉失去血液濡养而致筋骨拘挛。

三、明确辨证要点

1）肝肾不足：主要症状表现为翻身、坐、爬、立、行、走发育迟缓，单瘫、偏瘫或全瘫，伴智力低下，肢体强直，筋脉拘急，关节活动不利，下肢交叉，脚尖着地，目无神采，反应迟钝，口软唇弛，吸吮或咀嚼困难，或伴有失聪、失明，易惊、夜卧不安，急躁易怒或多动秽语，舌红，苔少，脉弦或弦细。

2）脾胃虚弱：主要症状表现为翻身、坐、爬、立、行走发育迟缓，伴智力落后，四肢痿弱，肌肉消瘦松弛，手不能举，足不能立，咀嚼乏力，口开不合，舌伸外出，涎流不禁，甚者鸡胸龟背，肋骨串珠，多卧少动，少气懒言，神情呆滞，目无光彩，大便稀薄，完谷不化，面色萎黄，四肢不温，唇舌色淡，脉沉细，指纹淡。

3）脾虚肝亢：主要症状表现为翻身、坐、爬、立、行走发育迟缓，伴手足震颤、肢体扭转、四肢抽动、时作时止、紧张时出现或加重，睡眠时消失，伴四肢痿软、肌肉松弛、多卧少动、神情淡漠、面色萎黄、神疲乏力、不思饮食、大便稀溏、舌淡苔白、脉沉弱、指纹淡。或阴虚动风，伴肢体强直、关节活动不利、面色潮红、虚烦低热、手足心热、盗汗、易惊、夜卧不安、大便干结、舌红少津、苔少或无苔、脉细数、指纹紫暗。

临床中患儿也可出现痰瘀阻滞之证，表现为失聪失语，翻身、坐、爬、立、行走发育迟缓，智力低下，伴步态不稳、半身不遂、关节强硬、屈伸不利、下肢交叉、脚尖着地、反应迟钝、意识不清、语言不利、喉间痰鸣、口角流涎、吞咽困难或伴四肢抽搐、反复发作、舌体胖有瘀斑瘀点、苔腻、脉沉涩或滑、指纹暗滞等。

四、确立治疗方略

1. 调整阴阳

疾病的发生从根本上讲是阴阳的相对平衡遭到破坏，出现偏盛偏衰的结果。恢复阴阳相对平衡，促使阴平阳秘，实乃治愈疾病的关键。脑性瘫痪多属中医学"痿证"或"五迟""五软"，治疗上常采用滋养肝肾，协调阴阳的方法。

2. 扶正祛邪

补虚泻实是扶正祛邪法则的具体运用和体现。扶正适用于正虚邪不盛者。祛邪适用于邪实而正虚不显著的病证。扶正与祛邪同时并举，则适用于正虚邪实的病证。具体运用时应分清是以正虚为主，还是以邪实为主。脑性瘫痪以虚证、虚实夹杂为多，所以扶正培元固本是其重要的法则。

3. 针药并施、多法并举

经络是气血运行的通道，具有联络脏腑肢节，沟通上下内外的作用。脑瘫患儿躯体瘫痪发生的关键是经络是否通畅、筋肉是否得到濡养。并且病变的轻重多以在经在络为轻，在脏在腑为重，经络病理与本病有着极为密切的关系。应用药物、针灸等多种方法综合治疗，更有利于提高疗效。

脑性瘫痪患儿先天禀赋不足，精气不充是其病本，气血运行不畅，四肢不能协调运动是其病标。临床用药时应视病情变化，采取不同的治法，或先治本，或先治标，或标本兼治，抓住疾病的主要矛盾，做到治病求本。

五、辨证论治

（一）基础治疗

治法　健脑益聪，舒筋壮骨。

取穴　百会、四神聪、印堂、身柱、命门、腰阳关、内关、合谷、三阴交、悬钟、太溪、太冲。

操作　针用平补平泻法。

（二）辨证加减

1. 肝肾不足

1）抓主症：翻身、坐、爬、立、行、走发育迟缓，单瘫、偏瘫或全瘫、硬瘫。

2）察次症：智力落后，肢体强直，筋脉拘急，关节活动不利，下肢交叉，脚尖着地，目无神采，反应迟钝，口软唇弛，吸吮或咀嚼困难或伴有失聪、失明、易惊、夜卧不安、急躁易怒或多动秽语。

3）审舌脉：舌红，舌苔少，脉弦或弦细。

4）择治法：补益肝肾，通经活络。

5）据兼症化裁：上肢瘫者，加曲池、手三里、外关、后溪；下肢瘫者，加环跳、阳陵泉、委中；肺热津伤，配列缺、风池；湿热浸淫，配阴陵泉、脾俞。

6）操作：针用平补平泻法。

2. 脾胃虚弱

1）抓主症：翻身、坐、爬、立、行走发育迟缓，伴智力落后、四肢痿弱，肌肉消瘦松弛，手不能举，足不能立，咀嚼乏力，口开不合，舌伸外出，涎流不禁。

2）察次症：鸡胸龟背，肋骨串珠，多卧少动，少气懒言，神情呆滞，目无光彩，大便溏薄，完谷不化，面色萎黄，四肢不温。

3）审舌脉：唇舌色淡，脉沉细，指纹淡。

4）择治法：补脾益胃，健脑益智。

5）据兼症化裁：咀嚼乏力者，加颊车、地仓。涎流不禁者，加承浆。舌伸外出者，加廉泉。感染虫疾，配神阙（灸）、气海、百虫窝。

6）操作：针用补法，可灸。

3. 脾虚肝亢

1）抓主症：翻身、坐、爬、立、行走发育迟缓，伴手足震颤，肢体扭转，四肢抽动，时作时止，紧张时出现或加重，睡眠时消失。

2）察次症：或四肢痿软，多卧少动，神情淡漠，面色萎黄，不思饮食，大便稀溏，舌淡苔白，脉沉弱，指纹淡。或阴虚动风，伴肢体强直，关节活动不利，面色潮红，虚烦低热，手足心热，盗汗，易惊，夜卧不安，大便干结。

3）审舌脉：舌红少津，苔少或无苔，脉细数，指纹紫暗。

4）择治法：健脾益气，柔肝息风。

5）据兼症化裁：上肢拘挛，配肩髃、曲池、阳溪、外关、后溪；下肢痉挛，配环跳、髀关、梁丘、解溪；肝肾亏损者，配肾俞。

6）操作：针用补法，并加灸。

（三）兼证取穴

1. 对症

颈项软瘫，取天柱、大椎、身柱；上肢瘫痪，取肩髃、曲池、外关、合谷；下肢瘫痪，取环跳、髀关、伏兔、足三里；腰部软瘫，取肾俞、腰阳关；肘部拘急，取手三里、支正；足内翻，取绝骨、昆仑；足外翻，取三阴交、太溪、血海；足下垂，取解溪、商丘、丘墟；剪刀步态，取风市、阳陵泉、绝骨；智力低下，取百会、风池、四神聪；语言障碍，取通里、廉泉、金津、玉液。

2. 肢体痉挛型

肩内旋加肩贞、肩髎；肘屈曲不伸加手三里、支正；拇指内收握拳不放加八邪或合谷透后溪；指屈加中渚、腕骨。足下垂加解溪、昆仑、太溪；足内翻加悬钟、昆仑；足外翻加三阴交、太溪透昆仑；足趾拘挛加八风；剪刀步态加风市、阳陵泉、悬钟。

3. 肢体弛缓型

头颈痿软加天柱、大椎、肩外俞；腰软加腰阳关、腰俞、白环俞；下肢软加膝眼、悬钟、申脉；抬腿困难加髀关、伏兔、梁丘；手腕下垂加阳池、后溪；手握无力，精细动作差加液门、三间。

六、中医特色技术

1. 耳针疗法

取穴　交感、神门、脑干、皮质下、心、肝、肾、肾上腺、小肠、胃。上肢瘫痪加肩、肘、腕；下肢瘫痪加髋、膝、踝。

操作　用王不留行贴压后，每日按压刺激2～3次，每次只贴一侧耳廓，两耳交替贴压，隔日1次。

2. 穴位埋线疗法

取穴　以四肢、背腰部及腹部穴为主。如中脘、气海、关元、天枢、曲池、臂臑、足三里、丰隆、脾俞、胃俞、肾俞等。

操作　常规消毒局部皮肤，左手拿持针柄，后退针芯，右手摄取一段 1～2cm 长已消毒的羊肠线，放置在植入穿刺针针管的前端，左手拇食指绷紧或捏起进针部位皮肤，右手持针，快速垂直刺入至所需的深度，当出现针感后，推入针芯，将羊肠线埋植在穴位的皮下组织或肌层内，迅速退出针管，针孔处用干棉球按压片刻后，再用纱布敷盖保护针孔。每次埋线 6～8 穴，可间隔 10～15 日治疗 1 次。

3. 中药治疗

中医学根据脑瘫病因病机及相关临床表现将其分为 3 型：肝肾不足型、脾胃虚弱型、脾虚肝亢型。其治疗原则以补益先天肾气，填精益髓为主，培育脾胃后天之气，调理饮食，扶正祛邪。具体如下：①肝肾不足型：治以滋补肝肾，强筋壮骨，方药选用六味地黄汤加减或补肾地黄丸加减。②脾胃虚弱型：治以补脾益胃，健脑益智，方药选用薏苡丸加减。③脾虚肝亢型：治以平抑肝气，健运脾气以治本，少佐息风通络药以治标，方药选用加味六君子汤、异功散。

4. 物理康复治疗

物理康复治疗包括推拿、理筋，具有整复、活血、祛瘀及调整气血、改善内脏功能的作用。方法有多种，如推、运、按、摩、掐、搓、理、擦、捏、摇、抖及矫形等，必须根据脑瘫儿童年龄、病情、症状等进行辨证施术，效果与手法熟练程度呈正相关。手法按摩在运动功能康复中尤为重要。在点穴按摩的基础上对肌张力不正常者处以揉捏法为主，对肌肉萎缩明显的脑瘫患儿给予捏挤法。并配合并节牵引以矫正关节畸形，隔日 1 次。

5. 食疗方

（1）八珍鸡汤

配方　熟地黄、党参、茯苓、白芍各 9g，炒白术、当归各 6g，川芎 3g，炙甘草 3g，母鸡 1 只（约 500g），猪肉 250g，猪杂骨 250g，葱、姜、味精、食盐各适量。

主治　适用于脾胃虚弱型小儿脑瘫。

（2）益智鸽蛋汤

配方　枸杞子 10g，龙眼肉 10g，炙黄精 10g，鸽蛋 4 个，冰糖 50g。

主治　适用于脑瘫患儿智力低下者。

（3）枸杞首乌鸡

配方　母鸡 1 只，何首乌 100g，枸杞子 30g，精盐、胡椒面各适量。

主治　适用于脑瘫患儿智力不全者。

（4）猪心益智汤

配方　益智仁 10g，茯神 10g，生甘草 10g，浮小麦 15g，大枣 10 枚，石菖蒲 10g，远志 10g，猪心 1 个。

主治　小儿语言发育迟缓伴弱智、多动、注意力不集中。

七、各家发挥

盛国滨教授治疗小儿脑性瘫痪经验

盛国滨教授在治疗小儿脑性瘫痪时，常选用传统穴位与头部情感区相结合，在多年的临床实践中达到很好的治疗效果，配以局部辨证选穴达到扶正祛邪、标本兼治的作用。临床常见以下两种分型。

1. 肝肾不足型

证候　肢体痿软，瘫痪，或头项软弱，不能抬举。口软唇弛，吸吮或咀嚼困难。手足弛缓，活动无力，肌肉松软，按压失于弹性，舌红，舌苔少，脉弦或弦细。

病因病机　肾为先天之本，主骨生髓通于脑，脑为元神之府，肾虚则元神失养。肝主筋，肝肾阴虚而筋脉失养，则筋脉挛缩、屈伸不利，成为硬瘫。

治法　补益肝肾，通经活络。

取穴　主穴：情感区、百会、四神聪、肝俞、肾俞、足三里、三阴交。配穴：上肢瘫选曲池、手三里、外关、合谷。下肢瘫选髀关、血海、阳陵泉、悬钟、太冲、侠溪。

操作　针用平补平泻法。

2. 脾胃虚弱型

证候　肌肤甲错，形体羸瘦，毛发枯槁，腹部凹陷如舟，兼有困倦喜卧，目无光彩，大便溏薄，完谷不化，四肢不温，唇舌色淡，脉沉细、指纹淡。

病因病机　脾主肌肉、四肢，脾胃气弱，则肌肉消瘦、四肢不温、四肢痿弱、手不能举、足不能立。脾开窍于口，脾虚则咀嚼无力、涎流不禁、口开不合、舌伸外出。

治法　补脾益胃，健脑益智。

取穴　情感区、百会、四神聪、脾俞、胃俞、足三里、三阴交、中脘、下脘、外关、关元、曲池、合谷。

操作　针用补法，可灸。

盛国滨教授同时指出预防小儿脑瘫，准备怀孕前应注意：①戒除不良嗜好，如吸烟、饮酒，不能滥用麻醉剂、镇静剂等药物；②预防流感、风疹等病毒感染，接种相应疫苗；③避免与放射线等有害、有毒物质接触。怀孕后规律定期产检，如胎儿胎位不正应及时纠正胎位，预防难产等，孕期应调控情绪，保持心情愉悦，规律作息，合理饮食，适量运动。尤其是有以下情况的孕妇更应尽早积极做产前检查：①大龄孕妇（35 岁以上）或男方 50 岁以上；②近亲结婚；③有不明原因的流产、早产、死胎及新生儿死亡史；④孕妇智力低下或双方近亲有癫痫、脑瘫及其他遗传病史。此外，胎儿出生后 1 个月内要注意加强护理、合理喂养，预防颅内感染、脑外伤等。

（黄　亮）

第五节　小儿遗尿

小儿遗尿为儿童时期一种十分常见的病证，主要指儿童 5 岁以后，每月至少发生 1 次夜间睡眠中不自主漏尿的症状，且持续至少 3 个月。本病致病机制比较复杂，具体表现也呈现多样性，可对患儿的学习、睡眠质量等造成较大的不良影响。西医理论认为遗尿症多因小儿功能性自主神经紊乱所致，以偶然受惊、过度玩耍劳累致睡眠过实，或睡眠环境改变等精神因素为主要诱因。

小儿遗尿属于中医学"遗尿"范畴，传统医学对遗尿早有论述，早在《灵枢·九针论》就有论述"膀胱不约为遗溺"，此处提到的"遗溺"就是现代我们所说的遗尿，这也是古代医学关于遗尿的最早记录。历经约 400 年，由隋代的巢元方撰写《诸病源候论》首次提出"遗尿候""尿床候"。小便者,水液之余也,原文论述首次将尿失禁与单纯夜间遗尿区别开来。直到宋代杨士瀛在《仁斋直指方·小儿附遗方论·大小便诸证》将尿失禁与单纯夜间遗尿定义为"其水出不禁,谓之遗尿。睡里自出,谓之尿床"。此遗尿为不分昼夜的小便不得控制,而尿床为当今论述之单纯夜间遗尿。中医学将此病归属于"遗尿""遗溺""尿床"等范畴。

一、临床诊断要点、病因与鉴别诊断

参照中华中医药学会《中医儿科常见病诊疗指南》、2012 年汪受传主编的《中医儿科学》及 2014 年中国儿童遗尿疾病管理协作组制定的《中国儿童单症状性夜遗尿疾病管理专家共识》制定标准如下。

（一）临床诊断要点

1）患儿年龄≥5 岁。

2）患儿在睡眠中出现不自主排尿,每周不少于 2 次。

3）睡眠状态下不自主排尿现象持续 6 个月以上,无明显的病理生理反应和其他不适症状伴随（疲劳状态或睡前过量饮水导致偶发的遗尿不作病态）。

4）对大年龄儿童进行诊断时其夜间遗尿次数可以适度放宽。

（二）临床病因

1. 排尿控制中枢发育不全

自主性排尿,又称随意排尿,是一个受大脑皮质控制的复杂的生理过程,其反射中枢在骶髓。一方面,大脑皮质对骶髓的排尿中枢有抑制作用,当尿液在膀胱充盈到一定程度时,膀胱压力急剧升高,大脑皮质解除对骶髓排尿中枢的抑制,排尿中枢传出运动冲动,引起排尿。另一方面,大脑皮质可刺激排尿中枢,使逼尿肌收缩,在膀胱充盈不足时也可引起排尿,即想排尿就排尿,所以称自主性排尿。

婴幼儿排尿的控制是一种反射性行为,即膀胱充盈诱导逼尿肌收缩并协调性引起括约肌舒张,整个过程无自主意识参与,主要由位于脑干和脊髓的次高级中枢控制。正常情况下,在小儿发育完全以后,排尿控制指令则由大脑皮质的相关中枢发出,若发育不全,则将保留婴幼儿的排尿特点,使睡眠中大脑皮质控制能力下降,即出现遗尿。神经生理学研究显示,遗尿症患儿存在着广泛的神经系统发育不全或迟缓,以及特殊核团功能障碍。

2. 尿动力学因素

遗尿症可由功能性膀胱容量减少、逼尿肌不稳定和尿道梗阻致逼尿肌过度收缩而引起。逼尿肌不稳定是指在膀胱充盈过程中发生无抑制性收缩,逼尿肌不稳定本身可导致功能性膀胱容量减少。此类患者由于在排尿时括约肌和逼尿肌不协调,因而常伴有白天尿频、尿急症状,甚至有湿裤现象;夜间膀胱不稳定收缩,膀胱容量小而导致遗尿。

3. 睡眠觉醒障碍

遗尿症患儿睡眠过深,膀胱充盈的传入冲动不足以使患儿从睡眠转入觉醒状态,甚至许多患儿被错误地诱导进入"一个有良好排尿环境"的梦境中,并在梦中排尿。研究显示,高的唤醒阈是夜间遗尿的致病因素之一,提示难治性遗尿症患儿可能不仅比非遗尿同龄人睡得更深,也可能睡得更好。

（三）鉴别诊断

为了明确患儿遗尿的病因，常需收集的临床资料包括病史、体格检查、尿液检查和影像学检查，其中膀胱 B 超检查非常重要。重点要注意下列疾病。

1. 泌尿系统疾病

小儿遗尿应与泌尿系统疾病如包茎、包皮过长、泌尿系统感染等相鉴别，除病史、体格检查外，应做尿常规或尿培养，必要时做静脉肾盂造影以资鉴别。

2. 神经系统疾病

小儿遗尿应与神经系统疾病如隐形脊柱裂、脊髓损伤、癫痫、大脑发育不全等相鉴别，这些疾病各有其特点及神经症状和体征，一般诊断不难，可做局部 X 线片确定。

3. 其他疾病

小儿遗尿尚应与糖尿病、尿崩症相鉴别，鉴别要点主要为糖尿病、尿崩症为由于多尿而遗尿；此外，蛲虫病的局部刺激、便秘等也会引起遗尿，临床当加以鉴别。

二、审析病因病机

中医学认为，小儿遗尿症的病位在膀胱，其发生与肾密切相关，涉及肺、脾、心、肝、三焦。其属于虚者，多为肺、脾、肾三脏虚损所致，常见证型为下元虚寒型、肺脾气虚型、脾肾两虚型；实证的病因多为湿热蕴结膀胱，归为肝经湿热型；亦有虚实夹杂者，如心肾不交型。

1）肺脾气虚：肺为水之上源，主宣发肃降，通调水道，下输膀胱，推动并调节全身水液的输布和排泄。若肺宣发肃降功能失常，则水液代谢紊乱，影响膀胱对尿液的储存和排泄功能，膀胱失司，则导致遗尿发生。即所谓"上虚不能制下"。五行理论中，肺为脾之子，小儿脏腑娇嫩，肺常不足，卫外不固，故易于感受外邪。若小儿反复感邪，久病失摄，子病及母，肺病引起脾虚，脾气不足，则上无以布津于肺，下不能制水于肾，气不摄津，则尿液约束无权，导致遗尿。

2）脾肾两虚：中医学理论中，脾为后天之本、气血生化之源，运化水谷精微；肾为先天之本，主水液，司二便。小儿脏腑娇嫩，形气未充，为稚阴稚阳之体，处于"脾常不足，肾常虚"的生理状态。若乳食不节，或病后失养，则导致脾失健运，水谷精微失于布散，中焦气机升降功能失调，气血生化失常，气不摄津而致遗尿；若小儿先天不足，时受惊恐，惊恐伤肾，则肾失固摄而致遗尿。肾虚致脾虚，肾脾同病，或由脾虚致肾虚，脾肾同病，二者互相影响，并强调脾肾因素在导致小儿遗尿的诸多因素中的重要地位。

3）心肾不交：心为君主之官，主神明。小儿处于"心常有余，肾常虚"的生理状态，虽为"心有余"，但总体脏腑娇嫩，成而未全。心藏神，肾藏志，若小儿突受惊恐刺激，或情绪激动，惊则气乱，恐则气下，导致气机逆乱，心失清明，心肾不交，故可出现夜寐不安，梦多纷纭，梦中遗尿或睡眠较深，难以唤醒。

4）下元虚寒：小儿多属于稚阴稚阳之体，生命之初，肾气逐渐增长但总属不足，疾病状态下的患儿肾气更虚，以致固摄无权，遗尿频发。

5）肝经湿热：小儿饮食不节，脾气不足，湿邪易留，而若其体内肾阴不足，肝火失于排泄，湿邪则与热互结，循经脉下行至膀胱，膀胱气化失常，小便不固，产生遗尿。

三、明确辨证要点

遗尿的辨证重在辨其虚实寒热。遗尿日久，小便清长，量多次频，兼见形寒肢冷、面白神疲、乏力自汗者多为虚寒；遗尿初起，尿黄短涩，量少灼热，形体壮实，睡眠不宁者多为实热。虚寒者多责之于肾虚不固、气虚不摄、膀胱虚寒；实热者多责之于肝经湿热；虚实夹杂者又当责之于心肾失交。临床所见，虚寒者居多，实热者较少。

四、确立治疗方略

虚证以扶正培本为主，采用温肾阳、健脾运、补肺气、醒心神等法；肝经湿热之实证宜清热利湿为主。

五、辨证论治

（一）基础治疗

治法　温补脾肾，调理膀胱。以任脉和膀胱经俞、募穴为主。

取穴　中极、关元、膀胱俞、三阴交。

操作　中极、关元直刺或向下斜刺，使针感下达阴部为佳，膀胱俞、三阴交常规针刺。

（二）辨证加减

1. 肺脾气虚

1）抓主症：以夜间遗尿为主，小便清长，可伴有白天尿频，面色少华或萎黄，神疲倦怠，少言懒气，纳呆，大便溏薄。

2）察次症：感冒后遗尿加重，自汗，动则汗多。

3）审舌脉：舌质淡或胖嫩，苔薄白，脉弱或细弱。

4）择治法：补肺健脾，固摄止遗。

5）据兼症化裁：肺俞、脾俞、足三里。

6）操作：肺俞、脾俞、足三里三穴采用补法，余穴操作同基础治疗。

2. 脾肾两虚

1）抓主症：时有睡中遗尿，熟睡不易叫醒，尿清长，进食冷饮后遗尿加重，白天或有小便失禁，精神紧张时小便次数增多，自汗，动则汗多，面色萎黄或白，神疲乏力。

2）察次症：精神不振，纳呆便溏。

3）审舌脉：舌质淡，舌苔白，脉沉迟无力。

4）择治法：温补脾肾，固脬缩尿。

5）据兼症化裁：气海、肾俞、脾俞。

6）操作：气海、肾俞、脾俞三穴施用补法，余穴操作同基础治疗。

3. 心肾不交

1）抓主症：以夜间遗尿为主，夜寐难醒，性情急躁，多动少静，注意力不集中，记忆力差，夜卧不安，多梦，呓语，易哭易惊，盗汗。

2）察次症：五心烦热，形体软瘦。

3）审舌脉：舌质红，舌苔少，脉细数或沉细数。

4）择治法：清心滋肾，安神固脬。

5）据兼症化裁：神门、太溪。

6）操作：神门、太溪二穴施以补法，余穴操作同基础治疗。

4. 下元虚寒

1）抓主症：以夜间遗尿为主，熟睡不易叫醒，天气寒冷时加重，小便清长，面色少华，腰膝酸软，形寒肢冷。

2）察次症：兼见智力可较同龄儿稍差。

3）审舌脉：舌质淡，苔薄白或白滑，脉沉细或沉弱。

4）择治法：温补肾阳，固涩止遗。

5）据兼症化裁：肾俞。

6）操作：肾俞可行温针灸或隔附子饼灸，余穴操作同基础治疗。

5. 肝经湿热

1）抓主症：时有睡中遗尿，小便黄而尿少，性情忧躁，夜梦纷纭。

2）察次症：手足心热，面赤口红，口渴饮水，甚或目睛红赤。

3）审舌脉：舌红苔黄腻，脉滑数。

4）择治法：清热利湿，缓急止遗。

5）据兼症化裁：曲骨、阴陵泉。

6）操作：曲骨、阴陵泉穴施以泻法，余穴操作同基础治疗。

六、中医特色技术

1. 手针疗法

取穴　夜尿点（此穴在掌面小指第二指关节横纹中点处）。

操作　针刺每次留针15min，隔日1次，7次为1个疗程。

2. 足针疗法

取穴　脚底小趾底部，足小趾最下面的一个趾纹中点处。

操作　用75%酒精消毒脚底小趾底部，用5分毫针在穴位处进针，来回捻转，待针尖接触骨面时捻转幅度加大，至患儿感到剧痛、下腹发热为止，留针30min，每日或隔日针1次。

3. 耳针疗法

取穴　主穴：遗尿点（此穴在肾点与内分泌点之间，食道点的下方）。配穴：肾点、皮质下。

操作　每次留针30min，10次为1个疗程。

4. 耳穴贴压疗法

取穴　膀胱、肾、脾、三焦、心、脑点及神门点。

操作　将王不留行贴于以上穴位，并每日按压3次，每次5min，睡前加按一次，两耳交替。

5. 皮肤针疗法

取穴　夹脊穴（$T_2 \sim T_4$）、关元、气海、曲骨、肾俞、三阴交。

操作　用皮肤针叩刺，至皮肤发红为度。每日1次。

6. 头针疗法

取穴　额旁 3 线、顶中线。

操作　缓缓进针后，反复行针 5～10min。

7. 穴位注射疗法

取穴　会阴穴。

操作　以硝酸士的宁注射液皮下注射 2mL，每日 1 次。

8. 激光照射疗法

取穴　关元、中极、足三里、三阴交。

操作　用氦-氖激光治疗仪每穴照射 2～5min，每日 1 次。

9. 推拿疗法

补肾精，揉外劳宫（双侧）各 100～300 次，按揉百会、揉丹田、揉关元、揉气海各 1～2min，按揉肾俞（双侧）、按揉三阴交（双侧）各 50～100 次，捏脊 3～5 遍，最后擦腰骶部，以透热为度，上推七节骨 100 次。每日推拿 1 次，6 次为 1 个疗程，连续治疗 3 个疗程。用于下元虚寒证。脾肾两虚证可加用补脾经，按揉足三里。肺脾气虚证可加用补肺经、推三关。

10. 艾灸疗法

取穴　关元、中极、三阴交（双侧）。

操作　以艾灸条，雀啄灸，每个穴位 10min，以局部皮肤发红为度。隔日 1 次，连续 3 次，休息 2 日，治疗 9 次为 1 个疗程，疗程间隔 2 日，共艾灸 2 个疗程。

11. 穴位贴敷疗法

取穴　神阙。

操作　中药外敷神阙穴治疗。中药组方为五味子、桑螵蛸、补骨脂各 40g，将药物研成粉末，用纱布覆盖制成敷贴，使用时用姜汁调匀，每次 1 贴，用辅料外敷脐部，晨起取下。每晚 1 次，连用 7 日，停 2 日，30 日为 1 个疗程，共 3 个疗程。用于各个证型。

12. 行为疗法

1）膀胱锻炼：包括膀胱扩张和盆底肌锻炼法，即鼓励患儿白天多饮水，尽量延长两次排尿之间的时间间隔，训练增加膀胱储尿量，同时日间鼓励患儿多做提肛运动或在排尿过程中中断 1～10s 后再把尿排尽。但膀胱锻炼法不适用于有尿潴留的患儿。

2）反射训练：晚上临睡前让患儿排尿，夜间掌握患儿排尿规律，在膀胱胀满时唤醒患儿排尿，鼓励患儿醒后自主排尿，以站起后主动排尿为目的，可帮助患儿摆脱仰卧位睡眠中排尿的习惯。不能怕遗尿而多次叫醒。接受治疗后，可以把叫醒时间后延。

13. 药物外治

1）五倍子、何首乌各 3g，研末，用醋调敷于脐部，外用纱布覆盖，每晚 1 次，连用 3～5 次。

2）覆盆子、金樱子、菟丝子、五味子、仙茅、补骨脂、山茱萸、桑螵蛸各 60g，丁香、肉桂各 30g，研末装瓶备用。每次 1g，填入脐中，滴 2 滴酒精或白酒后，外用暖脐膏固定，3 日换药 1 次。

3）生硫黄末 45g，鲜葱根 7 个。先将葱根捣烂，与硫黄末拌匀，睡前置药于脐部，油纸覆盖，纱布固定，次日晚继用 1 次。

14. 食疗方

1）益智仁、乌药、小茴香各 10g，装入猪膀胱内，用线将口扎紧，与鸡内金 10g 一起，用砂锅以文火将猪膀胱煮至烂熟，去药渣，加入大青盐 10g，早晚空腹吃猪膀胱喝汤，连服 5 剂为 1 个疗程。

2）猪小肚 1 具，纳入西洋参 1.8～2.1g，加水炖服，每日 1 次。

3）将鸡蛋大头一端轻敲 1 小孔，放入白胡椒 5～7 粒，再取原破壳片封住小孔，蒸熟，5 岁以下患儿每晚蒸吃 1 个，5 岁以上每晚蒸吃 2 个，一般连吃 5～7 晚。

15. 中药足浴疗法

药浴方　续断、狗脊、女贞子各 30g，党参、茯苓各 20g，甘草 6g。

操作　上药煎水浸洗双足，水量一般以淹过踝部为度。

七、各家发挥

（一）孙申田教授经验

孙申田教授在治疗本病时，头部穴位应用"经颅重复针刺刺激疗法"，捻转频率 200r/min，捻转时间 3～5min，使其达到一定的调节作用。针刺治疗可改善其症状。

取穴　足运感区（双侧）、中极穴。

操作　足运感区要求手法由徐到疾捻转，捻转速度达 200r/min，连续 3～5min。针刺得气后，使用 C6805-Ⅱ型电麻仪，连续波刺激，强度以患儿能够耐受为度。每日 1 次，2 周为 1 个疗程。嘱足运感区长时间留针，达 8h 以上，晚睡前拔针。中极穴常规针刺，用补法。

穴解　中医学认为小儿遗尿与肾、膀胱有关，虚证居多，总属先天禀赋不足或后天失养、肾气不固、膀胱不约而致。《幼幼集成》说："小便自出而不禁者，谓之遗尿；睡中自出者，谓之尿床。此皆肾与膀胱虚寒也。"《灵枢·九针论》说："膀胱不约为遗溺。"现代医学认为是由于大脑皮质对皮质下中枢调节功能失调，大脑排尿中枢对来自膀胱充盈的信息不能及时做出反射而致。足运感区位于头部前后正中线的中点左右旁开各 1cm 向后引平行于前后正中线的 3cm 长直线处。从现代医学理论之大脑皮质功能解剖定位看，该位置为大脑旁中央小叶在头皮的投影，通过快速捻转等强刺激手法，可使刺激能够透过颅骨板障而作用于旁中央小叶，从而调节上位神经元的功能，增强和改善其对下位膀胱神经的信号控制，恢复膀胱的正常排尿反射功能。从中医学理论讲，足运感区位于头部督脉旁 0.5 寸处，此处内邻督脉，外邻膀胱经，故其内秉督脉之经气，外秉膀胱之经气。督脉统一身之阳气，阳气者动力也，精者脏腑之功能也。膀胱经则与膀胱腑维系相关。故刺激该穴能激动两经之气，使阳气升腾，膀胱守职。中极为膀胱募穴，隶属于任脉，解剖位置位于膀胱之上。《黄帝内经》说 "膀胱者，州都之官，津液藏焉，气化则能出矣""募穴为脏气结聚之处，可治本脏腑之病，可助膀胱气化，水道通畅"，选取本穴既体现了募穴治腑病的选穴思想，又体现了穴位的近治作用。故针刺中极可以激发膀胱经气，恢复气化功能。

（二）高维滨教授经验

1. 毫针疗法

治法　上下配穴法，补法。

取穴　四神聪、肾俞、会阳。

操作　先针头部穴，后针腰部穴。每日 1 次，留针 30min，其间行针 2 次，骶臀部穴产生麻胀感，传至前阴为佳。

2. 电针疗法

取穴　肾俞、会阳。

操作　导线连接同侧上下穴，正极在上，负极在下，选疏波，每次 30min，每日 1 次，6 次后休息 1 日。

穴解　针刺四神聪可促进大脑皮质旁中央小叶排尿中枢的功能，恢复大脑对膀胱的控制，可以抑制骶髓低级排尿中枢的过度活跃。电针肾俞、会阳穴可以兴奋交感神经及阴部神经，使尿道内外括约肌收缩，而调节排尿。

（肖丙龙）

第六章　五官科病证

第一节　耳聋、耳鸣

耳聋指不同程度的听力减退。程度较轻者也称"重听"，如《杂病源流犀烛》云："耳聋者，声音闭隔，竟一无所闻者也；亦有不至无闻，但闻之不真者，名为重听。"根据发病的时间长短及病因病理等不同，在中医古籍中又有暴聋、猝聋、厥聋、久聋、渐聋、劳聋、虚聋、风聋、火聋、毒聋、气聋、湿聋、干聋、聩聋、阴聋、阳聋等不同的名称。

耳鸣指患者自觉耳中鸣响而周围环境中并无相应的声源。它可发生于单侧，也可发生于双侧，有时患者自觉鸣声来自头颅内部，可称为"颅鸣"或"脑鸣"。在中医古籍中还有聊啾、苦鸣、蝉鸣、耳数鸣、耳虚鸣、暴鸣、渐鸣等不同的名称。

耳聋与耳鸣在临床上常常同时或先后出现，如《杂病源流犀烛》谓："耳鸣者，聋之渐也，惟气闭而聋者则不鸣，其余诸般耳聋，未有不先鸣者。"二者的病因病理及中医辨证施治原则也基本相似，故本节将耳鸣与耳聋合在一起进行讨论。它们既是多种耳科疾病乃至全身疾病的一种常见症状，有时也可单独成为一种疾病。西医学的突发性聋、爆震性聋、传染病中毒性聋、噪声性聋、药物中毒性聋、老年性聋、耳硬化症及原因不明的感音神经性聋、混合性聋及耳鸣等疾病，均可参考本节进行辨证施治。

一、临床诊断要点与鉴别诊断

参照中华医学会耳鼻咽喉头颈外科学分会、中华耳鼻咽喉头颈外科杂志编委会（2015）对突发性聋的最新修订标准及耳鸣临床应用指南制定标准如下。

诊断的首要核心标准：明确耳聋耳鸣。一旦明确诊断为耳聋耳鸣，按照以下标准进行诊断。

（一）临床诊断要点

1. 诊断标准（必备条件）

（1）耳聋

1）在 72h 内突然发生的，至少在相邻的两个频率听力下降≥20dBHL 的感音神经性听力损失，多为单侧，少数可双侧同时或先后发生。

2）未发现明确病因（包括全身或局部因素）。

3）可伴耳鸣、耳闷胀感、耳周皮肤感觉异常等。

4）可伴眩晕、恶心、呕吐。

（2）耳鸣

1）耳鸣性质：耳鸣是否为第一主诉，主观性耳鸣还是客观性耳鸣。

2）病因：尽量从听觉系统、全身九大系统、心理等三方面采用排除法寻找耳鸣的可能病因，应尽可能避免漏诊严重的疾病，如听神经瘤、桥小脑角区胆脂瘤、颅内外血管畸形等。

3）病变部位：用听力学检查及影像学检查等方法确定耳鸣病变部位。

4）定量：①耳鸣测试：耳鸣音调和响度匹配、残余抑制、掩蔽曲线、最大不适阈等；②用各种耳鸣量表［如视觉模拟标尺（VAS）、耳鸣残疾量表（THQ）、焦虑抑郁量表等］进行耳鸣及心理方面的量化评定。

（3）临床确诊耳聋耳鸣需要具备的条件

1）不符合绝对排除标准。

2）至少存在2条支持标准。

3）没有警示征象。

（4）诊断为很可能耳聋耳鸣需要具备的条件

1）不符合绝对排除标准。

2）如果出现警示征象则需通过支持标准来抵消：如果出现1条警示征象，必须需要至少1条支持标准抵消；如果出现2条警示征象，必须需要至少2条支持标准抵消；如果出现2条以上警示征象，则诊断不能成立。

2. 支持标准（支持条件）

1）自觉听力明显下降。

2）阻抗测听和电测听检查出现异常。

3）患者感到眩晕。

4）自觉耳或颅内有鸣响声。

5）耳鸣匹配测试异常者。

3. 绝对排除标准

1）幻听：为无声源的声音感觉，有意义的声感，如言语声、音乐声等。

2）体声：客观存在的声源，如耳周围的血管搏动声、肌肉颤动声、呼吸气流声、头部关节活动声等。

3）客观听力检查，如镫骨肌反射、耳蜗电图或听性脑干反应（ABR）等多无异常发现。

4）经检查属外耳（如耵聍栓塞、异物等）或中耳病变（如各种中耳炎、中耳肿瘤等）引起的耳鸣耳聋。

5）患者有脑卒中、鼻咽癌、听神经瘤等严重疾病。

6）患有遗传性疾病如大前庭水管综合征、Usher综合征、Pendred综合征等。

4. 警示征象（支持判断其他疾病）

1）耳聋耳鸣，同时伴有耳痛、耳道流水。

2）耳聋耳鸣前，暴露于强噪声环境下一定的时间。

3）耳聋耳鸣前，耳或头部受到外力冲击。

4）耳聋耳鸣伴有心动过速、乏力、多汗、消瘦等。

5）耳聋耳鸣伴有头痛、头胀、心慌。

6）妇女处于围绝经期，伴有月经紊乱和烘热汗出。

（二）鉴别诊断

1. 梅尼埃病

突发性聋可能是梅尼埃病的早期症状。但梅尼埃病有反复发作病史，听力波动较大。发作前往往先有耳鸣，继而突发旋转性眩晕，伴恶心呕吐、出冷汗等症状。初期以低频听力损失为主，听力损失一般较轻，发作过后听力可恢复正常，有重振现象。长期多次发作后，可呈感音神经性聋表现。纯音听阈图早期为上升型或峰型（峰值常位于 2kHz 处），反复多次发作后，听力损失加剧，可变为平坦型或下降型，累及语言频率，导致患者语言识别力下降。

2. 听神经瘤

听神经瘤起病缓慢，常单侧发病，大部分患者呈进行性听力减退，约 10%的听神经瘤患者可以突发性聋形式发病。如果耳鸣，其特点为单侧性、高音调如蝉鸣或汽笛声。初期为间歇性，后逐渐转为持续性。鼓室导抗图多为 A 型，部分患者的镫骨肌反射可引出，存在重振现象；可有脑神经受累及共济失调等症状。镫骨肌反射、耳声发射、ABR 测试等有助于本病与突发性聋的鉴别诊断，但确诊仍有赖于 CT 或 MRI 检查。

3. 功能性聋

功能性聋又称精神性聋或心理性聋等，多表现为双侧全聋。若耳聋为单侧且突然发病者，易误诊为特发性突聋。多有其他神经精神症状。客观听力检查，如镫骨肌反射、耳蜗电图或 ABR 等多无异常发现。

4. 主观性耳鸣

（1）外耳道疾病

外耳道疾病主要是耳廓、外耳道软骨部、骨部的病变阻塞外耳道，或耵聍栓塞、外耳道表皮栓塞、外耳道胆脂瘤，或洗澡、洗头后水浸渍耳道底部等，会引起低调性耳鸣和听力减退。

（2）中耳疾病

1）急、慢性化脓性中耳炎及其后遗症：低音调耳鸣很顽固，治疗困难。

2）咽鼓管病变（咽鼓管异常开放）：咽鼓管周围脂肪组织消失或其他原因导致其异常开放，可使患者听到与呼吸节律同步的耳鸣声。

3）耳硬化症：低音调耳鸣，常由于不适当的吹张治疗、身心疲劳等加重。

（3）内耳病和听神经损伤

1）迷路血循环障碍：此系主观性耳鸣中最重的原因，耳鸣为高音调或汽笛声、蝉鸣声。起病突然，强度变化大，时强时弱，时有时无，亦可为持续性。

2）耳毒性药物中毒：所有耳毒性药物均可引起耳鸣，且耳鸣常出现在耳聋之前。可单耳先发病，逐渐累及双耳，耳鸣为高音调，急性中毒者停药后耳鸣症状可缓解或消失，慢性中毒者停药后耳鸣持续存在，不易消失。

3）中枢听觉径路病变：分为脑干和听觉皮层的病变，其中包括多发性硬化、肿瘤、血管病变、感染病灶累及蜗核与听皮层间的传入或传出神经纤维等，这种耳鸣多称为中枢性耳鸣。

（4）全身性疾病

1）高血压：耳鸣多为双侧性，常与脉搏的节律一致。除耳鸣之外，还可以有头痛、头晕等高血压症状。听力检查正常。服降压药后耳鸣可减轻或消失。

2）自主神经功能紊乱：常见于女性青春期或更年期，耳鸣多变，音调或高或低，单耳发病或双耳交替，持续或间断。另伴有头晕、失眠多梦等全身症状。

5. 客观性耳鸣

（1）血管性耳鸣

血管性耳鸣常见于颈静脉球瘤、颈动脉系统动脉瘤、颅内动脉瘤、颅内动静脉瘘等。这种耳鸣的特点是频率常与心跳或脉搏同步，可以用听诊器听到响声，用力压迫相应血管时耳鸣可以减轻或消失。

（2）肌肉收缩性耳鸣

肌肉收缩性耳鸣常因腭帆张肌、腭帆提肌、鼓膜肌、镫骨肌的阵挛性收缩而引起"咔嗒"声，检查时将耳廓贴近患者的耳部即可听到该声。

（3）颞颌关节病

此种耳鸣为当患者张口或闭口时，本人及周围附近人均可于外耳道旁听到"咔嗒"声。

二、审析病因病机

耳聋耳鸣有虚实之分，实者多因外邪、肝火、痰饮、瘀血等实邪蒙蔽清窍；虚者多为脾、肾等脏腑虚损、清窍失养所致。

耳鸣的病因主要为饮食不节、睡眠不足、压力过大等导致脏腑功能失调，病机有虚有实，实者多因风邪侵袭、痰湿困结或肝气郁结；虚者多因脾胃虚弱、心血不足或肾元亏损所致。

1）风热侵袭：由于寒暖失调，外感风热，或风寒化热，肺失宣降，致外邪循经上犯耳窍，清空之窍遭受蒙蔽，失去"清能感音，空可纳音"的功能，而导致耳聋或耳鸣。

2）肝火上扰：外邪由表里，侵犯少阳；或情志抑郁，抑或暴怒伤肝，致肝失条达，气郁化火，均可导致肝胆火热循经上扰耳窍，引起耳鸣耳聋。

3）痰火郁结：饮食不节，过食肥甘厚腻，使脾胃受伤，或思虑过度，伤及脾胃，致水湿不运，聚而生痰，久则痰郁化火，或痰火郁于耳中，壅闭清窍，从而导致耳鸣耳聋。

4）气滞血瘀：情志抑郁不遂，致肝气郁结，气机不畅，气滞则血瘀；或因跌仆外伤、陡闻巨响等伤及气血，致瘀血内停；抑或久病入络，均可造成耳窍经脉壅阻，清窍闭塞，发生耳鸣或耳聋。

5）肾精亏损：先天肾精不足，或后天病后失养，恣情纵欲，伤及肾精，或年老肾精渐亏等，均可导致肾精亏损。肾阴不足，则虚火内生，上扰耳窍；肾阳不足，则耳窍失于温煦，二者均可引起耳鸣或耳聋。

6）气血亏虚：饮食不节，或劳倦、思虑过度，致脾胃虚弱，清阳不升，气血生化之源不足，而致气血亏虚，不能上奉于耳，耳窍经脉空虚，导致耳鸣或耳聋。或大病之后，耗伤心血，心血亏虚，则耳窍失养而致耳鸣耳聋。

耳鸣耳聋有虚实之分，实者多因外邪或脏腑实火上扰耳窍，抑或瘀血、痰饮蒙蔽清窍；虚者多为脏腑虚损、清窍失养所致。

三、明确辨证要点

1）辨表里：若耳聋耳鸣且伴有鼻塞、流涕、咳嗽、头痛、发热恶寒，舌红、苔薄黄、脉浮者，多为风热或风寒袭肺，循经上犯耳窍，使耳窍不利而致病，属于表证；若邪犯少阳，少阳之火上炎耳窍者，当属半表半里，既有恶寒发热、鼻塞流涕等表证，又有里热证候；若无表证，则为里证。

2）辨虚实：实证有因于肝火、痰火、气滞血瘀之不同，虚证有因于脾胃气虚与肾精亏虚之不同。若耳鸣如闻潮声或风雷声，耳聋时轻时重，多在情志抑郁或恼怒之后耳鸣耳聋加重，且伴有口苦，咽干，面红，目赤，尿黄，便秘，夜寐不宁，胸胁胀痛，头痛、眩晕，舌红苔黄，脉弦数有力者，多为肝火上扰；若耳鸣耳聋，耳中胀闷，头重头昏，头晕目眩，胸胁满闷，咳嗽痰多，口苦或淡而无味，二便不畅，舌红，苔黄腻，脉滑数者，多为痰火郁结；若耳鸣耳聋，有爆震史，舌暗红或有瘀点，脉细涩者，多为气滞血瘀；若耳鸣耳聋疲劳之后加重，伴倦怠乏力，声低气怯，面色无华，食欲不振，脘腹胀满，大便溏薄，心悸失眠，舌质淡红，苔薄白，脉细弱者，多为脾胃气血虚弱；若耳鸣如蝉，昼夜不息，安静时尤其，听力逐渐下降，伴头昏眼花，腰膝酸软，虚烦失眠，夜尿频多，发脱齿摇，舌红少苔，脉细弱或细数者，多为肾精亏虚。

3）辨脏腑：若耳聋伴鼻塞、流涕、发热恶寒等表证者，病位多在肺，属风热或风寒犯肺；若耳聋耳鸣多在情志抑郁或恼怒之后加重，且伴口苦，咽干，胸胁胀痛等，病位多在肝，属肝火上扰；若耳鸣如蝉，昼夜不息，安静时尤其，听力逐渐下降，伴头昏眼花，腰膝酸软，夜尿频多等，病位多在肾，属肾精亏虚；若耳鸣耳聋疲劳后加重，伴倦怠乏力，声低气怯，面色无华，脘腹胀满等，病位多在脾胃，属脾胃虚弱。

四、确立治疗方略

1）起病急、病程短者以实证为多见，常见于风热侵袭、肝火上扰、痰火郁结、气滞血瘀等证型。

2）起病缓慢、病程较长者以虚证为多见，如肾精亏损或气血亏虚等。

3）外感风热或风寒化热，肺经受邪，宣降失常，外邪循经上犯，蒙蔽清窍，故耳聋耳鸣。治宜疏风清热，宣肺通窍。

4）外邪侵犯少阳，或情志不舒，肝郁化火，或暴怒伤肝，致肝胆火热循经上扰耳窍，故耳聋耳鸣。治宜清肝泄热，开郁通窍。

5）过食肥甘或思虑伤脾，致水湿不运，聚而生痰，久则痰郁化火，痰火郁于耳中，壅闭清窍，致耳聋耳鸣。治宜化痰清热，散结通窍。

6）情志不畅，肝气郁滞，气滞血瘀，或跌仆外伤，伤及气血，或久病入络，致耳窍经脉壅阻，清窍闭塞，故耳聋耳鸣。治宜活血化瘀，行气通窍。

7）先天肾精不足，或后天失于调护，或年老等致肾精亏损。肾阴不足，虚火上扰耳窍，或肾阳不足，耳窍失于温煦，而出现耳聋耳鸣。治宜补肾填精，滋阴潜阳。

8）饮食不节或思虑、劳累，致脾胃虚弱，气血生化不足，不能上奉于耳，耳窍经脉空虚，或大病耗伤心血，心血亏虚，耳窍失养，故耳聋耳鸣。治宜健脾益气，养血通窍。

五、辨证论治

（一）基础治疗

1. 实证

治法　疏风泻火，通络开窍。以局部穴及手足少阳经穴为主。

取穴　听会、翳风、中渚、侠溪。

操作　听会、翳风的针感宜向耳内或耳周传导为佳，余穴常规针刺，用泻法。

2. 虚证

治法　补肾养窍，以局部选穴及足少阴经穴为主。

取穴　听宫、翳风、太溪、肾俞。

操作　听宫、翳风的针感宜向耳内或耳周传导为佳；太溪、肾俞针刺补法，肾俞可加灸或用温针灸。

（二）辨证加减

1. 风热侵袭

1）抓主症：突然耳鸣，如风吹样，昼夜不停，听力下降，或伴有耳胀闷感。

2）察次症：全身可伴有鼻塞、流涕、咳嗽、头痛、发热恶寒。

3）审舌脉：舌质红，苔薄黄，脉浮。

4）择治法：疏风清热，宣肺通窍。

5）据兼症化裁：合谷、外关、曲池、风市。

6）操作：合谷、曲池采用泻法，余穴操作同基础治疗。

2. 肝火上扰

1）抓主症：耳鸣如闻潮声或风雷声，耳聋时轻时重，多在情志抑郁或恼怒之后耳鸣耳聋加重。

2）察次症：口苦，咽干，面红或目赤，尿黄，便秘，夜寐不宁，胸胁胀痛，头痛或眩晕。

3）审舌脉：舌红苔黄，脉弦数有力。

4）择治法：清肝泄热，开郁通窍。

5）据兼症化裁：太冲、丘墟、行间、支沟。

6）操作：太冲、行间采用泻法，余穴操作同基础治疗。

3. 痰火郁结

1）抓主症：耳鸣耳聋，耳中胀闷，头重头昏。

2）察次症：头晕目眩，胸胁满闷，咳嗽痰多，口苦或淡而无味，二便不畅，舌红。

3）审舌脉：苔黄腻，脉滑数。

4）择治法：化痰清热，散结通窍。

5）据兼症化裁：丰隆、劳宫、足三里。

6）操作：丰隆、足三里采用泻法，余穴操作同基础治疗。

4. 气滞血瘀

1）抓主症：耳鸣耳聋，病程可长可短，可有爆震史。

2）察次症：全身无明显其他症状。

3）审舌脉：舌暗红或有瘀点，脉细涩。

4）择治法：活血化瘀，行气通窍。

5）据兼症化裁：血海、足窍阴、太冲。

6）操作：血海、太冲用平补平泻法，余穴操作同基础治疗。

5. 肾精亏损

1）抓主症：耳鸣如蝉，昼夜不息，安静时尤甚，听力逐渐下降。

2）察次症：头昏眼花，腰膝酸软，虚烦失眠，夜尿频多，发脱齿摇。

3）审舌脉：舌红少苔，脉细弱或细数。

4）择治法：补肾填精，滋阴潜阳。

5）据兼症化裁：太溪、肾俞、关元、三阴交。

6）操作：太溪、关元、三阴交采用补法，余穴操作同基础治疗。

6. 气血亏虚

1）抓主症：耳鸣耳聋，每遇疲劳之后加重。

2）察次症：倦怠乏力，声低气怯，面色无华，食欲不振，脘腹胀满，大便溏薄，心悸失眠。

3）审舌脉：舌质淡红，苔薄白，脉细弱。

4）择治法：健脾益气，养血通窍。

5）据兼症化裁：气海、足三里、脾俞。

6）操作：气海、足三里、脾俞三穴均采用补法。

7. 脾胃虚弱

1）抓主症：劳累或思虑过度后，耳鸣耳聋突发或加重，耳鸣声或大或小。

2）察次症：多伴倦怠乏力，少气懒言，面色不华，食欲不振，腹胀，大便溏薄。

3）审舌脉：舌淡，苔白，脉弱。

4）择治法：健脾益气，升清通窍。

5）据兼症化裁：足三里、三阴交。

6）操作：足三里、三阴交采用补法，足三里亦可用隔姜灸。

（三）兼证取穴

1. 耳源性眩晕

取穴 百会、上星、晕听区、完骨、听会、耳门、外关。

操作 百会、上星、晕听区采用"经颅重复针刺刺激疗法"，其他穴位采用平补平泻法，以得气为度。

2. 失眠合并抑郁焦虑

取穴 百会、安眠、四神聪、三阴交、神门、内关。

操作 平补平泻，得气后留针 30min。

3. 耳胀

取穴 耳门、听宫、听会、翳风、耳和髎。

操作 实证采用泻法，留针 20min；虚证采用补法，留针 30min。起针后用点揉等手法作用于耳门、听宫、听会、翳风以增强疗效。

六、中医特色技术

1. 耳针疗法

取穴　取内耳、肾、肝、神门、皮质下等穴位。

操作　针刺中等刺激，留针 20min 左右，也可用王不留行贴压以上穴位，以调理脏腑功能。

2. 电针疗法

取穴　主穴：取患侧听会、翳风穴，双侧合谷、侠溪、中渚等穴。配穴：肝火上扰加太冲；气滞血瘀加血海、脾俞；痰火郁结加丰隆、太冲；脾胃虚弱加足三里；肾精亏损加肾俞、太溪。

操作　采用针灸针（规格 0.40mm×40mm）快速进针，针刺得气后接电针仪治疗，采用连续波，强度以患者能够耐受为度，留针 30min，每日 1 次，10 日为 1 个疗程。

3. 穴位注射疗法

取穴　取患侧耳门、听宫、听会、翳风等穴位。

操作　穴位注射法是一种针刺和药物相结合来治疗疾病的方法，注射器可使用 5mL 注射器，针头可选用 5 号针头，注射药物可使用中草药制剂、维生素类制剂、能量代谢制剂等。局部常规消毒后，针头刺入 2cm 左右，待有酸、麻、胀、重针感且无回血后，可将药液缓缓注入穴位。每日 1 次，每次每穴注入 0.5～1mL。

4. 穴位敷贴疗法

取穴　涌泉穴，或选耳门、听宫、翳风、完骨等穴。

操作　用吴茱萸、乌头尖、大黄三味为末，温水调和，贴敷于涌泉穴，以引火下行，用于肝火、虚火、痰火上扰所致的耳鸣耳聋。或选耳门、听宫、翳风、完骨等穴中药贴敷。

5. 穴位电磁场疗法

取穴　耳门、听宫、听会、翳风等穴。

操作　用马蹄形电磁铁贴在耳部的耳门、听宫、听会、翳风等穴上，采用间断磁场（每秒 20 次，平均强度 1300 高斯），每耳治疗时间 30min，每日 1 次，10 次为 1 个疗程。此法是运用电磁原理在耳部造成磁场，通过经络穴位对磁场磁性的感应而疏通气血，调整脏腑功能，祛邪复聪。

6. 导引法

1)"营治城郭"法：双手按摩耳轮，一上一下，一次 15min。既可治疗耳鸣、耳聋，又可防病保健。

2) 除耳鸣功：伸一腿屈一腿，平坐，两臂伸平，两掌直竖，向前呈推门状，扭头项向左向右各 7 次。

3) 鼓膜按摩法：以手食指或中指置于外耳道口，轻轻捺按，或中指尖在外耳道轻轻摇动 10 余次，待外耳道的空气排出后突然拔出，也可用两手中指，分别按压耳屏，使其掩盖住外耳道口，一按一放，有节奏地重复数十次。每日 3 次，具有引动气血流通作用。

4) 鸣天鼓：调整好呼吸，先用两手掌按摩耳廓，再用两手掌心紧贴两外耳道，两手食指、中指、无名指、小指对称地横按在枕部，两中指相接触，再将两食指翘起放在中指上，然后把食指从中指上用力滑下，重重地叩击脑后枕部，此时可闻及洪亮清晰之声，响如击鼓。先左手 24 次，再右手 24 次，最后双手同时叩击 48 次。

七、各家发挥

（一）孙申田教授经验

孙教授认为神经性耳聋证属髓海空虚，耳窍不得肾精濡养，治宜补肾填精，通窍复聪。突发性耳聋证属肝胆火盛，上扰耳府，治宜清泻少阳，通络利窍。

取穴　主穴：上关、听会、完骨。配穴：百会、神庭、外关、太冲、太溪。

操作　百会、神庭须捻转并稍加提插，由徐到疾，捻转频率达 200r/min 以上，连续 3～5min。听会穴针刺时要深达 1.2～1.5 寸，使针感传至耳内，如有针刺入耳中，其效最佳。完骨穴针刺时亦要深达 1.2～1.5 寸，使针感传至耳内及耳后部。其余腧穴常规针刺，外关、太冲穴施以泻法，太溪穴施以补法。诸穴得气后，使用 G6805-Ⅰ型电麻仪，连续波刺激 20min。每日 1 次，每次 40min，2 周为 1 个疗程。

穴解　上关、听会、完骨穴为足少阳胆经腧穴，足少阳胆经经气通于耳，具有通经活络、聪耳启闭之功，且听会穴又是治疗耳疾之要穴。配百会、神庭穴以调神益智，通窍复聪；配循经远取八脉交会穴之外关穴，以达疏导少阳经气、调畅少阳气血、宣通耳窍之效；配太溪补肾填精，上充耳窍。诸穴合用，共奏行气启闭、通畅耳窍之功，百会穴属于督脉，位于巅顶，为诸阳之会，内络于脑，补之能益气升阳使髓海充盈，开窍利音。神庭穴亦属督脉，取之可宁神开窍。完骨穴为足少阳胆经腧穴，《针灸甲乙经》载："聋而不痛取足少阳。"外关穴为手少阳三焦经经穴、络穴、八脉交会穴（通阳维），《铜人腧穴针灸图经》谓其"治耳聋无所闻"。

（二）程为平教授经验

程为平教授应用"耳周围刺法"治疗本病获得较好疗效。

取穴　耳门、听宫、听会、率谷、天冲、晕听区、完骨穴。

操作　针具选用 1.5 寸针灸针。耳前三穴在针刺时微张口，直刺 0.5～1 寸，以患者自觉耳内胀感为宜；率谷、天冲、完骨均平刺 0.5～1 寸，率谷透天冲，天冲透头窍阴，头窍阴透完骨。每日针刺治疗 1 次，每次留针 40min，中间行针 1 次，以 6r/s 的频率捻转，耳前三穴以针感向耳内传导为度，余穴行针 15s，7 日为 1 个疗程，一般治疗 2～3 个疗程。配穴根据病情虚实，依据顺经为补、逆经为泻的原则，选用虚补实泻手法以增强疗效。

穴解　耳门、听宫、听会分别为手少阳三焦经、手太阳小肠经、足少阳胆经腧穴，此三条经脉均"入耳中"，故可疏通耳部经络气血，符合"经脉所过、主治所及"的特点，且《针灸甲乙经》云："耳聋听宫主之，手足少阳，手太阳之会""耳聋鸣，头颔痛，耳门主之"，刺之可气通内耳，加强疏通耳窍作用。率谷、天冲为足少阳胆经穴位，可疏通少阳经络、清肝泻火，两穴的连线又恰好位于晕听区，晕听区为皮质听觉中枢的头皮投影所在，针刺该部位可以改善听觉中枢血流动力学，从而治疗耳鸣耳聋。完骨穴亦为足少阳胆经穴位，针刺该穴位，多数人耳内有明显的反应，有研究证实针刺完骨穴可以改善内耳微循环和组织细胞缺氧状态，对恢复听力效果明显。

（三）周凌教授经验

周凌教授根据多年临床经验，认为虚证耳鸣多见于中老年患者，或者年轻人恣情纵欲过度，失于调养，以致肝肾亏损，耳窍失养。因此，当从脾肾论治以补益脾肾，调和气血。他还指出，老年人多虚多瘀，补益的同时要兼以针灸活血通络，调畅气血运行。因此，针药并用优势明显。周凌教授认为临床上诸多的实证耳鸣患者，常由于情志不畅，肝郁气滞，经络阻滞，痰湿内停，耳窍失养所致。因此，当从肝胆、痰湿论治，治宜清肝泻火，利湿化浊。选穴时可根据"经络之所过，主治之所及"随证选取肝胆经上的穴位，配合祛痰要穴。具体操作时也可酌情配合刺络放血，临床效果明显。

1. 病因病机及辨证分型

周凌教授认为耳鸣从病因来看主要分虚实两类，虚证分为脾胃虚弱、气血不足、肾元亏损三类，实证又无外乎风邪侵袭、痰湿困脾、肝火上扰三类。周凌教授认为虚证患者中多数稚儿脾胃虚弱，不足以濡养耳窍；中年女性多存在气血不足或气血暗耗，耳窍失养；老年人肾元亏损，耳窍失于温煦。因此在治疗耳鸣虚证时，周凌教授从脾胃、气血方面论治，常以"补益脾肾，调和气血"为治疗原则，并结合舌脉，提出经验方"耳鸣1号"加减并配合针刺，效果显著。对于实证耳鸣，周凌教授认为东北气候寒冷易受风寒，且当地人喜食肥甘厚味，日久痰湿内生，湿浊上犯耳窍，加之性格急躁，易肝火上扰，蒙蔽清窍。因此在治疗耳鸣实证时，周凌教授每从痰湿、肝火论治，以"清肝泻火，利湿化浊"为治疗原则，并结合舌脉，提出经验方"耳鸣2号"加减配合针刺，效果甚佳。

2. 中药治疗

（1）虚证耳鸣

"耳鸣1号"主方：熟地黄25g，山茱萸25g，牡丹皮15g，五味子15g，钩藤15g，磁石15g，远志15g，党参15g，路路通10g，石菖蒲10g。偏于脾虚可加茯苓、白术；偏于气血亏虚可加黄芪、白术、酸枣仁、茯神；偏于肾虚可加肉苁蓉、杜仲、续断、菟丝子。

（2）实证耳鸣

"耳鸣2号"主方：桃仁15g，郁金15g，丹参15g，当归15g，白芍15g，川芎15g，柴胡15g，钩藤15g，石菖蒲10g，地龙10g，路路通10g，香附10g。偏于风寒，可加防风、荆芥；偏于风热可加金银花、连翘等；偏于痰湿可加苍术、泽泻、薏苡仁；偏于肝火可加生龙骨、生牡蛎、磁石。

3. 针刺治疗

（1）虚证耳鸣

取穴　主穴：百会、四神聪、耳门、听宫、听会。配穴：偏于脾虚加足三里、脾俞；偏于气血亏虚加三阴交、血海、气海；偏于肾虚加关元、三阴交。

操作　提插补泻，以补法为主，针刺得气后，先浅后深，重插轻提。

（2）实证耳鸣

取穴　主穴：百会、四神聪、耳门、听宫、听会。配穴：偏于风寒可加翳风、风池；偏于风热可加大椎、合谷；偏于痰湿可加丰隆、阴陵泉；偏于肝火可加角孙、太冲、丘墟。

操作　提插补泻，以泻法为主，针刺得气后，先深后浅，轻插重提。

（李　岩）

第二节 鼻 鼽

鼻鼽是发生在鼻黏膜的变态反应性疾病，在普通人群的患病率为 10%~25%，以突然和反复发作鼻痒、打喷嚏、流清涕、鼻塞为主要特点。变应性鼻炎常伴有鼻窦的变态反应性炎症。变应性鼻炎分为常年变应性鼻炎和季节性变应性鼻炎，后者又称"花粉症"。另外一种分类方法是根据发病时间特点将变应性鼻炎分为间歇性变应性鼻炎和持续性变应性鼻炎。

鼻鼽病名首见于《黄帝内经》，此外在古代文献中尚有鼽嚏、鼽鼻、鼽水、鼻流清水等别称。西医学的变应性鼻炎、血管运动性鼻炎、嗜酸性粒细胞增多性非变应性鼻炎等疾病可参考本病进行辨证施治。

一、临床诊断要点与鉴别诊断

参照中华耳鼻咽喉头颈外科杂志编辑委员会鼻科组、中华医学会耳鼻咽喉头颈外科学分会鼻科学组制定的《变应性鼻炎诊断和治疗指南（2015 年版）》确立诊断标准如下。

诊断的首要核心标准：明确鼻鼽。一旦明确诊断为鼻鼽，按照以下标准进行诊断。

（一）临床诊断要点

1. 诊断标准（必备条件）

（1）临床确诊鼻鼽需要具备的条件

1）鼻痒；打喷嚏，呈阵发性发作，从几个至数十个不等；流涕，呈大量清水样；鼻塞，部分患者有嗅觉减退。可伴有眼痒、流泪和眼红等眼部症状。

2）症状出现 2 个或以上，每日症状持续或累计在 1h 以上。

3）鼻黏膜为苍白色水肿或呈灰蓝色或潮红；鼻黏膜肿胀，下鼻甲尤为明显；鼻腔内可见水样分泌物。

（2）诊断为很可能鼻鼽需要具备的条件

1）不符合绝对排除标准。

2）如果出现警示征象则需通过支持标准来抵消：如果出现 1 条警示征象，必须需要至少 1 条支持标准抵消；如果出现 2 条警示征象，必须需要至少 2 条支持标准抵消；如果出现 2 条以上警示征象，则诊断不能成立。

2. 支持标准（支持条件）

1）有明确致敏原线索；有个人和（或）家族过敏性病史。

2）发作时有典型的症状和体征。

3）变应原皮肤点刺试验至少有一种为（++）或（++）以上的阳性反应或特异性 IgE 抗体测定阳性。

4）鼻分泌物涂片显示大量嗜酸性粒细胞。

5）患者对变应原回避、药物、免疫等治疗明确且显著有效。在初始治疗期间，患者的功能可恢复或接近正常水平。在没有明确记录的情况下，初始治疗的显著应答可定义为以下两种情况。

A. 药物剂量增加时症状显著改善，剂量减少时症状显著加重。以上改变可通过客观评价

（鼻功能检查、鼻激发试验和血液检查）或主观描述（由患者或看护者提供的可靠而显著的病情改变）来确定。

B. 存在明确且显著的治疗期/治疗间期症状波动，并在某种程度上包括可预测的剂末现象。

3. 绝对排除标准

出现下列任何一项即可排除鼻鼽的诊断（但不应将有明确其他原因引起的症状算入其中，如鼻外伤、药物性鼻炎等）。

1）变应原检测阴性，嗜酸性粒细胞数正常。

2）鼻激发试验阴性，鼻分泌物中嗜酸性粒细胞数超过粒细胞和单核细胞数（除上皮细胞）的 20%，外周血嗜酸性粒细胞数＞5%。

3）外周血白细胞总数及中性粒细胞数增加，病程较短（7～10 日）。

4）发病与内分泌激素水平发生生理和病理改变相关（性激素、甲状腺激素、垂体激素等）。

4. 警示征象（支持判断其他疾病）

1）①反复发作喘息、咳嗽、气急和胸闷。多与接触变应原、冷空气、物理或化学性刺激及病毒性上呼吸道感染、运动等有关。②发作时在双肺可闻及散在或弥散性，以呼气相为主的哮鸣音，呼气相延长。③上述症状和体征经抗哮喘治疗有效或自行缓解。

2）具备以下至少一项试验阳性：①支气管激发试验或运动激发试验阳性；②支气管舒张试验阳性，第一秒用力呼气容积（FEV_1）增加≥12%，且 FEV_1 增加绝对值≥200mL；③呼气峰值流量（PEF）日变异率（连续监测 1～2 周）≥20%。

3）经常出现眼痒、流泪和眼红等眼部症状。

4）鼻塞、黏性或黏脓性鼻涕，可有头面部胀痛、嗅觉减退或丧失。鼻内镜检查可见来源于中鼻道、嗅裂的黏性或黏脓性分泌物，鼻黏膜充血、水肿或有息肉。

5）鼻腔鼻窦炎性疾病引起鼻分泌物倒流至鼻后和咽喉等部位，直接或间接刺激咳嗽感受器引起咳嗽。

6）中耳积液及听力下降。

7）睡眠过程中频繁发生部分或全部上气道阻塞，扰乱正常通气和睡眠结构。

（二）鉴别诊断

1. 伤风鼻塞

两病皆以鼻塞、流涕、打喷嚏为主要症状，但伤风鼻塞的特点为发病前多有受凉或疲劳史，此为风邪侵袭鼻窍而为病，病程一般为 5～7 日，是外感急性鼻病的一种，分为风寒、风热两型。随病情发展，症状逐渐加重，并多伴有全身症状，经适当休息、及时治疗多能痊愈。少数患者因失于治疗，致使病情迁延不愈，或并发其他疾病。

2. 嗜酸性粒细胞增多性非变应性鼻炎

嗜酸性粒细胞增多性非变应性鼻炎临床症状及鼻腔检查所见与变应性鼻炎相同，鼻分泌物中可找到较多的嗜酸性粒细胞，但无个人及家族病史且变应原皮肤试验及特异性 IgE 抗体阴性。其发病与环境气候、湿度等非特异性因素有关。嗜酸性粒细胞增多性非变应性鼻炎的病因目前尚不明确，糖皮质激素治疗有效。

3. 血管运动性鼻炎

血管运动性鼻炎，又称血管舒缩性鼻炎、神经反射性鼻炎，是鼻部自主神经平衡失调、血管反应性增强所致的一种应激性疾病。其临床症状与变应性鼻炎极为相似，表现为鼻塞、流涕、打喷嚏、鼻痒等症状，但也有以某种症状为主者，缺乏典型的临床症状。鼻内镜检查可见鼻腔黏膜呈水肿充血等，鼻甲，特别是下鼻甲，可表现为充血甚至肥大，鼻腔常有水样或黏稠样分泌物潴留。诊断主要依靠排除方法。以下几点可供参考：①与季节性无明显关联但却与某种（些）刺激密切相关的打喷嚏、流涕、鼻塞等；②皮肤点刺试验和（或）血清特异性 IgE 检测结果为阴性，即找不到免疫学证据；③除外感染性、变应性、结构性鼻炎；④鼻分泌物涂片及外周血嗜酸性粒细胞不升高；⑤多有比较明确的诱发因素，如干冷空气。

4. 急性鼻炎

急性鼻炎早期有打喷嚏，流清涕，但程度轻，病程短，一般为 7～10 日。常伴有四肢酸痛，周身不适，发热等症状。发病高峰期鼻涕可变成黏液性或黏脓性。

二、审析病因病机

本病的发生多在肺、脾、肾三脏虚损基础之上，感受风寒异气，鼻窍受邪所致。脏腑虚损，正气不足，腠理疏松，卫表不固，风邪、寒邪或异气侵袭，寒邪束于皮毛，阳气无从泄越，故喷而上为嚏。

1）鼻为肺之窍，又为肺之官，是呼吸出入之门户，司呼吸，主嗅觉。肺主气，开窍于鼻，外合皮毛，司腠理开阖。肺气充足，则卫外坚固。禀赋异常而致素体肺气虚弱，则卫表不固，腠理疏松，风寒异气易乘虚而入，致宣降失调，津液停聚，鼻窍不利而为病。

2）脾脏为后天气血生化之源，脾气健旺方能使鼻部血脉充盈，鼻才能发挥其正常的生理功能，脾气虚弱，化生不足，鼻窍失养，外邪或异气从口鼻侵袭，停聚鼻窍而为鼻鼽。

3）五行学说中有金水相生、肺肾同源之说，故肾之精气充沛才能使肺气充盈，肾气亏虚则会使肺脏失去温煦。肾阳不足，则摄纳无权，气不归元，温煦失职，腠理、鼻窍失于温煦，则外邪、异气易侵，而发为鼻鼽。

4）肺经素有郁热，肃降失职，邪热上犯鼻窍，易发为鼻鼽，且脾胃湿热亦可导致肺经伏热，出现鼻红赤烂或鼻疮等鼻部疾病。

本病多由肺、脾、肾三脏虚损而致，亦可因肺胃有热而生。其病之根在于肺，继则肺、脾、肾三脏相互影响，故临证时既要把握好鼻鼽的病之根，又要明确每个证的具体症状所对应的内在病机。

三、明确辨证要点

1）辨寒热：病因于寒者，常属素体肺气不足，卫外功能低下，寒邪束表，则发鼽嚏。表现为清涕如水，畏风怕冷或形寒肢冷，面色苍白或无华，舌质淡，苔薄白，脉弱无力。鼻腔检查见鼻黏膜苍白水肿，下鼻甲肿大光滑，鼻道可见水样分泌物。病源于热者，常在闷热天气发作，肺经郁热，邪热上犯，常表现为鼻热，口干，或有咳嗽，咽痒等全身其他症状，舌质红，苔白或黄，脉数。鼻腔检查可见鼻黏膜色红或暗红，鼻甲肿胀。

常年发作者多见肺、脾、肾三脏虚寒，季节性发作者多见肺经伏热，也有北方寒证多、南方热证多的地域特点。临证时应注意寒热的相兼和转化。

2）辨脏腑：肺气虚寒证见清涕量多如水，嗅觉减退，畏风怕冷、自汗、气短懒言、语声低怯，舌质淡，苔薄白，脉细弱。肺经伏热证见鼻热，口干，或有咳嗽，咽痒等全身其他症状，舌质红，苔白或黄，脉数。脾气虚弱证可见面色萎黄，食少纳呆，腹胀便溏，舌淡胖，有齿痕等。肾阳不足证主要表现为腰膝酸软，神疲倦怠，脉沉细无力等。

3）辨虚实：阴阳气血之偏虚皆可导致本病的发生，如脾肺气虚不能实腠理而致鼻流清涕，寒嚏嚏喷，畏风怕冷，易自汗等；阳气亏虚，阴气凑之，会令人脑寒而流清涕，面色苍白，形寒肢冷，遇冷加重，遇热舒缓；血虚可生风，产生鼻痒，喷嚏频频之症；因先天不足或肾中精气匮乏以致清窍不温，喷嚏阵发，清涕无制。以上皆属虚证，临证时应详加辨别，分清主次。此外，若肺经素有郁热，肃降失职，邪热上犯于鼻窍亦可出现鼻痒、喷嚏频作、流清涕、鼻塞等症状，热盛伤津则口干烦热，此属实证，因此，在临证时要注意全身及局部辨证相结合以辨别虚实。

四、确立治疗方略

鼻鼽或因外邪侵袭而为病，或因体质虚弱而为病。肺气虚寒，卫表不固，风寒乘虚而入，肺失清肃，气不摄津，水湿停聚鼻窍，精微无以输布，邪正相争而发病，治疗当以补肺散寒，益气固表为主。脾气虚弱，化生不足，鼻窍失养，水湿不运，停聚鼻窍，风寒异气乘虚而袭，正气格邪外出而发病。治疗以益气健脾，升阳通窍为主。久病体虚，肾阳不足，温煦失养，气化失职，寒水上犯鼻窍，外邪及异气从鼻窍、皮肤、肌表入侵，正邪相争而发病，治疗当以温补肾阳，固肾纳气为主。肺经郁热，肃降失职，邪热上犯鼻窍而致病的鼻鼽，应以清宣肺热、抑金通窍立论，使用清肺寒凉之剂，宣肺止涕，清热通窍止痒。

五、辨证论治

（一）基础治疗

治法　宣通鼻窍，收涩止涕，以手、足太阳经穴为主。

取穴　迎香、印堂、风池、风府、足三里。

操作　毫针针刺，每次选1～2穴，留针20min，每日1次，针用补法，7～14日为1个疗程。

（二）辨证加减

1.肺气虚寒，卫表不固

1）抓主症：鼻塞、鼻痒、喷嚏频频，清涕如水，嗅觉减退。下鼻甲肿大光滑，鼻黏膜淡白或灰白，鼻道内可见水样分泌物。

2）察次症：畏风怕冷、自汗、气短懒言、语声低怯或咳嗽痰稀。

3）审舌脉：舌质淡，苔薄白，脉虚弱。

4）择治法：温肺散寒，益气固表。

5）据兼症化裁：风门、肺俞、上迎香、足三里、印堂。

6）操作：可温针灸治疗，运用补法，操作同基础治疗。

7）选方用药思路：本证由肺气虚寒，腠理不固，而致喷嚏频频，因而可选用温肺止流丹配合治疗，全方旨在发散风寒，温补肺脏，提升阳气，固摄清涕外流。方中细辛、荆芥辛温发散，气味俱升，既可疏风散寒，又可轻扬透散以止痒。人参益气健脾，与荆芥同用可扶正祛邪，治疗气虚外感之证。诃子药性酸涩，可补肺敛气，固摄清涕，且与桔梗合用一敛一宣，相辅相成，使肺平调升降，功能正常。桔梗、鱼脑石散结除涕。甘草在方中作用有三，一可调和脾胃，助人参补脾肺之气；二可调和诸药药性，使各药协同发挥作用，相辅相成；三可解毒。此方中火煅鱼脑石难寻，临床可用白芷、辛夷等药物代替。

2. 脾气虚弱，清阳不升

1）抓主症：鼻塞、鼻痒、喷嚏连连、喷嚏突发。下鼻甲肿大光滑，黏膜淡白或灰白，有水样分泌物。

2）察次症：面色萎黄无华，消瘦，食少纳呆，腹胀便溏，四肢倦怠乏力等症。

3）审舌脉：舌淡胖，有齿痕，舌苔薄白，脉弱无力。

4）择治法：益气健脾，升阳通窍。

5）据兼症化裁：脾俞、胃俞、中脘、足三里、内关。

6）操作：运用补法或平补平泻法，操作同基础治疗。

7）选方用药思路：本证多由饮食劳倦损伤脾胃，致脾胃气虚，清阳下陷所致。脾胃为营卫气血化生之源，脾胃气虚，运纳乏力；脾主升清，脾虚则清阳不升；气虚则腠理不固，寒邪侵袭。故选用补中益气汤，方中黄芪味甘微温，入脾、肺经，补中益气，升阳固表，利水消肿，为君药。配伍人参、炙甘草、白术，补气健脾为臣药。当归养血和营，协人参、黄芪补气养血；陈皮理气和胃，使诸药补而不滞，共为佐药。少量升麻、柴胡升清阳，引诸药上行，为佐使。炙甘草调和诸药为使药。

3. 肾阳不足，温煦失职

1）抓主症：鼻塞、鼻痒、喷嚏频频，清涕长流。下鼻甲肿大光滑，鼻黏膜淡白，鼻道有水样分泌物。

2）察次症：形寒肢冷、腰膝酸软、小便清长或见遗精早泄。

3）审舌脉：舌质淡苔白，脉沉细无力。

4）择治法：温补肾阳，固肾纳气。

5）据兼症化裁：京门、肾俞、尺泽、关元、命门。

6）操作：运用补法，操作同基础治疗。

7）选方用药思路：肾中阳气亏虚，阴气凑之，会令人脑寒而流清涕，面色苍白，形寒肢冷，故可选用可温补肾气，行气化水之金匮肾气丸。方中熟地黄、山茱萸、山药滋补肝肾，补益肾阴而摄精气；牡丹皮、泽泻、茯苓健脾利水渗湿，泄肾中水邪，辅助上三味补药而为三泄，以补而不腻；配以桂枝、附子以温补肾中元阳，命门真火，意在微微生火，即生肾气也。诸药合用，共奏温补肾气之效。

4. 肺经伏热，上犯鼻窍

1）抓主症：鼻痒、喷嚏频作，流清涕，鼻塞，常在炎热季节发作。鼻腔内可见鼻黏膜色红或暗红，鼻甲肿胀。

2）察次症：全身或见咳嗽，咽痒，口干烦热等症。

3）审舌脉：舌质红，苔白或黄，脉数。

4）择治法：清宣肺气，通利鼻窍。

5）据兼症化裁：少商、鱼际、孔最、印堂。

6）操作：运用泻法，操作同基础治疗。

7）选方用药思路：肺经素有伏热，而致肺失肃降，邪热上犯鼻窍，而发病，临证选用具有清肺、通窍、镇嚏之功效的辛夷清肺饮。方中辛夷为君药，归肺经，具有祛风发散、通利鼻窍的功效。黄芩性寒，归肺、胃等经，具有清热燥湿泻火等功效；栀子性寒，入肺、胃等经，具有清热泻火等功效；石膏性大寒，归肺、胃经，具有清热泻火、除烦止渴的功效；桑白皮性寒，归肺经，具有泻肺平喘等功效，此四味药物共为臣药，功以清肺经之湿热、泻肺经之火。枇杷叶性微寒，归肺、胃经，具有清肺止咳、降逆止呕的功效；升麻微寒，归肺、胃等经，具有解表透疹、清热解毒等功效，此两味药物亦共为臣药，与君药辛夷相须使用，增强清宣肺气、利鼻通窍之功效。百合性寒，具有养阴清肺、清心安神之功效；麦冬性微寒，归心、肺、胃经，具有滋阴益气、清心除烦等功效；知母性寒，归肺、胃等经，具有清热泻火、滋阴润燥、止渴除烦等功效，此三味药物共为佐药，与君、臣等药物配合，以增强全方滋肺阴降肺火，除烦热之功。

（三）兼证取穴

1. 耳鸣、耳闷、听力下降
取穴　耳门、听宫、听会。
操作　用平补平泻法，留针 20min。

2. 咽喉作痒，咳嗽或有声嘶
取穴　合谷、内关、肺俞、复溜。
操作　用平补平泻法，留针 20min。

3. 支气管哮喘
取穴　肺俞、定喘、大椎、风门。
操作　用平补平泻法，留针 20min。

4. 鼻窦炎
取穴　迎香、百会、合谷。
操作　实证用泻法，虚证用补法，留针 20min。

5. 嗅觉减退
取穴　内迎香、鼻䪼。
操作　用平补平泻法，留针 20min。

6. 眼痒，流泪，眼红
取穴　睛明、攒竹、丝竹空、承泣。
操作　用平补平泻法，留针 20min。

六、中医特色技术

1. 鼻内针刺疗法
取穴　双侧内迎香穴、双侧鼻丘穴。
操作　毫针针刺，运用 0.35mm×40mm 一次性无菌针灸针，操作前嘱患者端坐，上身稍前倾，颈部放松以便头位可随时调整。操作时，操作者一手持前鼻镜，另一手持针灸针，在额镜的反光下进行针刺，平补平泻，留针 20min。

2. 针刺蝶腭神经节疗法

针刺部位 蝶腭神经节。

操作 患者取坐位,术者坐于其侧后方,皮肤常规消毒,选用 0.35mm×60mm 不锈钢毫针。针刺路径遵循李新吾提出的路径。从颧弓与下颌骨冠状突间骨间隙刺入,直刺约 55mm,穿过咀嚼肌肌群(咬肌、颞肌),从上颌骨后缘与蝶骨外翼板围合成的翼上颌裂进入蝶腭神经节所在位置——翼腭窝,待产生酸、麻、胀、痛等针刺感觉,并向鼻方向传导后停止进针。针刺双侧蝶颚神经节,留针 10min。每周治疗 1 次,4 次为 1 个疗程。

3. 鼻三针疗法

取穴 鼻三针(迎香、上迎香、印堂)。

操作 用 75%酒精消毒后选用 0.35mm×40mm 毫针,在所选穴位处以提捏进针法快速进针。其中印堂穴向鼻根方向透刺 10~13mm,双侧迎香穴向鼻中隔方向透刺 10~12mm,双侧上迎香穴向迎香穴透刺 10~12mm。三穴进针后微幅捻转、提插以得气。留针 40min,每隔 5min 行针 1 次。上述治疗隔日进行 1 次,共治疗 10 次。

4. 耳穴贴压疗法

取穴 过敏点、肺、脾、肾、肾上腺、内分泌、内鼻、皮质下等穴。

操作 以王不留行籽胶粘固定,随时按压。通过其疏通经络,调整脏腑气血功能,促进机体的阴阳平衡,达到防治疾病、改善症状的目的,属于耳针技术范畴。双耳交替使用,每贴压 1 次,可在耳穴上放置 2~4 日,每 2~4 日更换一次; 10 次为 1 个疗程,休息1~2 日后,可进行下一疗程。

5. 艾灸疗法

取穴 迎香、百会、上星、足三里、三阴交等穴,悬灸或隔姜灸。

操作 将点燃的艾条悬起于穴位上,利用艾条的温热刺激来达到治疗疾病的目的,悬灸的操作方法包括温和灸、雀啄灸和回旋灸。温和灸:手持艾条点燃以后,距离穴位 2~3cm进行艾灸,被灸者感觉局部温热即可,一般灸 10~15min,灸至穴位周围的皮肤微微发红即可。雀啄灸:艾灸时将艾条点燃的一端和穴位并不固定在同一个地方,像鸟雀啄食一样一上一下,当患者感觉难以忍受时迅速提起艾条,每个穴位艾灸 5~10min,注意不要烫伤被灸者。回旋灸:艾灸时将艾条点燃的一端在穴位的上方反复旋转、移动,让被灸者感觉皮肤温热而不至于灼痛感,一般灸 10~15min。隔姜灸:将鲜姜切成直径2~3cm,厚 0.2~0.3cm 的薄片,中间以针刺数孔,然后将姜片置于应灸的腧穴部位或者患处,再将艾炷放在姜片上,点燃施灸。当艾炷燃尽的时候,再换一个艾炷,灸完所规定的壮数,以使皮肤红润而不起疱为度。

6. 冬病夏治穴位贴敷疗法

冬病夏治穴位贴敷适用于肺脾肾三脏虚损,正气不足的患者,使用斑蝥、白芷、桂枝、甘遂、芫花等药材研粉,将粉末敷贴于内关、肺俞、大椎等穴位,2~4h 后取下(亦可视皮肤的反应程度而定)。每 10 日贴 1 次,在夏季三伏时,伏前 10 日开始,每伏 5 次,三伏为 1 个疗程。

7. 按摩疗法

通过按摩以疏通经络,使气血流通,驱邪外出,宣通鼻窍。患者自行先将双手大鱼际摩擦至发热,再贴敷于鼻梁两侧,自鼻根至迎香穴反复摩擦至局部觉热为度;或以两手中指于鼻梁两边按摩 20~30 次,令表里俱热,早晚各 1 次;再由攒竹向太阳穴推按至热,每日 2~3 次;患者亦可用手掌心按摩面部及颈后、枕部皮肤,每次 10~15min;或可于每晚睡觉前自行按摩足底涌泉穴至发热，并辅以按摩两侧足三里、三阴交等。

8. 穴位埋线疗法

在严格消毒的条件下，通过一次性埋线针具将线体埋于蝶腭神经节，通过线体在穴位内缓慢吸收的过程产生持续的刺激，每周治疗 1 次，3 次为 1 个疗程，推荐治疗 3 个疗程。蝶腭神经节穴位埋线术是针灸的发展和延伸，可以缩短疗程，起到双向良性调节的作用。

七、各家发挥

（一）孙申田教授经验

孙申田教授在治疗本病时，头部穴位应用"经颅重复针刺刺激疗法"，捻转频率为 200r/min，捻转时间为 3～5min，使达到一定刺激量而调节大脑多巴胺系统和胆碱能系统，使脑内多巴胺含量增多，达到治疗作用。

取穴　百会、通天（双）、上星、印堂、迎香（双）、风池（双）、合谷（双）。

操作　百会、通天、上星应用"经颅重复针刺刺激疗法"，其他穴位应用平补平泻法，以得气为度。

（二）李冀教授经验

揿针是一种特殊的针刺方法，又称为图钉型皮内针，将揿针埋入皮下后，通过持续且稳定地刺激皮肤和络脉，使经络气血运行通畅，经络脏腑功能得到调整，从而达到治疗疾病的目的。针刺蝶腭神经节疗法是李新吾医生通过中西医结合理论与多年临床实践总结出来的特殊针法，主要用于治疗鼻系疾病。揿针与针刺蝶腭神经节两种针法均具有安全性高、治疗成本低和疗效佳等特点，但揿针针感持续、远期效果较好，针刺蝶腭神经节起效快、近期效果较好。李冀教授认为，揿针联合针刺蝶腭神经节治疗变应性鼻炎效果更佳。

1. 揿针疗法

取穴　迎香（双）、印堂、肺俞穴（双）。

操作　患者取坐位，穴位局部常规消毒后，用镊子拆下一次性揿针（规格 0.2mm×0.6mm），将针尖准确揿入穴位皮肤内，缓缓按压保证圆环周围黏附在皮肤上，每 4h 按压约 1min，每次按压产生酸、胀感为效果最佳，每日按压 3～4 次，留针 2 日，间隔 1 日，如此反复，共治疗 30 日。

穴解　揿针取穴以调和气血、宣通鼻窍为治则。迎香穴位于鼻旁，为近部取穴，主治鼻衄不利、窒洞气塞，可疏风散邪、宣通鼻窍；能够改善鼻组织血液循环，增高局部组织通透性，消除水肿和炎症，利于鼻分泌物的排出。印堂穴位于两眉之间鼻根上方，是督脉之穴，具有明目通鼻、宁心安神的功效，是治疗头、目和鼻疾的常用穴，因其属督脉，督脉为诸阳之会，可鼓舞阳气，从而祛邪外出、通鼻开窍。肺俞为背俞穴，其功效为宣肺平喘、理气止咳，乃肺气输注之处，故为治肺系病证之要穴，可调节肺脏经气，因鼻衄主责于肺，故选此穴。上述穴位相配伍扶正祛邪、标本兼治，共奏疏通气血、祛风散邪和宣通鼻窍之功。

2. 针刺蝶腭神经节疗法

针刺部位　蝶腭神经节。

操作　医者与患者均取坐位，取颧骨弓的下沿与下颌骨冠突之间的间隙为进针点，常规消毒后，向进针点内上方缓慢进针（规格 0.35mm×60mm），穿过咀嚼肌肌群，刺入上颌骨后缘与蝶骨外翼板围合成的翼上颌裂，进针深度约为 55mm，达到深度后连续向深部刺动，针尖无任何阻力，患者立感面部麻胀或出现放电感时，证明是刺在了翼腭窝内，即为针刺得气，得气后出针，用棉球压紧针孔 2～3min，以免局部血肿，7 日治疗 1 次，每次针刺单侧，左右侧交替进行，共治疗 4 次。

（三）王顺教授经验

王顺教授采用温针灸配合中药的方法治疗过敏性鼻炎，疗效颇佳。

1. 中药治疗

以苍耳子散为基础方：苍耳子 12g，辛夷 12g，白芷 10g，薄荷 10g，桔梗 9g，杏仁 9g，荆芥 10g，细辛 3g，黄芪 20g，甘草 6g。7 剂，水煎服，每日 1 剂，早晚饭后温服。其中苍耳子疏风散寒祛湿，通鼻窍，外达皮肤；辛夷宣通九窍，散寒，能助胃中清阳上行头部；白芷为手足阳明经引经药，上行头面，通窍、祛风止痛；薄荷疏肝泻肺，清利头目。酌加荆芥发散风寒、通鼻窍；杏仁止咳平喘，桔梗宣肺祛痰，利咽排脓；黄芪益卫固表，补气健脾；甘草调和诸药。

2. 针灸治疗

针刺主要采用温针灸治疗为主。

取穴　迎香（双）、足三里（双）、上迎香（双）、印堂、风池（双）、外关（双）、合谷（双）。

操作

1）针刺：常规消毒后用 0.30mm×40mm 毫针向迎香内上方斜刺，进针 0.4～0.5 寸（约 10mm），与面部呈 60°夹角，行提插捻转补法，使鼻中有酸胀欲流泪感为度，然后退针至皮下，垂直皮肤进针 0.3～0.5 寸（7～10mm）留针；风池、外关穴行提插捻转泻法，其余腧穴行提插捻转补法，得气后留针 30min。

2）灸法：迎香穴得气留针后使用阻燃纸覆盖脸部其他部位，在针柄上加叠底面直径 12mm，高 15mm 大小的艾炷，点燃后待其自行燃尽，每次 1 壮；足三里穴灸法操作同迎香穴，壮次相同。操作时艾炷与皮肤的距离大于 1cm，随时注意观察防止艾炷坠落烧伤皮肤。每周治疗 3 次，10 次为 1 个疗程。

穴解　迎香穴位于鼻旁，为治疗鼻病的局部要穴，又是手阳明大肠经经穴。大肠经与肺经互为表里，故刺之既可疏通手阳明经气，又可宣肺理气，通利鼻窍。上迎香为局部腧穴、经外奇穴，在鼻翼软骨与鼻翼的交界处，近鼻唇沟上端处，可疏通局部经气，治疗头痛、鼻塞、鼻中息肉及迎风流泪。印堂穴属经外奇穴，位于额部两眉之间、督脉之上，其下即为鼻根，刺之既可疏通局部经气，有效缓解鼻塞、头痛、头晕；又可益气扶阳，散寒通络。风池穴属胆经，为祛风要穴。外关为手少阳三焦经络穴，疏风解表，宣肺散寒。合谷穴为手阳明大肠经原穴，能通调气血，清热解表，理气开窍，又为四总穴之一，面口合谷收，善疗头面诸疾。足三里为足阳明经合穴，具有健脾益胃、培土生金的作用，取之以补益肺脾之气、益卫固表、扶正祛邪，为强壮保健要穴。

（四）程为平教授经验

程为平教授经过多年临床观察研究，以中医经络学说、脑网络学说等为基础，结合临床经验，自创以头部督脉、足太阳膀胱经、足少阳胆经为主的"程氏倒丁字取穴法"，运用此针法辨证治疗本病，临床疗效显著。

取穴　主穴：倒丁字取穴法，纵行取穴以督脉为主：百会、前顶、囟会、上星和神庭共5针；横行取穴以足太阳膀胱经、足少阳胆经为主：眉冲（双）、曲差（双）、头临泣（双）、本神（双）和头维（双），共10针。配穴：曲池、合谷、血海、迎香。

操作　选用0.35mm×40mm毫针，平刺进针，深度为0.8～1.2寸。按迎随补泻原则，以针刺方向及经脉循行方向的一致与否，分为顺经针刺为补，逆经针刺为泻。辨证为虚证时，针刺方向：百会透前顶、前顶透囟会、囟会透上星、上星透神庭；双侧眉冲、曲差、头临泣、本神和头维均向上针刺，为补法。辨证为实证时，针刺方向：神庭透上星、上星透囟会、囟会透前顶、前顶透百会；双侧眉冲、曲差、头临泣、本神和头维均向下针刺，为泻法。运针手法用提插捻转法，频率为6r/s，提插2～4次，持续均匀提插捻转15s，每10min重复提插捻转1次，40min后出针。针刺6日休息1日，2周为1个疗程，共针刺4～8个疗程。

（五）金泽教授经验

金泽教授采用鼻周穴透刺法治疗变应性鼻炎。

取穴　迎香、印堂、上星上鼻通（自定穴，位于目内眦与鼻通穴连线中点处）、通天、曲池、足三里、合谷。

操作　用75%酒精常规消毒局部皮肤后，选用0.30mm×40mm无菌针灸针，印堂穴提捏进针向鼻根部平刺20～25mm，上鼻通穴向迎香透刺25mm，其余穴位均按常规法针刺。穴位局部有酸胀感视为得气，得气后留针30min。每日治疗1次，连续治疗6日为1个疗程，1个疗程之后休息1日，共治疗4个疗程。

穴解　迎香是手太阴肺经和手阳明大肠经的交会穴，可同时治疗两经疾病，能疏通肺气，宣通鼻窍，主治鼻塞不通，不闻香臭。鼻通位于鼻骨下凹陷中，鼻唇沟尽处，是经外奇穴，为治疗肺病要穴；刺激上鼻通可宣通肺气，疏通经络，调和气血，活血化瘀。鼻部是阳明经、督脉的分布区域，阳明经与手太阴肺经互为表里，故以合谷祛邪外出，开窍通鼻。督脉为"阳脉之海"，具有调节全身阳经之气的作用，故取印堂，以振奋阳气，增强机体祛邪能力。

（李　岩）

第三节　眼肌麻痹

眼肌麻痹为眼部单一肌肉或同一神经支配的（眼部）肌肉运动障碍、自主运动及反射运动均有障碍，特点是发病前多有感染或脑血管病基础，以及糖尿病、肿瘤、周围神经病变等诱因，临床表现主要有复视、瞳孔散大或缩小，眼睑或眼球运动障碍，头晕（代偿性）等。本病的病因常见于脑底动脉环或颅内动脉的动脉瘤压迫动眼神经或展神经，头颅外伤损及动眼、滑车及展神经，眶内和眶后的炎症，重症肌无力，颅内肿瘤压迫，高血压及动脉硬化造成供应神经干或核的血管梗死，扩张的血管压迫，或出血压迫，糖尿病性神经炎，眼肌瘫痪性偏头痛等。

中医学源远流长，眼肌麻痹在中医学中也有相应的论述，早在《黄帝内经》中就有本病的记载，称之为"视一为二"或"视惑"。其中，"视惑"存在两种情况：一是自身本无病，而突发视物眩惑，紊乱颠倒，大多数是由于过喜或者过怒等的一时神散而引起，等精神恢复正常时，上述症状便会消失；二是自视的异常改变。

一、临床诊断要点与鉴别诊断

（一）临床诊断要点

1. 诊断要点

参照何守志主编的《实用眼科诊疗手册》制定标准如下。

1）症状：多突然发病，有复视，眩晕，头痛，恶心等，并有原发病引起的各种症状。

2）眼位偏斜。

3）眼球运动障碍。

4）头位代偿。

5）垂直肌麻痹的三步检查法（parks 法）。

6）复像分析，具备上述 1）～4）者即可诊断。

2. 分类要点

（1）周围性眼肌麻痹

周围性眼肌麻痹是三对脑神经单个或多个同时受累所致。

1）动眼神经麻痹：动眼神经完全损害时表现为上眼睑无力下垂、眼球向外下方斜视，向上、内、下方转动不能，复视，瞳孔散大，光反射及调节反射均消失。

2）滑车神经麻痹：滑车神经完全损害时表现为眼球位置稍偏上，向外下方活动受限，向下视物时出现复视。临床上此种情况较为少见，多合并动眼神经麻痹。

3）展神经麻痹：展神经受累时则支配的外直肌运动不能，主要表现为患侧眼球向内方向斜视，外展运动受限或不能，并且伴有复视。

（2）核性眼肌麻痹

核性眼肌麻痹指的是脑干病变累及眼球运动神经核所引起的眼部疾病。其临床表现常具有以下三个特征：①双侧眼球运动障碍；②脑干内邻近结构的损害；③分离性眼肌麻痹。需要注意的是动眼神经的核下性眼肌麻痹常与核性眼肌麻痹相混淆，须仔细诊断鉴别。

（3）核间性眼肌麻痹

核间性眼肌麻痹，又称内侧纵束综合征，主要是病变累及脑干的内侧纵束所致。根据内侧纵束受损部位的不同，本病可分为前核间性、后核间性眼肌麻痹和一个半综合征三个类型。其中前核间性眼肌麻痹是由于位于脑桥的侧视中枢和动眼神经核之间的内侧纵束的上行纤维的损伤引起的，其常见到的临床表现是双眼向对侧注视时，患侧眼球内收异常，对侧眼球外展正常，并伴发单侧眼震。若双侧内侧纵束同时受累，则双眼内收均出现异常。位于脑桥的侧视中枢与展神经核之间的内侧纵束下行纤维的损伤则可引起后核间性眼肌麻痹，当此位置的内侧纵束受到损伤时，其常见的临床表现是两眼同侧注视时，患侧眼球外展异常，对侧眼球内收正常。当前庭受到刺激时，患侧外展运动可正常，辐辏反射未出现异常。一个半综合征是由于位于致脑桥侧视中枢和对侧已交叉过来联络同侧动眼神经内直肌核的内侧纵束的损伤（主要病因为一侧脑桥被盖部病变）引起的，其常见的临床表现是患侧眼球水平注视时，内收与外展运动均异常；对侧眼球则外展正常，但内收异常，且伴有水平眼震。

（4）核上性眼肌麻痹

核上性眼肌麻痹亦称中枢性眼肌麻痹，是由于脑桥侧视中枢、眼球同向运动中枢或其传导束受损，导致眼球出现同向注视运动不能。可以表现为水平的注视麻痹（皮质侧视中枢或脑桥侧视中枢损害）和垂直的注视麻痹（中脑病变）。此类眼肌麻痹的特点是：①双眼同时受累；②无复视；③反射运动仍保存。

（二）鉴别诊断

1. 老年性眼睑下垂

老年性眼睑下垂为上眼睑下垂，疲劳及傍晚时明显，有家族史。

2. 痛性眼肌麻痹综合征

痛性眼肌麻痹综合征又称托洛萨-亨特综合征（Tolosa-Hunt syndrome），临床特点表现为：①眼肌麻痹症状常伴有眼球后痛，并放射至颞侧及前额部；②病变常累及第Ⅲ、Ⅳ、Ⅵ脑神经，第Ⅴ脑神经第1支及交感神经；③症状可持续数日或数月，可自行缓解，少数患者可遗留部分神经麻痹症状；④发作时间间隔不一，可为数月或数年；⑤除海绵窦眶上裂之外，全身无异常表现；⑥肾上腺皮质激素可促使症状缓解。

3. 糖尿病性眼肌麻痹

糖尿病性眼肌麻痹多发生于中老年人，糖尿病性眼肌麻痹随着年龄的增长和病程的延长发病率提高，且可反复发作。

4. 眼肌麻痹性偏头痛

眼肌麻痹性偏头痛可有反复发作的偏头痛病史，但以眼眶和球后的疼痛为重，每次头痛后数分钟，少数数小时后发生疼痛侧眼球支配神经的麻痹，可以累及数支脑神经（Ⅲ、Ⅳ、Ⅵ），也可累及其中之一，持续数日或数周恢复。

5. 颅内动脉瘤、颈内-颅内动脉瘤、颈内-后交通动脉瘤压迫

受损时常为完全性动眼神经麻痹。动脉瘤的部位不同其症状有别，确诊有赖于磁共振血管成像（MRA）、CTA或数字减影血管造影（DSA）等辅助检查。

二、审析病因病机

气血不足，经络失于荣养，风邪袭络，致使眼目筋脉弛缓；或脾胃失于调理，水谷精微运化失司，以致水湿运化不利聚而生痰，又感风邪，风痰互结瘀而阻络，眼带转动不灵；又或热病伤阴，阴虚则生风，风动夹痰上扰；或肿瘤压迫或头面外伤等，致使经脉受到损伤，均可发为本病。

三、明确辨证要点

1）辨脏腑：肝阳上亢可见头晕，目眩，耳鸣，面赤心烦，肢麻震颤，舌质红，苔薄黄，脉浮弦或浮数。脾气虚弱，可见面色萎黄，食少纳呆，腹胀便溏，舌淡胖，有齿痕等。肾阳不足主要表现为腰膝酸软，神疲倦怠，脉沉细无力等。

2）察虚实：本病为本虚标实之证，即表现以机体脏气虚弱症状为主者，多缠绵难愈，腰膝酸软，体瘦眩晕，遇烦劳而加重，多属虚证；以瘀血、痰热和动风症状为主者，胸闷体胖，遇郁怒而发，多为邪实。

四、确立治疗方略

本病属气血不足，风邪外袭者，治宜祛风通络、扶正祛邪；肝风内动者，治宜滋补肝肾、平肝息风；风痰阻络者，治宜祛风除湿、化痰通络；瘀血阻络者，治宜活血行气、化瘀通络。

五、辨证论治

（一）基础治疗

治法　补益肝肾。
取穴　风池、完骨、天柱、太阳、百会、肝俞、肾俞、足三里、阳陵泉。
操作　毫针刺，用平补平泻法，每日针 1～2 次，留针 30min。

（二）辨证加减

内直肌麻痹选睛明，外直肌麻痹选瞳子髎，下直肌麻痹选承泣，上直肌麻痹选鱼腰。轮流选穴，用平补平泻法，每日针 1～2 次，留针 30min。眼肌直接针刺法：结膜囊表面麻醉后，以针灸针直接刺相应麻痹肌之眼球附着点后 1～3mm 处，每条肌肉可轻轻推刺数十下，刺后点抗生素眼药水，每日或隔日 1 次。

六、中医特色技术

1. 电针疗法

取穴　双侧风池、供血、翳明、上明、球后、下明、内明。
操作　风池、供血、翳明取 3 寸针灸针刺入 1～1.5 寸，针尖朝向内下方，电针以疏波连接风池、供血 30min，上明、球后、下明、内明取 40mm×0.25mm 的毫针捻转进针 15mm 以内，电针以密波一组连接上明、球后，一组连接下明、内明，电流量以患者能够耐受为度（约 0.5mA），通电 30min，治疗结束后，上明、球后、下明、内明缓慢捻转行针 10 次，即可出针。

2. 推拿疗法

常用穴位、部位　①眼区穴位，如攒竹、太阳、四白、阳白、瞳子髎、睛明、鱼腰、丝竹空等；②其他具有治疗眼病作用的穴位，如百会、风池、合谷、内关、外关、手三里、足三里、光明、三阴交、肝俞、肾俞等；③相关部位，如眶周、颈项部、额部、背部等。
手法　点、按、扶、揉、捏、提、推等，应根据施术部位进行选择。
操作　患者取仰卧位，医者坐于患者头侧，用双手拇指分别按揉百会、睛明、攒竹、鱼腰、太阳、瞳子髎、丝竹空、风池等穴；再用双手拇指指腹分抹眼眶周围。上述手法反复交替使用，每次治疗约 20min。然后患者取坐位，医者在患者背部点揉肝俞、肾俞及对侧合谷、下肢光明穴 5～10min。全套手法治疗时间 30min，每日 1 次，10 日为 1 个疗程。

3. 穴位贴敷疗法

用复方牵正膏敷贴患侧太阳、下关、颊车穴，先太阳后下关再颊车，每次 1 穴，每穴治疗间隔 7～10 日，适用于风痰阻络证。

4. 刮痧疗法

部位　背部脊柱两侧、额头、上肢内侧的肘内腕内、下肢的腘窝部等。

操作　在刮痧部位涂润滑剂，以边缘光滑的汤匙、硬币、牛角板等反复刮之，至局部皮肤出现紫红或紫色斑点为止。实热较重时可继以三棱针点刺紫瘀部位挤出紫黑色血液，涂以抗生素眼膏。一般只行一次刮痧，不宜重复使用。

七、各家发挥

（一）高维滨教授经验

高维滨教授擅用电针加滞针动法治疗本病，疗效显著。高教授认为，眼动脉主要由颈内动脉在海绵窦后发出，它在视神经下方经视神经孔入眶内，分出视网膜中央动脉，营养视网膜。颈内动脉的血液供应主要由颈内动脉和椎基底动脉供应。电流产生的电场可能有利于麻痹的神经功能恢复，针刺在眼外肌时手法上缓慢提插捻转法有利于神经肌肉运动功能的恢复，进而提高患者的生活质量。

1. 展神经麻痹

取穴　瞳子髎、外明。

操作　捻转进针后，用导线连接瞳子髎、外明，选密波，电流量以患者能够耐受为度（约 0.5mA），通电 30min。

2. 动眼神经麻痹

处方 1：

取穴　提睑穴（双侧）（没有提上睑肌麻痹者不用此法）。

操作　将眼睑提起，用 2 根 40mm×0.25mm 毫针沿眼睑斜向内和外分别浅刺入 3～5mm，然后通电针，选择密波，电流量以患者能够耐受为度，通电 30min。

处方 2：

取穴　攒竹透睛明、睛明。

操作　捻转进针后，用导线连接攒竹、睛明，选密波，电流量以患者能够耐受为度，通电 30min。

3. 瞳孔括约肌麻痹

取穴　攒竹透睛明、鱼腰、上明、下明。

操作　用导线连攒竹、鱼腰、上明、下明，用密波，通电 30～40min，每日 1～2 次，6 日后休息 1 日。

4. 滑车神经麻痹

取穴　内明、下明。

操作　捻转进针后，用导线连接内明、下明，选密波，电流量以患者能够耐受为度，通电 30min。

（张　森）

参 考 文 献

程为平. 2013. 针灸止痛经验实录［M］. 北京：人民军医出版社.

房敏，宋柏林. 2016. 推拿学［M］. 第 10 版. 北京：中国中医药出版社.

高树中，杨骏. 2016. 针灸治疗学［M］. 第 10 版. 北京：中国中医药出版社.

高维滨. 2018. 高氏针刺十绝［M］. 哈尔滨：黑龙江科学技术出版社.

韩斌如，王欣然. 2013. 压疮护理［M］. 北京：科学技术文献出版社.

郝晋东. 2012. 小儿脑瘫［M］. 北京：中国医药科技出版社.

黄桂成，王拥军. 2016. 中医骨伤科学［M］. 北京：中国中医药出版社.

黄培新，黄燕. 2013. 神经病专科中医临床诊治［M］. 北京：人民卫生出版社.

黄培新，刘茂才. 2005. 神经病专科中医临床诊治［M］. 第 2 版. 北京：人民卫生出版社.

姜德友. 2019. 龙江医派学术与文化［M］. 北京：科学出版社.

李学武. 1999. 针灸推拿全书［M］. 北京：科学技术文献出版社.

梁繁荣，王华. 2016. 针灸学［M］. 第 10 版. 北京：中国中医药出版社.

林国华，李丽霞. 2012. 火针疗法［M］. 北京：中国医药科技出版社.

刘蓬. 2016. 中医耳鼻咽喉科学［M］. 北京：中国中医药出版社.

刘昭纯，郭海英，唐强，等. 2009. 中医康复学［M］. 北京：中国中医药出版社.

马宝璋. 2012. 中医妇科学［M］. 北京：中国中医药出版社.

那彦群. 2014. 中国泌尿外科诊断治疗指南（2014 版）［M］. 北京：人民卫生出版社.

宁式颖. 2018. 精神疾病辨治思路与方法［M］. 北京：科学出版社.

彭清华. 2016. 中医眼科［M］. 北京：中国中医药出版社.

冉金丽，郗海铭. 1997. 备急针灸［M］. 北京：人民卫生出版社.

石学敏. 2002. 针灸学［M］. 北京：中国中医药出版社.

孙申田. 2013. 孙申田针灸治验［M］. 北京：人民卫生出版社.

孙申田，王军. 2022. 经颅重复针刺刺激疗法［M］. 北京：人民卫生出版社.

孙申田，张瑞. 2007. 新编实用针灸临床歌诀［M］. 北京：人民卫生出版社.

孙远征. 2004. 中西医结合治疗功能性疾病［M］. 哈尔滨：黑龙江人民出版社.

孙远征. 2017. 孙远征教授 101 例针灸临床医案精选［M］. 哈尔滨：黑龙江科学技术出版社.

孙忠人，王玉琳，张瑞. 2012. 孙申田针灸医案精选［M］. 北京：中国中医药出版社.

孙忠人，尹洪娜. 2018. 神经系统疾病辨治思路与方法［M］. 北京：科学出版社.

田道法，李云英. 2016. 中西医结合耳鼻咽喉科学［M］. 北京：中国中医药出版社.

仝小林，毕桂芝，李敏.2010. 肥胖及相关疾病中西医诊疗［M］. 北京：人民军医出版社.

王启才.2017. 针灸治疗学［M］. 北京：中国中医药出版社.

王永炎，严世芸.2009. 实用中医内科学［M］. 上海：上海科学技术出版社.

王玉琳，张瑞.2022. 国医大师孙申田针灸学术经验集［M］. 北京：科学出版社.

吴江，贾建平.2017. 神经病学［M］. 北京：人民卫生出版社.

吴绪平，张淑蓉.2003. 内科疾病针灸推拿治疗学［M］. 北京：中国医药科技出版社.

谢幸，孔北华，段涛.2018. 妇产科学［M］. 第 9 版. 北京：人民卫生出版社.

闫小宁，陆连皓.2017. 皮肤病中医特色诊疗［M］. 西安：世界图书出版西安有限公司.

杨文明.2019. 中西医结合神经病学临床研究［M］. 北京：人民卫生出版社.

袁少英.2017. 男科疾病针灸治疗撷萃［M］. 北京：人民卫生出版社.

袁兆庄.2004. 临床常见皮肤病中医证治［M］. 北京：人民军医出版社.

张伯礼，吴勉华.2016. 中医内科学［M］. 第 10 版. 北京：中国中医药出版社.

张伯礼，吴勉华.2017. 中医内科学（新世纪第四版）［M］. 北京：中国中医药出版社.

张缙.2017. 张缙教授针灸医论医案选［M］. 郑州：中原农民出版社.

张素珍，吴子明.2017. 眩晕症的诊断与治疗［M］. 第 5 版. 郑州：河南科学技术出版社.

中华医学会.2009. 临床诊疗指南骨科分册［M］. 北京：人民卫生出版社.

中华医学会神经病学分会.2016. 中国脑血管病诊治指南与共识［M］. 北京：人民卫生出版社.

中华中医药学会.2012. 中医妇科常见病诊疗指南［M］. 北京：中国中医药出版社.

周仲瑛.2011. 中医内科学［M］. 北京：中国中医药出版社.